中医名家名师讲稿丛书

第三辑

王庆其内经讲稿

U0880149

王庆其 著

上海中医药大学王庆其名师研究室
陈 晓 李兆健 邹纯朴 王少墨
陈 正 薛 辉 王丽慧 宋 琦
赵心华 刘 煊
协助整理

人民卫生出版社

图书在版编目（CIP）数据

王庆其内经讲稿/王庆其著．—北京：
人民卫生出版社，2010.6
（中医名家名师讲稿丛书．第3辑）
ISBN 978-7-117-12872-8

Ⅰ．①王…　Ⅱ．①王…　Ⅲ．①内经—研究
Ⅳ．①R221

中国版本图书馆CIP数据核字（2010）第072748号

门户网：www.pmph.com	出版物查询、网上书店
卫人网：www.ipmph.com	护士、医师、药师、中医师、卫生资格考试培训

版权所有，侵权必究！

中医名家名师讲稿丛书·第三辑

王庆其内经讲稿

著　　者：王庆其
出版发行：人民卫生出版社（中继线 010-59780011）
地　　址：北京市朝阳区潘家园南里19号
邮　　编：100021
E - mail：pmph @ pmph.com
购书热线：010—59787592　010-59787584　010-65264830
印　　刷：北京汇林印务有限公司
经　　销：新华书店
开　　本：710×1000　1/16　**印张：**23　**插页：**2
字　　数：404千字
版　　次：2010年6月第1版　2024年12月第1版第6次印刷
标准书号：ISBN 978-7-117-12872-8/R·12873
定　　价：46.00元

打击盗版举报电话：010-59787491　E-mail：WQ @ pmph.com
（凡属印装质量问题请与本社市场营销中心联系退换）

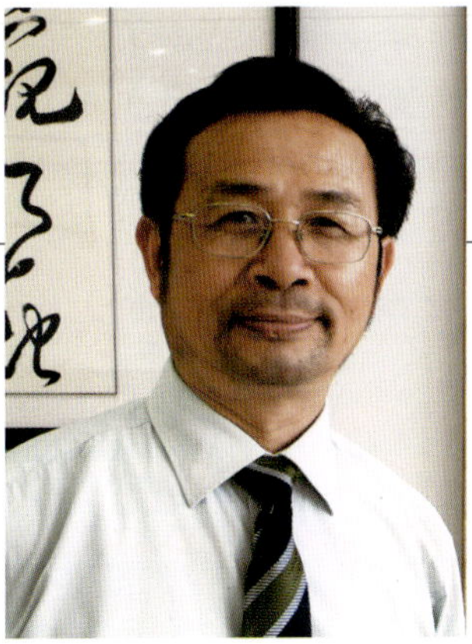

作者简介

王庆其，上海市嘉定人，1944 年 12 月出生于中医世家。1981 年毕业于中国中医科学院研究生院。现为上海中医药大学名师、教授、主任医师、博士生导师、博士后合作导师，上海市名中医，享受国务院政府特殊津贴。

1968 年起从事中医内科临床工作，曾先后师承方药中教授、国医大师裘沛然教授。1981 年起从事《黄帝内经》教学和研究工作，研究方向：《内经》理论的临床应用；《内经》与中国传统文化研究。主编或副主编学术著作 30 余部，发表论文 150 余篇。代表著作有《内经临证发微》、《黄帝内经心悟》、《黄帝内经专题研究》、《内经临床医学》、《王庆其医学选集》等。培养硕、博士生 15 名，博士后 4 名。

曾任中华中医药学会内经专业委员会副主任、全国中医药学位与研究生教育研究会副理事长、上海市中医药学会中医内科分会副主任，上海中医药大学内经教研室主任、研究生部主任。现任上海中医药大学专家委员会委员、中医药文化研究与传播中心顾问、中华中医药学会内经学专业委员会顾问、《辞海》中医学科主编，复旦大学哲学学院特聘教授、上海第二军医大学中医系兼职教授、新加坡中医学院客座教授。曾应邀赴日本、美国、新加坡等国和香港、台湾地区讲学及学术交流。

主持承担国家科技部“十五”攻关课题和“十一五”支撑计划课题、国家中医药管理局、上海市教委等多项科研课题等。主编教育部“十五”、“十一五”规划教材《内经选读》、卫生部研究生规划教材《黄帝内经理论与实践》等。曾获国家中医药管理局科技成果二等奖、全国优秀科技著作一等奖，中华中医药学会“名师高徒奖”、科技学术著作二等奖，上海市教委优秀本科教材一等奖、全国高等中医药优秀教材奖，2009 年荣获上海市模范教师、上海市劳动模范、全国师德师风先进个人称号等。

（注：本书系上海中医药大学名师传承研究工程项目、上海市重点学科建设资助项目，项目编号：S30301）

出版者的话

自20世纪50年代始，我国高等中医药院校相继成立，与之相适应的高等中医教育事业蓬勃发展，中医发展史也掀开了崭新的一页，一批造诣精湛、颇孚众望的中医药学专家满怀振兴中医事业的豪情登上讲坛，承担起传道、授业、解惑的历史重任。他们钻研学术，治学严谨；提携后学，不遗余力，围绕中医药各学科的建设和发展，充分展示自己的专业所长，又能结合学生的认识水平和理解能力，深入研究中医教学规律和教学手段，在数十年的教学生涯中，逐渐形成了自己独特的风格，同时，在不断的教学相长的过程中，他们学养日深，影响日广，声誉日隆，成为中医各学科的学术带头人，中医教育能有今日之盛，他们居功甚伟，而能够得到各位著名专家的教诲，也成为莘莘学子的渴望，他们当年讲课的课堂笔记，也被后学者视为圭臬，受用无穷。

随着中医事业日新月异地发展，中医教育上升到新台阶。当今的中医院校中，又涌现出一大批优秀教师。他们继承了老一辈中医学家的丰富经验，又具有现代的中医知识，成为当今中医教学的领军人物。他们的讲稿有着时代的气息和鲜明的特点，沉淀了他们多年的学术思想和研究成果。

由于地域等原因的限制，能够亲耳聆听名家、名师授课的学生毕竟是少数。为了惠及更多的中医人，我们策划了“中医名家名师讲稿丛书”，分辑陆续出版，旨在使后人学有所宗。

第一辑(共13种)：

《任应秋中医各家学说讲稿》　《任应秋内经研习拓导讲稿》
《刘渡舟伤寒论讲稿》　《李今庸金匮要略讲稿》
《凌耀星内经讲稿》　《印会河中医学基础讲稿》
《程士德中医学基础讲稿》　《王绵之方剂学讲稿》
《王洪图内经讲稿》　《李德新中医基础理论讲稿》
《刘景源温病学讲稿》　《郝万山伤寒论讲稿》
《连建伟金匮要略方论讲稿》

第二辑(共8种)：

《孟澍江温病学讲稿》　《颜正华中药学讲稿》
《周仲瑛内科学讲稿》　《李鼎针灸文献讲稿》

《张家礼金匮要略讲稿》
《费兆馥中医诊断学讲稿》
《邓中甲方剂学讲稿》
《张之文温病学讲稿》

第三辑(共 12 种):

《张伯讷中医学基础讲稿》
《李培生伤寒论讲稿》
《陈亦人伤寒论讲稿》
《罗元恺妇科学讲稿》
《李飞方剂学讲稿》
《孟景春内经讲稿》
《王灿晖温病学讲稿》
《杨长森针灸学讲稿》
《刘燕池中医基础理论讲稿》
《张廷模临床中药学讲稿》
《王庆基内经讲稿》
《王永炎中医脑病学讲稿》

丛书突出以下特点:一是权威性。入选名家均是中医各学科的创始人或重要的奠基者,在中医界享有盛誉;同时又具有多年丰富的教学经验,讲稿也是其数十载教学生涯的积淀。入选名师均是全国中医药院校知名的优秀教师,具有丰富的教学经验,是本学科的学术带头人,有较高知名度。二是完整性。课程自始至终,均由专家们一人讲授。三是思想性。讲稿围绕教材又高于教材,专家的学术理论一以贯之,在一定程度上可视为充分反映其独特思想的专著。四是实践性。各位专家都有丰富的临床经验,理论与实践的完美结合能给读者以学以致用的动力。五是可读性。讲稿是讲课实录的再提高,最大限度地体现了专家们的授课思路和语言风格,使读者有一种亲切感。同时对于课程的重点和难点阐述深透,对读者加深理解颇有裨益。

在组稿过程中,我们得到了来自各方面的大力支持,许多专家虽年事已高,但均能躬身参与,稿凡数易;相关高校领导也极为重视,提供了必要的条件。在此,对老专家们的亲临指导、对整理者所付出的艰辛努力以及各校领导的大力支持,深表钦佩,并致以诚挚的谢意。

人民卫生出版社
2008 年 12 月

导言

• 其实，在世界上不仅文化是多元的，科学体系也是多元的。具有不同自然环境和人文传统的国家民族，就会有不同的科学思维、科学方法和认识。哲学的方法有东西之分，科学也可分为东方（中国）科学和西方科学。发源于古希腊的西方科学，以形式逻辑加实证主义是其基本的认知方式，它偏重于分析还原的方法，着重形质实体的研究，研究科学的目的在于控制和征服自然；发源于黄河、长江流域的中国科学，以经验积累加直觉领悟是其基本的认知方式，它偏重于综合整体、取类比象的方法，着重系统功能的研究，科学研究的目的在于尽物（人）之性，保持人与自然的和谐共存。前者对整个西方科学的崛起和文化的发展产生了深刻影响；后者对中国古代科学的辉煌以及中华民族文化的发展具有深远影响。这两个科学体系各有长短，相互不可替代，都有其发展的潜能。

• 对待中国传统医学，我们必须避免两种极端倾向："盲目的热情"和"无知的怀疑"。既不可妄自尊大把中医学说成是"超科学"，也不能妄自菲薄把它视作"伪科学"。历史辩证法的原理告诉我们，把中医学描绘得尽善尽美、毫无缺陷，与将它说得一无是处，并没有太多差别，同样是在扼杀它的生命，无助于其发扬光大。如果我们认识到中医学有其内在的科学性，就必须努力挖掘、提炼这种科学性，使其成为世界文化和医学的一部分，并为人类的健康事业作出更大的贡献。

• 有人说"中医能治好病，但是讲不出道理"，由此怀疑其科学性。中医不是讲不出道理，而是讲的道理一般人不易听懂，或者说目前还不能完全用现代科学的术语来解释。诞生于数千年前的中医学理论浸透着中华传统文化的色彩，就必然与发源于西方的现代科学有着某种隔阂，这是毫不奇怪的。但并不等于说，西方科学无法解释的东西就断定其不是科学。因为西方科学不是科学的顶峰，尤其对于生命科学领域来说，人类还是知之甚少。诚如美国科学院院士刘易斯·托马斯说："医学是最年轻的科学。"

• 如果说《内经》的诞生是中医学术史上的一个奇迹，那么两千年后的今天我们倘不能突破《内经》的藩篱，创造更新的理论发展中医学术、提高临床疗效，这难道不是《内经》的悲哀吗？历史赋予我们的责任是不可推卸的！

目录

上篇　导论讲解

中篇 经文选讲

下篇　专题讲座

上篇

导论讲解

一 发遑古义，推陈出新
——《内经》的现代魅力

《黄帝内经》(简称《内经》)，是我国现存医学文献中最早的一部经典著作。它集中反映了我国古代的医学成就，创立了中医学的理论体系，奠定了中医学的发展基础。它总结了秦汉以前的医疗经验，汲取和融会了古代哲学及自然科学的成就，从宏观角度论述了天、地、人之间的相互联系，讨论和分析了医学科学最基本的命题——生命规律，并创建了相应的理论体系和防治疾病的原则和技术。两千余年来，历代医家正是在《内经》所提供的理论原理、应用技术及其所采用的方法论的基础上，通过不断的探索、实践和创新，使中医学术得到持续的发展，为中华民族的生存、繁衍以及人民的健康作出了不可泯灭的贡献。这也是《内经》之所以被历代奉为"医家之宗"的重要缘由。历史已经推演到21世纪，现代科学的飞跃发展，推动了医学科学的不断进步。当前我们重新审视这部古老的经典，它的现代魅力究竟在哪里呢?

(一) 世界医学史上的奇迹

在世界医学史上，曾经有过多种传统医学，如希腊、罗马、印度、埃及、阿拉伯等。但是经过漫长的历史，除中国的传统医学得到了延续外，几乎全部沦为民间医学，或者出现了断层现象。而中国的传统医学，虽然历经磨难，却一枝独秀，不仅得以延续，而且日益受到世界人民的青睐。这在世界医学史上是令人深思的。

埃及人曾经创造过叹为观止的医学成就，但自从公元前332年埃及被马其顿王亚历山大大帝征服以后，它的文化和传统医学便开始希腊化。此后又随着罗马的阿拉伯人的入侵，埃及文化先后融化到基督教文化及汇入伊斯兰文化圈内，只留下金字塔、木乃伊供人凭吊。印度传统医学也曾经有丰富的内容，约于公元前1500年，受到雅利安人入侵后，也遭到了毁灭。古希腊——罗马的医学曾经随着它的国家的繁荣而盛极一时，后来由于内部原因导致外敌入侵，文化先后中断，而它的传统医学在近代西医学发展之后，遭到遗弃和散佚，它和阿拉伯医学几乎全部被取代了。(孟庆云《中医理论渊薮》)

中医学在《内经》问世以前的医学，处于较为零星的不成系统的医疗经验积累的阶段，尚无理论可言。至春秋战国时代，"诸子蜂起，百家争鸣"，朴素的唯物主义哲学发展到战国时代，出现了道家、儒家、墨家、法家、阴阳家、名家、兵家等学派，这是我国古代历史上学术思想最为活跃的时期，为医学理论的形成奠定了思想基础。

《内经》作者自觉地吸收了当时比较先进的哲学思想，作为理论的支柱，并与医疗经验进行有机地结合，使之升华，形成了藏象学说、病因病机学说、诊法学说及疾病防治学说，为中医学奠定了较为完整的理论体系，也为中医学的发展提供了理论依据和指导方法。这也是中医学历千年而不衰，而且在世界传统医学中独树一帜的重要原因。

以《内经》为代表的中医学术之所以得以延续至今，真正的魅力在于：一是它的养生保健和治病的实用价值，中医学对中华民族的繁衍昌盛作出了卓越的贡献；二是它拥有中国传统文化特色的认识自然和生命的独特的思维理念；三是有一套至今魅力不减的理论体系的指导，这些理论的学术价值至今仍然不可低估。自《内经》之后，中医学术虽然代有发展、流派纷呈，医学著作汗牛充栋。然而追溯这些学说、流派、著作的渊源，无一不是导源于《内经》。据说《内经》现有几十种文字的翻译本，流传于世界几十个国家，其学术的运用和研究相当广泛，这在世界医学发展史上不能不说是个奇迹。

（二）"天人合一"的医学模式

中国古代先人们无论探讨宇宙的生成或寻找生命的奥秘，实质上都是围绕着天人关系这个核心展开的。天、人是中国哲学的一对范畴，天人之学是中国哲学的思维起点，也是中国人最基本的思维方式。司马迁说："究天人之际，通古今之变，成一家之言。"《中华思想大辞典》："主张天人合一，强调天与人的和谐一致是中国古代哲学的主要基调。"

《内经》是从天的研究到人，从人探讨到天，提出"人与天地相参"，"善言天者，必有验于人"的观点。可以认为，《内经》是以"天人一体"为理论核心，探讨人体生命活动规律的医学经典。

所谓医学模式，是指人们认识和处理健康与疾病的基本观点和方法。《内经》确立了"天人合一"的医学模式。它认为，人是自然界的产物，人的生命现象是自然现象的一部分，强调人与自然是一个不可分割的整体，它们遵循着同一自然规律。于是，将人体放在自然环境和社会环境这些大背景下来考察生命的活动规律。因此，《内经》要求每一个医生应该"上知天文，下知地理，中知人事"。"天文"、"地理"，概指自然环境种种影响因素；"人事"，泛指社会人际之事，大而至于社会政治、经济、文化、民风习俗等，小而至于病人的政治、经济地位，家境际遇及个人经历等，这些内容均与人体心身健康有着密切的关系。"天人合一"医学模式贯穿于整个中医学理论体系之中，指导人们认识人体生理病理及诊治疾病和预防保健等医疗实践活动。

基于上述思路，《内经》关于健康的定义可以归纳为：①躯体无异常变化，所谓“平人者不病也”；②内部功能和谐，“形与神俱”；③对外界环境适应，“顺四时而适寒暑，和喜怒而安居处”。简单地说，健康的本质就是和谐，人与自然的和谐、形与神（生理和心理）、气与血的和谐。人们的医疗实践活动就是为了调整和维护这种和谐。《内经》的医学模式告诫医生不仅要注意患者的“病”，更要注意生病的“人”，知道谁生了病，有时比了解生了什么病更为重要。疾病不过是致病因素作用于机体的一种反应，不同个体对疾病的反应是不同的，个体总是按照自身的反应和体验呈现出种种临床症状。

令人惊奇的是，《内经》“天人合一”的医学模式与近年医学界提出的“社会—心理—生物医学模式”的基本观点是相通的。这表现在两者都不把“人”作为一个超然独立的实体，而是看做自然社会环境中的一员。因此，认识健康与疾病，不仅着眼于个体，更着眼于人与自然、社会环境的相互联系。其次，两者都注意到精神心理因素在个体健康与疾病中所起的作用，强调社会心理因素的重要性，这就使得人们对于健康和疾病的认识及处理，不至于陷入单纯生物因素的死胡同。这对于推动中医学术发展和提高诊治疾病、预防疾病的效果，具有深远的指导意义。季羡林先生说：“天人合一”的思想是东方思想的普遍而又基本的表露。我个人认为，这种思想是有别于西方分析的思维模式的东方综合的思维模式的具体表现。这个思想非常值得注意，非常值得研究，而且还非常值得发扬光大，它关系到人类发展的前途。

（三）彰显东方文化色彩的学术理念

发源于黄河、长江流域的中国古代科学，以经验积累加直觉领悟是其基本的认知方式，它偏重于综合整体、取类比象的方法，着重系统功能的研究。这与发源于古希腊的西方科学，以形式逻辑加实证主义是其基本的认知方式，它偏重于分析还原的方法，着重形质实体的研究，两者迥然有别。《内经》理论体系的建构方法决定了其学术特点，归纳起来有三：

1. 整体地把握生命规律 《内经》在探究人体生命活动规律过程中，并不是把人体分割成各个部分孤立地加以分析研究，而是从人体内部之间的相互联系和人体与自然界相互联系中加以认识的。

《内经》认为，人是一个有机整体，构成人体的各个组织器官，在结构上相互沟通的，在功能上相互联系、相互协调、相互为用，在病理上相互影响。具体体现在五脏一体、形神合一等方面。《内经》藏象理论是以五脏为中心组成五个功能系统，通过经络，将六腑、五体、五官、九窍、四肢百骸等全身组织器官联系成一个整体。

人体的脏腑组织器官虽各有不同的功能，但都是以心为主导，各脏腑密切协调的有机整体。“心者，五藏六府之大主也”；“五藏六府，心为之主，耳为之听，目为之候，肺为之相，肝为之将，脾为之卫，肾为之主外”。《内经》以古代官吏制度比喻全身五脏六腑的整体联系。

形体和精神是生命的两大要素，二者相互依存、相互制约，是一个统一的整体。人是形神相偕的统一体，神不能脱离形体单独存在，有形才能有神；神是形的生命体现，形没有神的依附就徒存躯壳而已。形神和谐是健康的象征，形神失调是疾病的标志。形神合一的观点是中医学的生命观，也是心身统一论的理论基础。

人类是宇宙万物之一，与天地万物有着共同的生成本原。《内经》说：“天地合气，命之曰人”；“人以天地之气生，四时之法成”。人产生于自然界，赖自然条件而生存，人的生命活动必然受到自然环境的制约和影响，人处在天地之中，人的生命现象也属于自然现象的一部分，因此，自然变化的某些法则与人体生理活动的原理是一致的。这是《内经》“天人合一”观的立论基础。《内经》说：“人与天地相参也，与日月相应也”；“天地之大纪，人神之通应也”。所谓“人神”，是指人的生命活动现象，人体的生理活动规律与自然界变化的“大纪”是基本一致的。故“善言天者，必有验于人”，即讨论自然的问题必须联系人体。

《内经》正是从整体认识人体的基本观念出发，要求医生在诊治疾病中不仅着眼于病变局部的情况，而且重视整体对局部的影响；不仅注意人体本身的变化，尤其要联系自然社会环境因素对人体的影响。在诊断疾病时要审察内外；治疗中立法用方因时因地制宜；养生中必须顺应自然，维持人与自然的和谐。

2. 辩证地对待生命活动 脱胎于中国古代哲学的《内经》理论体系，十分注意用辩证的目光对待生命活动。《内经》不仅认为一切事物都有着共同的物质根源，而且还认为一切事物都不是一成不变的，各个事物不是孤立的，它们之间是相互联系、相互制约的，生命、健康和疾病是普遍联系和永恒运动变化的。

《内经》借助古代阴阳学说的观点阐释人体生命活动中存在的对立、统一规律。人体的结构再复杂，均可以阴阳来划分，阴阳中又可分为阴中之阳和阳中之阴等。从人的生命活动过程而言，人体阴阳对立双方在矛盾运动中此消彼长、此盛彼衰，不断维持动态平衡的过程。例如，生理活动中物质与功能的转化，就是一对由平衡到不平衡，在矛盾运动中不断求得新的平衡的阴阳对立统一的过程。“阳化气，阴成形”，从有形物质转化为无形物质，是“化气”的过程，是“阳”作用的结果；从无形物质转化为有形物质，是“阴”作用的结果。阴阳之间化气、成形，生生化化，从而维持着正常的生理过程。“阴平阳秘，精神乃治”，是对正常生理活动的概括，一旦阴阳失和，即是病态。“阴胜则阳病，阳胜则阴病”，“阴阳离决，精气乃绝”。《内经》理论体系就是运用阴阳对立统一的观点来分析、解释人体的生理、病理现象。疾病的发生发展既然是阴阳失调所致，因而协调阴阳就成为治病的基本准则。

在对待局部与整体、人体与自然关系的认识方面，也充满着辩证法。《内经》以整体“人”的状态为出发点，把人体各个部分联系起来，把人的生理病理同自然社会联系起来，从运动变化过程中研究人体和医学问题。

3. 从功能概括生命本质 《内经》说：“夫候之所始，道之所生”。“候”，是表现于外的各种现象、征象；“道”，是法则和规律的意思。说明根据事物的外在表现，可以总结出事物变化的法则和规律。《内经》关于生命本质及其规律的认识，主要是通过对自然现象和人体生理、病理现象的观察、总结、概括而来。“道”源于“候”。天道玄远，神妙莫测，但可以通过气象、物候的观察，总结大自然变化的规律。同样的道理，人体的脏腑藏匿于体内，医生无法了解其生理活动情况，但可以通过观察活体表现在外的生理病理现象，来把握生命的本质及其活动规律。《内经》理论体系的形成，就是先人们在长期与疾病作斗争的生活与医疗实践中，仰观天象，俯察地理，远取诸物，近取诸身的结果。研究表明，《内经》藏象学说的形成，古代医学家除了通过尸体解剖获得对人体的粗浅了解以外，更重要的是对活着的人体进行动态的观察，通过分析人体对不同环境条件和外界刺激的不同反应，来认识人体的生理活动规律。即从“象”把握藏。《内经》所说的“以表知里”以及“司外揣内”，表达的都是同一意义。

中医学是以中国传统文化为背景，以中国古代哲学为指导，研究人类生命活动过程以及防治疾病的知识体系。中医学是着眼自然整体现象层面，注重生命过程演化方式的科学，而不是人体结构存在形式的科学。钱学森先生说，“中医讲系统观，人体科学的方向是中医”。

（四）养生的宝典、治病的法书

《内经》162篇把养生放在首要位置，强调防重于治。所谓养生，即保养生命的意思，又称摄生、卫生。《内经》以“渴而穿井，斗而铸锥”为比喻，说明“病已成而后药之”，“不亦晚乎”的道理，突出“不治已病治未病”的预防思想。

《内经》认为，养生的目的是为了维护人与自然的和谐、形与神的和谐、脏腑气血阴阳的和谐，从而维护健康，达到延年益寿。养生的内容十分丰富。主要有：顺应自然，效法自然界四时阴阳消长变化来调摄；情志方面要“恬惔虚无”，“精神内守”；饮食方面要“食饮有节”，“谨和无味”；劳作方面要“形劳而不倦”，避免“醉以入房，以欲竭其精，以耗散其真”；还应积极参加导引按跻等健身活动等。

这些养生方法归纳起来可分为养形和养神两大类，其基本原则是形宜动，神应静，动静得宜，则“形与神俱，而尽终其天年”。《内经》的养生学说对我们研究预防医学、康复医学有重要价值。

《内经》不仅是一部阐述中医学理论的著作，金元时代医家张子和曾说，《内经》是一部治病的法书。其中的意义应该有二，一是说《内经》所奠定的理论体系是指导中医临床实践的圭臬，二是说《内经》本身就是古代医学家临床经验的结晶。

笔者经过多年的学习、研究、实践发现，《内经》不是一部仅仅讨论中医学理论的书，《内经》本身的内容还汇集了汉以前丰富的临床医疗实践经验。《内经》162 篇涉及的病证有五百余个，全书直接以病证名篇的篇章有 40 余篇，加之其他篇章中涉及到的临床医学内容，约占整个《内经》的二分之一以上。尤其可贵的是，其中的许多学术原理和医疗经验，对今天的临床仍然具有很大的实践价值。

例如，《素问・咳论》不仅对咳嗽的病因病机、临床表现、证候分类、传变规律、治疗原则作了系统的阐述，难能可贵的是还提出了“外内合邪”、“五藏六府皆令人咳，非独肺也”、“此皆聚于胃，关于肺”的著名论点，对后世解析咳嗽病机、辨治咳嗽产生了深远的影响；论中对咳嗽采取五脏六腑分证的方法，实为后世脏腑辨证之雏形。

再如，《素问・举痛论》开卷即提出“善言天者，必有验于人；善言古者，必有合于今；善言人者，必有厌于己”的观点，这不仅揭示了研究世界万物的重要思维方法，而且提示理论研究必须联系临床实践；经文对“五藏卒痛”的病机作了高度的概括，立痛证虚实辨证之纲要；更重要的是提出了对十四种痛证的鉴别诊断问题，这也许是中医学中最早的证候鉴别诊断。

还如，《内经》曾经采用“天人相应”及“阴阳消长”理论对睡眠的生理、失眠等睡眠障碍病证作了较为详细的阐述，认为人体阴阳之气的消长出入是形成正常睡眠—觉醒节律的生理基础。《灵枢・口问》说：“卫气昼日行于阳，夜半则行于阴。阴者主夜，夜者卧，……阳气尽，阴气盛，则目瞑；阴气尽而阳气盛则寤矣。”同样的记载还可见于《灵枢・大惑论》：“夫卫气者，昼日行于阳，夜行于阴，故阳气尽则卧，阴气尽则寤。”在“人与天地相应”理论指导下，《内经》认为人体卫气的运行存在着昼夜循环往复的变化节律，白昼卫气运行于阳气，人体阳气盛于外，人处于醒寤状态；夜间卫气运行于阴经与五脏，阳气潜降，阴气主事，人入寐。如果阴阳之气运行失调可以导致睡眠障碍。《灵枢・大惑论》说：“卫气不得入于阴，常留于阳。留于阳则阳气满，阳气满则阳跷盛，不得入于阴则阴气虚，故目不瞑矣。”临床采取调节阴阳升降治疗睡眠障碍，往往可以取得很好疗效。现代睡眠学认为，人的脑部存在着两个系统，一个促进睡眠，一个促进觉醒，称为睡眠与觉醒系统。如果把前者称为阴，后者称为阳，那么阴阳协调则睡眠—觉醒循环正常，阴阳失调则产生睡眠障碍，可见，中西医关于睡眠—觉醒节律的理解，有异曲同工之妙。

在治疗方面，《内经》提出了因人、因时、因地制宜及因势利导、治病求本、同病异治、异病同治、标本缓急、补虚泻实、寒热温清、预防与早治等原则。在治法方面，除了针灸和药治外，还广及精神疗法、按摩、导引、药熨、渍浴、术数等方法，这些说明了《内经》治法的广泛性和多样性，其中有些疗法，如针灸、按摩、导引、精神疗法、饮食疗法等，已引起中外学者的重视。

上述举例说明，《内经》中丰富的临床医学经验不仅具有科学性，而且对现代临床有很好的实践价值，《内经》中的临床医学是后世中医临床医学发展的根和源。千百年来中医的学术发展史足以证明《内经》的临床价值。我们今天学习研究《内经》，不仅要领会其提供的理论精华，更应深刻领悟先人们认识世界和人体生命活动规律的思维方式，而结合临床实践是研读经典的最高境界。

（五）创建经络学说，发明针灸疗法

当前国际医学界出现了一股“中医热”，与其说是“中医热”，不如说是“针灸热”，中国医学走向世界是以针灸为先导。由“针灸热”进而引发了探索经络实质的研究热点。经络学说的提出和针灸疗法的发明，是《内经》的一大学术成就。

从《内经》以前的有关史料看，针灸疗法的应用和经络的发现，经历了漫长的历史过程。从砭石到九针，从局部的刺激到循经感传现象的发现，或“连穴成线”，或“先有经后定穴”，从脉演进到经络。但在《内经》诞生以前，这些经验的累积和理论的片段，颇为零星，尚未形成系统。这从马王堆出土的西汉医书《帛书经脉》中的《足臂十一脉灸经》和《阴阳十一脉灸经》有关记载可以得到佐证。该书所载十一条灸脉尚不互相连接，及至《内经》才形成了包括正经、奇经、经别、别络、经筋、皮部等内外连属的经络系统，明确了“经络之相贯，如环无端”。经络成为人体内传送信息而又与自然界密切相关的网络。

经络现象是中医学的一大发现，中医学以朴素的形态揭示证明了人体是一个具有多种多样内在联系的统一的整体系统。经络学说集中体现了中医学用整体系统的观点观察人体和治疗疾病的这一特点。

对经络现象的研究吸引着越来越多的国内外学者，他们运用电生理学、解剖学、神经系统等研究方法，采用穴位皮肤电测定、皮肤温度测定及照相、液晶热像图、激光照相等多种手段，证实了经络现象的客观存在。对于经络实质的探究，成为学术界研究的热点。有学者认为，经络是独立存在的一套联络调节系统，经络是迄今为止未被认识的人体特殊结构；也有学者认为，经络没有特殊的物质结构，而是综合人体一切解剖系统来经营生活的综合系统。至今经络的本质还是个谜，这与其说是中医落后于现代科学的发展，不如说现代科学远远不能胜任理解与阐释中华祖先发现的瑰宝。

经络研究的实质是寻找体内联系的途径和机制，用现代科学技术和方法找出它的物质基础和作用原理，从而有可能推动基础医学和临床医学的重大变革，创造出新的理论体系而导致医学革命。

而针灸疗法除用于处理常见病外，还用于治疗肿瘤、不孕症、减肥、戒毒、艾滋病及针刺麻醉等。可见，以《内经》为发端的经络学说和针灸疗法，已经显示了无法泯灭的科学光彩。

（六）多学科研究医学的典范

总览《内经》，其内容远不止涉及医学一门学科，它还广泛吸收了中国古代劳动人民和科学家对天文学、历法学、气象学、生物学、地理学、心理学以及哲学等多学科的研究成果。《内经》对中医学的贡献，不仅在于它汇集了秦汉以前的医学成就，而且也为我们展示了多学科研究医学的典范。

例如，《内经》记录了春秋战国时代气象学成就，“五日谓之候，三候谓之气，六气谓之时，四时谓之岁”。对四时、八节、二十四气有了较早的应用，对气象变化与人体健康和疾病的关系有比较深刻的认识，创立了古代医疗气象学——运气学说。

在《素问·异法方宜论》中叙述了东南西北中五方地域的地理环境、气候变化、当时的民风习俗、饮食习惯、体质特点、多发疾病及治疗特点，这是医学地理学的雏形。

《内经》十分重视心理活动与健康、疾病之间的关系，从心理活动产生的生理基础，到情志过用导致疾病的发生以及运用心理疗法防治疾病，均有较为详细的阐述，奠定了具有中医特色的医学心理学。

《内经》还记述了较为丰富的生物钟思想，认识到人体脏腑、经络气血的变化存在着昼夜节律、潮汐节律、周月节律、周年节律，顺应这些节律的变化有利于维护健康，否则容易导致疾病，等等。

《内经》多学科内容还有很多，限于篇幅不能一一尽述。《内经》时代这种多学科综合研究的形式，一方面固然反映了古代科学尚未精确分化的特点，但另一方面却说明了医学科学与其他自然科学以及哲学之间互相联系、互相渗透。这种学科之间的联系、渗透、融合，正是产生新学说、新理论的重要途径，也是学术发展的重要规律。这就是为什么《内经》所确定的理论原则至今还有一定生命力的根本原因。现代新兴的某些边缘学科，如医学气象学、时间医学、社会医学、医学心理学等之所以常常可以在古老的经典里找到若干雏形，其道理盖出于此。

现代科学已逐渐由高度分析的方法，趋向高度综合及综合与分析相结合的方向，而中医学术的发展越来越需要借助于与之相关的现代科学的理论和方法，才能有希望获得突破，而这一思路不正是可以从《内经》的成功中得到深刻的启迪吗？

结语

任继愈先生曾经说过，《内经》中某些有价值的思想，和当时的唯物主义哲学发展经常是血肉相连的。科学不断丰富和巩固了唯物主义哲学，而唯物主义哲学也经常对科学的发展起着促进作用。

对待传统中医学我们必须避免两种极端倾向："盲目的热情"和"无知的怀疑"。既不可妄自尊大把中医学说成是"超科学"，也不能妄自菲薄把它视作"伪科学"。历史辩证法的原理告诉我们，把中医学描绘得尽善尽美、毫无缺陷，与将它说得一无是处，并没有太多差别，同样是在扼杀它的生命，无助于其发扬光大。如果我们认识到中医学有其内在的科学性，就必须努力挖掘、提炼这种科学性，使其成为世界文化和医学的一部分，并为人类的健康事业作出更大的贡献。

二 天人相关面面观

——从古代哲学"天人合一"到《内经》"人与天地相应"

人与自然的关系，是中国传统文化的一个基本问题。从人类文明之起始乃至近代，人类从未停止过对宇宙（天）是怎么形成的、生命（人）是怎么产生的、天与人关系如何等问题的思考与探索。天与人的关系之学是中国人最基本的思维方式，也是中国古代哲学研究的核心问题，中国的传统文化集中体现在对天人之学的研究。汉·司马迁说："究天人之际，通古今之变，成一家之言。"宋·邵雍在《皇极经世》中说："学不际天人，不足以谓之学。"

有学者说"人的本质，就是'人——人'、'人——天'关系的总和"[1]。中国传统医学秉承了中国传统文化的基因，从天的研究到人，从人的探讨到天，"善言天者，必质之于人；善言人者，亦本之于天。"（《旧唐书·孙思邈传》）可以认为中医学是以"天人合一"为理论核心，专门探讨人体生命活动规律的科学。

（一）古代哲学中的天人关系

在中国古代哲学中，关于天人关系有多种不同的观点，概括起来主要有三种：天人合一、天人相分、天人相胜。

1. "天人合一"说 "天人合一"说溯源于商代的占卜，把天（天帝）看成天地万物的主宰，天人关系实际是神人关系。根据现代学者张岱年考证[2]，明确提出"天人合一"的是北宋张载，《正蒙·诚明》说："儒者则因明致诚，因诚致明，故天人合一"。"诚"，指天道，天是真实而具有一定规律的；"诚"也是圣人的境界，圣人的一切行为都是合乎原则的，肯定现实世界的实在性，才可谓"明"。张载认为，诚明就是肯定天道与人性的同一，"性和天道合一存乎诚"，道德原则和自然规律是一致的，人和自然都遵循统一的规律，人的精神境界与天道协调是最高理想。

（1）儒家"天人合一"观：春秋时期儒家把天作为道德的本源，孔子心目中的"天"是一个有着道德倾向的天。《礼记·礼运》："人者天地之心也。"《周易·文言》："夫大人者，与天地合其德，与日月合其明，与四时合其序，与鬼神合其吉凶，先天而天弗违，后天而奉天时。"天地的德性生生不息地生长发育万物，圣王能效法天德，"与天地合其德"，即人与自然界要互相适应，相互协调才能达到"先天而天弗违，后天而奉天时"的人与自然和谐的境界[3]。

《孟子·尽心上》："尽其心者，知其性也，知其性则知天矣。"《中庸·尽性章》："能尽人之性，则能尽物之性，……可以赞天地之化育，则可以与天地参矣"。孟子倡导以人与道德之天、义理之天的合一，他肯定人性与天道的相通，主张"尽心、知性、知天"。即"知性则知天"——"性天相通"。仁义礼智等道德原则，既是人性又是天性，人心和天性在本质上是相通的。孟子认为人的心性是沟通天人关系的桥梁，要求人们以道德规范约束自己，实现知天达命、天性与人性、天心与人心的统一。孟子所讲的"天人合一"实际是"性天合一"。从人格的最高理想与最终境界论述了人与天地的合一[3]。

西汉董仲舒把孟子的"义理之天"向宗教神学的方向推进，提出"人副天数"说，人是天的副本，认为天有意志、有主宰人间吉凶赏罚的属性。《春秋繁露·人副天数》："天有终岁之数成人之身，故小节三百六十六，副日数也；大节十二分，副月数也；内有五藏，副五行数也；外有四肢，副四时数也……"。《春秋繁露·为人者天》："天亦人之曾祖父也，此人之所以乃上类天也。人之形体，化天数而成。"《春秋繁露·阴阳义》：天有"喜怒之气，哀乐之心，与人相副。以类合之，天人一也。"董仲舒所说"以类合之，天人一也"，是建立在"天人感应"说基础之上的。他认为天是宇宙万物的创造者，也是人类的创造者。"天者，万物之祖"，"天亦人之曾祖父"，由此推论出人体结构和天体相类的"人副天数"说。人是一个缩小的宇宙，宇宙则是放大了的人，正由于天人同类，故可相互感应[2]。

(2) 道家“天人合一”观：道家所理解的“天”摈弃了宗教神秘色彩，是指大自然。人从大自然中来，又回归到大自然去。道是宇宙万物的本原，天道、地道、人道“统归于一”。道家从“无为”的立场出发，主张人与自然融合一体，更好地体悟和适应自然规律。老子：“人法地，地法天，天法道，道法自然”，这里的天指自然而然的“道”。《庄子·齐物论》：“天地者，万物之父母也”，“天地与我并生，而万物与我为一”。天指自然，人的精神境界与天地万物之自然融会合为一体，充分体现了中国传统文化的审美意蕴[2]。

(3) 理学家“天人合一”观：宋明时期综合儒道之说形成新儒学，又称理学，分为三派[1]。

1) 以二程和朱熹宋明理学为代表的“天人一理”：程颐对孟子的“知性知天”作了解释，认为万物的本根在“理”，“天”、“性”都是理，理与人相通，其“天人合一”具体表现为“与理合一”，把“天地万物为一体”作为最高的精神境界。

2) 以陆九渊、王阳明为代表的“天人一心”：陆九渊认为“宇宙便是吾心，吾心即是宇宙”；王阳明提出天下无心外之物，无心外之理。此“心”是“良知”、“天理”，指先天的道德观念。

3) 以张载、王夫子、戴震为代表的“天人一气”：宋代道学对孟子“天人合一”思想作了重大发展，张载接受了儒、道二家的思想，建立“气一元论”，提出“太虚即气”，“天人合一”即合于一气。《中庸》认为“诚”是天人共具之性，“诚者，天之道也；诚之者，人之道也”。张载肯定“天人合一”是“诚明”的境界，“诚”即是最高的精神修养；“明”是最高的智慧。“天人合一”是人的最高觉悟。

2. 天人相分说 “天人相分”说发端于春秋，先秦《荀子·天论》提出：“明于天人之分，则可谓至人矣”。其基本观点是将天、人区别开来，揭示了“天之所能”与“人之所能”两者彼此制约、互相作用的辩证关系，认为天人之分与天人之合互为条件，没有“分”也就无所谓“合”，主张天人各司其职，求得天人和谐。自然规律是不以人的意志为转移，因而不能用自然现象来解释社会的治乱；人的职分在于建立合理的社会秩序，利用规律以控制自然，“制天命而用之”。荀子的观点具有很大的积极意义[3]。

3. 天人相胜说 《史记·伍子胥传》载：“人众者胜天，天定亦能破人。”后来理解为“人定胜天，天定胜人”。此“天”指天命，包括自然界和社会规律在内；“定”指安定；“胜天”非指战胜自然的涵义。《逸周书·文传解》：“兵强胜人，人强胜天。”

唐·刘禹锡在《天论》中提出：“天人交相胜”，天与人“各行不相预”，有时人胜天，有时天胜。如果社会安定，是非分明，赏罚合乎标准，则人理胜天理；如果社会混乱，是非不明，赏罚不分，道德法律都失去效力，则天理胜于人理。此“天”指天理；“人”指人理[5]。

要之，关于“天”及“天人合一”的含义主要有三：①神学意义的天，即带有人格意志的、创造及主宰宇宙的“上帝”、“天帝”。以董仲舒的神秘主义的主宰之天为代表。“天人合一”是指神与人合一。②义理之天、道德之天，指天地间的最高原理。以孔子、孟子、朱熹为代表的具有伦理意义和道德化的天。“天人合一”是指天理、天德与人性合一。③与人相对应的整个自然界，泛指一切自然存在和现象。以老子、庄子、刘禹锡为代表，是指自然的本性、状态。“天人合一”是指人的精神境界与自然界融合一体[1]。

总之，在古代哲学中“天人合一”说始终占据主导地位。即使主张“明于天人之分”的荀子，也主张“人参天地”，“善言天者必征于人”。因此，“天人合一”说是贯穿于中国古代哲学最根本的核心思想，渗透在中华民族的心理结构之中，深刻影响了中国传统文化和古代科学技术的发展。

（二）《内经》中的天人关系

《内经》是中医学最早的经典文献，其学术思想受先秦诸子百家哲学思想的深刻影响，尤其与汉代道家黄老学派的思想一脉相承。《内经》没有明确记载“天人合一”的字样。但《灵枢·岁露论》提出：“人与天地相参也，与日月相应也。”《灵枢·刺节真邪》：“与天地相应，与四时相副，人参天地。”《内经》提出了“人与天地相参”、“人与天地相应”的观点，贯穿于整个学术体系之中，并以当时的医学成就极大地丰富和发展了“天人合一”的唯物主义哲学思想。

1.《内经》关于“天”、“人”的理解　《内经》中的“天”主要是指独立于人的意志之外、不以人的意志为转移的客观存在，是不断运动变化的物质世界。《灵枢·经水》：“天至高，不可度；地至广，不可量”。“天”的含义主要赅括自然界、天地、天气、天体等内容。

《内经》中的“人”指自然界阴阳二气作用的产物。《素问·宝命全形论》：“夫人生于地，悬命于天，天地合气，命之曰人。”“人”是形神合一的复合体。《灵枢·天年》：“何者为神？岐伯曰：血气已和，营卫已通，五藏已成，神气舍心，魂魄毕俱，乃成为人。”《素问·上古天真论》：“形与神俱，而尽终天年。”《类经》演绎和丰富了《内经》的形神观：“形者神之体，神者形之用，无神则形不可活，无形则神无以生。”人的生命又为天地之根本。《素问·宝命全形论》：“天覆地载，万物悉备，莫贵于人。”《灵枢·玉版》：“人者，天地之镇也。”充分体现了“以人为本”的思想。

2.《内经》“人与天地相应（参）”的含义

（1）人本自然，人与自然有着相同的根源：《内经》受先秦“气一元论”思想的影响，认为“气”是构成世界的本源，自然界一切事物的生成、发展变化、消亡都是由于阴阳二气相互作用变化的结果。人的生命是自然界的产物。《素问·宝命全形论》：“天地合气，六节分而万物化生矣”。人作为万物之一，自然也来源于气，“天地合气，命之曰人”。

(2) 人赖自然而生存，并受自然的制约：《素问·六节藏象论》：“天食人以五气，地食人以五味。五气入鼻，藏于心肺，上使五色修明，音声能彰。五味入口，藏于肠胃，味有所藏，以养五藏气，气和而生，津液相成，神乃自生。”自然界的变化必然会影响人体的相应变化。《素问·离合真邪论》：“天地温和，则经水安静；天寒地冻，则经水凝泣；天暑地热，则经水沸溢；卒风暴起，则经水波涌而陇起。”类似的记载很多。

(3) 人与自然遵循同一规律，人必须服从自然界规律：《素问·至真要大论》：“天地之大纪，人神之通应也。”《灵枢·营卫生会》：人“与天地同纪”。《素问·四气调神大论》：“人能应四时者，天地为之父母。”

(4) 人与自然的和谐是健康的象征：《灵枢·本藏》有一段关于健康概念的精彩描述：“是故血和则经脉流行，营复阴阳，筋骨劲强，关节清利矣。卫气和则分肉解利，皮肤调柔，腠理致密矣。志意和则精神专直，魂魄不散，悔怒不起，五藏不受邪矣。寒温和则六府化谷，风痹不作，经脉通利，肢节得安矣。此人之常平也。”经文中“卫气和”、“血和”可概括气血运行和畅；“志意和”可理解为精神活动正常；“寒温和”意指人能适应外界寒温环境。从中我们可以进一步得到启迪，健康人（“人之常平”）应该具备天人和、形神和、气血和三个条件，其中人与自然的和谐体现了“天人合一”的理念。

3.“人与天地相应”观的临床运用

(1) 养生防病，取法自然：“人与天地相应(参)”观是指导养生防病的首要准则。生命是自然赐予的，自然界为生命活动提供了合适的条件，人体要保持健康，必须顺应自然规律，旨在维持人和自然环境的统一。《素问·四气调神大论》：“故阴阳四时者，万物之终始也，死生之本也，逆之则灾害生，从之则苛疾不起，是谓得道。”如果违背了自然规律，即破坏了人和自然的统一性，称谓“内格”，则不免要致病。所谓“内格”，王冰注云：“格，拒也，谓内性格拒于天道也。”《内经》还进而指出，凡养生必须“法于阴阳，和于术数”，“法则天地，象似日月”，《春秋繁露》也主张“循天之道，以养其身”。

《素问·四气调神大论》提出根据春生、夏长、秋收、冬藏的生化规律来调节生活秩序以及精神活动，提倡“春夏养阳，秋冬养阴”。《灵枢·本神》概括说：“故智者之养生也，必须顺四时而适寒暑，和喜怒而安居处，节阴阳而调刚柔，如是则僻邪不至，长生久视。”

（2）审察内外，谨候气宜：既然自然界的变化对人体健康有重要影响，那么，疾病岂能孤立于自然界之外？诊察疾病，剖析病机岂能忽视人与自然的关系？所以，《内经》强调诊察疾病必须“审察内外”，“谨候气宜，无失病机”。

就望诊而言，望诊的重点是望神色，望神色必须结合内外来判断。《内经》认为四时各有主色，五脏各自主色。如将青色与春季、肝、目，黄色与长夏、脾、口，赤色与夏季、心、舌，白色与秋季、肺、鼻，黑色与冬季、肾、耳相联系。这样在五色、五季、五脏、五官之间形成一个整体联系，有利于全面诊察疾病。如果外内相应者，为疾病的正常发展，如外内不相应者，为逆候，往往预后不佳。

就脉诊而言，《内经》有春弦、夏钩、秋毛、冬石之分，强调“四时百病，胃气为本”，对四时有胃气脉象作了详尽描述。张石顽还认为切脉必须结合地理环境来分析，“江南人之气薄，所以脉多不实，西北人习惯风寒，内外坚固，所以脉多沉实。滇粤人表里疏豁，所以脉多微数，按之少实。”

诊察疾病固然要审视内外，剖析病机亦须注意机体与自然环境的关系，故《素问·至真要大论》说：“谨候气宜，无失病机。”例如，同是感冒，按一般分类，分风寒、风热二证，但具体辨证时又须结合时令气候特点辨析。春天风木当令，感冒常以风邪为主因；夏天多暑热，感冒每必挟暑湿；秋天燥金主令，感冒多以燥气偏胜；冬天多寒，感冒每以寒邪为主。此为四季感冒的病机特点。倘若气候反常，所谓“非时之气”，则又必须结合当时气候的实际情况来分析病机。《内经》有旦慧、昼安、夕加、夜甚的记载，证之临床基本符合实际，如发热患者的体温往往下午开始增高，晚上常达最甚，下半夜至凌晨体温渐趋下降。因此，我们在判断发热患者的病势以及治疗效果时，尚不能排除自然因素，否则就有可能贻误病机。诸如这样的情况，在临床中是不乏其例的。

（3）立法用方，因时因地制宜：中医治病强调因时因地制宜，其源盖出于人与天地相应的观点。即根据季节气候、地理环境的特点，结合病机制订治疗大法，体现辨证论治的整体性、灵活性。如《素问·四气调神大论》说：“圣人治病，必知天地阴阳，四时经纪。”《素问·至真要大论》：“热无犯热，寒无犯寒”；“用寒远寒、用凉远凉、用温远温、用热远热，食宜同法。有假者反常，反是病。”《素问·五常政大论》：“必先岁气，毋伐天和”。所谓“岁气”，即每年的气候变化。吴昆说：“岁气有偏，人病因之，用药必明乎岁气。”例如，夏季阳气开发，人体腠理疏松开泄，即使患外感风寒，也不宜过用辛温发散，以免开泄太过，耗伤气阴；反之，冬季阴盛阳衰，人体腠理致密，阳气敛藏于内，若非太热，当慎用苦寒，免伤其阳气。故东垣有“冬不用白虎，夏不用青龙”之诫。针灸有“值时开穴”的治疗方法，根据气血循行与昼夜更迭、四季变迁的关系，选择穴位针刺。《内经》针对四时疾病的不同，不仅对针刺的穴位、用针大小、针刺深浅、进行迟速、刺数的多少作了说明，而且还阐述了其中的机制。“凡刺之法，必候日月星辰，四时八正之气，气定乃刺之。是故天温日明，则人血淖液而卫气浮，故血易泻，气易行；天寒日阴，则人血凝泣而卫气沉。……是以因天时而调血气也。是以天寒无刺，天温无疑”（《素问·八正神明论》）。这种“因天时而调血气”的针刺原则，对照现代临床有其一定科学意义[6]。

（三）对天人相关问题的评价

1. 关于“天人合一” 现代学者关于“天人合一”思想的评价仁智互见，褒贬不一，值得我们玩味。

（1）“天人合一”论是中国文化对人类最大的贡献：近代学者钱穆说：“我以为‘天人合一’是中国文化的最高信仰，也是中国文化最有贡献的一种主张。西方人离开了‘人’讲‘天’，在今天科学愈发达愈显出对人类生存的不良影响。‘天人合一’论，是中国文化对人类最大的贡献。”[7]季羡林说：“‘天人合一的思想是东方思想的普遍而又基本的表露。我个人认为，这种思想是有别于西方分析的思维模式的东方综合的思维模式的具体表现。这个思想非常值得注意，非常值得研究，而且还非常值得发扬光大，它关系到人类发展的前途。”[7]耿云志认为“天人合一”，一方面有本体论的意义，即表述世界的统一性；另一方面有认识论的意义，即人的精神与自然相交涉，在认识上达到“天人合一”的境界。中国古代哲学家和思想家更加重视认识论的意义，把它变成一种内心修养理论，其积极意义在于塑造人格，其消极意义是忽略了向外部世界追求真理[8]。

（2）“天人合一”论与“主客二分”说：马中[1]通过中西方哲学观的对比阐释天人关系，他说西方哲学强调“天人相分”，用“分”的方法思天，产生了天文学和广义的物理学，促进了自然科学的形成和发展；中国哲学提出“天人合一”，用“合”的方法思天，强调“自然界和精神的统一”，产生了真正的哲学。中国哲学中“合”的方法及系统整体原则，深刻体现在中国的兵法、医学、农学、艺术等学术领域，形成中国传统文化的鲜明特色。张岱年[2]说：“中国古代哲学宣扬人和自然的统一和和谐，西方近代思想鼓吹人与自然的对立和斗争。西方思想家高喊‘战胜自然’，确已取得可惊的成绩，时至今日，却发现人类已经破坏了自己的生存条件。中国‘天人合一’，其最基本的含义就是肯定‘自然界和精神的统一’。”他认为中国传统文化的主要缺点有二：一是没有发明近代实验科学；二是没有完整的民主理论。当代著名生态学家纳什指出：“当今世界的环境问题和生态危机，是西方固有的人类中心主义、主客二分的自然观和科学思想恶性发展的必然结果。”[8]

梅珍生等认为，“主客相分”是西方哲学思维方式的内核，“人升格为自然的主宰，而自然沦为人的奴仆”。这种“主客二分”的思想反过来也促进了近代科学长足的发展。中国传统主流文化中，道家用“道”规范外部世界，强调“道法自然”，认为自然界按其本身的方式运行，人力并不能对它产生影响，人要生存只能顺从自然，一定程度上影响了人们对于自然界的探求[9]。

(3) 对“天人合一”就是关于“人与自然和谐相处的学说”的质疑：刘立夫对近年很多学者把中国传统的生态智慧简单地归纳为“天人合一”，有人甚至武断地认定“天人合一”就是关于“人与自然和谐相处的学说”，提出了质疑，认为这种论点过分拔高了传统文化的生态学价值，没有顾及中国传统天人哲学的真正内涵，也没有全面、深入地研究西方现代生态学的历史渊源和现实背景，只是出于一种振兴民族传统文化的使命而以情感的认同代替理性的思考，做时髦的迎合，故不仅在理论上站不住脚，在实践上也难有作为[10]。这一观点值得我们深思。

2. 关于“人与天地相应(参)” 笔者认为，《内经》“人与天地相应(参)”的观点是对古代“天人合一”思想的应用和发挥，《内经》把人体置于“天地人一体”的大背景下考察生命活动的规律，奠定了中医学独特的医学模式和方法论，包含着丰富的科学内容。《内经》“人与天地相应(参)”的观点把“天”与“人”作为一个整体来认识，人体是一个以五脏为中心的“天人合一”、“形神一体”内外相应的大系统，这一思想符合系统论的原则，充分体现了中医学的学术特点。著名哲学家任继愈说得好，《内经》中某些有价值的思想，和当时的唯物主义哲学发展经常是血肉相连的。科学不断丰富和巩固了唯物主义哲学，而唯物主义哲学也经常对科学的发展起着促进作用[11]。

《内经》“人与天地相应(参)”与神秘主义的“天人合一”论和汉代董仲舒“天人感应”论有原则的区别[4]。其中最重要的是《内经》中的“天”已经完全摆脱了宗教神学的理念，径指客观世界的本身；但我们仔细分析发现，《内经》“人与天地相应(参)”的观点中尚留存着“天人感应”论的影子。如《春秋繁露》：“人有三百六十节，象日数也；大节十二分，副月数也；内有五脏，副五行数也；有四肢，副四时数也……。”类似的记载在《灵枢・邪客》中也有：“天圆地方，人头圆足方以应之；天有日月，人有两目；地有九州，人有九窍；天有风雨，人有喜怒……此人与天地相应者也。”认为人体构造与自然界的构成相同，显然是牵强附会、主观臆测之辞。当然，这并非《内经》“人与天地相应(参)”思想的主流。

中医哲学研究的著名学者刘长林对《内经》“人与天地相应(参)”的观点剖析入微，他认为《内经》天人之道，一方面它采用朴素辩证的认识方法，能够把握事物现象总画面的一般性质，有意识地对不同事物进行对照观察，注重不同系统之间的相互联系和共同规律；另一方面，其对自然界事物的认识处在感性直观的阶段，对构成现象总画面的细节缺乏深入了解，这就决定了人们也不可能清楚地严密地把握现象的普遍联系，不可能真正科学地理解各种不同事物之间的共同性和统一性，因而有些地方不可避免带有臆测的成分[4]。这一评价是十分客观公允的。

参考文献

[1] 马中．人与和：重新认识中国哲学．西安：陕西人民出版社，2007.148-150.

[2] 李存山．张岱年选集．长春：吉林人民出版社，2005.326-337.

[3] 吴雪玲．"天人合一"思想探源．光明日报，2007，11：9.

[4] 刘长林．内经的哲学和中医学的方法·天人．北京：科学出版社，1982.131-132.

[5] 李伟国．"人定胜天"语义的演变．文汇报，2008，7：20.

[6] 王庆其．王庆其医学选集．台湾：知音出版社，2008.37.

[7] 季羡林．谈国学·天人合一新解．北京：华艺出版社，2008.17-32.

[8] 潘志锋．近 20 年关于"天人关系"问题的研究．新华文摘，2003，(12)：19.

[9] 梅珍生，张俊，宁云峰．"主客相分"与"天人合一"．中华文化论坛，2008，(2)：86.

[10] 刘立夫．"天人合一"不能归纳为"人与自然和谐相处"．哲学研究，2007，(1)：67-71.

[11] 任继愈．中国哲学史(第二册)．北京：人民出版社，1979.36.

三　天人合一、形神一体

——论《内经》的核心理念

2008 年我有缘赴香港中文大学中医学院参加"《黄帝内经》学术研讨会"，东道主组织了颇有意义的争鸣论坛，其中有一个议题即是"《内经》的核心理念是什么?"引起了与会者的极大兴趣，争鸣踊跃，仁智互见，归纳起来主要有以下几种观点：①认为是气、道、德。"气"是万物的本体，"道"是万物本体的原理，是事物运动的规律，“德”是对“道”的一种感悟。②认为是气化理论。“气”是事物的组成本体，“气化”即是气的运动所产生的种种变化，中医学用气化理论诠释人体的生理病理，调节气化是防治疾病的基本法则。③认为是阳气为主导的阴阳理论。阴阳学说作为一种哲学概念被引进中医学之后，成为中医学认识自然和人体的工具而贯穿于全部理论体系之中。在《内经》的阴阳学说中主张阳为主，阴为从，强调阳气在生命活动中的重要作用。④认为是整体系统的观念。中医学用整体的系统的观点对大千世界的复杂事物和现象进行了有机的整合，使世界万物变得有序化，并以此认识人的生命活动，指导疾病的防治，这是中医学的重要特色。⑤认为是在“以人为本”的思想指导下，强调众生、尊生、保生。一部《黄帝内经》就是先人们关爱生命，维护生命，令其健康长寿的经典。以上诸说，各有理道，引起学者们浓厚的兴趣和深深的思考。

查历代中医文献，历代医学家对此问题也曾经作过思考。金代张子和认为“《内经》一书，惟以气血流通为贵”，即以“气血流通”为《内经》的核心理念。人以气血为本，气血和则健，气血逆则病，治疗大法就是调节气血，养生也无非是调养气血。明代张介宾说：“天之大宝只此一丸红日，人之大宝只此一息真阳”，“《内经》一百六十二篇，天人大义，此其最要者也。”即以阳气为人身之本，人体的气化，依靠阳气的温煦、推动，才能生化不息。张介宾认为关于阳气的理论（所谓“生生之气”）是《内经》理论的核心。近代恽铁樵认为《内经》全书的总纲领是“揆度奇恒，道在于一”，此“一”指“天”，即自然界。“人”与“天”的和谐应是关乎“恒”（不病）与“奇”（疾病）的关键，所谓“神转不回，回则不转，乃失其机”。方药中先生从《内经》论及中医学，认为中医学的指导思想是整体恒动观，理论基础是气化论，对生理病理的基本认识是藏象论，说理工具是阴阳五行学说，先生之说系统全面，鞭辟入里。裘沛然先生认为“中医理论的光辉特色—天人相参思想”，也是《内经》理论的精髓。古今医家从不同的角度剖析和勾勒了《内经》乃至整个中医学的核心理念，闪烁着智慧的光芒。

笔者认为，我们在讨论“《内经》的核心理念”问题之前，当先深思一下《内经》是一部什么样的书？

《内经》总结了秦汉以前的医疗经验，汲取和融汇了古代哲学和自然科学的成就，从宏观角度论述了天、地、人之间的相互关系，探讨了医学科学最基本的命题——生命规律，并创建了相应的理论体系和防治疾病的原则和技术。一句话，《内经》是一部探索生命活动规律及维护生命健康的著作。既然《内经》是一部研究生命科学的书，那么，所谓“核心理念”就是《内经》对生命的基本认识。

《内经》对生命的基本认识是什么？笔者认为就是“天人合一”，“形神一体”。

从哲学上讲，人类生命是天地演化的产物，生命源于自然。《素问·宝命全形论》说："人生于地，悬命于天，天地合气，命之曰人。"古代医学家告诉我们，人类的产生不是来自超自然的神，人类生命和其他动物一样，都来自自然天地阴阳之气交感和合而生成，充分体现了唯物主义无神论的生命观。《内经》还认为，人类是宇宙间一切生命现象的最高存在形式。《素问·宝命全形论》说："天覆地载，万物悉备，莫贵于人"。《灵枢·玉版》说："人者，天地之镇也"。万物之中，人的生命最宝贵。人的生命活动与自然界息息相通，"天地之大纪，人神之通应也"，进而提出"人与天地相参"的观点。《内经》作者在先秦"天人合一"思想的影响下，对人类生命的形成及其本质特征作了深刻的探索，并贯穿于整个理论体系的始终。近代学者钱穆先生曾经说过："'天人合一'论，是中国文化对人类最大的贡献。"

再从医学角度讲，"两精相搏谓之神"。即男女交媾，阴阳精气结合，孕育了新的生命。《内经》认为"精者，身之本也"。"人始生，先成精，精成而脑髓生，骨为干，脉为营，筋为刚，肉为墙，皮肤坚而毛发长。"明确指出，构成人体各种器官，均由父母精气相结合后化育而成。《内经》对人类个体生命的起源，作了科学的探索。其中形和神是生命的基本要素，一个完整的生命体必须是形神俱备，形神合一的。《灵枢·天年》说："血气已和，荣卫已通，五藏已成，神气舍心，魂魄毕具，乃成为人"。形神之间不可分割，形为神之体，神为形之用；无神则形不可以活，无形则神无以生。形神和谐是健康的标志，形神失和是疾病的象征，形神分离就意味着死亡。

从上述对人类生命认识的基本理念出发，《内经》认为健康的本质是天人和谐，形神和谐。而医学的目的是协调天人关系、形神关系。这些理念贯穿于整个中医理论体系及医疗实践之中，并对未来医学的发展具有深远的指导意义。

四 含英咀华，取精用弘

——从未来医学发展的趋势看《内经》的学术价值

世界卫生组织(WHO)1996 年在"迎接 21 世纪的挑战"报告中指出，21 世纪的医学将从"疾病医学"向"健康医学"发展；从重治疗向重预防发展；从对病源的对抗治疗向整体治疗发展；从对病灶的改善向重视生态环境的改善发展；从群体治疗向个体治疗发展；从生物治疗向心身综合治疗发展；从强调医生的作用向重视病人的自我保健作用发展；从医疗服务来说，从以疾病为中心向以病人为中心发展;等等。

《内经》理论及防治疾病方面有着许多特色,在未来医学的发展中将会显示出旺盛的生命力。

(一) 从疾病医学到健康医学、生态医学

西方医学自问世以来,把寻找病原体、诊察患者的病灶、研究对抗病原体的药物、修复病灶作为医学的主要职能。随着医学的发展和人类疾病谱的不断改变,人们逐渐认识到这种医学模式的缺陷。于是提出未来医学应该从疾病医学向以维护人们健康防止疾病的发生为宗旨的健康医学方向发展。近年来,随着社会经济的不断发展,能源匮乏、环境污染与人口剧增,已成为当今世界三大突出问题。这些矛盾提示,人与自然的和谐正日益受到破坏。改变人类的生存环境成为全球的共识,人类要想维护健康,必须改善生存环境,于是对未来医学的发展提出了更高的要求,即要向生态医学方向发展。

所谓健康医学,也就是注重预防疾病,维护健康,在中医学中就是养生医学。《内经》中有关养生学思想的内容是极为丰富的。《素问·四气调神大论》指出:“是故圣人不治已病治未病,不治已乱治未乱,此之谓也。夫病已成而后药之,乱已成而后治之,譬犹渴而穿井,斗而铸锥,不亦晚乎!”。《内经》提出了一个富有战略意义的命题,既体现了《内经》的重要学术思想,同时对未来医学的发展具有深远意义。《内经》的治未病理论是世界上最早的预防医学理论,对后世预防学、养生学、康复学、老年病学的发展具有很高的指导价值。

《内经》首次提出了“治未病”概念,但“治未病”的含义非常广泛,大致分以下三个方面:

1)未病先防:如《素问·四气调神大论》认为:“是故圣人不治已病治未病”。《灵枢·逆顺》曰:“上工刺其未生者也;其次,刺其未盛者也;其次,刺其已衰者也。……故曰上工治未病不治已病”。这两段经文的意思是要求人们在疾病未发生时,根据天人相应的道理摄生固本或以针刺等方法预防疾病的发生。

2)欲病救萌:如《素问·八正神明论》说:“上工救其萌芽,必先见三部九候之气,尽调不败而救之,故曰上工。”在疾病的初期或邪气轻微,病人自觉症状不明显,或虽然病情较重,但由于症状比较隐匿,病人无明显感觉的“欲病”状态,属于《内经》的伏邪发病,后世有人称此阶段为“潜病期”、“病前状态”、“亚临床阶段”。在《灵枢·贼风》提到“岐伯曰:此皆尝有所伤于湿气,藏于血脉之中,分肉之间,久留而不去……此亦有故邪留而未发……其所从来者微,视之不见,听而不闻。”所谓“故邪留而未发”就是属于体内已有病理信息,但尚未显化,邪气潜伏体内,处于“欲病”状态。

《内经》中有关伏邪的内容十分丰富，如《素问·阴阳应象大论》说："冬伤于寒，春必温病"，"秋伤于湿，冬生咳嗽"等，皆为伏邪致病学说的明证，而伏邪亦属于欲病的未病状态。《素问·刺热》说："病虽未发，见赤色者刺之，名曰治未病。"说明如能认真辨证，及时采取措施，防止疾病的发作，也属于"治未病"的范畴，我们称之为"欲病防作"。如《内经》中提出疟疾的治疗应争取在疟疾发作前治疗，《素问·疟论》云："夫疟之未发，阴未并阳，阳未并阴，因而调之，真气得安……故工不能治其已发"。"欲病防作"体现了早期诊断，早期治疗的原则。

3）既病防变：《素问·缪刺论》说："夫邪之客于形也，必先舍于皮毛，留而不去，入舍于孙脉，留而不去，入舍于络脉，留而不去，入舍于经脉，内连五藏，散于肠胃，阴阳俱感，五藏乃伤。此邪之从皮毛而入，极于五藏之次也"。清楚地揭示了外感病邪侵犯人体的一个由表入里，逐层深入的过程。《素问·阴阳应象大论》说："故邪风之至，疾如风雨。故善治者治皮毛，其次治肌肤，其次治筋脉，其次治六府，其次治五藏。治五藏者，半死半生也"。疾病一旦发生，其变化有可能是迅速而复杂的，因此必须抓住时机，及时诊断，早期治疗，将疾病消灭在萌芽状态或初期阶段。因此，发现疾病，尽早治疗，将疾病消灭于萌芽和初期阶段，有利于机体早日痊愈。若不抓住此时机及时诊断治疗，待到病邪深入脏腑，病位深沉，疾病酿至中晚期复杂而严重，则病邪对机体正气的损害程度愈加深重，这不仅给治疗增加难度，也减缓了机体恢复健康的进程，甚至留下后遗诸症，正如《医学源流论·卷下·防微论》所言："病之始生浅，则易治，久而深入，则难治。""盖病之始入，风寒既浅，气血脏腑未伤，自然治之甚易；至于邪气深入，则邪气与正气相乱，欲攻邪则碍正，欲扶正则助邪，即使邪渐去，而正气已不支矣"。所以，既病防变是《内经》预防思想的重要内容之一。

《内经》把"治未病"的医生称为"上工"，所谓"不服药为中医"。千百年来积累了养生保健的丰富经验。强调顺应自然，维护人类与自然的和谐；注重形神兼养（尤重于养神），维持心身的和谐；倡导保养精气，以提高机体防御和抵抗疾病的能力。这些养生保健的思想原则，对21世纪医学发展趋势而言，具有前卫作用。中医药关于养生、保健、预防、康复方面的技术和经验，在未来医学发展中大有作为，这是值得开掘、发扬的重要领域。

所谓生态医学，就是生态学和医学的交叉学科，主要从生态学的角度研究人类的健康与疾病等医学问题。《内经》从本质上讲，是以"天人合一"为核心专门研究人体的健康、疾病以及养生与治疗疾病的问题。它把"人"置于"天地"这一生态环境下来讨论生命活动的规律，《内经》所讨论的医学问题实际就是生态医学所研究的内容。我们可以认为，《内经》的医学就是中国古代的生态医学。《内经》中的生态医学包含了自然生态与医学、社会生态与医学、心理环境与医学等三个方面内容，大致属于“泛生态医学”范畴，即宏观层面的生态医学。

例如，《灵枢·岁露论》说：“人与天地相参也，与日月相应也。”说明日月与人体有密切关系。《素问·八正神明论》记载了月相的盈亏变化对人体气血、肌肉、经络的生理活动产生周期性的影响。《素问》运气七篇大论系统阐述了天体、天气的运行变化与人体健康、疾病的关系，构建了气候、物候、病候一体的周期性变化模式。《内经》的运气学说可以说是典型的自然生态医学学说。

《素问·异法方宜论》描述了东南西北中五方地域的地理环境特点、气候变化特点以及人们的饮食习惯、常见疾病等特点，进而提出“异法方宜”防治疾病的方略。这是中国古代最朴素的地理生态医学。

《内经》的许多篇章还记载了社会环境与医学的关系问题。《素问·疏五过论》说：“尝贵后贱，虽不中邪，病从内生，名曰脱营。尝富后贫，名曰失精”，“暴乐暴苦，始乐后苦，皆伤精气”，“封君败伤，及欲侯王，故贵脱势，虽不中邪，精神内伤，身必败亡。始富后贫，虽不伤邪，皮焦筋屈，痿躄为挛”，“离绝菀结，忧恐喜怒，五藏空虚，血气离守”，社会地位的变迁及际遇，可以引起心理因素的变化，进而致生“脱营”、“失精”、“痿躄”等疾病。

要之，《内经》关于自然、社会、心理环境的变化与健康、疾病的关系记载非常丰富，《内经》的作者在分析人体生理、病理的时候，始终立足于人体的生存环境整体地考察两者的关系，然而寻找疾病防治的方法，所以《内经》强调医生必须“上知天文，下知地理，中知人事”，治疗时倡导“因地制宜”、“因时制宜”，注重时空环境与疾病防治的关系。同时《内经》告诫我们：人类在开发自然的同时，必须懂得保护自然，尊重自然，协调人和自然的关系。

（二）从治病到治人

现代社会心理生物医学模式强调不仅要治疗人之病，更要治疗生病的人，从以疾病为中心到以病人为中心，这是未来医学发展的方向。

《内经》认为，人的生命为天地之根本。《素问·宝命全形论》：“天覆地载，万物悉备，莫贵于人。”《灵枢·玉版》：“人者，天地之镇也。”充分体现了以人为本的思想。我们与其说中医学是治病的学问，不如说是治人的学问，知道什么人生病有时比知道生什么病更加重要。《内经》中的许多记载足以说明，中医学更注重治疗人。

例如，在发病学中《内经》强调“正气存内，邪不可干”。（《素问·刺法论》）“夫精者，身之本也，故藏于精者，春不病温”。（《素问·金匮真言论》）人的正气在发病中具有主导作用。在治疗学中《内经》强调正气在疾病防治过程中的关键作用。《素问·汤液醪醴论》中指出,“形弊血尽而功不立”的根本原因是由于“神不使”,此处的“神”是指病人的精神状态和内在的抗病能力。强调医生的治疗措施是通过人正气才能发挥治疗效应。所以养护患者的正气常常是治疗的关键,“养之和之,静以待时,谨守其气,无使倾移,其形乃彰,生气以长,命曰圣王”。(《素问·五常政大论》)治病用药,切勿损伤正气。“无毒治病,十去其九。谷肉果菜,食养尽之,伤其正也”。(《素问·五常政大论》)“大积大聚,其可犯也,衰其大半而止”。(《素问·六元正纪大论》)主张食补与药疗同时进行。“五谷为养,五果为助,五畜为益,五菜为充,气味合而服之,以补精益气”。任何治疗措施都是为了保护人体的正气。(《素问·藏气法时论》)中医强调治病先治人,通过治人达到治病的目的;治病不忘顾护正气,主张留得一分正气,便有一分生机,对急重危症强调“先留人再治病”等,后世的许多治疗主张皆导源于《内经》。

当前,由于医疗水平的限制,尚有许多疾病还缺少理想的根除办法,但是中医药扶助保护人的正气,不失为延长生命,提高生存质量的良好对策,也充分体现了“以人为本”的医学理念。

(三)从群体治疗到个体治疗

西方医学历来以群体治疗为基本的模式,人们逐渐发现,人与人之间存在着个体差异,就像世界上没有一片树叶是完全相同的那样,每个人的体质也各不相同。由于体质的差异,每个人对与疾病的反应和对于治疗的顺应性不同。因此,群体治疗的模式受到了前所未有的挑战,21 世纪的医学发展趋势就是强调个性化的治疗,即一个病人一个治疗方案。

《内经》所倡导的“因人制宜”,就是重视个体治疗,充分体现了中医学的治病特色。《素问·疏五过论》:“从容人事,以明经道。”《内经》中关于体质问题作了较为详细的阐述,提出了多种体质分类的方法及其临床表现,强调针对体质的不同应该采用不同的治疗方法。《灵枢·五变》从树木质地的差异其抗灾害能力不同的自然现象,而后“援物比类”,以树喻人,说明人的体质有强弱之别,受邪抗病能力也有不同,从而提出体质不同,发病各异,于是回答了“同时得病,或病此,或病彼”的问题,其中体质起到了重要的杠杆作用。篇中“因形而生病”的论断,对于中医临床诊治具有重要意义。

后世倡导的辨证论治,其本质就是个性化的治疗原则。《内经》虽然没有直接提出辨证论治,但在许多篇章中对气血辨证、六淫辨证、脏腑辨证、经络辨证已初步奠定了雏形。

(四)从局部治疗到整体治疗

西方医学生物医学模式的根本缺陷就是只见树木,不见森林,把人体拆成器官、组织、细胞器、大分子等零件，加以分析研究，这种还原分析的方法对于人体微观世界的揭示曾经发挥了一定的作用，但是人们“时常忘记把这些细部重新装到一起”。中医学的经典《内经》则完全反其道而行之，把人看做是“天—人—地”的综合整体，人的脏腑经络、五官七窍、四肢百骸皆是一个整体。在病理情况下，《内经》从整体观念出发，把局部的病变作为全身失调在局部的表现，治疗中重视整体调节，而不是头痛医头、脚痛医脚。

例如，《素问·阴阳应象大论》：“治不法天之纪，不用地之理，则灾害至矣。”《素问·宝命全形论》：“法天则地，随应而动。”《灵枢·顺气一日分为四时》：“顺天之时，而病可与期。”《素问·至真要大论》：“谨察阴阳所在而调之，以平为期。”《灵枢·逆顺肥瘦》：“圣人之为道者，上合于天，下合于地，中合于人事，必有明法。”《内经》整体治疗的原则充分显现了中医学治疗的特色，可以纠正当前只注意局部的“病”、“病灶”、“病理”，而忽视人体全身脏腑气血的盛衰，以致病衰人亡的现象。尤其对于目前关于恶性肿瘤的治疗，采用扶正祛邪的方法让患者带瘤生存，具有现实意义。

（五）从形神分离到心身同治

生物医学的模式主张形、神分离，而《内经》关于“人”的基本认识就是：“人”是“天人合一”的产物，是“形神合一”的统一体。形是神的载体，神是形的功能。形、神和谐是健康的象征，形、神失和是疾病的标志，形、神分离是死亡的必然。从治疗学角度强调心身同治，尤其把治神放在治疗的首位，并创造了情志相胜、祝由、劝慰开导、顺情从欲等情志治疗方法。例如，《灵枢·师传》：“人之情，莫不恶死而生，告之以其败，语之以其善，导之以其所便，开之以其所苦，虽有无道之人，恶有不听者乎？”现代心身医学的崛起还不到一个世纪，而中医古代经典就提出了一整套心理治疗的方案，实属难能可贵，无怪乎一位外国心理学家说，心理学的故乡在中国。当前危害人类的疾病谱已经发生了改变，由社会心理因素以及由人行为方式不当成为这些疾病的主要原因。养成良好的生活习惯，把养神和治神作为养生防病的首务。《内经》的主张具有深远的意义。

五 司外揣内，援物比类

——《内经》理论体系的构建方法

所谓方法是指人们为了实现一定的目的，所采取的步骤和手段的总和。《内经》的方法是先人们对人体的生命、健康、疾病等医学重大问题的理性认识过程和方法的总和。独特的认识方法形成了《内经》理论体系的独特性，决定了中医学科的众多特点。《内经》方法论的内容十分丰富，且有不同层次。对《内经》理论体系形成产生深刻影响的中国古代哲学，如气一元论、阴阳学说、五行学说等，既是世界观，又是建构《内经》理论的重要方法，与之相关的整体、系统方法、辨证方法可以认为是古代哲学方法的延伸，它们是《内经》方法论的最高层次。在这些哲学方法指导下，《内经》采用了司外揣内、援物比类、直觉领悟、揆度奇恒等独具特色的方法。这是本节介绍的重点。

（一）司外揣内

先秦科学家很早就发现，许多事物表里之间存在着相应的联系。如《管子·地数篇》载："上有丹沙者，下有黄金；上有慈石者，下有铜金……"。这是地质勘探中的常用方法。《素问·五运行大论》也有类似记载："地者，所以载生成之形类也；虚者，所以列应天之精气也。形精之动，犹根本之与枝叶也，仰观其象，虽远可知也。"大地上的有形物类和天空中的日月星辰及大气的变化，似根本与枝叶，紧密相连，人们可以借助这种"根叶"关系，即根据地面上事物的变化推测天空中的情况。《灵枢·刺节真邪》说得更明白："下有渐洳，上生苇蒲，此所以知形气之多少也。"从苇蒲的生长情况可以推断苇蒲下面的湿地大小以及肥瘠情况。《灵枢·外揣》还以形与影、响与声的因果关系为例，提出了"司外揣内"、"司内揣外"的认识方法。医学家将这些方法引入医学领域，通过体外的表征来把握人体内部的变化规律。就是对活着的人体进行整体的观察，通过分析人体对不同的环境条件和外界刺激的不同反应，来认识人体的生理病理规律。这就是"司外揣内"的方法，《素问·阴阳应象大论》提出的"以表知里"方法，与此意义相同。《内经》中关于"藏象"的含义，张介宾诠释得最为畅晓："象，形象也。藏居于内，形见于外，故曰藏象。"《内经》的藏象学说正是运用了"司外揣内"、"以表知里"的方法，研究"象"和"藏"之间的相互关系，以此把握生命活动规律。

"司外揣内"方法是建构《内经》理论体系的重要方法，现代控制论的"黑箱"方法与此类同。由于此法没有肢解对象，干扰破坏对象固有的各种联系，因此，"失真"较少，可获得许多用还原分析方法所无法获得的信息，并从总体上把握对象之间的错综联系和变化，具有一定的科学性和优越性。

（二）援物比类

援物比类，又称取象比类。这种方法的特点是，在掌握大量感性材料的基础上，通过把两个或两种不同的事物或现象联系起来加以比较，找出它们之间相类似或共同的地方；然后把已知的某一事物或现象的有关知识和结论，推论到与之相类似或有共同的现象或事物，也可能具有相同的知识和结论。《素问·示从容论》说:“援物比类,化之冥冥。”表明它是医家常用的认知方法。

例如:《灵枢·五变》用匠人以刀斧砍削树木作比类,说明为什么“一时遇风,同时得病,其病各异”。这个类比,从刀斧砍削树木其结果不同的原因在于树木本身质地的差异,推论出外来病因相同,而发病情况不同的原因在于机体本身体质的差异。《灵枢·顺气一日分为四时》则从一年春夏秋冬四季的不同属性,来类比一日的旦昼夕夜,用以阐明疾病的转归规律。在诊断疾病过程中要体察自然的变化。天有宿度,地有江河,人有经脉,三者之间相互影响是可以类比的。正如《素问·离合真邪论》所说:“夫圣人之起度数,必应于天地,故天有宿度,地有经水,人有经脉。天地温和,则经水安静;天寒地冻,则经水波涌而陇起。”《灵枢·逆顺》以兵法类比针刺治法:“兵法曰:无迎逢逢之气,无击堂堂之阵。刺法曰:无刺熇熇之热,无刺漉漉之汗。”打仗和针刺治病都是对立双方进行较量,两者有相似之点,故可将两者进行类比。作战时,如果敌人士气锐盛,阵容严整,则不可轻易冒进迎击;治病时,当病人呈现大热、大汗之时,病邪及病势正旺盛,不可施针,必待其衰退方可刺之。

德国近代著名哲学家康德曾经说过:“每当理智缺乏可靠论证的思路时,类比这个方法往往能指引我们前进。”《内经》的作者们善于从一些看起来很不相同的事物或现象中找出它们的相似之处,然后进行类比,以探索新的知识。

(三)直觉领悟

直觉领悟是在对研究对象深刻感受的基础上,获得某种灵感,突然领悟到某种普遍形式的客观规律性。直觉领悟是创造的直观,这种思维方式具有审美沉淀的特征,它是非概念、非逻辑性的感性启示。传统中医理论的建立,就是这种思维方式的典型代表。

《素问·八正神明论》有一段精彩的描述:“帝曰:何谓神?岐伯曰:请言神,神乎神,耳不闻,目明心开而志先,慧然独悟,口弗能言,俱视独见,适若昏,昭然独明,若风吹云,故曰神。”所谓神,古人有“阴阳不测谓之神”的解释。对于事物规律的认识,只有大智大慧的人才能“慧然独悟”、“昭然独明”,这种感悟“若风吹云”,突然而来,顿然领会。它并不完全依靠逻辑而是用整个心灵去体验和领悟。但直觉领悟并不等于随心所欲,胡思乱想。它不是轻而易举可以萌生的,它的产生既需具备非逻辑思维的能力和技巧,更需要具备广博深厚的知识,并立足事实,对有关问题锲而不舍地追究深思。《医学心悟》的作者做到了“学者,心学之也;悟者,心悟之也。心学之而必悟之。”对学问潜心研究,探微索隐,做到能有所领悟。吴鞠通所谓,“进而病谋,退与心谋”然后有得。

直觉领悟属于重要的创造性思维方式,是《内经》理论形成的重要方法。当然，运用这种方式把握到的真理带有较大的或然性，必须经过实践的进一步验证，或进行严密的逻辑论证，才能升华为有价值的理论。

（四）揆度奇恒

所谓“揆度奇恒”，就是用比较的方法测度事物的正常和异常。《素问·玉版论要》说：“揆度者，度病之浅深也；奇恒者，言奇病也”，“揆度奇恒，道在于一”。“揆度”，简言之是揣度、测度的意思。“奇恒”，是以一般情况（恒）与特异情况（奇）作比较，找出二者的不同之处，确认异常之所在。疾病相对于健康来说为“奇”，健康为“恒”。在疾病之中，则异于寻常之病为“奇”，一般常见之病为“恒”。《内经》就是运用“揆度奇恒”法，借助于比较来发现、确定和考察各种事物的异常现象。

例如，《内经》采用健康人的呼吸来测定病人脉搏的迟速。《素问·平人气象论》说：“人一呼脉再动，一吸脉亦再动，呼吸定息脉五动，闰以太息，命曰平人。平人者，不病也。常以不病调病人；医不病，故为病人平息以调之为法。”先用比较的方法，确定健康人的呼吸次数与脉搏跳动次数的关系，然后以此为标准去揆度病人的脉搏，所谓“常以不病调病人”。《素问·三部九候论》所说的“先知经脉，然后知病脉”，大抵也属此法。

“揆度奇恒”与《素问·示从容论》中的“别异比类”含义类同。《素问·疏五过论》说：“善为脉者，必以比类，奇恒，从容知之。”别异、比类、奇恒等是《内经》总结的认识方法，都包含有比较同异的涵义。“不引比类，是知不明也”，意思是对事物不去比较，不辨同异，就很难认清事物。《素问·咳论》提出“五藏六府皆令人咳”的观点，并回答了五脏六腑咳“何以异之”的问题，此即运用“别异比类”法解决了五脏六腑咳的鉴别诊断。大凡在医疗实践中，分析生理病理，确定疾病与否，鉴别诊断疾病，拟定治疗方案，均离不开“揆度奇恒”，“别异比类”的方法。

“揆度奇恒”、“别异比类”，皆是逻辑学中比较法在中医学中的具体应用。客观世界的事物既具有相同之处，又具有相异之处，在其相同之中就包含着差异，在其差异之中又包含着相同之点，这是客观世界的本性，是比较方法的客观依据。科学的发展正在于不断深入地去研究认识对象的同中之异和异中之同，对事物的相同点与差异点把握得越多，越精细，探索事物的本质也就越深。《内经》的作者们在探察人体生理病理的过程中，自觉地普遍地采用了比较的方法，并创造了“揆度奇恒”、“别异比类”的方法，从而为构建《内经》理论体系打下了基础。

六 天地之道，化不易气

——论《内经》与先秦“精气学说”的关系

“精气学说”为战国中期稷下学派的代表宋钘、尹文所创立，是先秦最先进的唯物主义哲学思想，在中国古代哲学史上具有很大的影响。唯物主义哲学常常是推动自然科学发展的思想基础。笔者认为《黄帝内经》(以下简称《内经》)理论体系的形成与先秦唯物主义的“精气学说”有着极为密切的关系，“精气学说”关于天地万物的生成、运动、变化以及人类生命起源等问题的观点，为《内经》理论体系的形成奠定了坚实的思想基础；《内经》作者汲取了先秦精气学说的科学成分，第一次成功地将唯物主义哲学与医学密切地结合起来，形成独具特色的中医理论体系。研究《内经》与先秦精气学说的关系，不仅为了探讨中医理论形成的唯物主义思想基础，而且通过对气理论的研究，有助于为中医学理论的进一步发展寻找途径。

本人通过《内经》以及有关古代哲学史料的学习研究，对上述问题作一论述。

(一) 精气学说的形成及其基本精神

1. 精气学说的形成　春秋战国时期，我国由奴隶社会过渡到封建社会。社会的大变革为生产力的发展开辟了道路；而工农业生产和文化科学技术的发展，又为先秦唯物主义哲学提供了科学的前提。在哲学领域内，“诸子蜂起，百家争鸣”的局面，揭开中国哲学史的光辉一页。

人们通过长期的观察实践，对于世界的起源、天地万物的生成等问题发表了许多见解。《易经》的“八卦说”，以天地雷火风泽水山八种东西来说明世界的起源和万物的变化，认为天地为父母，“天地感而万物化生”；《尚书・洪范》的原始“五材说”，以金木水火土五种物质作为构成世界的基本元素；《管子・水地篇》提出“水”是万物之源等。在这里，古代哲学家企图用一种或几种具体物质来解释世界万物的生成和各种自然现象的变化，体现了朴素的唯物主义思想。但是，用某些特殊的物质来说明所有的东西，从理论上和实际上存在着许多困难；同时，把万物和物质的个别形态混为一谈，亦容易给唯心主义以可乘之机。

春秋末年，老子以“道”作为整个物质世界的总根源，妄图取代上述学说。但老子的“道”不是物质实体，而是先于物质存在的精神性东西，属于客观唯心主义的范畴(任继愈:《中国哲学史》第一册)。

及至战国中期，齐国的稷下学派，“皆学黄老之术”，继承了老子道家思想。

其中以宋钘、尹文(以下简称为宋、尹)为代表的哲学家,接受了在他们以前的唯物主义哲学的优良传统,同时,把老子的"道"作了加工改造,提出了"气"是世界万物的总根源。

所谓"气",在古代有两种意义:一指天气;一指人的呼吸气息。天气对农业十分重要;气息对人的生命必不可少。古代唯物主义哲学家正是从气的这种认识中,建立起以"气"为基础的唯物主义自然观(冯友兰:《中国哲学史新编》)。

老子也曾经提到气能产生万物的问题,但老子说"道生气",认为在"气"之先有一个更根本的东西,"道",是万物生成的源泉。老子的"道"是"先天地生"的看不见,听不到,摸不着的虚无观念。宋、尹则认为"道"就是"气","气"不是主观观念的产物,而是指客观的物质世界,"气"是一种看不见的,但确然存在的,构成万物最微细的原始物质。他们用气的物质性、运动性、无限性来解释天地万物的形成和各种现象的变化,创立了唯物主义的"精气学说",哲学史上把这种思想称为"气一元论"。

精气学说的产生,标志着先秦唯物主义哲学推进到一个新的发展阶段。人们不再以某一种或几种具体的物质元素来说明世界的本源,而代之以更有普遍性、概括性的"气",从而达到了先秦唯物主义哲学的最高水平。战国末期,杰出的思想家荀子、韩非子的哲学思想都是在继承宋、尹精气学说的基础上发展起来的。

2. 精气学说的基本精神 据近代史学家考证,《管子》一书中《白心》、《内业》、《心术》上下四篇为宋、尹的著作。《庄子》、《荀子》、《韩非子》、《吕氏春秋》等书中,也记载了宋、尹哲学思想的有关史料。本文所论内容,均以上述资料为依据。

(1)"气"是构成世界的基本物质:所谓"气",是一种细微的流动性物质;"精"也是一种气,它是气的精粹部分。《管子·内业》:"精也者,气之精也。"故常以"精气"并称。它与中医学中一般所认为的精微物质属阴,气为功能属阳的含义不同(下文另述)。

宋、尹认为,"精气"是构成世界的基本物质。所谓"其小无内",即是把"气"作为构成天地万物最微小的物质单位;所谓"其大无外",是指世界万物无所不包罗于"气"。《内业》:"凡物之精,此则为生,下生五谷,上为列星;流于天地之间,谓之鬼神;藏于胸中,谓之圣人,是故名气。"整个物质世界,无论是天上的列星,地上的五谷等皆以"气"为根本。

"气"既然是万物的源泉,人作为万物之一,当然也来源于"气"。《内业》篇曾描写了生命的起源,"人之生也,天出其精,地出其形,合此以为人"。精是气,形也是气，据《吕氏春秋》认为精气和形气的分别在精粗的不同。精气和形气相配合产生人。《管子·心术下》："气者，身之充也。"《管子·枢言》："有气则生，无气则死，生者以其气。"这些记载都说明了人体也由"气"所构成，气聚而成形，气散而形亡。

宋、尹还认为精神现象也是由"气"所构成，在形体与精神的关系问题上提出了独到的见解。《内业》："气道(通)乃生，生乃思，思乃知，知乃止矣。"这就是说，有了精气，才有生命，有了生命然后有人的思维和智慧。体现了物质第一性，意识第二性的唯物主义原则，打击了唯心主义的"灵魂说"。其后，荀子所提出的"形具而神生"的唯物主义形神关系论，则是对宋、尹学说的补充和发展。

精气学说不仅坚持了宇宙万物的物质性，而且坚持了万物有它统一的物质根源。

(2)"气"的运动变化是产生万物和各种自然现象的根源：精气学说强调"气"处于不断运动变化之中。"气"可以分为对立统一的阴阳两个方面，气在对立统一的矛盾运动中演化流行，生生不息。阳气上升为天，阴气下凝为地。天气演生四时六气，地气化生五行五味。阴阳二气相互作用，上下交泰化生万物。一切事物和各种自然现象都是气运动变化的结果。《吕氏春秋》："精气之集也，为有入也。集于羽鸟，与为飞扬；集于走兽，与为流行；集于珠玉，与为精朗；集于树木，与为茂长；集于圣人，与为琼明。"在古代哲学家看来，日月星辰的发光，植物的生长，鸟兽的飞走，人类的智慧都是精气作用的缘故。故《内业》篇归纳说"化不易气"。

(3)"气"的无限性说明了宇宙的无限性：宇宙的是否有限是一个古老而有意义的问题。精气学说对宇宙无限性的认识是建立在气无限性的认识基础之上的。《内业》篇指出，"气"是组成宇宙的基本物质，气"洒乎天下满"，"万物皆以得述，真知其极"。《吕氏春秋》："何以说天道之圜也？精气一上一下，圜周复杂，无可稽留，故曰天道圜……莫知其原，莫知其端，莫知其始，莫知其终，而万物以为宗。"作为万物之宗的精气是无边无际，无始无终的，它在宇宙中上下往复循环运动。《庄子·逍遥游》也说："天之苍苍其正色邪？其远而无所至极邪？"古人用气的无限性说明了宇宙的无限性。

总之，精气学说强调了气的物质性、运动性、无限性，不仅对宇宙万物的生成以及各种自然现象作了唯物的解释，而且对人类生命的起源、精神现象等也提出了朴素的见解。这不但为后来的唯物主义哲学的发展开辟了道路，也对《内经》理论体系的形成产生了深刻的影响。

(二)《内经》理论体系与精气学说的关系

如前所述，先秦精气学说的产生，开创了中国古代唯物主义哲学发展的新阶段。恩格斯说："不管自然科学家采取什么样的态度，它们还得受哲学的支配。"《内经》理论体系的形成，除了长期的大量的实践以外，同样也离不开唯物主义思想的指导。古人在跟疾病的斗争中积累了丰富的经验，要把这些零星的经验上升为系统的理论，如果没有正确的思维方法就不可能形成完整的系统的理论。因此，《内经》汲取先秦最先进的唯物主义思想——精气学说作为认识人体生理病理现象的思维方法是必然的。

再者，先秦医家普遍注重养生，与道家强调保养精气的观点颇相吻合；而精气学说为道家稷下学派所创立，他们除了对世界的本源问题作了阐释外，大量的内容还涉及到有关人体生理及养生防病等医学知识。故《内经》受精气学说的影响是有其学术渊源的。

再从时间上来说，《内经》编纂的时代，多数学者公认为战国中后期乃至汉初时期；宋、尹精气学说创立于战国中期，早于《内经》成书年代，所以《内经》运用精气学说的观点也是合乎逻辑的。

纵览《内经》全篇，不仅可以在精气学说中找到某些论述的注脚出处，而且整个理论体系与精气学说的基本精神无不保持千丝万缕的联系。现拟从《内经》的自然观、生理观、病理观、治疗观方面讨论分析它们之间的关系，对凡精气学说未涉及的问题，试从其基本观点予以剖析。

为了防止概念的混淆，这里有必要先把《内经》中的"气"与中国古代哲学中"气"的概念的异同作简要论述。

《内经》中"气"的概念甚多，这些概念与古代哲学中"气"的概念既有联系，又有区别。

中国古代哲学中的"气"，是物质的同义词，它是一个普遍的广泛的物质概念，它可以概括宇宙万物，解释自然界一切事物的存在和运动的状态，而不是指具体的某一事物。《内经》曾经运用"气"的这一涵义作为自然观来解释宇宙万物的起源，如"形气相感而化生万物"(《素问·天元纪大论》)，"天地合气，命之曰人"(《素问·宝命全形论》)。这里"气"的意义与古代哲学中"气"的概念是一致的。

《内经》中存在于人体的气，有其特殊的意义，与哲学中"气"的含义不同。前者虽然也具有"气"的一般特性(即气的物质性、运动性等)，但它存在于人体这个特殊的环境里，自有它特定的个性。这里气既是指人体赖以生存的某种具体物质，又是人体脏腑组织功能活动的总称。显然与古代哲学中表示物质普遍性的

"气"的含义有区别。它们之间是共性与个性，一般与特殊的关系。

至于元气、宗气、营气、卫气、脏腑经络之气等概念则是根据人体气的分布、来源和功能不同而派生命名的。在中医学中，习惯把人体之气作为广义的气，将元气、宗气、营气、卫气、脏腑经络之气等作为狭义的气，这乃是相对而言。若以人体之气与哲学中的"气"相对照，则前者又是狭义的气，后者则是广义的气了。

1.《内经》自然观与精气学说 人作为自然界中的生物之一，人们对人的生理活动和疾病现象的认识，往往要借助于当时人们对整个自然界的总体认识理解，因此认真剖析《内经》的自然观是必要的。

(1)《内经》继承了"气一元论"自然观：先秦精气学说提出"气"是构成世界万物的本源，《内经》继承了这种"气一元论"的自然观。承认世界是由物质的气构成的，整个宇宙充满着气，大地处于大气的举托之中。《素问·五运行大论》："地为人之下，太虚之中者也。帝曰：冯乎？岐伯曰：大气举之也。"试看两千年前的《内经》能够抉破神学的藩篱，有如此高明的见解是难能可贵的。《内经》还认为，阴阳二气的互相作用，能够化生自然万物。《素问·阴阳应象大论》："清阳为天，浊阴为地，地气上为云，天气下为雨。"《素问·天元纪大论》说得更具体："太虚寥廓，肇基化元，万物资始，五运终天，布气真灵，揔统坤元，九星悬朗，七曜周旋，曰阴曰阳，曰柔曰刚，幽显既位，寒暑弛张，生生化化，品物咸章"，该将又说："在天为气，在地成形，形气相感，而化生万物矣……气有多少，形有盛衰，上下相召而损益彰矣。"《内经》给我们描绘了一幅生动的宇宙生化图景。宇宙是无限辽阔的，整个宇宙充满着气，统率天地乾坤；而气这种物质有阴阳之分、刚柔之别、幽显之异，还有多少、盛衰的不同。"差异就是矛盾"，"矛盾即是运动"（毛泽东《矛盾论》）正是这些差异矛盾使天地之气"上下相召"、"形气相感"而产生自然万物和各种自然现象。正如《素问·至真要大论》所指出的："天地合气，六节分而万物化生矣。"这些观点与精气学说"化不易气"的说法相似。

《内经》告诉我们，万物生成、变化、消亡的根源不是上帝鬼神，也不是超感性的精神本体，而是世界内部所具有阴阳二气相互作用的结果。这里《内经》不但肯定了世界的物质性，也指出了物质世界的运动性，阴阳二气对立统一的矛盾运动是产生一切事物和现象的总根源。

《内经》指出："升降出入"是气这种物质运动的主要形式。《素问·六微旨大论》："气之升降，天地之更用也"，"天气下降，气流于地；地气上升，气腾于天。故高下相召，升降相因，而变作矣。"气的升降出入运动是"变作"的关键，"变作"则万物由生。自然界变幻莫测的各种现象都是气升降出入运动的表现，诸如风雨之作，寒暑往来，四时更迭，日月星辰的运行等无不皆然。如果气的升降出入运动一旦停止，那么自然界的生机就要灭息，万物的生长化收藏也随之完结。《素问·六微旨大论》："出入废则神机化灭，升降息则气至孤危。故非出入，则无以生长壮老已；非升降，则无以生长化收藏"。

精气学说把"道"和"气"看成是同一个东西，在宋、尹的思想中"道"也还有规律的意思。《白心》："天之道虚，地之道静。"这里的"道"作为天地万物的规律。《内经》认识到"气"在自然界的运动变化是有一定规律的，这种规律叫"天地之道"，它是可以被人们所认识的。《素问·五运行大论》："夫变化之用，天垂象，地成形，七曜纬虚，五行丽地。地者，所以载生成之形类也。虚者，所以列应天之精气也，形精之动，犹根本之与枝叶也，仰观其象，虽远可知也。"气的运动变化演成天地间各种现象，有形的物体与无形的精气之间的关系，好像枝叶与树根，即使再深远的东西，人们可以通过观察各种形象以测知精气的运动变化。说明了物质的可知性，一扫神秘主义的不可知论。

综上所述，《内经》以"气"来解释天地万物的生成和各种现象的变化与"气一元论"思想是一脉相承的。如果说宋、尹"精气学说"的基础上有了更深的理解，它对天地间各种现象的描述更显其科学性，如《素问·阴阳应象大论》："地气上为云，天气下为雨；雨出地气，云出天气。"对"气"的运动形式的理解有了进一步的发挥。特别是它把"气一元论"思想和阴阳五行学说紧密结合在一起阐释宇宙间万物变化的规律，在唯物主义世界观的基础上，体现了丰富的辩证法思想。

(2)"气一元论"思想是《内经》"人与天地相应"观点的立论依据：自然界和人类的关系问题，早在人类出现的初期就已经在人们的头脑中思考这个问题了。《管子·五行》："人与天调，然后天地之美生。"《内经》作者在长期的生活实践中认识到，自然对人固然有制约作用，但人面对自然并非无能为力，人们可以"提挈天地，把握阴阳"，掌握自然规律，这是唯物主义的天人关系论。就人体本身而言，《内经》认为大自然是人类生命的源泉，自然界的各种变化要影响到人体，人体对这些影响也必然作出相应的反应。进而提出"人与天地相参"或"人与天地相应"，并把它应用于各个医学领域中去。

但是，笔者认为"人与天地相应"观点的提出，除了"仰以观于天文，俯以察于地理"的长期实践以外，同"气一元论"思想有一定的关系。

"人与天地相应"观的基本精神是强调人与天地的统一性，然而，人与天地统一起来的基础又是什么呢？

精气学说认为，人与天地学说源于气，既然人与天地有着共同的物质基础——"气"，那么，人与天地必然在同一自然规律支配之下，它们的基本运动规律是相应的。《灵枢·营卫生会》："人与天地同纪"；《素问·至真要大论》："天地之大纪，人神之通应也”；王充也说：“天气变于上，人物应于下”（《论衡·变动》）。精气学说在“气”中寻求宇宙万物的物质性和统一性，《内经》“人与天地相应”观正是把人和天地统一在“气”这个物质基础之上。《素问·宝命全形论》：“夫人生于地，悬命于天，天地合气，命之曰人。人能应四时者。天地为之父母。”这说明了《内经》用“气”这种物质沟通了人与自然的联系。可见，“人与天地相应”观是建立在唯物主义“气一元论”基础之上的。

应该指出的是，《内经》“人与天地相应”观与唯心主义的“天人合一”、“天人感应”论有着本质的区别。孟子所谓“万物皆备于我”，把客观世界看成是主观自我的一部分；庄子说“万物与我为一”；邹衍把自然现象与社会现象混为一谈，并强调统治者的行动可以“感应”自然界；董仲舒所谓“人副天数”，把人看做是“天志”的表现，人类的形体、精神、思想感性、道德品质都是天有目的地感应而产生。显然，无论是“天人合一”论或“天人感应”论都是十足的唯心论。而《内经》“人与天地相应”观的基本精神是把人和自然作为一个统一的整体来认识，它一方面承认自然（包括季节气候、地理环境等）的变化可以影响人体的生理功能；另一方面强调人对自然具有能动的适应性。从而说明了人和自然之间存在着既对立又统一的辩证关系，体现了朴素的唯物主义思想。因此，“人与天地相应”观与“天人合一”、“天人感应”论迥然有别，不可鱼目混珠。

不可否认，《内经》“人与天地相应”观中也夹杂有唯心主义的成分。如《灵枢·邪客》：“天圆地方，人头圆足方以应之，天有日月，人有两目。地有九州，人有九窍……。”这些无稽的描写显然残留了“天人合一”论的余毒，这应该责之于那个时代的局限。从《内经》“人与天地相应”观的基本精神分析，这属于次要的，应予摒弃。

2.《内经》生理观与精气学说

(1) 气是组成人体和维持生命活动的基本物质：《内经》生理学说发端于古人对生命的起源和生命现象的总体认识。先秦精气学说曾经对人类生命的起源作过大胆的探索，《内业》：“天出其精，地出其形，合此以为人。”《庄子·知北游》：“人之生，气之聚也，聚则为生，散则为死。”《内经》也提出了类似的观点：“天地合气，命之曰人。”均以气为组成人体的基本元素，故《难经·八难》：“气者，人之根本也。”

然而，《内经》究竟是医学专著，它对生命问题的探索，并不就此停留在这种粗略的总体理解，它在精气学说的基础上提出了更为科学的见解。《灵枢·经脉》：“人始生，先成精，精成而脑髓生。”《素问·金匮真言论》：“精者，身之本。”《内经》认为人体是在“精”的基础上产生的，两精相搏，合而为人。但是，《内经》

所说的"精"也是由气转化而来,《素问·阴阳应象大论》:"气归精,精归化。"这就是说,当气变成人的形体时,首先要演化成"精"(贾得道:《中国医学史略》)。

精气学说认为气不但是组成人体的基本元素,也是维持生命活动的基本物质。《内业》:"精存自生,其外安荣,内脏以为泉源,浩然和平以为气渊,渊之不涸,四肢乃固,泉之不竭,九窍遂通。"说明人的四肢、九窍及内脏活动都是以精气为源泉;人有了足够的精气,四肢坚固,体质强健,耳目口鼻等也通顺。它把人的形体比作"精合","四肢坚固,可以为精合"。形体离不开精气,形体失去精气,人就要死亡。

《内经》也把气作为维持生命活动的根本物质。人体之气按其来源分,有先天后天之别,享受于父母的称为先天之气;得之于呼吸饮食的称为后天之气。既得先天之禀,又受后天荣养的称为真气(又名元气)。《灵枢·刺节真邪》:"真气者,所受于天,与谷气并而充身也。"所谓"充身也",就是能维持全身脏腑组织功能活动。可见真气在生命活动中的重要性,人体的生长、发育、生殖、衰老无不赖真气的推动资助。正如《景岳全书》云:"人之生死由乎气。"

再就精、血、津液而言,《内经》将此作为生理活动的必要物质。《灵枢·本藏》:"人之血气精神者。所以奉生而同于性命者也。"按照精气学说的观点,有形的物质生于无形的气,精、血、津液都是有质有形的物质,由气演化而成。精有赖气的化生,"气归精"。血也是以气为基础,《灵枢·决气》:"中焦受气,取汁,变化而赤,是谓血。"血乃是由中焦水谷之气,经过升华而成,故《灵枢·营卫生会》:"血之与气,异名同类焉。"津液从生成、输布、排泄,均离不开气。因此《灵枢·决气》概括地说:"余闻人有精、气、津液、血、脉,余意以为一气耳。"这里可以清楚地看到,《内经》并不笼统地认为气是生命的必需物质,当气在人体中具体发挥作用时,它将变化成精、血、津液等各种不同形态的物质以满足生理活动的需要。这些观点可以认为是精气学说的引申发挥。

(2) 脏腑组织的功能活动是气运动变化的反映:运动是物质固有的本性,各种现象都是物质运动的存在方式。精气学说认为"气"虽然"视则不见,听则不闻",但它"集于颜色,知于肌肤","气"的运动通过外观的现象为人们所认识,"故口为声也,耳为听也,目有视也,手有指也,足有履也,事物有所此也。"诚如崇尚"气一元论"的北宋哲学家张载所云:"凡状皆有也;凡有,皆象也。气感而生,则聚而有象。"

拿人体来说,人体之气既然是物质,也必具有运动的本性,气的不同运动形式体现了各种不同的生理功能。《素问·平人气象论》:"胃之大络,名曰虚里……其动应衣,脉宗气也。"心脏的搏动,脉象的起伏都是宗气运动的表现方式。《素问·五藏生成篇》:"肝受血而能视,足受血而能步,掌受血而能握,指受血而能摄。"《灵枢·邪气藏府病形》:"十二经脉,三百六十五络,其血气皆上走于面而走空窍,其精阳气上走目而为精,其别气走于耳而为听,其宗气上出于鼻而为嗅,其浊气出于胃,走唇舌而为味……。"这里启示我们,举凡目之视、耳之听、鼻之嗅、舌之味、足之步、掌之握、指之摄等各种基本功能,都是人体气在不同部位不同运动方式的反映。

再从人体内物质的代谢过程来分析,有人把"气化"作为人体新陈代谢的同义词(《河南中医学院学报》1:38,1979),《内经》对"气化"问题阐释颇多。《素问·六微旨大论》:"夫物之生从于化,气散而有形,气布而善育,气终而象变。"一切事物的生成离不开气化,"气始"、"气散"、"气布"、"气终"都说明了"气"的运动变化形式和过程。对人体来说,所谓"气化"是人体之气的特殊运动方式,通过气的运动将体内物质化生及转化,为饮食物在体内消化、吸收、输送;精、气、血、津液的化生和相互间的转化;代谢废物的产生与排泄;津液之化汗、化溺、化涕、化唾、化泪等无不都是气化活动的体现。如《素问·阴阳应象大论》:"味归形、形归气、气归精、精归化、精食气、形食味、化生精、气生形……阴味出下窍,阳气出上窍。"《素问·经脉别论》:"食气入胃,散精于肝,淫气于筋。食气入胃,浊气归心,淫精于脉,脉气流经,经气归于肺,肺朝百脉,输精于皮毛。毛脉合精,行气于府……。"上述引文为我们形象地描述了体内各种物质的代谢过程,这些活动离不开气的运动变化。"气化"是中医学对体内复杂的物质代谢过程的朴素认识。

气在人体中的运动变化是有一定规律的,这种活动规律表现为各个脏腑组织器官功能活动的相互协调。《内经》认为气的这种运动变化离不开阴阳对立统一、五行生克制化的规律。《素问·阴阳应象大论》:"清阳出上窍,浊阴出下窍;清阳发腠理,浊阴走五藏;清阳实四支,浊阴归六府。"《素问·经脉别论》:"……水精四布,五经并行,合于四时五脏阴阳,揆度以为常也。"《素问·六微旨大论》:"亢则害,承乃制,制则生化。"这就是说,人体各部分的活动并不是各自为政,互不相干的,气的有规律的运动是使机体各部分保持有条不紊,平衡协调的根本保证。正如明末医家喻昌所说:"其所以统摄营卫脏腑经络,而合充因无间,环流不息,通体节节皆灵者,全赖胸中大气为之主持。"(《大气论》)有人因此而认为,气对全身脏腑功能活动有调控作用,这种调控作用是以气为中心的阴阳的平衡消长,五行生克制化来体现的。(《新中医》3:19,1980)

精气学说把自然现象和生命现象都概括在"气"的运动变化之中,这种观点对医学具有普遍指导意义。尽管《内经》对人体生理现象的认识远比精气学说高明,但它的基本观点仍然是精气学说在医学中的印证。

(3) 精神现象是以脏腑生理活动为基础：在中国哲学史上，精神和形体的关系成为重要的世界观问题。精气学说认定人的精神活动是由精气所派生出来的，气是第一性，精神意识是第二性的。

《内经》鉴于对人体结构及其基本功能深入了解的基础上，对形体和精神关系的认识比精气学说又前进了一步。《灵枢・本神》："生之来谓之精，两精相搏谓之神。"《素问・六节藏象论》："天食人以五气，地食人以五味。五气入鼻，藏于心肺，上使五色修明，音声能彰。五味入口，藏于肠胃，味有所藏，以养五气，气和而生，津液相成，神乃自生。"以上论述说明，神是在精和五味等物质经过一系列的变化后的产物。这里精和五味都属有形物质，属于哲学中"形体"的范畴。《内经》对形神关系的认识坚持了物质第一性，精神第二性的唯物主义原则。

《内经》还认为，人的精神活动为心所主宰，以脏腑功能活动为基础。《素问・灵兰秘典论》："心者，君主之官也，神明出焉。"《灵枢・邪客》："心者，五藏六府之大主也，精神之所舍也。"神又可分为五类，分属五脏，心藏神，肺藏魄，肝藏魂，脾藏意，肾藏志。五神的活动以五脏的生理活动为基础。

宋、尹在形神关系问题上，虽然是站在唯物本义的立场上反对唯心主义的"灵魂说"，认为神和形是由不同物质组成，这是难能可贵的；但是，这种观点本身将不可避免地导致精神能够脱离形体而单独存在的"二元论"，给唯心主义的"神不灭论"以可乘之机。《内经》否认有离开形体而独立存在的精神实体，神的存在以脏腑气血功能活动为前提。这种思想很大程度上避免了导致"二元论"的危险，为唯物主义哲学的发展提供了科学的论据。

3.《内经》疾病观与精气学说

(1) 病因观：宋、尹对唯物主义自然观作出了积极的贡献，给古代宗教迷信思想以有力的打击。但是他们对疾病产生的原因以及疾病现象还缺乏详尽的说明，这样，必然给宗教迷信宣传留下了活动的空隙。《内经》恰恰是在这一方面用它当时可能达到的科学理论打击了宗教迷信思想，捍卫了唯物主义的科学阵地。

精气学说把疾病的起因归咎于人们不讲求养生，造成"精气"郁滞而致病。《吕氏春秋・尽数篇》："流水不腐，户枢不蠹，动也。形气亦然，形不动则精不流，精不流则气郁，郁处头则为肿为风。……。"该书《达郁篇》还说："病之留，恶之生也，精气郁也。"它没有清楚地阐明致病的直接原因，因而缺少说服力。《内经》则明确指出疾病的起因是由于人体受到自然界存在着的某种有害物质——"邪气"的侵害而产生，并坚持从自然界以及人体本身去寻找致病的物质因素，体现了唯物主义的世界观。

《素问・至真要大论》："感邪而生病。""邪气"不是一个抽象的概念，它是一种物质。所谓邪者，不正谓之邪。按照精气学说的观点分析，“气”的运动方式是多种多样的，这些运动方式对人体会产生不同的影响。如天空中的大气或是存在于人体中的气，如果处在不利于人体的运动状态，即为不正之气，不正之气就是邪气。《内经》把这种不利于人体的“气”的运动形式看做是反常现象，并认为邪是一种对人体有害的致病物质。

于是，《内经》把正常运动状态下的风、寒、暑、湿、燥、火称为“六气”，在反常状态下的六气称为“六淫”。再如，人体之气在正常运动状态下称为“正气”，若情志过度或饮食劳倦等因素破坏了人体气的正常运动方式，导致气的运动失常，这时候的气也就成了邪气，同样可致人生病。这说明“正气”和“邪气”是两个相对概念，是对气的不同运动方式的概括。《素问·五运行大论》：“气相得则和，不相得则病。”张景岳说得更明确：“气之在人和则为正气，不和则为邪气。”

还须指出，因为气的运动失常导致脏腑功能失调所出现的病理性产物，如痰、饮、瘀等。这些反过来又成为破坏气运动的致病因素，也属于邪的范畴。

此外，《内经》还将病因作了分类，《素问·调经论》：“夫邪之生也，或生于阴，或生于阳。其生于阳者，得之风雨寒暑，其生于阴者，得之饮食居处，阴阳喜怒。”所谓生于阴，生于阳，张景岳作了注释：“风雨寒暑生于外，是为外感，故曰阳；饮食居处，阴阳喜怒生于内也，是为内伤，故曰阴。”这是从引起疾病的主客观因素的不同进行分类的一种方式。即把客观外界的六淫之气，叫做外邪；把主观因素（七情劳倦）引起人体内部的运动失常，叫内邪。

上面我们用“气”的物质性、运动性分析了《内经》“邪气”这个概念的实质。而精气学说所说的“精气郁”，实质上也是指人体之气运动的失常，与《内经》所说的邪气，概念是一致的。不过，《内经》对疾病的研究比精气学说更为深入具体。

应该指出，无论是“精气郁”致病说或“邪气”致病说，它们对于病因的认识仍然停留在直观的笼统的阶段，不能精确地把握病因。然而，《内经》用“邪气”概括病因，“既不排除致病因素的影响，更着重研究致病因素作用于人体后所引起的机体反应，这种将致病因素与机体反应结合在一起研究疾病发生发展的方法仍是很可贵的。”（《新中医》1：6，1979）

（2）病理观：一谈到病理，必涉及邪正的问题。如前所述，邪气和正气是对气运动变化过程中正、反两种运动方式的概括，它们属于对立统一的范畴，疾病的病理过程可以用邪气和正气的相互关系阐释。

邪气和正气都属于物质的气，故整个病理过程均离不开气这个物质基础，这是两者统一的一面；但邪和正又是对立矛盾的。邪气和正气各有它自己特殊的运动方式，这二者运动方式是矛盾的，有矛盾就有斗争。正气和邪气的矛盾斗争是疾病病理变化的集中概括;邪气和正气矛盾运动的消长情况决定了疾病的发生、发展、转归和预后。

邪气作用于人体,必然要引起正气的抗衡,如果邪气的侵害干扰未能影响人体正气的运动方式,则虽有邪侵弗能致病。《素问·刺法论》:“正气存内,邪不可干。”反之,则人体之气的正常运动方式受到破坏而失常。这种运动失常的标志是机体内外包括全身脏腑经络组织器官之间平衡的失调。《素问·阴阳应象大论》:“清气在下,则生飧泄,浊气在上,则生䐜胀。此阴阳反作,病之逆从也。”可见,关键在于阴阳二气运动的“反作”,失去了平衡协调,这是病态的表现。病候又是反映于外的具体表现。李东垣说:“气伤,脏乃病,脏病则形乃应。”从病变过程而言,邪气和正气的矛盾运动向着有利于气的协调运动方向发展,病变就好转;反之则恶化。《素问·疟论》:“真气得安,邪气乃亡。”《素问·玉机真藏论》:“邪气胜者,精气衰也。”

虚实是邪气和正气矛盾运动过程中双方力量对比态势的总括。《素问·通评虚实论》:“邪气盛则实,精气夺则虚。”寒热也是气虚实的具体反映。《素问·刺志论》:“气实者,热也;气虚者,寒也。”

物质的运动离不开时间和空间,病理状态下气的运动也是在一定的时间和空间内进行的。这种时空观念的具体反映是,病变有部位的不同(如表里、脏腑、经络),疾病的传变有阶段的各异(如好转、痊愈、恶化、死亡)。

总之,尽管精气学说对疾病的病理变化没有具体的论述,然而,精气学说关于“气”的物质性和运动性的认识,仍然对《内经》分析病理现象具有指导意义。病理改变再复杂,总不外乎功能与物质的异常,《内经》人体之气的概念有功能和物质两个方面的含义,因此,以“气”的理论来阐释人体病理现象还是合理的。我们在“气一元论”思想指导下,才能比较清楚地理解病变的本质。

4.《内经》治疗观与精气学说

(1) 治未病的思想:《内经》重视摄生,强调“治未病”的思想是比较突出的。特将有关养生防病的篇章冠之于《黄帝内经素问》之首,《素问·四气调神大论》最后还明确指出:“圣人不治已病治未病,不治已乱治未乱,此之谓也。夫病已成而后药之,乱已成而后治之,譬犹渴而穿井,斗而铸锥,不亦晚乎!”充分体现了两千年前的中医就有防重于治的思想。《内经》“治未病”思想可追溯到先秦道家学派。道家学说普遍重视养生之道,称谓“卫生之经”。卫生,有卫护生命之义。在老子的哲学中已有“养生”、“养气”、“专气致柔”等观念。宋、尹将老子的“少私寡欲”,“致虚静,守静笃”的理论加以改造,提出了保养精气为目的的养生原则。有人说《内经》接受了道家的思想,笔者认为确切地说,更多地是继承了宋、尹的观点。突出的一点是对养生防病的态度，老子的思想倾向于消极颓废，而《内经》所强调的“法于阴阳，和于术数，食饮有节，起居有常，不妄作劳”等养生观与宋、尹所提倡的节嗜欲、慎喜怒、调饮食、养精气等观点基本是一致的，体现了积极进取的精神。如《吕氏春秋·先己》：“凡事之本，必先治身。啬其大宝，用其新，腠理遂通，精气日新，邪气尽去，及其天年，此之谓真人。”这就是说，要预防疾病，“必先治身”，以达“精气日新，邪气尽去”的目的，这和《内经》“正气存内，邪不可干”的观点何其相似。

当然，《内经》“治未病”的思想还有既病防变，早期诊断早期治疗的意义，这些正是精气学说养生防病思想的进一步发挥。

(2) 治病求本的观点：《内经》治疗观中有一个著名的论点——治病必求于本。所谓本，指疾病的本质，按精气学说的观点分析，人体之气运动方式的失常是病变的根本机制，那么，治病就必须抓住这个根本，治疗才能有的放矢。张景岳注云：“本，致病之原也。人之疾病或在表、或在里、或为寒、或为热、或感于五运六气、或伤于藏府经络，皆不外阴阳二气。必有所本，或本于阴、或本于阳，病变虽多，其本则一。”按张氏意见，本即本于阴阳二气，调节阴阳二气的平衡协调是治病的根本。有人因此而言“凡病……欲求其本，则只一气字，足以尽矣，盖气有不调之处，即病本所在之所”(《浙江中医杂志》，2:94，1980)。这说明了所谓“治病必求于本”就要求“气的不调”这个根本。这样理解与精气学说的基本观点是相吻合的。

(3) 扶正与祛邪：《内经》所记载的治疗方法很多，但扶正和祛邪是两大总则。扶正是针对虚证而设，祛邪是对实证而立。无论虚证和实证都是从人体之气运动方式失常的表现，虚证和实证的确定，主要着眼于机体功能的障碍。所以，扶正和祛邪都是通过调节气的失常运动来纠正脏腑组织功能的障碍。诚如张景岳所说的：“夫所谓调者，调其不调之谓。凡气有不正，皆赖调和。如邪在表，散即调也；邪在里，行即调也；寒邪壅滞，泻即调也；虚羸困惫，补即调也。由是类推，则凡寒之、热之、温之、清之、升之、降之、抑之、举之……等，皆调气之大法也。”这里罗列的治法，既包括祛邪，又包括扶正。但治病之法再多，“调气”是其大法。如果说治疗的目的是为了协调阴阳，那么“调气”又是协调阴阳的根本措施。《素问·五常政大论》：“谨守其气，无使倾移。”

上述观点在《内经》中也有具体记载。如以针刺为例，《灵枢·刺节真邪》：“用针之类，在于调气。”《灵枢·终始》：“刺之道，气调而止。”《灵枢·九针十二原》：“刺之要，气至而有效。”可见，针刺治疗的基本原理在于“调气”。针刺如此，药物的治疗也无不如此，有如后世医家所说：“设人身之气偏盛偏衰则生疾病，又借药物一气之偏，以调吾人盛衰，而使归于和平，则无病也。”(《浙江中医杂志》，2:94，1980)《灵枢·本神》：“必审五脏之病形，以知其气之虚实，谨而调之也。”

要之，扶正和祛邪只是手段不同，其根本的宗旨是“以所利而行之，调其气使其平也”(《素问·至真要大论》)。

(4)“人与天地相应”观在治疗中的体现——因时、因地、因人制宜：精气学说对人与天地的统一性作过唯物主义的解释，它把人和天、地当作“一元论”来认识的。《内经》“人与天地相应”观就是这种思想的反映，而因时、因地、因人制宜的治疗观点也是这种“一元论”思想的引申运用。

精气学说对于健康与疾病的问题，从来不把人体生理病理现象从全部自然现象中割裂开来，主张人体在自然界中应“察阴阳之宜，辨万物之利”，反对“头痛医头，脚痛医脚”的医疗方法。《内经》完全继承了这种思想，并制定出相应的治疗原则，因时、因地、因人制宜的治病原则就是建立在人与天地统一性的基础之上。它要求我们在治疗疾病时，必须重视气候、地理、病人三者之间的相互关系。既要全面分析外在环境与机体病变的有机联系，又要注意具体情况具体分析。这种治病观是极其高明的，充满着辩证唯物的法则。

中医科学院岳美中老师所提出的“辨证论治既要审察在空间上的客观存在，又要抓住时间上的发展变化”的观点，就是这种整体治疗思想的高度体现。

(三) 开展“气”的专题研究对发展中医学的意义

1. 开展“气”理论的研究是整理发掘中医学伟大宝库的一个重要方面 《内经》把精气学说的基本观点运用于医学领域，不仅从哲学角度发展了精气学说的唯物主义思想，也从医学角度形成了较为系统的“气”理论。这是中医学基础理论的重要组成部分，也体现了中医认识人体生理病理以及防治疾病的特色。从《内经》以后，历代医家对气理论有了很多发挥，并密切与医疗实践相结合，积累了极为丰富的经验。

如唐·王冰注《素问》，对“气化”理论尤多发挥。强调讲求“气化”，无论言天验人，辨证论治，都不能舍此规律。

宋金元时期，刘完素以气的“亢害承制”理论阐发六气病机学说，尤其对《素问》病机十九条中“火”、“热”两气，有其独到见解，为明清温病学派开辟了研究途径；李东垣强调元气是健康之本，脾胃是元气之本，如果脾胃伤则元气衰，元气衰则病变由生，这是李氏内伤学说中的一个基本论点，东垣学术思想为后人治疗脾胃病指出了新路子。

明·张景岳对阴阳二气关系的认识，在河间、丹溪学说基础上提出了不同的见解。“阴阳二气，最不宜偏，不偏则气和而生万物，偏则气乖而杀物”(《类经附翼·大宝论》)。“阴不可以无阳,非气无以生形也;阳不可以无阴,非形无以载气也”(《类经附翼·真阴论》)。明末喻昌著《大气论》,特别提出“胸中大气”,作为统摄脏腑经络,维系全身生理活动的动力。

清·徐大椿毕生重视元气,认为脏腑功能活动必赖元气资助和调节,方无匮乏之虞;元气之存在又需依附于脏腑,因此,将保护元气作为“医家第一活人大义”。

历代医家关于气理论的研究,大大促进了中医学术的发展,丰富了中医学的宝库,是我们今天整理、研究中医学的珍贵资料。遗憾的是,这些宝贵的经验至今仍散载于历代医学文献之中,尚未进行系统的整理。因此,我们今天开展气理论的研究,对历代医学文献中关于气的理论研究和临床经验进行系统的整理,是发掘中医学伟大宝库的一个重要方面。

2. 开展气理论的研究是使中医学向现代化方向发展的重要突破口 中医学如何实现现代化的问题,是20世纪80年代人们所关心的问题。中医学有着悠久的历史、系统的理论和丰富的临床经验。烟波浩渺,洋洋大观,从何着手研究?

笔者认为,“气”的理论贯穿于中医学各个领域,是中医学的基本理论之一,在整个理论体系中占有重要地位。但是,从先秦精气学说到《内经》理论体系的确立,直至今天,历史已经推进了两千余年,应该说我们现在对于“气”的认识还处于粗略、笼统理解的阶段,几乎没有跳出古人的圈子。“气”的实质究竟是什么?它在机体内外起着什么作用?它在人体中怎样调节各脏腑、经络、组织器官之间的平衡协调等,这些问题有必要深入研究。因此,“气”的理论,是研究发展中医学的重要课题。

近年来大量科学研究的实践证明,深入开展“气”实质的研究,可能是使传统的中医学理论向现代化方向发展的重要突破口。

例如,有人从控制论的观点研究中医学的整体观念。认为“气”与信息同样只有传递、保存、交换的共同特征。人体通过“气”的调控作用维持人体内部以及内外环境阴阳的平衡协调,于是推论,“气”的调控作用是中医学整体的科学内核(《新中医》3:9,1980)。

再如,经络学说是中医基本理论之一,近年来关于经络实质的研究广为开展,但在“气”理论基础上进行经络实质探讨亦别开生面。经络可以认为是“气”的通路,穴位是“气”通道的结点。有人利用基利安摄影术探测经气的实质,发现所拍摄的图像周围有圈发散的光晕,即是经气的存在。某些人把这些光环作为维持生命的“能体”。国外也有从中医“气”的理论着手研究针刺镇痛原理,认为经气有调节机体内外协调统一的作用，痛感是由于大量有害冲动突然袭击导致通路经气平衡失调的反应，进而提出有关“三道经气”障碍发生针刺止痛作用的理论设想。尽管这些研究尚处于初尝的阶段，但从已经取得的成果足以说明，从“气”理论的角度探讨经络实质以及针刺镇痛原理也是一个有效的研究途径（《浙江中医杂志》2：92，1980）。

上述例子说明，采用现代科学的理论、手段、方法，从不同的途径研究“气”的实质，对中医学理论向现代化方向发展具有极为重要的意义。

3. 开展“气”理论的研究是探索人类生命科学的一条重要途径　有人说，未来的世纪是生命科学的世纪，目前对于认识人体本身的生命过程来说，还存在着很多未知数。其中比较突出的一点，就是如何从整体上来认识意识和肉体的关系。国外学者史密斯氏说：“人只能以一个完整的机体在他们所处的环境内活动，人在感情、智力和体力上是一个完整的连续体来活动的，不能把它分成三部分。”当前对于“气”本质的研究，正是在中医理论启发下，把意识和肉体当作一个整体，从各个不同的角度来探索其间相互作用的本质、机制和规律以及它们与周围环境的关系，这对于认识人类生命活动必将提供新的线索（《自然杂志》5：273，1979）。

目前，关于“气”实质的研究正被国内外越来越多的学者重视，涉及到医学、化学、物理学、数学、心理学等多种学科，其意义绝对不止有可能对中医学的理论研究有所突破，更重要的是有可能对探索人类生命的奥秘，发展人类生命科学作出贡献。

（四）结论与体会

1. 基于上述分析讨论，笔者认为先秦精气学说是形成《内经》理论体系的唯物主义思想基础。《内经》为什么能成为中医学理论的渊薮，至今仍然对中医理论研究和临床实践有一定的指导价值，是与其有坚实的朴素唯物主义思想的基础分不开的。

精气学说作为一种自然观，是对整个物质世界的总体认识。《内经》认为自然界发展变化的一般原理和人体生理现象发展变化的原则是一致的，所以不把生理现象和自然现象割裂开来。正是这一观点，把《内经》理论体系与唯物主义自然观密切结合起来。所幸的是精气学说在对天地万物生成和各种自然现象作唯物主义解释的同时，还对人类生命的起源以及有关生理、养生防病等医学问题提出了独到的见解；这些又为《内经》生理病理和防治疾病学说的形成开拓了先河。《内经》在吸收精气学说的唯物主义思想基础上，对秦汉以前的医疗经验作了总结，形成了完整的理论体系。

然而《内经》的价值除了医学上的成就以外，它把医学原理概括到哲学的高度，它所包含的丰富的唯物主义思想和辩证法的观点，给后来的唯物主义思想提供了科学依据。例如《内经》对于生命起源的解释是“两神相搏，合而成形”；疾病的起因是由于“邪气”的侵害：精神现象的产生是以脏腑生理活动为基础；整体地认识人体生理病理现象等等。这些观点不仅沉重地打击了封建迷信思想，而且推动了唯物主义哲学的发展。西汉的《淮南鸿烈》和东汉王充的唯物主义思想，特别是对形神关系的认识，与《内经》所揭示的科学成就和唯物主义思想是分不开的。

从《内经》与先秦精气学说的关系说明，自然科学和唯物主义哲学的关系是血肉相连的。唯物主义哲学总是以自然科学成就为依据，自然科学的发展必须以唯物主义哲学为指导。恩格斯说：“一个民族想要站在科学的最高峰，一刻也不能没有理论思维。”今天，我们研究发展中医学，无论是实验研究或临床研究，只有自觉地以辩证唯物主义哲学为指导，才有可能避免盲目性和片面性，摆脱唯心论和形而上学的影响，高瞻远瞩地认识中医学理论的基本规律，促进医学科学的发展。

2. 精气学说固然对战国时期唯物主义哲学的发展作出了贡献，但并不是说，精气学说是尽善尽美的了。精气学说产生于封建社会形成的初期阶段，并大量地吸收了老子道家思想的成分，加之当时文化科学水平的限制，这就不可避免地会产生某些局限性。

精气学说的不少内容保留了老子消极无为的思想；它对形神关系的认识也是不彻底的；对宇宙和人体结构、原理的认识，有的来自直观的观察，有的来自臆测想象。它所体现的世界观带有古代朴素唯物主义所无法避免的缺陷性，有的地方还反映唯心主义和形而上学的倾向。这些都不能不渗透到《内经》理论体系中来，这是我们应该认真辨析的。例如，《内经》的养生学说中还残留有某些道家消极成分；在“人与天地相应”的观念中，夹杂有用机械的办法解释人体生理现象，不免给抹上了形而上学和神秘主义的色彩；在形神关系上面，把人的思想感情和伦理品性也当作纯粹的生理现象是不恰当的，等等。

可见，《内经》在接受朴素唯物主义思想的同时，也受到了某些唯心主义思想的影响。因此，我们在肯定《内经》的科学价值的时候，必须将其唯心主义的东西予以扬弃。

3. 正如“在希腊哲学的多种多样的形式中，差不多可以找到以后各种观点的胚胎、萌芽”一样(《马克思恩格斯全集》第 20 卷 386 页)，在中国古代的哲学思想中，同样可以找到近代科学的某些萌芽。尽管有些观念不可能摆脱一切古代学说都有的那种朴素、直观的特征，有时甚至混有某种神话的成分，但时至今日它们仍然是富有启发性的哲理。

从两千年前精气学说的倡导者们以“气”来认识生命现象到百余年前的“蛋白体”，以至近年来的“蛋白体加核酸”的认识过程，反映了随着人类社会的实践不断深入，人们对生命现象本质的认识渐趋精确。有趣的是，人们都认为生命是由一种最基本的物质所构成。尽管“气”和“蛋白体、核酸”是两个不同的物质概念，但足可证明中医学气理论具有不可忽视的科学价值，它是发展中医学和人类生命科学的富于魅力的命题，大量的科学实验将会逐步证明这一点。

诚然，笔者认为对“气”实质的研讨，在采用现代先进科学技术手段的同时，必须始终与中医学的基本理论紧密结合，从科学的宏观和微观世界深入研究，唯有这样，才有希望。

参考文献

[1] 黄帝内经素问．明·顾从德刻本．北京:人民卫生出版社,1978.

[2] 灵枢经．明·赵府居敬堂刻本．北京:人民卫生出版社,1979.

[3] 任继学．中国哲学史．北京:人民出版社,1979.

[4] 任继愈．中国哲学史纲要．北京:人民出版社,1976.

[5] 冯友兰．中国哲学史新编．第2版．北京:人民出版社,1964.

[6] 杨问奎．中国古代社会与古代思想研究．上海:上海人民出版社,1964.

[7] 林聿时,等．春秋哲学史论集．北京:人民出版社,1963.

[8] 中国哲学史教学资料汇编(先秦部分)．北京:中华书局,1962.

[9] 贾得道．中国医学史略．山西:山西人民出版社,1979.

[10] 北京中医学院．内经讲义．上海:上海科学技术出版社,1984.

[11] 中山医学院《新医学》编辑组．中医基本理论．广东:广东人民出版社,1972.

[12] 恩格斯．自然辩证法．北京:人民出版社,1971.

[13] 自然辩证法参考纲要．北京:人民出版社,1978.

[14] 气功笔谈．自然杂志,1979,(11).

[15] 王朝拜．气实质的研究．浙江中医杂志,1980,(2).

[16] 唐学正．试谈祖国医学中的信息与控制．中医药通讯,1979,(5).

[17] 张灿玾．黄帝内经的唯物主义观点和辩证法思想．山东中医学院学报,1979,(4).

[18] 车离．关于《黄帝内经》的整体观．第一届全国医史学术会议黑龙江医史论文选编,1979.

[19] 江潮．关于中医某些概念的表述问题．成都中医学院学报,1979,(3).

[20] 方药中．谈中医学中的整体观．中医专题讲座资料汇编,第1集．

[21] 岳美中．张仲景《伤寒论》在辨证论治上既掌握了空间又抓住了时间．

[22] 王明辉．气学理论研究的历史和现状．新中医,1980,(3).

[23] 任应秋主编．中医气血资料汇编．

[24] 任应秋．朴素的唯物辨证法是《内经》的指导思想．新中医,1979,(1).

[25] 江一平．中医“气”的实质探讨．湖南中医学院学报,1980,(1).

[26] 马照寰．也谈气化．河南中医学院学报,1979,(1)

[27] 龙北海．气在祖国医学中的应用．中医杂志,1961,(3).

[28] 刘光华．试探《内经》形神关系的论述．成都中医学院学报,1979,(3).

[29] 曲峰．试论《黄帝内经》中“人与天地相应”论的唯物主义思想．

七 沉浸浓郁，知行合一

——结合临床实践是研读经典的最高境界

（一）《内经》为我们提供了一份丰厚的文化资源和防治疾病的珍贵财富

中国是具有厚重文化底蕴的文明古国，其标志之一就是拥有一大批文化经典，这是一笔无比珍贵的文化遗产，是中华民族的文化营养。《黄帝内经》、《伤寒论》、《金匮要略》、《神农本草经》等是中国传统医学领域的经典，它集中反映了我国古代医药学的成就，奠定了中医的理论医学、临床医学及药学发展的基础，为中华民族的生存、繁衍以及人民的身体健康作出了不可泯灭的贡献，被历代奉为“医家之宗”。

所谓经典，陆德明《经典释文》中释“经”的含义：“常也，法也，径也。”就是常道、规范、门径的意思。“典”，指可以作为典范的重要书籍。中医学经典所阐述的医学原理和诊疗法则，成为后世医学的常规和典范，也是学习和研究医学的必由门径。据任应秋先生研究，在中医古代文献中除了上述“四大经典”外，被称为“经典”的还有《难经》、《针灸甲乙经》、《中藏经》、《脉经》、《黄帝内经太素》等。

在现代科学(包括现代医学)迅速发展的今天,我们将如何对待中国传统医学的经典?

对中医经典的学术价值,像中医学本身的命运一样,在其数千年的发展历程中,历经风雨和坎坷,及至今天,仍或被一些人高高地捧上天堂,或被另一些人重重地甩向地狱!前者把中医学(包括中医经典)描绘成"超科学"的科学,甚至"引领现代科学潮流",后者则把中医学贬为"玄学"、"伪科学",欲将其取消和废除。笔者认为,这两种极端倾向都不是科学的医学史观,不利于中医学术和中医药事业的发展。

世界卫生组织曾经提醒人们对待传统医学的两种错误态度:"盲目的热情"和"无知的怀疑"。中医学是以中国传统文化为背景,以中国古代哲学为指导,以长期的医疗实践为基础,研究人类生命活动规律及其防治疾病的知识体系。中医学经典则是中华民族长期与疾病作斗争的经验结晶的集中体现。持否定中医科学性观点的人,其根本错误在于民族自尊心的严重缺失,蔑视民族文化传统和历史遗产,用西方科学的某些观点和方法,当作衡量一切科学认识的标准,凡是符合这一标准的是科学,否则就一概不科学,这一认识本身是不科学的,说明了对历史的无知,是民族虚无主义在作祟。诚然,中医学诞生于农耕社会,就必然带有那个时代的烙印和某些局限性。在博大精深的中医学知识体系中,确然蕴含着许多值得发掘的科学元素,但不可否认也存在着一些缺陷和糟粕。如果从"盲目的热情"出发,把中医学说成是"超科学"、"前卫科学",同样是不妥当的。

我认为,对待中医经典,我们首先应持一种感恩的情怀。毛泽东主席说:"中国医药学是一个伟大的宝库,应当努力发掘,加以提高"。我们要感谢先人们在长期与疾病作斗争中,以无穷的智慧和经验的积累,建立了这样"一个伟大的宝库",这是一份丰厚的文化资源和防治疾病的珍贵财富。有了感恩的情怀,就会用冷静的,科学的态度去认识先哲们留下的经典。

其次,我们应该用宽容的态度对待中医经典,不能用今人的标准要求古人。在学习研究古代经典文献的学术观点时,应该考察其产生的时代背景及科技发展的状态,潜心体察古人的原意,然后再评价其历史价值及对当前学术发展的启迪作用。如果我们盲目的用今人的标准,甚至用西方医学的标准,去判别古代经典的是非,显然不是科学的态度。尤其对于中医学来说,与西方医学是两个完全不同的知识体系,其产生的时代背景、思维方式、理论特点都有很大的差异,两者各有其优势和不足。不了解这一点就无法真正登堂入室。

再者,我们要认认真真的学习和研究中医的经典。中医学经典经历了千百年临床实践的检验,流传至今,其中有许多宝贵的经验和理论原理,值得我们去认真的学习、研究、发掘、整理，并发扬光大。前卫生部部长张文康曾经说过："发展中医学，首先应该继承中医药，传承是发展的基础和前提。我们的同志不要远远的看它一眼，就去评头品足，说三道四，要认认真真地学习中医药，深刻理解它的科学内涵，努力继承它的精华"。对于中医经典的学习和继承，也应该如此。韩愈在《进学解》中说："爬罗剔抉，刮垢磨光"。如果把中医经典譬作一块未经雕刻的璞玉，那么我们的任务是抹去蒙在璞玉上的尘埃与污垢，经过雕琢磨光，让其焕发光华，成为艺术珍品。现任卫生部部长陈竺院士说："当前要特别强调对中医的尊重，如果不知道中医的内涵、优点、精华是什么，需要改进和改善的部分是什么，就草率对它下结论，不是一个严谨的科学家应该有的态度。"他说："中医强调阴阳平衡，与现代系统生物学的基本概念有异曲同工之妙；中医强调天人合一，与现代西方科学讲的健康环境因素十分相似；中医强调辨证施治，与近年来西方医学中强调为每一个病人找到最适合药物的药物遗传学不谋而合；中医的复方理论，实际上也是对应着西医近年来高度重视的各种疗法的综合协同。因此，我们要充分认识中医药理论与实践对当代医学发展的启示作用和独特贡献，并使之发扬光大。"

（二）《内经》所揭示的医学原理可以长期起作用

从中医学发展的历史看，历代名医贤哲，大凡成中医大家者，无一不娴熟经典，并通过临床实践灵活运用而有新的建树和发明，或续先贤之绪余，创立新说；或发皇古义，融会新知，推动临床学术的发展，造福于黎庶。唐代大医家孙思邈指出"凡欲为大医，必须谙素问、甲乙黄帝针经……张仲景、王叔和……等诸部经方，如目无夜游，动致颠殒"。他本人"青衿之岁，高尚兹典；白首之年，未尝释卷"，博采群经，努力实践，遂有《千金要方》、《千金翼方》"遗法传于百代"。金元名家刘完素"法之于术，悉出《内经》之玄机。"刘氏发《内经》五运六气之幽微，对火热病证详加阐发，提出肌腑六气病机、玄腑气液理论，倡"六气皆从火化"、"五志过极皆为热甚"、"六经传授皆为热证"等新说，开金元学术争鸣之先河，促进了中医学的发展。脾胃学说之开山李东垣，发《内经》胃气学说之端绪，结合其丰富临床经验，提出"内伤脾胃，百病由生"的观点，一部《脾胃论》成为辨内外伤病证之圭臬，成为中医学宝库中的"兰室秘藏"。温病大家叶天士，承仲景伤寒之学，结合临床热性病流行特点，创立卫气营血为纲的辨证体系，他的胃阴学说取法东垣，并有发明，他的学术经验仍为今日之"临证指南"。即便近现代一些著名医家，不仅其临床经验丰富，而且他们对古代经典研究均各有很深的造诣。传说蒲辅周老中医初出茅庐时，求诊者中有效有不效，若不能得心应手，遂毅然停诊，闭门读经三年后复出江湖，临证水平迅速提高。名医大家无不得益于读经典，做临床。

也许有人会说，那是先人和前辈们的学术经历，历史已经推演到21世纪，我们今天再花精力去学习"老古董"，有价值吗？我们不妨重新审视一下中医历代经典的学术价值。首先，中医经典所提供的理论原理仍然是我们防治疾病的基本准则，尽管今天新说纷纭，但尚没有成熟的理论能够完全取而代之，这些经典原著中所揭示的认识人体生命现象的基本方法，包含着深邃的科学道理，是我们认识、开拓医学新领域的有力武器；再者，这些经典原著中所提供的防治疾病的手段和方法仍然具有实用价值，并有可能不断拓展其在临床中的应用范畴。我们常说"中医学是一个伟大的宝库"，中医经典是宝库中的精髓。莫斯科大学物理学教授 A. N. NATreev 曾经说过"现在对知识老化的估计是每十年有二分之一的知识归于无，但这种估计实际上只适用于外围的知识，即运用基本原理得来的局部性的东西，作为知识的核心——基本原理——则是长期起作用的。"毫无疑问，中医学术自《内经》、《伤寒论》等以降，代有发展。这些发展，可以认为是《内经》、《伤寒论》等经典中所提出的基本理论在医疗实践中"长期起作用"的结果。即使在今天，这些经历了长期反复验证的理论原理，仍然是指导我们临床实践，促进中医学术发展不可或缺的准绳，我们不能说这些古代经典原著都是"字字珠玑"，但其在今天的学术价值及其生命力仍不可低估。

（三）结合临床读《内经》的体会

那么，今天我们该如何读经典？

1. 俯而读，仰而思　学习中医经典，首先要在"读"字上下功夫。我认为具有一定临床实践经历的人读经典与初学中医者读经典有本质的区别。前者要带着问题读，带着思考读；后者往往心中空空，不置可否。我们决不能把读经典当作"炒冷饭"，或"温习旧课"而已。应该透过言简意赅的原著，进行深层次的思考，或者站得更高，于无字处，获得新的感悟。古代医学典籍往往精粗并存，读书须潜心其间，仔细品味，独具慧眼，去粗取精，刮垢磨光，透过现象，"得意忘象"，才能得其真谛。例如，《素问・上古天真论》有一段话是这样描述的："帝曰：有其年已老而有子者何也？岐伯曰：此其天寿过度，气脉常通，而肾气有余也。"意思是人至老年尚有生殖能力的原因有三：一是先天禀赋是长寿的，二是气血畅通，三是肾气充盛。这三条实际也是健康长寿的主要原因。说明二千余年前的人们已经明白，健康长寿与先天遗传因素有密切的关系，而后天的气血畅通，肾气旺盛也必不可少。千百年来渴求长寿者往往一味服用补肾壮阳或滋肾填精之品，而收效不大，原因是忽略了保持气血的通畅这一点。中医认为，气血乃人生之本，《内经》告诉我们人体衰老的原因除与肾气亏虚有关外，气血流通不畅形成气血淤滞，所谓“老人多瘀”。它是许多老年病的共同病机，也是导致衰老的重要原因。因此，延缓衰老或治疗老年病的法则，除补肾气以外，更要调理气血，维护其“气脉常通”。

古人说“学而不思则罔，思而不学则殆。”学习中医经典，应俯而读，仰而思，才能有所得益。

2. 神明之妙，贵在“化”字 学习古代经典，切忌食古不化，“读古人之书，不得死于句下”。所谓“化”，即消化、深化、化裁的意思。也就是读经典要着重领会其精神实质，并善于深化其义，结合医疗实践化裁引申经旨。

例如，《素问·阴阳应象大论》中“壮火之气衰，少火之气壮”一句，根据前后文意，此壮火是指药物、饮食物气味纯阳作用，少火是指药物、饮食物气味的温和作用。全句意思是，药食气味纯阳者易化壮火令正气虚衰，药食气味温和者易化少火令正气盛壮。后世医家张介宾、张志聪等引申经义，认为壮火、少火的“火”是指天地和人体的阳气。如张介宾注：“火，天地之阳气也。天非此火，不能生物；人非此火，不能有生。故万物之生，皆由阳气。但阳和之火则生物，亢烈之火反害物，故火太过则气反衰，火和平则气乃壮。”我们在理解时又可进一步深化其义，少火为生理之火，壮火为病理之火。进而联系临床治疗某些脾胃病，脾阳不足或元阳亏虚，火不生土，可见食谷不化出现腹胀，消化不良等症，用补火生土，脾运胃化，诸症安平；反之，若胃火炽盛，损伤气阴，可见口干舌红，口舌生疮，胃痛烧心，舌黄质红等胃热症状。用清胃火，除邪热法投治，则火平胃安。哲学家冯友兰先生说，对古人的东西有两种态度：一是照着讲；二是接着讲。照着讲，就是还古人的本来面目，重述古人的东西；接着讲，即从古人的观点出发，将古人提出的问题向前推进，开出一个新的局面，达到一个新的境界。对中医经典的学习，也应该如此，先是明其本意，继而引申其义，深化其义，达到一个新的境界，使中医经典的学术推陈出新。

3. 知而行，学以用 中医经典理论来自临床经验的总结与升华，但归根结底，学习经典的目的是运用于临床，通过临床实践的检验方能体现其学术价值。

例如：《素问·阴阳别论》有“阳加于阴谓之汗”之说。张志聪注：“汗乃阴液，由阳气之宣发，而后能光身泽毛。若动数之阳脉，加于尺部，是谓之汗，当知汗乃阳气之加于阴液，而脉亦阳脉加于阴部也。”张氏谓“阳脉加于阴部”可出汗，恐非经文原意。但“汗乃阴液，由阳气之宣发，而后能光身泽毛”，确属有得之见。汗之疏泄有卫气主司，卫气乃阳气之一部分。阳虚则不能摄津，可出现盗汗、自汗，阳盛疏泄太过，则汗出涔涔。临床上也有阴津不足无以资汗，出现无汗症；更有阳虚，腠理枯涩，无以鼓动阴津，也可出现无汗。

我曾治一盗汗患者，每患汗出淋漓，衣衫俱湿，先作滋阴敛表法治，竟无寸效。后细审病证，患者全无阴虚表现，而白昼常阳虚肢冷，易罹感冒，转而从补气温阳固涩法治，数剂汗止。又治一患者，至夏天上半身无汗，久治少效，后悟及《素问·阴阳别论》谓“阳加于阴谓之汗”，无汗终因阳气不能激发腠理，汗孔开张无力，上半身属阳，阳虚不能敷和，治仿桂枝汤加黄芪等，数剂后微微汗出，全身顿觉舒然，诸证均失。要之，无论生理性汗出，抑或病理性汗出，或无汗出，均与阳气的作用密切相关，《内经》经旨为汗证辨析之眼目。

再如，《伤寒论》101条“伤寒中风，心烦喜呕”等，主症反映了少阳病的病机本质，临床辨证只要抓住某一主症即可用小柴胡汤，所谓“有是证，用是药”。推而广之，大凡辨证用方（无论经方或时方）只要抓住反映病机本质的主症，就可灵活运用，无论外感或杂病，均可仿此。又如，《内经》有“邪在胆，逆在胃”之记载，颇能诠释现代胆汁反流性胃炎的发病机制，我在临床上经常采用疏肝利胆，降逆和胃，方以小柴胡汤、半夏泻心汤、旋覆代赭汤加减化裁，取效良好。我认为，治经典之学，若实实在在运用于临床，才能把经典理论真正成为自己的知识，并有所感悟；先哲之理法，若活活泼泼应用于今病，方见生命。若不着边际，高谈阔论，虚无缥缈，除了把经典之学印向空玄之外，则与中医学术发展无寸补。

4. 医者意也，潜心感悟　古人说“医者，意也，思虑精则得之”。清代医家程钟龄著《医学心悟》，他教导“学人读书之余，闭目凝神，时刻将此数语，细加领会，自应一旦豁然，融会贯通”。《素问·八正神明论》有一段精彩的论述可以作为“医者，意也”的良好注脚。“神乎神，耳不闻，目明心开而志先，慧然独悟，口弗能言，俱视独见，适若昏，昭然独明”。这里描述了一种只能心领神会而无法言传的独悟意境，它是科学研究及临床实践过程中思维活动的一种感知。这一思维方式是通过长期的读书与临证，广泛摄取知识，获得经验，然后潜心思索，反复推敲，从错综复杂的现象中，抓住肯綮，悟出事物的真谛，使自己的认识产生一个质的飞跃。美国科学哲学家波拉尼说，世界上的知识可以分为两大类，一类是可以言明的知识，另一类是未可言明的知识。前者是客观的，可以相互转达的，非个人化的，这种知识只是知识的表层，是非本质的；后者才是个人化的知识，属于知识的深层。我老师裘沛然先生曾经深有感触地说：“‘医者意也’一辞，如浅乎言之，它是学习医学的一个起码而有必备的条件；若深乎言之，乃是达到一空造诣或者有所发明的一个重要保证，它虽是短短的一句话，确是‘不废江湖万古流’的”。

学习中医经典，通过上述“读——思——化——用”之后，最后最重要的是有所“悟”。《科学心理学》中称为“思维的知觉”。历代中医名著中，诸如《丹溪心法》、《医学心悟》、《金匮要略心典》等，莫不是医家学习经典、长期临床实践的“心悟"之作。吴体仁说"《医学心悟》诚以学必会通，乃可以言语，悟之先之以学，则无师而所悟亦非，学不要之以悟，则心学之也；悟者，心悟之也，心学之而心悟之。"尤在泾自称"颜曰心典，谓以吾心求古人之心而得其要典云尔。"无论是"医者意也"，或"心悟"、"心法"，均是长期读经典，做临床而产生的一种科学的直觉领悟，它是传统中医独特的思维方式，是学习经典的最高境界。

例如：《灵枢·本藏》有一段记载说"是故血和则经脉流行，营复阴阳，筋骨劲强，关节清利矣。卫气和则分肉解利，皮肤调柔，腠理致密矣。志意和则精神专直，魂魄不散，悔怒不起，五藏不受邪矣。寒温和则六府化谷，风痹不作，经脉通利，肢节得安矣。此人之常平也。"

原文中"人之常平"，即健康无病之人，本节实际提出了中医学关于健康的一个重要命题，即健康的标准是什么？《本藏》提出一个"和"字，即"血和"、"卫气和"、"志意和"、"寒温和"。此"血和"、"卫气和"，可概括为血气运行和畅；"志意和"，可理解为精神活动正常；"寒温和"，意指机体能适应外界寒温环境。从中可以领悟《内经》关于健康的标准有三条：一是人体功能活动正常，以血气运行和畅为标志，具体表现在"经脉流行，营复阴阳，筋骨劲强，关节清利"、"分肉解利，皮肤调柔，腠理致密"；二是人的精神活动正常，即"志意和"，具体表现在"精神专直，魂魄不散，悔怒不起，五藏不受邪矣"；三是机体能适应外界的环境，即"寒温和"，具体表现在"六府化谷，风痹不作，经脉通利，肢体得安"。概言之，健康的本质是"和"——气血和，心身和，天人和。健康就是人体的内环境以及人体与自然社会环境的一种和谐状态。

以上三条内容，联系近年世界卫生组织关于健康的定义：躯体无异常，心理活动正常，能适应外界环境。其实质与《内经》有异曲同工之妙，然而一个"和"字，充分凸现了中国数千年传统文化的积淀，而且其内涵更加深刻、丰富。《内经》告诉我们，医学的最终目的和意义就是维护人体健康，而健康必须保持人与自然的和谐，人与社会的和谐以及人体心身与气血的和谐，这就是《灵枢·本藏》给我们的深刻启悟。

八 爬罗剔抉，刮垢磨光

——《内经》理论的继承与创新

在现代科学迅速发展的新世纪，中医学面临着前所未有的机遇与挑战，对于中医学的经典《黄帝内经》的学术思想如何做好继承与创新？这是值得我们思考和关注的问题。

（一）不善于继承，没有创新的基础

所谓继承，是对过去的事物或思想的继续和承受。《内经》系诞生于二千余年前的古代医学经典，我们今天为什么还要强调继承？

在世界传统医学中，古希腊、阿拉伯、埃及、印度等国的传统医学相继因西方医学的发展而被时代所淘汰，唯有中国医学在现代科学迅猛发展的今天，却又重新步入现代科学的大厦之中，并日益受到世界人民的瞩目，这的确值得人们深思。中医学的整体医学模式、独特的理论体系、灵活的辨证方法、特殊的治疗手段、科学的药物配伍，等等，其中蕴含着丰富的科学宝藏，有待人们去“爬罗剔抉，刮垢磨光”。美国学者阿尔温·托夫勒曾经指出：“中国自己就可以成为科学思想发展的源泉，中国自己就可以成为生产者，它有这种潜力和能力，中国不仅是一个知识的消费者，它还是一个制造者。文化的产品或文化的生产过去一直是西方往东方流动，那么，现在它可能由东方流向西方”。德国哲学家歌德说过：“越是民族的，便越是世界的。”爱因斯坦说：从希腊哲学到现代物理的整个科学史中，不断有人力图把表面上极为复杂的自然现象归结为几个简单的基本关系，如力的分解、元素的离解、生物的解剖，以至认为生命现象、社会现象最终也许可分解为物理和化学两种运动形式，认为整个自然界除了物理化学定律以外，再没有其他东西了。爱因斯坦的话概括了世界多少世纪以来科学家的基本思维方式——分析法、归纳法、逻辑推理法。他们不太了解或无法概述东方文化中的整体思考法和系统思考法。恩格斯说：世界不是一成不变的集合体，而是过程的集合体。“自然是一个无限的运动过程。自然过程是无限的运动方式及其相互作用的总和。在这无限的相互作用中产生了无限的变化。由于其作用方式的不同，形成了不同的类别。”（傅景华《中医过程导论》）在对生命奥秘的探索过程中，还原论方法所取得的成就令人瞩目，然而，系统论、控制论、信息论等学科的出现，“生物一心理一社会医学模式”的提出，“心身医学”领域的不断拓展，又为整体医学模式披上了华彩。它提醒人们，在对复杂事物、现象研究中，“整体大于它的各个组成部分之总和”。于是，“东方文化热”、“中医热”渐成时尚。作为新世纪岐黄的传人，如果不去重视和研究东方文化，不弄通中医学这一中华民族文化中的瑰宝，这有负历史，也有悖世界潮流。诚如卫生部张文康部长所说：“历史的经验证明，人们越是追求现代化的时候，越容易忽视和丢掉民族优秀的传统文化，因此我们要认真搞好继承”。对于如何继承好中医学，张部长有一段颇为精彩的话：“发展中医学，首先应该继承中医药，继承是发展的基础和前提。我们的同志不要远远地看它一眼，就去评头品足，说三道四，要认认真真地学习中医药，深刻理解它的科学内涵，努力继承它的精华。”对于《内经》学术的学习继承也应该如此。《内经》的理论体系包括认识论（即理论认识的来源和依据）、本体论（关于中医学科研究对象的基本理论）、方法论（认识生命和维护生命健康的根本方法），这些内容中蕴涵着中医学的精华，值得我们深入开掘、探索。只有立足于发展来研究继承，才能提高继承的层次。

（二）不善于创新，缺乏继承的活力

创新是以已知的事物为起点，探讨未知的事物，使之冲破原来水平的活动。对于中医学来说，为什么在提倡继承的同时，还要强调创新呢？

在国际性和平和发展的时代以及科学技术革命浪潮中，包括中医学在内的我国医药卫生事业正面临着一系列现实与未来的挑战。在科技革命的推动下，已经引发了以生物技术和遗传工程技术为代表的第三次医学革命。在这一情势下，迫切需要用新的医学理论知识和技术方法诊治疾病，以维护人体健康，延长人的寿命；人类生存环境、人口数量和结构的改变，医学模式、疾病谱、死因谱的变化，都不断地向医学界提出新的要求；我国国民经济和社会的迅速发展，人民医疗保健需求大幅度增长，医疗卫生经费的不断增长，给国家带来沉重的负担，也必然给医学界带来新的矛盾。这些问题同样是中医学所面临的新挑战和严峻考验。随着中医学在世界范围内不断传播，经济比较发达的国家凭借自己的科技优势，积极开展对中医药的研究和开发利用，必使我国中医药学面临着激烈的竞争。我们再也不能长期以“历史悠久”，“博大精深”这样的赞词为满足，我们不能总躺在前人留给我们的“功劳簿”上不思进取。世界上任何事物都是在不断运动中发展，否则就可能被历史的潮流所淘汰。我们不能让中医学术理论永远停留在“自发的”、“朴素的”水平上。一句话，创新是中医药进步的灵魂，也是中医药事业发达的不竭动力。

当前中医界已经形成了这样的共识：用现代科学技术手段来研究和发展中医学术。但人们常常担心中医学一旦吸收了现代科学的东西，就会“变味”，失去中医学的特色。中医特色是在特定的历史条件上产生的，也随着历史条件的变化而发展，一个时代有一个时代特色的科学，当代中医学就是当代人的意识和科技水平上的中医学。更何况特色主要不在形式和外表，而在本质。而本质又常以功效来显示和验证。《内经》体现了秦汉时期的学术思想特色和科技水平，《伤寒论》体现了汉代辨证论治思想特色和临床医疗的水平。《内经》和《伤寒论》的学术特色不同，是后者发展了前者的特色，从而推进了中医学术的发展。我们所处的时代，不仅是科学技术革命蓬勃发展，信息急剧膨胀并迅速传播的时代，而且是人文科学、自然科学、东西方文化大交流、大融汇的时代。如果我们脱离这样一个时代背景去研究和发展中医学术显然是不现实的，也不可能求得真正的发展。既然《内经》的作者尚且懂得吸收当时先进的哲学思想和科学技术知识，为我所用，那么我们没有任何理由不去汲取、融汇现代先进科学技术，去发展中医学术，创造出具有新世纪时代特色的中医学。

《内经》的问世，是中医学发展史上的里程碑，21 世纪的中医学发展将从突破《内经》藩篱、创造新理论开始。

九 经典需要临床，临床需要经典
——《内经》临床研究方法探讨

《内经》不仅建立了中医学理论体系，而且也为中医临床医学的发展奠定了它来源于实践，是临床经验的结晶和升华，也是指导临床实践之圭臬。诚如金元时代医家张子和所说，《内经》是一部治病的法书。[1] 因此，我们今天研究《内经》如果不从临床的角度去研究其中的学术价值，以便进一步发遑古义，弘扬其精华，就无法探骊得珠，推陈致新。经典需要临床演绎经义，另一方面，临床也需要借助经典的智慧来提高临床疗效。

那么，如何从临床角度研究《内经》？

（一）用《内经》理论指导临床的个案研究

1. 用《内经》阴阳五行理论指导临床　例如，《素问·阴阳应象大论》中有“阳化气，阴成形”之说，《内经》作者用此理论诠释自然现象和人体生理病理。关于阴阳理论在医学中的应用，阐述最为深刻者，当首推明代医家张介宾。“阴不可以无阳，非气无以生形也；阳不可以无阴，非形无以载气也。”“阴阳二气，最不宜偏，不偏则气和而生物，偏则气乖而杀物。”著有《大宝论》和《真阴论》专题讨论阴阳理论及其临床运用。提出了关于治疗阴阳、精气虚损的精辟见解：“善补阳者，必于阴中求阳，则阳得阴助而生化无穷。善补阴者，必于阳中求阴，则阴得阳升而泉源不竭”；“善治精者，能使精中生气；善治气者，能使气中生精”。这些论述可以认为是对《内经》“阳化气，阴成形”理论的演绎和发展，对于我们今天临床实践具有深刻的启迪。

王庆其曾经治疗一功能性消化不良案，患者自幼懦弱，身体修长，皮肤白皙，未诊时诉食欲不振，嗳气，腹胀，虽知饥饿，得食早饱，大便不畅，形体消瘦，体质甚差，不耐寒温，平素易多感冒，经常因病辍学，恙起近两年，久治罔效。苔薄白腻，脉来细濡。中医诊断为“胃痞”，投健脾和胃，理气宽肠中药，黄芪、党参、白术、薏苡仁、茯苓、甘草、制半夏、苏梗、炙鸡金、枳壳、焦楂曲、制大黄、大枣等。数诊之后，证情有所缓解，但稍不慎进食油腻后，证复如故。思《内经》有“阳化气”之明训，考虑患者久病中阳不足，“无火无以熟谷”，乃取上法佐以温暖胃阳之品，补火以生土，化气促健运。药用上方加熟附块、肉桂、荜澄茄等，数剂后早饱、脘胀、嗳气、隐痛等明显缓解。继以前法化裁加减，调治善后，证情基本康复，形体渐丰，神色转佳，可以胜任学业。[2]

又治慢性肾功能不全案，患者素体康健，两年前因不明原因持续高热不退，而住某医院，曾用多种大剂量抗生素治疗，热虽平而出现肾损害，查肌酐、尿素氮等增高。迭经中西药治疗，肾功能无明显改善。病延两年余，诊时面色不华，贫血貌，腰酸神疲乏力，尿有泡沫，纳少，舌质淡，苔薄，脉沉细无力。尿检：蛋白（++），血清肌酐：210μmol/L，尿素氮 20mmol/L。系药害所伤，脾肾两亏，气血不足，加之蛋白流失，肾精不固。《内经》云：“阴成形”，“精不足者，补之以味。”治宜脾肾两补，气血并治，滋阴填精，益气生血。药用黄芪、太子参、白术、土茯苓、甘草、黄精、熟地、当归、山茱萸、枸杞子、芡实、巴戟天、菟丝子、鸡血藤、大枣、制大黄。上方加减过程中，曾用过川续断、杜仲、阿胶、女贞子、制首乌、潼蒺藜、苏叶等药物。两个月后复查尿检：蛋白（+），血清肌酐：150μmol/L，尿素氮 14mmol/L。腰酸神疲好转，气色转华。再以前法调息治疗四个月后，尿检：（-），血清肌酐、尿素氮接近正常。[2]

2. 用《内经》藏象理论指导临床 《内经》对人体生理活动的认识以藏象学说为核心内容，简单地说，藏象学说是专门研究“象”与“藏”相互关系的理论。以脏腑为中心，把脏腑与经络与形体各器官组织，脏腑与精气神，乃至脏腑与自然、社会环境等有机联系起来的，在整体观念指导下的藏象学说，一直是中医辨证论治的理论基础。鉴于此，近有学者提出将传统中医的辨证论治改名为“藏象辨证论治”。[3]这一观点，不仅揭示了藏象学说对中医辨证论治的临床指导价值，更重要的是充分展示与概括了中医学的学术特色。藏象学说肇自《内经》，上述观点的提出可认为是续《内经》之绪余。

如《灵枢·本神》说：“心藏脉，脉舍神”，“心怵惕思虑则伤神，神伤则恐惧自失”。《素问·调经论》说“神有余则笑不休，神不足则悲”。心火亢盛，邪火扰心而可出现神昏谵语；心血不足，可表现为健忘、失眠、多梦等神志症状。张海峰治一患者，因家庭事故引起精神失常，狂乱不识人，终日打骂，力大无穷，发作近半月，大便数日一行，状如羊屎，尿转臊臭，目赤直视，面色红赤，舌黄褐厚腻而干，唇焦紫，脉滑数有力。此阳明燥实化火，上扰心神，治以泻阳明腑实，清心安神。药用大黄、芒硝、枳实、甘草、石菖蒲、郁金，服 2 剂得泻大便 7、8 次，臭秽异常，狂志大减，神志稍清。用前方略减量继服，证情进一步好转，继以育阴清心安神善后15剂，悉如常人。[4]

再如，《素问·灵兰秘典论》有"膀胱者，州都之官，津液藏焉，气化则能出焉"的记载。洪广槐曾治一癃闭患者，素有慢性前列腺炎史，偏嗜膏粱厚味，近于酒肉之后，始觉小溲艰难，渐至点滴不通，小腹充盈胀满，诊脉弦细而滑，苔黄厚腻。此酒肉滋生湿热，熬炼成痰或瘀，以致膀胱气化失司，清浊分利失司。药用自拟"升清降浊汤"（升麻、桔梗、柴胡、车前子、茯苓、泽泻、川贝、瓜蒌、桃仁、赤芍、山楂、葛花、穿山甲），另吞服麝香0.03g，2剂通，5剂愈。[2]

3. 用《内经》病因病机学说指导临床 例如《素问·举痛论》提出"百病生于气"的观点，即用"气"的异常变化概括所有病理现象。诚如张介宾所云："气之在人，和则为正气，不和则为邪气。凡表里虚实、逆顺缓急，无不因气而至，故百病皆生于气。"（《类经·疾病类》）熊继柏曾治一情志致病患者，其因患胃痛去某医院诊治，一年轻医生在其病历上写着"肝癌待查"的意见，患者见后，当即瘫倒，不能行走，用车接回家后，脘胁疼痛加剧，不进饮食，心悸自汗，四肢颤抖，大小便频数，如此一周未起。熊教授诊之，询其素无肝病史，扪其脘胁部并无肿块，且见嗳气等胃病症状，细审病史，知乃"恐癌"之证。遂以心理抚慰，佐以柴胡疏肝汤合孔圣枕中丹调理，数剂诸证释然。[5]诚如《素问·疏五过论》所指出："凡诊者，必知终始，有知余绪，切脉问名，当合男女，离绝菀结，忧恐喜怒，五脏空虚，血气离守，工不能知，何术之语。"《内经》的这些理论正是后世心理疗法的理论导源。

凌耀星运用《素问·汤液醪醴论》"精神不进，志意不治，故病不可愈"的经义，提出治癌四原则之一"导"，即思想劝导。强调医生既要治病，也要治人。人一旦得了癌症，容易忧愁抑郁，消沉悲观，这种情绪对疾病的康复非常有害。所以医生必须进行细致的劝导，从医理上分析他的有利条件，举些至今存活的有效案例，证明癌是可治之症。以鼓励其信心，增强其意志，使其在希望中主动配合医疗，充分发挥其意志的作用，从而调动机体内部积极因素，提高治疗效果。[6]

4. 用《内经》病证理论指导临床 例如，凌耀星从《素问·痿论》"治痿者独取阳明"的理论，推演引申其义，用于治疗萎缩性胃炎患者，采用黄芪建中汤、理中汤化裁，温养胃腑，滋液生津，调治2年余，使患者体重增加，症状消失，胃镜复查，萎缩消失[7]。先生还从《素问·咳论》所云"胃咳之状，咳而呕，呕则长虫出"的记载，治疗一咳嗽呕吐的患童，患儿形体消瘦，面色少华，诉说脐周少腹时疼痛，面颊有多个浅白色斑，唇下口腔黏膜有不少针尖状小点，提示体内有寄生虫可能。其母告知去年春呕出蛔虫一条。此属"胃咳"，乃作祛蛔治疗。3天后，其母欣然来告：药后次日泻下大小蛔虫数十条之多，咳遂止。[8]

5. 用《内经》治则治法指导临床 例如，《素问·阴阳应象大论》有“病之起始也，可刺而已，其盛可待衰而已”的记载。这是引用兵法策略，因势利导之术。《孙子兵法·军争》也有“善用兵者，避其锐气，击其惰归，此治气者也”之语。《素问·疟论》主张在疟未发之前针刺，《金匮要略》制蜀漆散治牡疟、温疟在发作前服，从而引申为一种治疗周期性发作疾病的方法。烟建华据此治疗月经病一般均在经前用药。曾治疗一患者主诉停经3月，前医曾用通经药1月未效。询之每次月经欲来不至之时皆有动静，但一过而已，嘱其计算月经周期，待时来诊。届时诊有腰酸，腹部不适感，伴面部浮肿，查舌胖大色紫，脉弦细。辨为气血亏虚，肝郁脾虚，水湿阻滞。疏方以太子参、白术、茯苓、当归、白芍、泽泻、车前子、益母草、三七、川芎、鸡血藤、泽兰、柴胡、枳壳等，嘱经来停服。连服两月，月经正常。[9]

又如，王洪图根据《内经》“塞因塞用”法则治疗一张姓患者，患皮肌炎伴大便秘结，辨证属于精血不足，无水行舟。用当归、肉苁蓉、怀牛膝、杜仲、菟丝子、麦门冬、升麻、枳壳、甘草，3剂大便通，再用中西同治2年后，皮肌炎康复。[10]

（二）通过大宗病例回顾性研究验证《内经》理论

通过大宗病例的临床观察，验证、探讨《内经》理论的实质或病证诊治规律，也是临床研究的良好途径。

例如，田勇、王晓岚从185例咳嗽治疗经验探讨《素问》“五藏六府皆令人咳”的临床意义。分析发现，其中属于肺咳者32例，脾咳者59例，肾咳者75例。肺咳者用二陈汤加减，脾咳者用保和汤加减，肾咳者用六味地黄汤、金匮肾气汤加减，心咳者用三子养亲汤、二陈汤、生脉散合方加减，肝咳者用龙胆泻肝汤、泻白散加减，一般服药3～15剂，均获得较好的疗效[10]。陈春明根据《内经》脾胃理论治疗127例肝内胆管结石，病机主要责之于肝、胆、脾、胃，治疗分设和解少阳、清热排石，健脾和胃、利湿排石，健脾益阴、澄清胆汁，随症加减等四步。20～60天为一疗程，结果112例排出结石。[10]

《素问·奇病论》有“有病口甘者……治之以兰，除陈气也”的记载，明确指出以兰草汤治疗消渴病。刘宜云、郭新华以兰草汤加味（佩兰、茯苓、山药、厚朴、苍术、地骨皮、玉竹）治疗湿热蕴脾型糖尿病27例，45剂一疗程。结果：显效率48.1%，好转40.7%。[10]杨志伟运用《素问·痹论》关于“筋痹”的理论，自拟“舒筋蠲痹饮”（白芍、木瓜、甘草、当归、鸡血藤、桂枝、地龙、香附、蜈蚣、牛膝）加减，治疗坐骨神经痛63例，结果：痊愈24例，显效22例，好转15例，无效2例。本组病例统计表明，一年四季均可以见筋痹，仅以春季发病率稍高，故认为不必拘于《素问》春季之说。[10]徐金星、尚丽娟根据《素问·阴阳应象大论》"湿胜则濡泻"的理论，确立除湿法治疗小儿秋季腹泻204例。其中寒湿型129例，湿热型75例。治疗基本方：苍术、薏米仁、车前子、防风。湿热加黄连、白头翁；寒湿加附子、炮姜；重症腹泻加米壳。2～5天一疗程。结果：痊愈190例，好转14例。[10]

以上举例说明《内经》理论在临床上仍然具有很强的生命力，每一个临床医生必须具备扎实的经典理论基础，才能提高临床水平。

（三）用流行病调查方法探讨《内经》学术观点

采用流行病调查方法也是临床研究的很好形式，其特点是组成研究题目的三个因素—受试对象、处理因素、实验效应，都是自然界中既有的，不需要人为地另外施加新的处理因素。对于《内经》临床研究同样适合。

例如，叶庆莲、李旭蕃通过调查广西南宁30年疫情资料，分析五运六气与发病的关系。依照南宁市1951～1980年法定传染病发病率，绘出发病曲线图，根据图表找出发病高峰年，据发病高峰年的干支，确定中运、司天、在泉、四间气及运气相合情况，制成简表。根据《内经》运气学说中五运太过不及、司天在泉淫胜及运气同化异化理论进行比较，结果：南宁市30年法定传染病7个发病高峰年，基本符合者6年，不符合者1年，符合率约为86%。可见应用流行病调查方法来验证运气理论很有学术价值。[10]

又如，施维群从196例重症肝炎出现的三种危险症象（呕吐频繁、呃逆、便意频繁）探讨《内经》邪正关系及气机逆乱的病机。研究表明，"三危症"的出现，正是阴阳离决前夕气机逆乱的临床标志，其预后可以《内经》"厥逆连脏则死，连经则生"，"上下不并，良医弗为"，"营卫不利，五脏不通则死"来评判。治疗应该根据《内经》标本补泻的原则及早处理。[10]

再如，李时朴运用《内经》"肾主骨"的理论，调查了101例颈椎病。结果表明，其中99例X线椎体唇样改变，占98%，按《素问·上古天真论》"丈夫……五八肾气衰，发堕齿槁"的记载，不论男女均以40岁为限，其中40岁以上91例全部有椎体唇样改变。说明40岁以上患颈椎病均与肾气虚有关，《灵枢·海论》"脑为髓之海，髓海不足，则脑转耳鸣"，此与颈椎病压迫椎基底动脉，造成脑内供血不足，产生眩晕相吻合。[10]

（四）从古代医案考察《内经》理论的学术价值

古今医案是医家临床实践经验的总结，通过医案的辨证用药分析来验证、探讨《内经》理论的学术价值，是一件十分有意义的工作。

例如，王洪图统计了《名医类案》、《续名医类案》、《二续名医类案》以及《中国现代名医医案精华》中涉及睡眠失常的115例医案为基础，分析各类症状用药规律和治疗中五行五脏系统出现的频率统计，探讨五脏与睡眠的关系。统计结果表示，对不寐类治疗中脾胃系统出现的频率最高，心系统次之，肝系统再次之，最后是肺肾。说明睡眠与脾胃、心、肝关系最密切，治疗不寐必须主要从调节脾胃、心、肝着手。[10]

要之，中医经典理论来自临床经验的总结与升华，但归根结底，学习经典的目的是运用于临床，通过临床实践的检验方能体现其学术价值。我认为，治经典之学，若实实在在运用于临床，才能把经典理论真正成为自己的知识，并有所感悟；先哲之理法，若活活泼泼应用于今病，方见生命。若不着边际，高谈阔论，虚无缥缈，除了把经典之学印向空玄之外，则与中医学术发展无寸补。

参考文献

[1] 王庆其．内经选读．北京：中国中医药出版社，2003.

[2] 王庆其．内经临证发微．上海：上海科学技术出版社，2007.

[3] 严世芸．中医藏象辨证学．上海：上海中医药大学出版社，2003.

[4] 王琦．王琦临床医学丛书．北京：人民卫生出版社，2003.

[5] 熊继柏．熊继柏医论集．北京：中医古籍出版社，2005.

[6] 凌耀星．中医治疗疑难病130例纪实．上海：上海三联书店，2001.

[7] 凌耀星．凌耀星内经讲稿．北京：人民卫生出版社，2008.

[8] 烟建华．医道求真．北京：人民军医出版社，2007.

[9] 王洪图．王洪图内经临证发挥．北京：人民卫生出版社，2006.

[10] 中华全国内经专业委员会．内经新论．北京：中国医药科技出版社，1991.

十 立德、立功、立言

——漫谈做好《内经》教师

《左传》有云："太上立德，其次立功，其次立言。"《临证指南医案·华序》对此作了诠释："良医处世，不矜名，不计利，此其立德也；挽回造化，立起沉疴，此其立功也；阐发蕴奥，聿著方书，此其立言也。"立德就是讲做人，做一个有道德的人；立功就是做事，奉献社会；立言就是做学问，在学术方面有所创新，有所建树。这三句话虽然是春秋战国时期提出的，但是至今对我们仍有很深的启迪意义。要做一个合格的《内经》教师，我认为也应以"三立"为准绳。

（一）立德——师者当有仁爱之心

德，指道德、品德。孔子提出“君子怀德”，其含义甚广，包括仁、义、孝、弟、忠、恕、让、信、中庸等等。唐·王冰在《重广补注黄帝内经素问序》中开首即说：“夫释缚脱艰，全真导气，拯黎元于人寿，济羸劣以获安者，非三圣道则不能致之矣。”我认为读黄帝之书，非备“拯黎元”、“济羸劣”之仁爱心“则不能致之矣”。《内经》是中医学现存文献中最早的经典著作，“其文简，其意博，其理奥，其趣深”，必须具备“无欲无求，先发大慈恻隐之心，誓愿普救含灵之苦”，耐住寂寞，“板凳要坐十年冷”，“沉潜往复，从容含玩”，才有可能有所收益。当今市场经济社会，充满着各种物质利益的诱惑，要静下心来，按住浮躁，挡住诱惑，潜心读读这两千余年前的古书，是需要一点毅力和虔诚之心的。

作为一名为人师表的《内经》教师，既要做好人，又要有较高的学术修养。如果自己没有学好《内经》，怎么能教好《内经》呢？北京四中李家声老师说：“世界上最危险的职业有两个，一个是教师，一个是医生。从某种程度上说，教师比医生还危险，庸医害的是一个人，而庸师害的是一群人，毁的是孩子的精神和心灵。”《内经》教学的对象是未来的医生，《内经》庸师害的是一大片人！既害生命，又害心灵。看当前中医界，临床疗效不尽如人意，虽然原因可能很多，但其中与中医药队伍素质不高，对中医药经典教学和学习研究不够重视不无关系（包括教与学两个方面）。

令人惊奇的是，《内经》中还记载了对教学对象的要求，《素问·金匮真言论》说：“非其人勿教，非其真勿授，是谓得道。”《素问·气交变大论》：“得其人不教，是谓失道，传非其人，慢泄天宝。”《灵枢·官能》说明了同样的意思：“得其人乃言，非其人勿传。”“不得其人，其功不成，其师无名。”所谓“其人”，是指热爱中医，钟情岐黄，且有一定悟性的可造之才。“得其人不教”是教师的过失；“非其人勿教”也是教师没有尽职。在当前的医学生中，普遍对中医药经典学习研究重视不够，以致中医基础理论不够扎实，表现在毕业后不会用经典，更谈不上发扬经典，“学到用时方嫌少”，在一些考核、晋升、评比中，对于经典问题“一问三不知”的现象时有所见。其中原因很多，也可能是教师尚未“得道”。一位教育专家说得好，教师要有育人意识和一双慧眼，把教材隐含的德育内涵挖掘出来，与知识传授、能力培养，“无缝对接”，润物细无声地渗入学生心头。为师者当有仁爱之心，把历代“大医精诚”之事迹感化学生，担当起医学的使命，勤奋学习，刻苦砥砺，努力成才，方不辱使命。

（二）立功——夯实经典基础善莫大焉

中医药经典是先哲们长期与疾病斗争的经验结晶，如果说中医学是一个伟大的宝库，那么中医药经典则是这一宝库中的精髓。夯实中医药经典这个基础，对于医学生来说将会终生受益。

1. 大道通，小道亦通 要做好一名中医院校的《内经》教师实非易事，除了本专业有关的内容外，还应该有一定的文史知识和修养，诸如六经、诸子、宋明理学等。这主要有两个方面的原因。其一，中医经典是古文字，又经辗转流传，难免版本繁杂，且诠释者众多，如果没有一定的古文化、文字知识，对经典著作就不容易读懂或有深刻的理解。其二，中医学植根于悠久的华夏文明，其思维方式和理论体系与传统的东方文化一脉相承，休戚相关。当前报道的国医大师的从医之路，他们之所以能成为国医大师，大多在年轻时代就已打下扎实的传统文化基础，所以进入医门，游刃有余，融会贯通，加之勤奋好学，悟性过人，故卓尔不凡。例如，我师裘沛然先生，一生勤求博采，不仅深谙岐黄之道，汲古汇今，融通辨证施治，具有丰富的临床经验，而且精研儒学，其对诗、文、史、哲造诣甚深，所作诗歌，爱国忧民，讲究韵律用典，堪称一绝。一部《裘沛然选集》把人道、文道、医道融为一体，开岐黄一代新风，足可启迪后学。一部《人学散墨》拨乱反正，还儒家学说以本来面目，在学术界引起很大反响，足见先生对儒家学说研究的造诣，在古今医家中对儒家研究如此精深，且有专著者甚少。跟师期间，先生要求我读《古文观止》、《四书集注》等，深望我等"对中国传统文化发奋精研，融会贯通"。他说："医学是小道，文化是大道，大道通，小道易通"。认为传统文化是大道，大道学通了，医道就迎刃而解。历代名医大家诸如张仲景、孙思邈、朱丹溪、张介宾、李时珍等无不如此。"欲穷千里目，更上一层楼"，其寓意是十分深刻的。"水之积也不厚，则其浮大舟也无力"，"要在'化'字上下功夫"。《内经》是古代经典，欲探微索隐，识契真要，应验临床，神明之妙贵在一个"化"字。先生的治学精神永远是我进取的绳墨。

一部《内经》，其理深，其义晦，其中熔铸了我们祖先的惊人智慧，至今仍然放射着耀眼的光芒。它不仅是医学的经典，也是中国传统文化的典范。因此，我们研究《内经》不可就医论医，更应将医学的原理置于中国传统文化的时代背景中去发掘隐奥，探索古代医学家认识世界和人体生理病理的思维方式，寻找研究如何将医学与自然科学、社会科学和哲学密切结合的契机，以便指导今后对中医学的深入研究。《内经》的理论体系与先秦文化血肉相连，尤其与先秦道家思想联系更加密切。《素问・上古天真论》中的养生思想直接肇自《道德经》，如"故美其食，任其服，乐其俗"等。《内经》的核心理念"人与天地相应"观与道家"天人合一"观一脉相承，运气学说可以认为是"天人合一"思想在医学上的具体运用。因此，要当好一名称职的《内经》教师没有一定的传统文化知识是不行的。

2. 无用即大用 我之所以选择教学研究《内经》，与方药中导师对我的影响是分不开的。有一件事我至今记忆犹新，在中国中医科学院读研究生期间，导师方药中先生擅长临床，尤精熟经典，每次聆听先生授课，辄为其行云流水般地背诵《内经》经文，且多独到见解，并能活用于临床而折服。先生之能讲、能写、能看病，成为余日后人生道路之垂范。真正引我入胜于《内经》的还有二位师长，一位是《内经》研究大家任应秋教授，余首次通读《内经》一百六十二篇乃得力于任老的教诲。而其《内经研究十讲》是余登入《内经》门墙的教科书。还有一位是中国社会科学院哲学研究所的刘长林先生，他曾师从任应秋教授学习《内经》，深得其青睐："在我的师友中研究《内经》而有成就的，除廖季平先生外，刘长林同志可是我 30 年来所见到的第一人"，任老师如是评说。余在京求学期间，刘先生曾多次来我班讲授《内经》，他挟其修养有素的哲学武器，从多方面阐述《内经》的认识论，其专著《内经的哲学和中医学的方法》是我日后研习《内经》的重要参考书。我为其思路清晰、谈锋犀利、见解深邃而心折，由此爱屋及乌，竟特意赴王府井书店购了一套《中国古代哲学史》来啃，试图探索内经的哲理。就这样，在西苑医院的课堂里我就心仪毕业后去上海中医学院教研《内经》。

有些人对我选择教学《内经》不甚理解，认为那些"老古董没有用"。而我认为，庄子说得好："无用即大用"(《庄子・人间世》)。从我 40 余年的临床工作体会，可以用以下两句话概括："一部灵素耗我半生心血，几多经旨受用一世临床"。很多事情要回顾头来才知道它的价值。世界美术巨匠梵高在生前只卖出过一幅油画，但是在他身后不到 100 年的时间里，他的一幅油画卖到了 8000 千万美元的价格。建筑学家刘家琨说："那些没有用的空间造就了建筑的美感，就像教堂的尖顶，让祈祷的人得到心灵的抚慰。"

作为一名《内经》教师要求有比较完善的知识结构，例如，人文社科知识、中医药经典及历代各家学说、临床医学知识及一定的实践经验、相关的现代科学知识等。有些知识貌似"无用"，实际提升了你的素质和人生的境界，常常在有意无意之中发挥了知识的效应。再说，人生读书难道就是为了有用才去读吗？正如易中天先生所云，读书有两种，一种是为谋生而读书，一种是为谋心而读书。"为谋心而读书"，才能读出人生的境界。一位哲人讲得好，教育的最高境界应当追求人文精神，实现生命的意义。

3. 照着讲与接着讲 哲学家冯友兰先生说："对古人东西要有两种态度，一是照着讲，二是接着讲。照着讲，实际就是还古人本来面目，重述古人的东西；接着讲，即从古人的东西出发，将古人提出的问题向前推进，开出一新的局面，达到一新的境界。"我认为，这两种态度并不矛盾，学习经典一开始应该掌握其本来意义，在达到一定造诣的基础上，结合实践有所发挥和发展。这是学习经典的两个阶段，都是需要的。教学《内经》也不例外，第一步教《内经》讲什么，就是照着讲，讲清《内经》的本意；第二步，讲清《内经》有什么临床指导意义，这是教授《内经》的第二个任务；第三步，《内经》怎样用？这就需要自己有一定的临床经验和体会，或者是结合老一辈中医学家的经验，探索怎样把《内经》应用于临床。老是"照着讲"，学术不会进步；只有不断"接着讲"，才能推动学术发展。

过去对于经典研究有"我注六经"、"六经注我"之说。前者是古代注释，后者是现代注释。前者强调恢复经典的本来面目，后者重在阐释今天我对经典的理解和发挥，更具一种个性色彩和时代感。其道理与前说相似。

我个人的体会是，讲《内经》做到"两个结合"。第一结合传统文化和时代背景阐明经文原意，第二结合临床和有关现代科学阐述其时代意义。例如，《素问·上古天真论》："帝曰：有其年已老而有子者何也？岐伯曰：此其天寿过度，气脉常通，肾气有余也。"经文原意是说，人至老年（男子 64 岁、女子 49 岁）还有生殖能力的原因有三：天寿过度、气脉（血）常通、肾气有余。我们可以从原文进一步理解为人体健康长寿的原因是：拥有先天长寿基因、气血畅通协调、肾气充足旺盛。它启迪现代养生应该注重保持气血流通和保护肾气充足，纠正过去养生一味强调补肾之片面性。

全国著名内经专家凌耀星教授讲课，不主张过多在文字上迂回，而是将古代和现代衔接起来，结合现代临床对《内经》理论加以阐释，衔接古今，把古代的经典理论讲得生动、活泼，她教《内经》以其文理与医理并重、理论和临床紧密联系、条理清楚、教学效果优良而闻名学术界，她的教学风格、治学态度、学术观点对我们治内经之学产生了深刻影响。

4. 结合临床用内经　中医学归根结底是一门应用学科。我们所学的书本知识，最终必须通过临床的实际疗效来验证。《内经》是古代医学家临床经验的结晶，学习研究《内经》不能离开临床实践去诠释、演绎，这就要求《内经》教师要有一定的临床水平。1911 年梁启超在《学与术》中说："学也者，观察事物而发明其真理者也；术也者，取所发明之真理，而致诸用者也。"严复在《原富》中也表达了同样的意思："盖学与术异。学者考自然之理，立必然之例；术者据已知之理，求可成之功。学主知，术主行。"教好《内经》的关键还是身体力行，否则心中了了，笔下难明。

例如，《素问·至真要大论》的"惊者平之"，按照讲义的本意，即是说受惊以后出现筋惕肉瞤，失眠等精神焦虑不安的情况，用镇静安神的方法来治疗。而《儒门事亲》的作者张子和，通过自己亲历的临床实践，解释为"惊者平之，平常见之则不惊也”，他从另外一个角度出发，说受惊以后所产生的病证是因为受惊是偶尔为之，如果经常“受惊”，平常见之则不惊，从而起到治疗的目的，这就是张子和对“惊者平之”的发挥。张子和不愧为医学大家，结合临床演绎经典，常常出神入化，令人耳目一新。这样讲《内经》，可以拓宽学生的知识面，引发学生的思考，同时也提起一些悬念，教学效果会更好。

（三）立言——学者要写传世之作

一位教育学学者曾经说过：“学者要写传世之作，发警世之言。”这就是古人所说的“立言”。

作为《内经》教师，其责任不仅仅是教书，更主要的是做学问。一个人之所以要读书求学问，首先不是因为要找个饭碗或者谋生，因为实际上没有学问的人同样可以谋生，甚至可能获得非常成功的生计。如果找教学《内经》来求稻粱之谋，成本太大，太辛苦。那么，什么是学问？学问不仅仅是知识，它还包括思想、价值、见识和智慧。学问，首先要学，在学习的过程中发现疑问，然而提出问题，然而通过再学习、思考、研究，千方百计解决问题，这就是做学问。孔子说：“困而学之。”“困”者困惑，因为“困”所以学，学是一种自觉的需要。古人云：学之为言，觉也；觉其所未知也。追求学问，就是追求人生的觉悟。古人常常把读书和明理联系在一起。何谓“明理”？所谓“理”，是道理、法则、规律的意思。明理就是弄清楚事物发展变化的法则和规律。古代求学，就是求道，“朝闻道，夕死可矣”。徐春甫在《古今医统》中说：“精于医者曰明医，善于医者曰良医，寿君保相曰国医，粗工昧理曰庸医，击鼓舞趋，祈禳疾病曰巫医。”“明医”即明白事理的医生。为医者总想出名，做一个名医；与其是做名医，不如做一个明医，也许更有助于造福百姓。

现代社会是一个充满诱惑、讲求功利的社会，这表现在高等教育中偏重于知识技能的传授，诚如熊十力先生当年在复兴书院开讲词中说，现今学校教育，唯重知识技能，不重器识的培养，但知能所以善其用者，在于人之器识。所谓“器识”，是人的器量与见识，即人的胸怀、度量、见识、智慧。这些是决定一个人的品质和未来运用知识技能是否有所作为的根本。

再来谈“立言”，当我们选择以学术为终身志业时，实际选择了对于事业的责任。“立言”，就是做学问，承载学术的延续和创新。如果说《内经》的诞生是中医学术史上的一个奇迹，那么2000年后的今天我们倘不能突破《内经》的藩篱，创造更新的理论发展中医学术，这难道不是《内经》的悲哀吗？历史赋予的责任是不可推卸的！

中篇

经文选讲

第一单元
宝命全形

《素问·宝命全形论》说："天覆地载，万物悉备，莫贵于人。"意思是说自然界天覆于上，地载于下，而万物具备，但在万物之中没有比人更宝贵的了。《灵枢·玉版》说："夫人者，天地之镇也。"《集韵》：镇，"宝器也。"《周礼·天官天府》："国之玉镇。"贵重的意思。人是天地间至为贵重之物。"宝命全形"，就是珍惜生命，保全形体。一部《内经》就是养生的宝典，治病的法书。

素问·上古天真论（节选）

【原文】

余闻上古之人，春秋皆度百岁，而动作不衰。今时之人，年半百而动作皆衰者，时世异耶？人将失之耶？岐伯对曰：上古之人，其知道者，法于阴阳，和于术数，食饮有节，起居有常，不妄作劳，故能形与神俱，而尽终其天年，度百岁乃去。今时之人不然也，以酒为浆，以妄为常，醉以入房，以欲竭其精，以耗散其真，不知持满，不时御神，务快其心，逆于生乐，起居无节，故半百而衰也。

【解析】

"上古"，即远古时代，《内经》成书前的远古时代，是人类社会的早期时代。"天真"，不加雕刻的自然天性，也即天真烂漫、质朴无邪的天性。另一种注释认为是指天之真元，张志聪："天乙始生之真元。"也就是篇中所说的"肾气"、"精气"。本篇主要讨论了上古之人由于重视保养天真的养生方法，因而得以健康长寿的道理，以及天真之气在人体生长发育过程中的重要作用，所以篇名叫做"上古天真论"。

文章一开始就提出"上古之人，春秋皆度百岁，而动作不衰。今时之人，年半百而动作皆衰者，时世异耶？人将失之耶？"是时世不同呢？还是人的过失造成的呢？目的是要否定"时世异耶"，从而指出人所以"年半百而衰"是人为造成的，人完全可以通过自身的努力而争取长寿。"春秋"，指年龄。"度"，超过的意思。"百岁"，是约数。

本节以古今之人的不同寿命作对比，从正反两个方面阐发了养生的重要意义。远古时代人们的寿命之所以超过百岁，而动作灵活利索，是因为他们懂得养生之道。"法于阴阳"，效法自然界阴阳消长的变化规律。"术数"，养生的各种技术和方法，如导引、吐纳、按跻等。饮食、起居、劳作皆有规律“形与神俱”，形与神是生命的基本要素，保持形神的和谐协调，能够尽终天年。“天年”，天指自然界；年指年龄、寿命。天年就是自然界赋予人类的寿命数。而现在的人之所以早衰，是因为当世人不懂得养生之道，放纵欲望，贪杯嗜酒，醉酒行房，以致精气耗竭，真元匮乏，不能保持精气的盈满，不善于驾驭控制自己的精神情绪，贪图一时的快乐。以酒作为琼浆，起居作息没有规律。“以妄为常”，把不正常当作正常，即生活超过常度。完全不懂得养生之道。“逆于生乐”，违背了养生的志趣。最后形神俱伤，年半百而衰。通过对比，也就回答了黄帝提出的问题，即人之寿命的长短，不在时世之异，而在人自身的调摄，从而突出养生的重要意义。

本节提出早衰的原因，值得我们关注，当今关于延缓衰老的研究是一个热门的话题。本文尤其提出纵欲无度，伤肾耗精而导致早衰的重要原因，这也是中医养生的特色之一。古代医家认为，男女间性事是“天下至道”，长沙马王堆出土的竹简医书《天下至道谈》和《养生方》均述及此方面内容。指出能够遵循养生的法度，则“虚者可使充盈，壮者可使久盈，老者可使长生”，违背养生法度则半百而衰。本文在批判了“醉以入房，以欲竭其精，以耗散其真”的同时，也说明了葆养精气的重要性。张介宾说：“精能生气，气能生神，营卫一生莫大乎此。故善养生者，必宝其精，精盈则气盛，气盛则神全，神全则身健。”现代研究证明，饮酒不利于优生，国外有“星期日婴儿”、“酒精性婴儿”之说，周末饮酒，酒后行房，生出痴呆或低能儿。历史上称为“落笔惊风雨，诗成泣鬼神”的李白，嗜酒如命，杜甫称其为“酒中仙”。其女儿平阳、儿子伯禽，均未成才，他本人晚年双目失明，死于醉酒。另外，如“以酒为浆”的生活习惯，现可以证明这种人的肝脏大多是有损伤的，轻则肝大，重则肝硬化，当然是对长寿有影响的。

【钩玄】

养生的意义和法则

本篇为《素问》的第一篇第一节，《内经》之所以把养生放在首篇，寓于深远的意义。追求健康长寿是古今人们的共同目标，本节旨在强调医学的根本职能是预防疾病的发生，延年益寿。这在当前来说具有现实意义，体现了医学发展的必然趋势。

本节提出了六项养生的法则

1）顺应自然——法于阴阳：即养生应效法自然界阴阳变化规律。“人于天地相应”观是贯穿于《内经》的基本学术思想，人与自然的和谐协调是健康的象征，故凡养生首要效法自然界阴阳变化规律，保持天人和谐。

人体在漫长的生物演化过程中，已经具备了一定的适应自然的能力。如：

“天暑衣厚，则汗出，天寒衣薄，则为溺与气”，“阳气者，平旦人气生，日中阳气隆，日夕而阳气已衰，气门乃闭”。因此人体应根据四时阴阳的变化主动的去顺应它，使机体的这些生理调节功能正常的发挥作用，人体则不易得病。反之，当然百病丛生。

2）术数锻炼——和于术数：即恰当运用养生的技术和方法锻炼身体，像气功、导引、按跻、吐纳等等。再如华佗五禽戏，孙真人调息法，现代流行的太极拳等都可以起到这些作用。《内经》无“气功”两字，但《素问·上古大真论》有“呼吸精气，独立守神，肌肉若一”之说。提示了调节呼吸，宁心调神，放松肌肉等气功最基本的修炼方法。《素问·刺法论》所记载的“寅时面向南，净神不乱思，闭气不息七遍，以引颈咽气顺之，如咽甚硬物，如此七遍后，饵舌了津无数”，则是吐纳导引的养生方法。《素问·异法方宜论》所说的“导引按跻”，也是一种技巧健身法。可见《内经》时代已盛行多种体育锻炼的方法，对养生保健有一定帮助。

3）节制饮食——食饮有节：孟子说：“食色，性也。”饮食是人之本能，可是饮食不节是导致疾病的重要原因。在现代社会中，由于饮食不节引起的肥胖、高血脂、高尿酸血症、脂肪肝等病变，已经成为当前一大病态。

饮食物固然是人体赖以生存的源泉，《灵枢·五味》说：“谷不入，半日则气衰，一日则气少矣。”但食饮不节可损伤脾胃，影响整个机体的生理活动。《素问·痹论》说：“饮食自倍，肠胃乃伤。”饮食过量，肠胃受伤，轻则可致消化不良，进而还使气血流通失常，筋脉郁滞，发生下利、痔疮等病证。如《素问·生气通天论》说：“因而饮食，筋脉横解，肠澼为痔。”多食膏粱厚味，脾胃积热，热毒内生，可患疮疡疔毒。所谓“高梁之变，足生大丁”。食饮有节还包括忌偏嗜，五味入胃，各归所喜，对相应的脏腑活动产生营养作用，这乃是“物化之常”；倘若偏嗜偏食，不仅营养成分失之偏颇，久而久之还会引起多种疾病，甚至影响寿命。《素问·生气通天论》总结说：“阴之所生，本在五味，阴之五宫，伤在五味。”并对五味太过所导致的病理现象作了描述，告诫我们要“谨和五味”，则可以“长有天命”。可见，合理调配饮食五味，保证各种营养物质的比例均衡，对于维持健康具有重要意义。《灵枢·师传》还提出：“食饮者，热无灼灼，寒无沧沧。寒温中适，故气将持，乃不致邪僻也。”要求饮食时应寒温适中，不寒不热，可助脾胃吸收消化，以将养元气，寒热痰湿之邪不生。

4）起居作息有规律——起居有常：人类在长期的生活过程中形成了“日出而作，日入而息”的起居作息规律，这也是“天人合一”思想的体现，违背这一规律，日久必然出现生理功能的紊乱。《素问·四气调神大论》要求人的起居作息应与四时阴阳消长相应。《素问·生气通天论》指示一天之中的劳作、休息也要与阳气的消长相应。其基本精神是：人的生活节律与自然界的节律应该是同步的。

5）劳逸适度——不妄作劳：即劳作不违背常度。劳者，动也。动则气血流通，生命才有活力。华佗说："人体欲得劳动，但不当使极耳，动摇则谷气得消，血脉流通，痛不得生，譬如户枢，终不朽也。"劳倦过度，是引发疾病的原因。本篇强调"形劳而不倦，气从以顺"，"不妄作劳"，主张有劳有逸，不过度劳累与闲逸，告诫人们"久视伤血，久卧伤气，久坐伤肉，久立伤骨，久行伤筋"（《素问·宣明五气》）。关键在于孙思邈所说的"动而中节"。

6）节欲保精——不能醉以入房：肾精是人体赖以生长、发育、生殖的物质基础；房事是人体生长发育到一定阶段的必然欲望，也是天癸成熟的标志。房劳即指过度的性生活，《灵枢·邪气藏府病形》说："若房劳过度则伤肾。"房事过度，耗散肾精，损伤肾气，就从根本上削弱了生命力，从而影响人体的生长衰老过程，甚则发生早夭。《素问·上古天真论》严词批评了不知节制情欲，不知宝精而耗散真元之气，结果导致"半百而衰"的现象。强调寡欲念，戒房劳，"积精全神"，才能颐养天年。这是《内经》养生观中一大要点。

这些养生方法对今天养生保健仍有实践价值。

【运用】

人的生命是有限的，人们追求健康长寿，正说明生命的美好，这表达了生命对活着的依恋；既然生命是有限的，我们无法延长生命的长度，但我们可以增加生命的宽度，提高生命的质量，使这有限人生旅途更有意义。

养生是一种文化，是对待生命的一种态度，养生的本质就是提高生命的质量。我们每个人应该把养生理念内化为"善待生命"的价值需要，同时外化为科学健康的生活习惯。《内经》中的养生理念植根于中国传统文化，它不仅含有深刻的生命哲学意义，而且对今天提高人们的心身素质具有现实意义。

现在，有一个奇怪的现象——物质文明提高了，为何有些疾病反而增多了？根据我国医学界调查，当前心脑血管病、恶性肿瘤、糖尿病等的发生率逐年上升，已经与发达国家接近，恶性肿瘤、脑血管病、心血管病已占总病死数的61%，至于亚健康状态的人占整个人群的60%左右，严重影响了国人的健康水平。有人说，都是因为经济发达了，生活富裕造成的。这种说法初听似乎有理，实际是错误的。中国古代有"仓廪实而知礼节，衣食足而知荣辱"之训。用今天的话来说，物质文明提高了，精神文明应该相应地提高。人们应该有条件接受包括健康教育在内的精神文明教育，让人们掌握必要的卫生知识，提高自我保健意识，疾病的发生率应该减少。现在有许多人不是死于疾病而是死于对养生保健知识的无知。

在2009国际健康生活方式博览会上，专家指出，我国已经进入“生活方式病”高发时代。癌症、高血压、肥胖、心脑血管等慢性非传染性疾病的高发蔓延，都是生活方式病的具体体现。卫生部部长陈竺院士指出，改变不良生活习惯，积极倡导健康生活方式新理念，已经成为改善大众健康状况、降低医疗负担的当务之急。世界卫生组织(WHO)在1996年《迎接21世纪的挑战》中提出：“21世纪的医学不应该继续以疾病为主要研究领域，应该把人类的健康作为医学的主要研究方向。”医学的目的和本质功能，要从专注于发现和确诊疾病到征服和消灭疾病的疾病医学，上升为以发现和发展人的自我痊愈能力和自我健康发展服务的健康医学。未来医学发展的趋势要从疾病医学向健康医学方向发展。《内经》如此重视养生之道，对于当前具有深刻的启迪意义。

【原文】

夫上古圣人之教下也，皆谓之虚邪贼风，避之有时，恬惔虚无，真气从之，精神内守，病安从来。是以志闲而少欲，心安而不惧，形劳而不倦，气从以顺，各从其欲，皆得所愿。故美其食，任其服，乐其俗，高下不相慕，其民故曰朴。是以嗜欲不能劳其目，淫邪不能惑其心，愚智贤不肖，不惧于物，故合于道。所以能年皆度百岁，而动作不衰者，以其德全不危也。

【解析】

本节提出养生的原则，对外环境要“虚邪贼风，避之有时”，对人本身要“恬惔虚无，精神内守”，这是养生的基本要求。此处“虚邪贼风”泛指异常气候和外来致病因素。高士宗：“凡四时不正之气，皆谓之虚邪贼风。”四时气候，春温、夏热、秋凉、冬寒，是主时的正常之气，对万物的生长有促进作用。若应寒反热，应热反寒，均为反常之气，对万物的生长及人体健康不利。“恬惔虚无”，“恬”者静也；“惔”者，淡泊之意。“虚无”，思想闲静，没有杂念。《内经》受先秦道家思想的影响很深，道家主张“少私寡欲”，“致虚极，守静笃”，“清静为天下正”，“淡然无为，神气自满，以此为不死之药”。养生家陶弘景说：“静者寿，躁者夭。”《素问·痹论》：“静则神藏，躁则消亡。”主张控制情感欲望是《内经》精神养生的基本原则。能够做到内心的淡泊宁静，即使粗茶淡饭也能感到美味，着衣随便，在任何风俗环境下生活，都感到快乐；无论社会地位尊贵或卑贱，都能安于本位，不互相倾慕；保持其淳朴敦厚的品性，那么一个人才能对各种诱惑保持清醒，不会迷惑他的心，不为外界物欲所惊扰。

句末“德全不危”，寓有深意。意思是道德完善就没有危险。中国养生文化特征就是注重道德品性，良好的道德情操，是心理健康的重要标志，而心理健康则是去病延年的必要前提。心理学研究提示:“一个人的道德愉快超越利他活动所造成的躯体痛苦或心理痛苦,是心理健康的表现”。在中国传统文化中,养生从来就不局限于研究机体本身的运动变化和发展规律,而总是与道德品性修养有机地结合在一起,因而具有极丰厚的文化内涵。所谓“养生必先养性”,此“性”指道德品性。孔子说:“仁者寿,智者乐”;“仁者,爱人”;“己所不欲,勿施于人”。汉·董仲舒指出:“仁人之所以多寿者,外无贪而内清净,心和平而不失中正,则天地之美以养其身。”(《春秋繁露》)世界卫生协会关于健康的概念:“健康应是躯体、心理、社会适应、品德的良好状态。”把“品德良好”作为健康的内容之一,这与中国传统文化不谋而合。

综上所述,只有既注意避免外邪的侵袭,又注意调摄精神,道德修养,才能保持真气充盛,心理健康,使疾病无从发生。故高世栻说:“外知所避,内得其守,病安从来。”

【钩玄】

(1) 本段原文在上文的基础上补充了两种养生方法:

1) 避邪防病——虚风贼邪,避之有时:《内经》中比较重视外邪对人体的致病作用,认为这是发病的重要条件,因此要适时的避免它。《素问·刺法论》:“五疫之至,皆相染易……不相染者,正气存内,邪不可干,避其毒气。”抵御病邪,固然需要依靠人体的正气,但是对于“虚风贼邪”以及时行疫毒应该适时回避,两者不可偏颇。

2) 调摄精神——恬惔虚无:《内经》非常重视人的精神情志活动与身体健康的关系。健康的情志活动,有助于五脏六腑功能的协调;过度的情绪刺激,可以致人于病。因此,如何调畅情志,保持精神健康,是养生防病的重要一环。

真气的正常运行,与人的情志,精神等因素有密切的关系,如果情志恬淡,思想上无杂念,真气的运行则正常,反之,情志过极,情绪波动,就要影响到真气的运行,不能“气从以顺”。《素问·举痛论》说:“怒则气上,喜则气缓,悲则气消,恐则气下,寒则气收,炅则气泄,惊则气乱,劳则气耗,思则气结。”这就是因情志所致真气运行逆乱,直接导致发病的。

另外,由于情志过极,精神不能内守,正气衰弱而外邪入侵的也可以导致发病,因此,“恬惔虚无,真气从之,精神内守,病安从来”,这句话体现了《内经》重视精神因素在发病中的重要意义。他强调内因致病的重要性,证明内因是发病的根据,外因是发病的条件,外因是通过内因而起作用的。本篇提出:“恬惔虚无”,“精神内守”,“志闲而少欲,心安而不惧。”要求人们排除私心杂念,不患得患失,不贪求妄想,情绪宁静安定。诚然,要求人完全无欲无求,这不现实。其基本精神是告诫人们不追求非分的要求，保持心安理得，有较高的道德修养，乐观愉快，恬愉自得，使情志畅达。

(2) 关于“道”:《内经》受道家思想影响甚深，本篇则是代表之作。道家发展至汉代，黄老之术盛行。《内经》成书年代，非常尊重黄老之术。例如原文“美其食，任其服，乐其俗，高下不相慕，其民故曰朴。”与老子《道德经》八十章中“甘其食，美其服，安其居，乐其俗”，以及五十七章中“吾无欲而民自朴”，内容基本相似。本篇最后提出四种养生家的养生事例与老子的思想不可分割。“道”是老子思想的核心。含义很多，主要有二：一是指混沌的物质，是宇宙万物的本原、本体；二是指法则、规律，自然界事物变化的客观规律叫“道”。本篇中的“道”，主要指养生之道，但养生之道也必须遵循自然界变化的法则和规律，故凡懂得顺应自然变化而养生的人才称得上是“道者”。

【运用】

我在临床上有相当一部分的病人是胃肠疾病的患者，在长期的医疗实践过程中，我发现现代人患胃肠疾病的原因很多，其中主要来自不科学的生活习惯。我曾总结了“胃食管反流病的八大诱发因素”一文，其中，有三条与不良饮食习惯及情志因素有关。如饮食过饱。胃食管反流病的促成因素是食管下段括约肌(LES)不能有效关闭以阻止胃内容物反流入食管，而饮食过饱引起胃中压力增加，胃排空延缓，胃气上逆导致反流。因此本病多在进食后1小时左右发生，或反流症状加重。另外，多食辛辣酸甜的食物。如高脂肪、巧克力等这些食物常可引起胃酸分泌增加，降低食管下段括约肌(LES)的张力，使其抗反流的防御机制下降。第三，情志因素。精神情志因素与消化道的分泌功能及其运动有密切的关系。“胃肠是情绪变化的晴雨表”，在恐惧与焦虑情况下，胃酸分泌减少，而愤怒时增加，抑郁、绝望时胃分泌率减低。从中医病机分析，情志不畅，忧郁恼怒，肝失疏泄，横逆脾胃，气机升降失调，胃气上逆；或肝郁化火，火灼胃阴，胃失润降，食管失于濡润，损伤胃及食管黏膜而诱发本病。“以酒为浆，以妄为常”的生活习惯不仅导致胃肠病发病率明显上升，也造成多种现代文明病的发生，如高血脂、高血糖、高血压、高尿酸等。因此对于胃肠病的治疗，辨证论治固然重要，而病人的饮食、情绪、生活起居等方面的养护尤其关键。

另外，医学心理学家通过实验证明，在痛苦恼怒时，由于外周动脉阻力增加，舒张压明显上升，但在恐惧时，由于心搏输出量增加而引起收缩压上升，因而认为，忧虑，敌对和抑郁情绪的人容易发展为高血压；而急躁、缺乏耐心、易激动的人则易患冠心病，这是由于这种人性格特征不断重复作用，通过神经内分泌机制而引起某些生理变化，使之血中血脂、蛋白等成分改变等，最终导致冠心病。像这样的研究现在很多,不再一一列举。

【原文】

帝曰:人年老而无子者,材力尽邪?将天数然也?岐伯曰:女子七岁,肾气盛,齿更发长;二七而天癸至,任脉通,太冲脉盛,月事以时下,故有子;三七,肾气平均,故真牙生而长极;四七,筋骨坚,发长极,身体盛壮;五七,阳明脉衰,面始焦,发始堕;六七,三阳脉衰于上,面皆焦,发始白;七七,任脉虚,太冲脉衰少,天癸竭,地道不通,故形坏而无子也。丈夫八岁,肾气实,发长齿更;二八,肾气盛,天癸至,精气溢写,阴阳和,故能有子;三八,肾气平均,筋骨劲强,故真牙生而长极;四八,筋骨隆盛,肌肉满壮;五八,肾气衰,发堕齿槁;六八,阳气衰竭于上,面焦,发鬓颁白;七八,肝气衰,筋不能动,天癸竭,精少,肾藏衰,形体皆极;八八则齿发去。肾者主水,受五藏六府之精而藏之,故五藏盛,乃能写。今五藏皆衰,筋骨解堕,天癸尽矣,故发鬓白,身体重,行步不正,而无子耳。

帝曰:有其年已老而有子者何也?岐伯曰:此其天寿过度,气脉常通,而肾气有余也。此虽有子,男不过尽八八,女不过尽七七,而天地之精气皆竭矣。帝曰:夫道者,年皆百数,能有子乎?岐伯曰:夫道者,能却老而全形,身年虽寿,能生子也。

【解析】

本文原文通过女子生长发育的七个阶段和男子生长发育的八个阶段来论述了人体发育生长壮老的规律以及这个客观规律与肾气的关系。在《内经》中还有其他篇章也讲述人的生长壮老的过程,如《灵枢·天年》,但它是以十岁为一阶段。不管怎么分,我们主要掌握生长发育过程中的自然标志以及分析肾气的重要性。

男女生长壮老的规律:根据原文精神,女子七至十四岁,男子八至十六岁,是生长发育期,主要表现为齿更发长,天癸发育日渐成熟,女子月事应时而下,男子开始有排精现象,具备了生育能力。女子二十一至二十八岁,男子二十四至三十二岁,是壮盛期,主要表现为智齿生出,牙齿生长齐全,筋骨坚强,体格壮盛,发长极。女子三十五至四十九岁,男子四十至六十四岁,是衰老期,主要表现为阳明脉气渐衰,面色逐渐憔悴,发枯白而开始脱落,天癸渐竭,形体衰老,精气渐亏,逐步失去生殖能力。《内经》所揭示的男女生长壮老的变化过程,是生命活动的基本规律,是经过长期的生活及医疗实践观察总结的结果。

关于"七"、"八"的理解:本篇分别以"七"、"八"作为男女两性生长发育的基数,来描述人体的生理过程。这是古人通过长期观察和实践总结出来的,它基本符合实际。尽管历代注家对此有不同的见解,但七、八之数只是大体的划分,因先天禀赋、后天营养、地区环境、气候变化及生活习惯等不同，人体生长发育的生理过程是有差异的，一般而言，女性比男性成熟稍早。

肾气与生长发育和生殖的关系：人体在生长发育期，肾气渐渐盛实；壮盛期，肾气充盛已成稳定均衡趋势；衰老期，肾气渐衰。在肾气充盛的一定阶段所产生的“天癸”则是直接与生殖及性功能有关的物质。可见肾中精气的盛衰与人体生长壮老过程直接相关。直接影响着人的生殖及性功能。由此可见，人欲维护健康、延缓衰老必须以保养肾气为首务。现代研究提示，补肾有助于提高机体免疫力，延缓衰老等。

对年老有子的原因，按本篇的观点，男至六十四岁、女子四十九岁，肾气衰，天癸竭，即丧失生育能力，这是一般情况；但天寿过度、气脉常通、肾气有余的人，天癸未竭，亦可以有生育能力；更有对养生之道有深厚造诣的人，“能却老而全形”，即使到了百岁，仍有生育能力，这是特殊情况。可见养生与长寿、与生育能力密切相关。

关于“肾者主水，受五藏六府之精而藏之，故五藏盛，乃能写”的理解：

(1) 体现了整体的观点，肾与五脏六腑是统一的整体，肾精来自于五脏六腑，唯有五脏六腑精盛，肾精才能藏与泻，因此肾精的盛衰，反映了全身的盛衰。

(2) 肾精来源于先天，培育于后天，依靠五脏六腑精气不断补充贮存，才能发挥作用。“肾者主水”，“肾者，主蛰，封藏之本，精之处也”，都是讲肾主藏精气。肾藏的精气出生时已接受父母所赋予的先天之精，出生后又得到五脏六腑精气的不断充养，故能始终充盈不衰，对全身的生理功能及生长壮老发生影响。

从这句原文中我们可以得到启发，当肾精亏损，体虚早衰，或久病入肾的病人时，如果因虚极之体不宜用血肉有情之品，滋腻厚味的药填补精气的话，则可用补益其他五脏六腑的方法，如补脾胃，是五脏六腑的精气充盛，那么肾藏的精气也得到一些补充。

(3) 肾以闭藏为主，有藏也有泻，如女子月事以时下，男子精气溢泻。肾以封藏精气为主，但这种藏并非单纯的收藏，如果只藏而不用，则精气就失去它的生理作用了，因此我们说，肾是以藏为主，但当他发挥作用时也消耗精气，也就是“泻”，此泻是有一定条件的，是溢泻，肾气充满而外溢，故男子有溢精，女子月事以时下。这种溢泻属正常的生理现象，待年老衰弱之时，五脏六腑精气不盛，肾藏精气也衰，没有多余之精气可泻，所以七七八八之后，男子没有精气溢泻，女子没有月经，就丧失了生育能力。因此说肾藏精气以闭藏为主，藏中有泻。

人体脏腑是一个整体，在生理上互相联系，病理上互相影响。肾中精气的盛衰与五脏六腑精气的盛衰密切关联，前文强调肾中精气的盛衰与人体生长壮老及生殖功能密切相关，本节原文提示，欲葆肾气，又不可忽视五脏六腑之精的培育。

【钩玄】

《内经》所揭示的男女生长壮老的规律是经过长期的生活及医疗实践观察总结的结果，对照现代仍有一定借鉴价值。

(1) 肾气与生长发育和生殖的关系：本篇强调了肾气对人体生长发育和生殖功能的重要作用，提示保养肾中精气，对抵御疾病、延缓衰老、增进年寿的重要意义。肾藏精，精化为气，谓肾气。人体的生命产生于男女两精相结合；既生之后，肾气渐盛而发育成长，至一定时期“天癸”成熟，女子有月经，男子溢精，开始具备生殖能力；肾气充盛则身体壮实，肾气虚衰则形体渐衰，“天癸”渐竭，女子停经，男子精少，失去生殖能力。

在肾气充盛的一定阶段所产生的“天癸”则是直接与生殖及性功能有关的物质。可见肾中精气的盛衰与人体生长壮老过程直接相关，肾气是生长壮老的物质基础，肾气对生长壮老起着主导的、决定性的作用。

诚如清代医家姚止庵云：“男女之壮也，并始于肾气之盛实，其后(当是“弱”字)也，亦由于肾气之衰微。人之盛衰，皆本源于肾”。由此可见，人欲维护健康、延缓衰老必须以葆养肾气为首务。此理论对后世临床指导很大。

(2) “天真”与“天癸”：“天真”一词，在《内经》中独见于《上古天真论》篇名，余则未见。古今对其见解不一，归纳之有四：①作淳朴无邪解，所谓“天性自然之真”；②作天寿、天年解；③作肾精解；④作先天真元之气解。我们认为，要正确理解“天真”的含义，必须从《上古天真论》的原文精神中去寻觅。该篇开卷以古今之人的不同寿命作对比，阐发养生的重要性，但养生的关键是保养什么呢？原文未作正面回答，然紧接着下文即讨论了肾气对生长发育生殖的重要意义，并指出“天寿过度”的主要原因是“肾气有余”。这实质上已经解答了养生长寿的关键是保养肾气的问题，此乃全篇之核心。如果要问“天真”到底是指什么？就是“天乙始生之真元”——即“肾气”。肾为元气之根，肾藏来之父母的光天之精，又受后天“五藏六府之精而藏之”。肾脏精气的盛衰关系人体的生长壮老衰。因此，养生的首要问题，就在于保养肾脏的精气。这也就是本篇所以命名“上古天真论”的意义所在。

对“天癸”一词，亦有多种见解：①女血男精之统称；②专指女子月经；③指先天肾之精水；④指元阴、元气。我们仔细剖析《上古天真论》原文：男子“二八，肾气盛，天癸至，精气溢泻”；女子“二七而天癸至……月事以时下，阴阳和，故有子”。从上文可以发现这样一个规律：肾气盛→天癸至→男子排精，女子来经，可以生育。该篇另一段经文提示了同样的道理：肾气衰→天癸尽→无子。毫无疑问，“天癸”就是肾气作用的产物，随肾气的盛衰而盛衰；“天癸”又是关系到男子排精，女子来经及生殖孕育的一种物质。那么为什么名之曰“天癸”呢？天，是天一；癸，是十天干之一。癸属水，一是水的生数，此水源于先天，故曰“天一”。古人认为水为万物之本源，万物之生，皆由水始。《管子》云：“人水也，男女精气合，而水流形。”“天癸”本源于先天肾气（天真），天癸成熟后，男女媾合，就能生儿育女。

要之，《素问·上古天真论》之“天真”与“天癸”是两个不同的概念，它们之间密切相关，但不能互相取代。“天真”就是指对人体生长壮老衰有重要作用的“肾气”；“天癸”是肾气充盛到一定阶段的产物，是一种与生殖、生育、性功能成熟有关的物质。

（3）冲任两脉与月事的关系：女子“二七而天癸至，任脉通，太冲脉盛，月事以时下，故有子”，这段原文阐述了月经产生的机制，主要强调了在肾气以及天癸的作用下，任脉通，太冲脉盛，方始月事以时下。

为什么冲任两脉与月事关系密切呢？

我们知道，任、冲、督三脉“一源而三歧”，皆起于胞中，与胞宫有直接联系，任主胞胎，冲为血海，所以与月事有关，因此，在讨论月经生理过程中，除了要了解肾气与天癸的关系外，还要知道冲任两脉的通盛也是十分重要的。

冲任二脉与月事、胎孕理论，为后世妇科学的发展奠定了基础，陈自明《妇人大全良方》：“冲为血海，任主胞胎，二脉流通，则经血渐盛，应时而下。”临床上治疗妇科经、带、胎、产疾病往往着眼于冲任二脉。张锡纯《医学衷中参西录》中理冲汤、安冲汤、固冲汤、温冲汤等治疗妇人经闭，崩漏，不孕等症。

那么，冲任与男子有关吗？它在男子表现什么作用呢？男子也有冲任脉，那它肯定有其生理功能的，只不过表现的与女子不一样而已。《灵枢·五音五味》讲到女子为什么有月经而无胡须，而男子为什么没有月经而有胡须？因为冲任两脉皆起于胞中，皆有一别络“络唇口”，“血气盛则充肤热血，血独盛则盛皮肤，生毫毛。”女子因月事以时下，数脱于血，多冲任二脉的血气不荣口唇，故须不生，相反，男子没有月经，不脱血，所有冲任血气荣口唇，故有须。从这方面看，冲任二脉也是第二性征的物质基础，不仅与女子有关，而且与男子有关。

（4）关于男女衰老过程不同的问题：从原文看，男女的衰老过程不同，女子五七阳明脉衰，男子五八肾气衰，为什么女子先从阳明开始衰，而男子则从肾气开始衰？我们认为这与男女的生理特点相关。

阳明是多气多血的经脉，脾胃又是气血生化之源，女子的月事以时下，数脱于血，所以到五七时阳明脉首先表现出衰退的现象，如面色憔悴，发鬓斑白等等，所以临床治疗妇人虚劳，常以补血为主，故《万氏女科》说："女子以血为主"。男子以二八开始有精气溢泻，至五八时，首先是肾藏精气衰少，所以首先出现气衰的表现，因此临床治疗男子虚劳，则常以补精为主。《万氏女科》说："男子以精为主"。当然，这里讲的仅是一般情况，女子也可能因生育过多，耗伤肾气，而先出现肾气衰弱的症状，如牙齿松脱，头发枯薄，腰脊酸疼等。总的来说，因男女生理特点不同，其衰老过程也不尽相同，是有差别的。

(5) 关于健康长寿原因的探讨：本节原文说："有其年已老而有子者何也？岐伯曰：此其天寿过度，气脉常通，而肾气有余也。"此段原义是分析"年已老而有子"的原因，但由此我们可以深入思考人体健康长寿的原因也主要有三方面原因：①天寿过度，即取决于先天的禀赋。现代研究认为人的寿命25%取决于遗传因素。②气脉常通，即气血流通。《吕氏春秋·达郁》说："流水不腐，户枢不蠹"，"形不动则精不流，精不流则气郁。"《素问·至真要大论》："气血正平，长有天命。"中医认为，人以气血为本，气血以流通为贵，气血瘀滞是疾病的标志，气血衰竭是死亡的象征。法国启蒙思想家伏尔泰说："生命在于运动。"我的结论：生命在于气血流动。随着人民生活的改善，脂肪摄入过多，脂肪类物质在动脉血管壁上沉淀下来，形成动脉粥样硬化，影响血液的流通，依靠这些血管供应营养物质的器官自然便受到影响。由此引起心脏、大脑的供血不足，甚至心肌梗死、脑梗死。所以心脑血管疾病已经成为我国人民健康的头号杀手，而这些病变的发生机制与气血瘀滞有关。③肾气有余。上文已经谈到肾中精气的盛衰对于人体生长壮老衰的关系，足以明证肾气充盛有余与长寿有关。近年来对肾虚实质的研究和补肾中药如人参、黄芪、鹿茸、枸杞子、巴戟天等抗衰老机制的实验研究提示，认为具有抑制导致衰老的"酶"、清除自由基、抗氧化作用和调节微量元素等方面功效，对于延缓衰老有一定作用。

【运用】

本篇强调肾在人体生长发育衰老过程中的重要作用，其与天癸的成熟密切相关。兹举健脾补肾法治疗不育症案辅证。

曾治疗一陆姓男子，38岁。结婚已8年，奈何至今未有子嗣。多方求医，未见消息。于外院做精液检查，发现精子的数量、活力、活率等多项指标均不合格。西医治疗近一年后，经朋友介绍求诊于余。问诊后得知该男子从事工作需要经常出差国外，且有嗜烟史。平时常感腰酸神疲，畏寒肢冷，大便多溏薄，夜寐可。舌质淡，苔薄腻。辨证属脾肾阳虚，精血不足。治以健脾益肾，填补精血。

处方：党参30g，黄芪30g，炒白术12g，山药30g，莲肉30g，茯苓15g，甘草

4.5g，巴戟天15g，仙茅15g，仙灵脾15g，菟丝子12g，枸杞子12g，补骨脂12g，藿苏梗（各）12g。

14剂后，患者精力较前充沛，大便已成形。以上方为基础，加减应用补益脾肾之炒扁豆、山茱萸、芡实等。如此调治3月余，再次复查精液，指标已基本正常。

《素问·上古天真论》曰："肾者主水，受五藏六府之精而藏之"，肾气与人的生殖功能密切相关，而肾与脾又为先天、后天的关系，先天之本需要后天之本的不断化源。本案患者结婚8年未育，查其原因劳倦过度，肾气之不足，脾气亦虚，故治疗从健脾补肾着手，冀可望育麟。

素问·四气调神大论（节选）

【原文】

春三月，此谓发陈，天地俱生，万物以荣，夜卧早起，广步于庭，被发缓形，以使志生，生而勿杀，予而勿夺，赏而勿罚，此春气之应，养生之道也。逆之则伤肝，夏为寒变，奉长者少。

夏三月，此谓蕃秀，天地气交，万物华实，夜卧早起，无厌于日，使志无怒，使华英成秀，使气得泄，若所爱在外，此夏气之应，养长之道也。逆之则伤心，秋为痎疟，奉收者少，冬至重病。

秋三月，此谓容平，天气以急，地气以明，早卧早起，与鸡俱兴，使志安宁，以缓秋刑，收敛神气，使秋气平，无外其志，使肺气清，此秋气之应，养收之道也，逆之则伤肺，冬为飧泄，奉藏者少。

冬三月，此谓闭藏，水冰地坼，无扰乎阳，早卧晚起，必待日光，使志若伏若匿，若有私意，若已有得，去寒就温，无泄皮肤，使气亟夺，此冬气之应，养藏之道也。逆之则伤肾，春为痿厥，奉生者少。

夫四时阴阳者，万物之根本也。所以圣人春夏养阳，秋冬养阴，以从其根，故与万物沉浮于生长之门。逆其根，则伐其本，坏其真矣。故阴阳四时者，万物之终始也，死生之本也，逆之则灾害生，从之则苛疾不起，是谓得道。道者，圣人行之，愚者佩之。从阴阳则生，逆之则死，从之则治，逆之则乱。反顺为逆，是谓内格。

是故圣人不治已病治未病，不治已乱治未乱，此之谓也。夫病已成而后药之，乱已成而后治之，譬犹渴而穿井，斗而铸锥，不亦晚乎！

【解析】

"四气"，指春温、夏热、秋凉、冬寒四时之气候；"调神"，顺从四时的气候变化以调摄精神，从而达到养生、防病的效果。“人与天地相应”观是《内经》重要的学术思想，也是指导养生防病的首要准则。生命是自然赐予的，自然界为生命活动提供了合适的条件，人体要保持健康，必须顺应自然规律，旨在维持人和自然环境的统一。

本节介绍了自然界四时生长收藏的规律，并提示人类要顺从四时阴阳调神养生。春谓发陈，指春季阳气生发，万物复苏，植物萌生的大自然景象。王冰注：“春阳上升，气潜发散，生育庶物，陈其姿容，故曰发陈也。”调摄人的精神情志，犹如保护万物的生机，不可滥行杀伐，要多施与，少敛夺，多奖励，少惩罚，向大自然施以爱心。此季当保养春生之气的规律。若由于春季失于调摄，生长之气不足则易致寒性病变。吴昆注：“肝象木，旺于春，肝气既伤，则夏火为木之子，无以受气，故病生于夏而为寒变”。

夏谓蕃秀，指繁茂秀美。此时天地阴阳之气交合，万物繁茂充实。马莳注：“阳气已，物蕃且秀，故气象谓之蕃秀也。”人亦当保养夏长之气的规律，做到精神饱满，以适应夏气成其秀美。否则，夏长之气不足，易产生疟疾一类的病证。

秋谓容平，指秋季万物成熟，形态平定不再生长的自然景象。秋季的特点是风清劲急，万物萧条，山川清肃景净。杨上善注：“天气急者，风清气凉也；地气明者，山川景净也。”人当遵循保养秋收之气的规律，使神志安宁平静，以避秋季肃杀之气。否则在冬季容易出现完谷不化的泄泻。

冬谓闭藏，指冬季阳气内伏，万物潜藏的自然景象。人亦应使神志内藏，安静自若，如有隐私不能外泄，如获心爱之物而窃喜。此季当遵循保养冬藏之气的规律，不要使皮肤过多出汗，导致阳气频繁耗伤。否则在下一个春季容易发生四肢软弱无力而逆冷的病证，如痿证和厥证。

人体当顺四气而调神，做到春使志生，夏使志无怒，秋令志安宁，冬使志藏。人能顺应四时阴阳变化调养精神情志和生活起居，则体健神旺，可以减少疾病发生。若违逆四时阴阳，则内伤相应五脏，并可能在下一季节发生病变。这一认识充分体现了中医学“天人合一”整体观思想及预防医学思想，具有重要的实践价值。

最后一段经文总结指出，四时阴阳盛衰变化是自然万物生长收藏变化的根本。圣人顺应之，则“春夏养阳，秋冬养阴”，人在春夏季节要顺应自然界生长规律调养阳气，在秋冬季节要顺应自然界收藏的规律调养阴气。此处养阳，即养生养长，养阴，即养收养藏。人与万物一样在生长收藏的生命过程中运动不息。文中，圣人得道指彻悟养生理论，并能正确采用养生方法。愚者，则违背之（佩，通倍，违逆之意），是为内格，即人体内在生理性能与自然界四时阴阳变化不相协调。王冰注:“格,拒也,谓内性格拒于天道也。”

本节提出了《内经》重要的学术观点:“不治已病治未病”。把“治未病”与治理国家的“治未乱”相提并论,可见做好养生预防疾病的发生与治国方略同等重要,这一观点值得我们深思。

【钩玄】

(1) 关于“春夏养阳,秋冬养阴”:经文强调四时阴阳是“万物之根本”,从之则治,逆之则乱。从而提出了“春夏养阳,秋冬养阴”这一顺应四时养生的重要原则,列举了违反四时之变的危害。

“春夏养阳,秋冬养阴”作为养生指导思想,是综合前文春养生气,夏养长气,秋养收气,冬养藏气得出的结论。生长属阳,收藏属阴;春夏属阳,故养生养长;秋冬属阴,故养收养藏。对于“春夏养阳,秋冬养阴”,后世医家多有发挥,主要观点有四:①马莳、高世栻等认为春夏顺其生长之气即养阳,秋冬顺其收藏之气即养阴。②王冰认为养即制也。春夏阳盛,故宜食寒凉以制其亢阳;秋冬阴盛,故宜食温热以抑其盛阴。③张介宾认为阳为阴之根,养春夏之阳是为了养秋冬之阴;阴为阳之基,养秋冬之阴是为了养春夏之阳。④张志聪认为春夏阳盛于外而虚于内,故当养其内虚之阳;秋冬阴盛于外而虚于内,故当养其内虚之阴。上述各说,均从不同角度阐发了原文精神,扩大了养生防病的应用范围。近人据此进一步提出许多新观点,如春夏温补阳气、秋冬滋养阴液说;春夏调理心肝、秋冬调理肺肾说;以及冬病夏治,夏病冬治说等。后世所论均为养阳养阴的具体方法,而“春夏养阳,秋冬养阴”是养生指导思想,其内涵甚广,当从衣、食、住、行、精神情志等方面,因人、因时、因地制宜,不可拘泥一法。

人与天地相应观是指导养生防病的首要准则。生命是自然赐予的,自然界为生命活动提供了合适的条件,人体要保持健康,必须顺应自然规律,旨在维持人和自然环境的统一。

尤其值得指出的是《内经》对医学气象的研究,突出地反映了防重于治的思想,《素问·四气调神大论》说:“圣人春夏养阳,秋冬养阴,以从其根……故阴阳四时者,万物之终站也,死生之本也,逆之则灾害生,从之则苛疾不起。”指出在春夏阳气当旺之季,要保养人体内部的阳气,以免阳衰生病,秋冬阴气当旺之季,要保养体内的真阴,以适应来春阳气生发的机体变化,这就是顺从阴阳变化,而保养阴阳之根。如果违背了这个规律,就是逆阴阳之根,就会削伐机体的元真之气,而导致病害。该篇中还根据四季不同特点,对起居、精神调摄作了具体的说明,如“春三月……夜卧早起,广步于庭,被发缓形,以使志生……此春气之应,养生之道也”;“夏三月……夜卧早起,无厌于日,使志无怒……此夏气之应,养长之道也”;“秋三月……早卧早起,与鸡俱兴,使志安宁……收敛神气,使秋气平……此秋气之应,养收之道也”;“冬三月,……早卧晚起,必待日光,使志若伏若匿,若有私意,若已有得,去寒就温,无泄皮肤……此冬气之应,养成之道也。”诚然,我们今天机械地按照这种规定的时间去养生作息是不尽合适的。但不难看出,根据四时变异阴阳消长,注意生活起居及精神调摄,对于保持健康有着重要意义。总之,《内经》认为注意与四时气候的适应,避免外邪的侵袭,是预防疾病的重要措施和摄生所必须遵循的重要原则。

(2)“不治已病治未病”:从上篇《素问·上古天真论》到《素问·四气调神大论》内容不一,学术思想则一,都阐述了养生的重要性以及养生的具体方法。“治未病”是中医学一个伟大的医学思想,其学术意义极为深远。

《内经》关于“治未病”的记载主要有三:①本篇提出的未病先防,即做好养生保健,“四气调神”正是未病先防的具体措施。②《素问·八正神明论》提出:“上工救其萌芽……下工救其已成,救其已败。”关键在于“莫知其情而见邪形也”,即在疾病初露端倪时就采取措施防微杜渐,此所谓“救其萌芽”。现代临床中针对“亚临床”状态或“亚健康”状态时,应该采取有效措施防止疾病的发生。③《素问·刺热》说:“肝热病者左颊先赤,心热病者颜先赤,脾热病者鼻先赤,肾热病者颐先赤,病虽未发,见赤色者刺之,名曰治未病。”经文提示五脏热病在其面部相应的位置可见赤色的征兆,赤属热。当疾病尚未蔓延之时及时采取措施“救其萌芽”。后世张仲景在《金匮要略》中提出的“见肝之病,知肝传脾,当先实脾”,是对《内经》“治未病”思想的实践和发挥。

《内经》提出的“治未病”的预防学思想和原则,以及多种行之有效的预防措施,奠定了养生学、预防学、老年医学、康复医学的理论基础。

21世纪医学的发展趋势已经从“疾病医学”逐渐向“健康医学”方向过渡。《内经》“治未病”思想的根本意义在于对预防医学的发展具有深远影响,同时对当前防治“亚健康”具有现实意义。据世界卫生组织研究表明,目前有60%的人程度不同地生活在亚健康状态中,亚健康状态已经严重地影响了人们的生活、学习和工作,成为普遍的社会问题,成为社会发展的制约因素。世界卫生组织认为,健康不仅是指身体无病,还必须包括心理健康和良好的社会适应能力,而亚健康状态,实际是一种非健康状态,极可能发展成多种疾病。那么摆脱亚健康状态最主要的是靠积极主动的自我保健措施,预防亚健康要从思想上重视自身健康,方法上应从避免病因开始,从平时的生活抓起,锻炼身体,助正抗邪。做到科学健身、修养,营造良好的生活环境和人际关系。其实质就是未雨绸缪,防患于未然与中医“治未病”的思想不谋而合。

【运用】

关于"治未病"的现代运用

《内经》"治未病"的思想对我国预防医学的发展产生了深远影响。近年来国家把它作为弘扬中医药,维护人民健康的一项重要工作来抓。我国前副总理吴仪在 2007 年全国中医药工作会议上的讲话中说:我特别提请大家思考和研究一个问题。中医学中有一个理念:"上工治未病"。我理解就是重视预防和保健的医学,也就是防患于未然。如果预防工作做得好,身体强壮,抵抗力增强了,不生病或少生病不是更好吗?我以为,随着疾病谱的改变,医学模式由生物模式向生物、心理、社会和环境相结合模式的转变,以及现代医学的理念由治愈疾病向预防疾病和提高健康水平方向做出调整,"治未病"的重要性将会进一步凸显出来。我们要加强这方面的研究。卫生部部长陈竺院士在首届"治未病"高峰论坛暨"治未病"健康工程启动仪式上指出"治未病"引领人类健康发展方向。"治未病"是中医保健的特色和优势,中医学蕴藏着丰富的预防思想,总结了大量的养生保健和预防疾病的方法及手段,具有鲜明的特色和显著的优势,在今天看来也极具先进性,具有唯物辩证法的思想品格。因此,加强"治未病"研究,深刻理解和不断丰富发展其理论精髓及科学内涵,全面挖掘、系统总结长期以来我国劳动人民和历代医家积累的丰富"治未病"经验,通过实施"治未病"健康工程,大力开展"治未病"服务,对解决人类的疾病预防控制和卫生保健问题,促进中医药事业的更大发展都具有十分重要的战略意义。卫生部副部长、国家中医药管理局局长王国强在首届"治未病"高峰论坛暨"治未病"健康工程启动仪式上做主题报告要求,要切实做好"治未病"工作,努力构建中医特色预防保健服务体系。目前此项工作在全国各地有序地开展,把中医"治未病"思想演化为惠泽广大人民群众的雨露。

"治未病"的临床运用举隅

(1) 目前对于糖尿病的治疗,中医药直接降糖的效果并不理想,而从"治未病"的角度看,在预防和控制糖尿病的并发症方面有一定疗效。①从整体上改善体质,预防并发症。糖尿病患者出现并发症,除与血糖控制水平有关外,还与体质有着密切的关系。糖尿病人的体质大致可以分为肺胃阴虚型、肝肾阴虚型、脾胃气虚型、瘀热型等,根据辨质论治,达到改善体质,预防并发症的发生。②基于络病理论,在辨证的基础上早期使用活血通络的中药,如丹参、红花、赤芍、桃仁、三七、川芎以及黄芪、葛根等,通过预防和改善微血管的病理变化,预防微血管的并发症。③食疗与养生相结合。根据"药食同源"的道理,可将中药和食物做成药膳,既可以改善症状,又有助于预防并发症。

(2) 曾治一女性患者严某某,68 岁,退休。就诊日期:2005 年 7 月。患者素有哮喘病史,反复发作,每年冬季气候寒冷则加重,喘甚则胸闷,气促,喉间痰鸣,不能平卧,颜面及口唇青紫。平时动则气促,胸闷,纳呆少食,畏寒肢冷,大便溏薄。西医确诊为支气管哮喘,每于哮喘发作时服西药而略有缓解,但无长效。近两年来发作频繁,即使在夏天天气稍有变化或者贪凉,即发咳嗽哮喘。此次略有咳嗽,乃因前两天夜间睡觉受凉,担心宿疾复发,故想以中药治疗防患于未然。

我观其急则治其标,先疏风祛邪,方用:麻黄 12g,杏仁 12g,紫菀 12g,款冬花 9g,白前胡(各)12g,桔梗 6g,生甘草 4.5g,桑叶皮(各)12g,薄荷(后下)5g。

7 剂后,患者咳嗽基本消除。再观其舌质淡嫩,苔薄白,诊其脉沉细无力,证属脾肾两虚,肾不纳气。思及《内经》有“春夏养阳”之说,冬病可夏治。在气候温暖之春夏季节,更服温肾壮阳之品,以药之温补,借助自然之阳热,以温脾阳,壮肾阳,消阴寒,起沉疴。

处方:党参 12g,黄芪 30g,炒白术 12g,茯苓 15g,甘草 6g,山药 30g,大枣 9g,肉桂 3g,附块 12g,仙灵脾 15g,巴戟天 15g,白芥子 15g,蛤蚧 1 对。嘱病人若经济条件许可,还可服用冬虫夏草 2～3g,每天炖服。此后陆续以原方加减,连服半年余,至冬天时哮喘虽有发作但病势甚微。

第二单元
阴阳应象

阴阳，有名而无形，必须依附于具体的事物或现象才能体现出来。根据人与天地相应的道理，自然界之阴阳与人体之阴阳，其象相应，故曰阴阳应象。正如马莳所言："以天地之阴阳，万物之阴阳，合于人身之阴阳，其象相应"。本单元主要论述了《内经》中阴阳的基本概念和内容，并列举了阴阳五行学说在中医学的运用。

素问·阴阳应象大论(节选)

【原文】

黄帝曰：阴阳者，天地之道也，万物之纲纪，变化之父母，生杀之本始，神明之府也，治病必求于本。

故积阳为天，积阴为地。阴静阳躁，阳生阴长，阳杀阴藏。阳化气，阴成形。寒极生热，热极生寒；寒气生浊，热气生清；清气在下，则生飧泄；浊气在上，则生䐜胀，此阴阳反作，病之逆从也。

故清阳为天，浊阴为地。地气上为云，天气下为雨；雨出地气，云出天气。故清阳出上窍，浊阴出下窍；清阳发腠理，浊阴走五藏；清阳实四支，浊阴归六府。

【解析】

《素问·阴阳应象大论》被后世称为《内经》中的"皇冠"。阴阳，是中国古代哲学的一对范畴，是古代哲学家对宇宙事物对立统一规律的科学抽象和高度概括。阴阳学说被引进医学领域后，不仅推动了中医学术的发展，而且极大地丰富了古代哲学。

本节首先提出阴阳的哲学概念，认为阴阳是自然界一切事物发生、发展和变化的根源，故为"天地之道也，万物之纲纪，变化之父母，生杀之本始"。事物运动变化的动力就在于阴阳的对立统一的矛盾运动之中，故曰："神明之府也"。神明，按《淮南子·傣族训》："其生物也，莫见其所养而物长，其杀物也，莫见其所丧而物亡，此之谓神明"。《素问吴注》："阴阳不测谓之神，事物昭昭谓之明。"说明"神"言事物内在的运动变化神妙莫测；"明"指事物变化的现象昭明显著；"府"，聚物之所。故神明之府是指阴阳是事物发生运动变化的内在动力及外在现象的体现。所以阴阳是存在于自然界的客观规律，故无论是解释季节变化，昼夜晨昏的更换，一切事物的生杀现象，还是人体的生理、病理，诊断治疗，都可用阴阳理论来探析。对于疾病之本而言，也是阴阳失调所致，故治疗要求阴阳之本，这就是治病必求于本的含义。张介宾说：“设能明彻阴阳，则医理虽玄，思过半矣。”

经文告诉我们，自然界万物生成、变化、消亡的根源不是上帝、鬼神，不是超感性的精神本体，而是物质世界内部所具有的阴阳相互作用。阴阳的对立统一规律是天地万物运动变化的基本规律。这对于指导人们认识世界时做到提纲挈领、执简驭繁地把握事物的本质，指导人们对复杂事物进行分析综合，在一定程度上辩证地把握事物的矛盾运动具有积极意义。

第二、三小段的开头是用阴阳理论解释自然现象。原文曰：“故清阳为天，浊阴为地”、“积阳为天，积阴为地”，这是古人对宇宙天地形成原因的解释，“天”由清阳之气积聚而成；“地”由浊阴之气凝聚而成。“地气”指地上的水湿之气；“天气”言天空中的云气。地上的水湿之气通过“阳化气”的作用蒸腾上升，“地气上为云”，形成“天气”；天上的云气通过“阴成形”的作用，凝聚而下降，“天气下为雨”，变成雨水落到地面上。如此，通过阴阳清浊之气的升降运动，地面上的水湿之气升腾成云，又凝聚降落为雨，故曰：“雨出地气”；天上的云气降下为雨，又在地上蒸发上升为云，故曰：“云出天气”。所以，“雨出地气”为先升后降的过程；“云出天气”为先降后升的表现，二句均在说明阴阳之气的升降是产生各种自然现象的原因。

以天地阴阳变化喻人，可以运用阴阳清浊升降的理论解释人体的生理现象和病理变化，阳气上升，升腾气化，变为无形的，但具有一定功能活动；阴气混浊下降，凝聚成形，对人体无益，则可排出体外，两种对立鲜明的生理现象最典型的如“清阳出上窍，浊阴出下窍”。这里清阳指宣发于颜面部七窍，使其发挥感觉功能的精阳之气，浊阴指排泄于前后二阴的大小便。

又如阳气向外发散，作用于体表，可对腠理，汗孔起开合作用；反之，阴精在体内藏于五脏，对全身具有营养滋润作用。可见阴阳清浊还有内外出入之别。故曰：“清阳发腠理，浊阴走五藏”。这里清阳言宣发腠理的卫阳之气，浊阴为五脏所藏的精血津液。

再如，水谷入胃，经过胃的腐熟，脾的运化，可产生阴阳两种不同物质，作用途径亦不同，其轻清精微之气敷布于四肢，使肢体阳气充盈，运动有力，故为清阳；其糟粕之物有形且秽浊，故为浊阴，则转输于六腑。故曰：“清阳实四肢，浊阴归六府。”所以这里清阳是充养于四肢肌肉、筋脉骨骸的水谷精气。浊阴指归输于六腑传导的水谷及糟粕。

“清气在下，则生飧泄；浊气在上，则生䐜胀”，飧泄指完谷不化的泄泻，䐜胀指胸腹部的支撑胀满。此为阴阳清浊升降失常出现的病理变化。如脾主运化，脾气升清，脾虚则清气不升，水谷运化不及，直趋魄门而为完谷不化的泄泻。再如水谷糟粕以通降为顺，如二便闭塞不通，其秽浊之气上逆，可见头晕神昏，口臭苔垢，泛恶欲呕，胸腹胀满之症。叶天士在《临证指南医案》中说："清气不升者升脾，浊气不降者降胃。"实为经验之谈。"病之逆从"，逆则病，从则治，"逆从"偏义复词，义偏于"逆"，此指阴阳升降失常。

【钩玄】

(1) 阴阳学说的基本内容：《内经》以天地、静躁、寒热、云雨等自然现象说明阴阳的属性特征及其相互对立、相互依存、相互转化的关系，明确了阴阳学说的基本内容。

本节对阴阳学说的基本内容论述可归纳为①相互对立：相关事物相互对立的两个方面，说明阴阳的相对性。如"积阳为天，积阴为地"说明天地的相对；"阴静阳躁"说明运动的两种状态的相对；"阳化气，阴成形"说明事物作用的两种方式的相对。②互根互用：阴阳是相互对立的，但又是统一的，二者相互依存，不可脱离某一方而存在。如万物的生长收藏的过程中有阴阳的互根互用，"阳生阴长，阳杀阴藏"。③相互转化：阴阳转化一般出现在事物变化的"极端"阶段，即所谓的"物极必反"，如本节的"寒极生热，热极生寒"，以及后文的"重寒则热，重热则寒"；"重阴必阳，重阳必阴"。此"极"、"重"，皆是指事物发展的程度，是促进其转化的条件。④相反相成：原文"阳化气，阴成形"，阴阳是相反和相对立的两个方面，阴阳之间的相互作用产生和形成万事万物和各种现象，如"化气"、"成形"。《素问·天元纪大论》："阴阳相错，变化由生。"《荀子·礼论》："天地合而为万物生，阴阳接而变化起。"

(2) 对"阳生阴长，阳杀阴藏"不同的解说："阳生阴长，阳杀阴藏"这句话是对上文"(阴阳者)生杀之本始"的进一步说明。但具体理解此句，则有三种观点：①指天地阴阳作用各异。王冰注："生长者天之道，藏杀者地之道。天阳主生，故以阳生阴长；地阴主杀，故以阳杀阴藏。天地虽高下不同，而各有阴阳之运用也。"②论阴阳协调与逆调的表现。阳生阴长，说明阴阳协调，阳气主发生，阴气主成长，万物生长旺盛；阳杀阴藏，阴阳失调，阳气亢烈，或阴气凛冽，万物枯萎。③阴阳相互依存相互为用的关系。张介宾注："阳生阴长，言阳中之阴阳也，阳杀阴藏，言阴中之阴阳也。盖阳不独立，必得阴而后成，如发生赖于阳和，而长养由乎雨露，是阳生阴长也。阴不自专，必因阳而后行，如闭藏因于寒冽，而肃杀出于风霜，是阳杀阴藏也。"因为这一段文字皆在论述阴阳的基本内容，不涉及正常反常之论，故以第三种解释较妥。

【运用】

清阳之气向上、向外升发；浊阴之气向下、向内沉降的观点，为后世治疗学中多种治疗方法提供了理论依据。如治疗耳目失聪的益气升提法、治疗表证的宣肺发散法、治疗手足厥逆的温阳法，治疗肠胃积滞的攻下法、治疗水肿的利水逐水法，都是在这一理论的启发下发展起来的。

阳主动、主散，化气作用是阳的特性；阴主静、主凝，成形作用是阴的特性。阳化气，阴成形，是自然万物生化以及人体物质代谢的基本活动形式。自然界化云、成雨的过程离不开阳化气、阴成形的作用。对于人体来说，药食的气味化精形，精形归气化的过程，也是阳化气、阴成形的作用结果。自然界物质的变化，从有形变成无形，从无形变成有形，都是阴阳化气、成形的作用使然，如此造成“生生化化，品物咸章”，构成丰富多彩的物质世界。“阳化气、阴成形”其朴素的语言中蕴涵着丰富的哲理，对我们今天的临床实践不无启迪。

兹举本人临床2例验案说明之：

案例1：功能性消化不良

患者张某，女，18岁。自幼懦弱，身体颀长，皮肤白皙，来诊时诉食欲不振，嗳气，腹胀，虽知饥饿得食早饱，大便不畅，形体消瘦，体质甚差，不耐寒温，平素多感冒，经常因病而辍学，恙起近2年，久治罔效。不久前在外院作X线钡剂造影，拟诊“功能性消化不良”。平时经常服用酵母片、多酶片、多潘立酮、复合维生素等，证情时轻时重。诊肢冷，苔薄白微腻，脉来细濡。中医诊断“胃痞”。此脾虚不健，运化失职，治宜健脾和胃，理气宽中。药用黄芪20g，党参12g，炒白术12g，焦米仁12g，茯苓12g，甘草4.5g，制半夏12g，紫苏梗12g，炙鸡金12g，炒枳壳12g，焦楂曲各12g，制大黄6g，大枣7枚。

此方加减，治疗30天后，证情有所缓解，大便2日一解，食欲增，嗳气减，精神爽。但近因饮食油腻荤腥而证复如故，胃脘隐隐作痛，食后中上腹痞满不解，按之濡，食纳减。因思《内经》有“阳化气”之句，考虑患者久病阳气不足，“无火无以熟谷”，乃取上法佐以温暖胃阳之品，补火以生土，化气促健运。

方用：党参12g，焦白术12g，熟附块9g，肉桂3g（后下），炙鸡金12g，炒莱菔子12g，焦山楂12g，炒枳壳12g，木茴香各9g，炒蟾皮9g，陈皮9g，荜澄茄9g，甘草4.5g，制半夏12g。

7剂后，早饱、脘胀、嗳气、隐痛等明显缓解。药已对症，不必更章，在以后的治疗过程中曾先后用过大腹皮、香橼皮、炒谷麦芽、旋覆花、代赭石、麻仁等药物。前后调治4月左右，症状基本消失，偶尔因天气变异或饮食不慎出现小反复，继进原法化裁，证情基本康复，形体渐丰，神色转佳，可以胜任学习任务。

按:人体饮食的消化过程,赖气化以健运,有形食物之腐熟、消化、吸收、转输无不赖阳气之蒸腾和推动,“少火之气壮”,食得阳助而消化。本案先投健运脾胃方药,症虽减轻而不尽如人意,伍以助阳化气之附桂,病即出现转机,也许这是取效之关键,守法调治而收全功。

案例 2:慢性肾功能不全

患者杨某,男,65 岁。患者素体康健,以教师为职业,起居有序,养生有道,平生无大病。然 2 年前因不明原因持续高热不退,而住某医院,曾用多种大剂量抗生素治疗,热虽平而出现肾损害,查肌酐、尿素氮增高。出院时病情稳定,但肾功能未全康复,叠经中西药治疗,肾功能无明显改善。病延 2 年余,来诊时,面色不华,贫血貌,腰酸神疲乏力,尿有少许泡沫,纳少,舌质淡,苔薄,脉沉细无力。尿检:蛋白(++),血清肌酐 210μmol/L,尿素氮 20mmol/L。此药害所伤,脾肾两亏,气血不足,加之蛋白流失,肾精不固。《内经》云:“阴成形”,“精不足者,补之以味”。治宜脾肾两补,气血并治,滋阴填精,益气生血。

处方:黄芪 30g,太子参 15g,炒白术 12g,土茯苓 15g,甘草 4.5g,黄精 12g,熟地黄 12g,当归 12g,山茱萸 12g,枸杞子 15g,芡实 30g,巴戟天 12g,菟丝子 15g,鸡血藤 30g,大枣 7 枚,制大黄 9g。

上方加减过程中曾用过川续断、杜仲、阿胶、女贞子、制首乌、潼蒺藜、泽泻、苏叶等药物,2 个月后复查尿蛋白(+),血清肌酐 150μmol/L,尿素氮 14mmol/L,腰酸神疲好转,气色有华而渐现润泽,纳可。再以前法消息,治疗 4 月后,尿检(-),血清肌酐、尿素氮接近正常,目前仍继续在治疗观察之中。

按:张介宾在《治形论》中说:“凡欲治病者必以形体为主,欲治形者必以精血为先,此医家之大门路也。”其在立方施治中常以熟地、当归、枸杞等味补益精血,尤以熟地为首选,这是介宾治病的特点。本案宗《内经》“阳化气,阴成形”理论,对药害所伤,久病脾肾而损案,仿张氏经验,用补气滋阴填精徐图功效,证情渐入佳境,化验明显好转,目前仍守方守法继续治疗,以竟全功。

【原文】

水为阴,火为阳。阳为气,阴为味。味归形,形归气,气归精,精归化,精食气,形食味,化生精,气生形。味伤形,气伤精,精化为气,气伤于味。

阴味出下窍,阳气出上窍。味厚者为阴,薄为阴之阳;气厚者为阳,薄为阳之阴。味厚则泄,薄则通;气薄则发泄,厚则发热。壮火之气衰,少火之气壮,壮火食气,气食少火,壮火散气,少火生气。气味,辛甘发散为阳,酸苦涌泄为阴。

【解析】

水火是阴阳属性的典型代表。水润下而寒,故为阴;火炎上而热,故为阳。药物饮食之气，因其无形而升散，故为阳。药物饮食之味，因其有质而沉降，故属阴。

“味归形，形归气……气伤于味”一段共38个字，韵味醇厚，朗朗上口，但理解则有一定难度，关键在于“气”字。若从上文“阳为气，阴为味”理解，本段7个“气”皆作药食之气解，则这段文字的解释非常别扭，而马莳独得经旨，将“气”分作二种含义，其中“形归气”、“气生形”、“精化为气，气伤于味”四句中的“气”均作人体之气解，余“气”作药食之气解，其曰：“凡物之味，所以养吾人形，必归于吾人之气，岂非形必资气而后生乎？此生人身之气言。”如此则词义畅达。前四句分别论述药食之气与味生成人体的精气、形体；后四句重复论述此观点；最后四句着重强调气味太过对人体的伤害。具体可参见教材图表。

“阴味出下窍，阳气出上窍”指药食均有气与味，药物中气味偏性更为明显，阳为气，阴为味，阳升阴降，阳化气，阴成形，故药物其性属阳，以气为用的常作用于头面部七窍，如薄荷、苍耳子之类；药物其性属阴，以味为用的则作用于下窍，如芒硝、木通之类。故药物的气味阴阳升降不同，其药效亦相异。通过对药物的气味属性研究，将药物分为阴阳二类，以气为用的药物属阳；重用其味的药物属阴。但阴阳中复有阴阳之分，如气为阳，气有厚薄，气厚者为阳中之阳，属阳盛之药物，其性发热，如乌头、附子之类；气薄者为阳中之阴，具有发泄作用，如麻黄、细辛之类。味为阴，味有厚薄，味厚者为阴中之阴，其性下泄，如大黄之类；味薄者为阴中之阳，具通利作用，如木通之类。再者，同为阳中之阳的药物，且又有壮火、少火之分。壮火属纯阳之品，久服可耗伤人之元气；少火属温和之性，能补益人体元气。壮火、少火：对“壮火之气衰，少火之气壮；壮火食气，气食少火；壮火散气，少火生气”一段原文的理解，关键在“壮火”、“少火”二词。从上下文的论述来看，着重讨论药食气味的阴阳属性，故“壮火”、“少火”当指药食气味的性质。壮火指气味均属纯阳刚燥的药物或食物，如附子、肉桂；少火指气味均温和的药物或食物，如党参、黄芪之类。全句意谓气味纯阳的药食久用可使元气虚衰，气味温和的药食可使元气壮盛。

此外，药物饮食的五味也分阴阳。辛走气而性散，甘走脾而灌溉四旁，所以辛甘为阳而有发散作用。酸主收敛，又依赖春生木性而上涌，苦主泻下，又炎上作苦，所以酸苦为阴而有涌泻作用。

以阴阳的道理，对药物饮食气味厚薄及其作用进行了阐释，这种说明和解释构成中药药理学的基本理论之一，为后世药物性能的归类和药物学的发展奠定了基础。

【钩玄】

(1) 少火、壮火的含义：王冰在注解这段原文时，除了阐述少火、壮火与元气的关系外，还特意指出："人之阳气，壮少亦然"。由此可见，他认为这种观点不仅可指导临床用药和养生，还可引申到对人体阳气的生理、病理的认识。"壮火"可理解为亢盛的阳气，为病理之火；"少火"作温和的阳气解，属生理之火。验证于临床，亢盛的阳气可使元气耗衰，温和的阳气使元气壮盛。如此可以扩展对壮火少火以及阳气与元气关系的认识，但此义已非原文本意，属引申义。

王冰可能他自己也没有料到这几句话会今后的医学理论有非同一般的影响，金元四大家中有两家的重要医学观点与王冰注解相关。

朱丹溪提出相火动而中节为"生生不息之运用耳"，而相火妄动为贼邪的观点(《格致余论·相火论》)，实际上就是对生理之火和病理之火机制的进一步解释。

其后李东垣提出相火为"元气之贼"之说，立气火失调理论，临床以补中益气法治疗内伤发热之证，成为将《内经》理论与临床相结合，从而发展中医理论的典范。

(2) 精气互化：药物气与味虽有阴阳之分，但又有阴阳相互转化关系，"精化为气"提示精气可以互化，故张介宾在《景岳全书·新方八略引》中说："其有气因精而虚者，自当补精以化气；精因气而虚者，自当补气以生精。……此又阴阳相济之妙用也。故善补阳者，必于阴中求阳，则阳得阴助而生化无穷；善补阴者，必于阳中求阴，则阴得阳生而泉源不竭"，"善治精者，能使精中生气；善补气者，能使气中生精"。其理即根源于此。对虚损性疾病，运用阴中求阳，阳中求阴的原则指导方剂配伍，可以提高临床治疗的效果。

【运用】

关于"壮火之气衰，少火之气壮"之语，后世张介宾进一步阐发说："火，天地之阳气也。天非此火，不能生物；人非此火，不能有生。故万物之生，皆由阳气。但阳和之火则生物，亢烈之火反害物，故火太过则气反衰，火和平则气乃壮。……造化之道，少则壮，壮则衰，自是如此，不特专言气味者"。亦将少火释为生理之火，壮火解为病理之火。显然，这些发挥使经意适用范围不仅仅局限于药食气味的阴阳寒热，更发展到对人体生理、病理的认识，证之临床洵非虚语。

下面举本人临床病例说明之：

某男，年逾古稀，系离休干部，身体素壮，虽有高血压病史，但用西药控制已基本稳定，饮食起居佳胜。其有女儿在市外贸公司任职，甚是孝顺，嘘寒问暖，关怀备至。一日在其公司购得高丽参若干，闻可大补元气，专以孝敬家严，嘱其日服一次，每次1～2g。老人初起尚能遵嘱，煮服，无奈养生心切，自忖区区1～2g，似乎不见功效。遂自作主张，每天以6～9g煮服，以图增强功效。连服月余，逐渐出现口腔黏膜破碎，继则波及满口连舌黏膜亦充血、溃破，妨碍进食。停用高丽参，服维生素类及牛黄解毒片等，未见改善。改看口腔科，嘱住院，发现满口黏膜糜烂，血压增高，一个月后，诸症平，出院，再邀中医调理善后。

按：患者虽然年高，但素体阴虚阳盛，再以温补元阳之高丽参峻补，犯“实实”之诫。经云“壮火之气衰”是也。老年进补，当辨明阴阳虚实，不可孟浪从事，欲速则不达，反伤了元气真阴，是以为诫。

【原文】

阴胜则阳病，阳胜则阴病。阳胜则热，阴胜则寒。重寒则热，重热则寒。

寒伤形，热伤气；气伤痛，形伤肿。故先痛而后肿者，气伤形也；先肿而后痛者，形伤气也。

风胜则动，热胜则肿，燥胜则干，寒胜则浮，湿胜则濡写。

天有四时五行，以生长收藏，以生寒暑燥湿风。人有五藏化五气，以生喜怒悲忧恐。故喜怒伤气，寒暑伤形。暴怒伤阴，暴喜伤阳。厥气上行，满脉去形。喜怒不节，寒暑过度，生乃不固。故重阴必阳，重阳必阴。故曰：冬伤于寒，春必温病；春伤于风，夏生飧泄；夏伤于暑，秋必痎疟；秋伤于湿，冬生咳嗽。

【解析】

阴胜则阳病，阳胜则阴病：指过用酸苦涌泄药，则机体阳气损伤；过用辛甘发散药，则机体阴精耗损。阴胜，即酸苦涌泄太过；阳胜，即辛甘发散太过。后世对此又有新的发挥，认为阴邪偏胜，则伤阳气；反之阳邪偏胜，则伤阴气，以此成为中医学病机总纲。“阳胜则阴病”是指阳热偏胜，阴液灼伤之类的病证。吴昆释之为：“水胜则火灭，火胜则水平”。“阴胜则阳病”是阴盛损阳的病变，临床上见到脉细神疲欲寐，下利清谷，背恶寒的病证即阴寒太盛阳气已衰之象。

“阳胜则热，阴胜则寒”，本指用辛甘药太过，就产生热病；用酸苦药太过，就产生寒病。后世又发挥为阴阳偏胜病理的具体表现。阳胜出现壮热、大汗、大渴、脉洪大等热症；阴胜可见胸胁心下硬满，疼痛拒按，恶寒不发热，苔白滑，脉沉迟等寒象。

“重寒则热，重热则寒”，指重复（或反复）应用寒性药则生热性病；反复（过用）热性药则生寒性病。后世对此也有新解：反复感受寒邪会成热证；反复感受热邪会生寒证。重，一作极解。张介宾注：“此即上文寒极生热，热极生寒之义。盖阴阳之气，水极则似火，火极则似水，阳盛则格阴，阴盛则格阳，故有真寒假热，真热假寒之辨，而此错认，则死生反掌”。“极”则变，为事物本质之变，格阴格阳之证，其外寒、外热均属假象，两者不能混为一谈。说明阴寒偏胜与阳热偏胜在一定条件下可以相互转化，相互格拒，从而产生不同的病证。如阴寒过盛，反可以格阳于外，成为真寒假热证，证见下利清谷，里寒外热，手足厥冷，脉微欲绝，身反不恶寒，面色赤。再如阳热深伏，反可以格阴于外，成为阳盛格阴的真热假寒证。其表现为手足逆冷，脉沉，但肢冷而身热不恶寒，反恶热，脉沉数而有力，烦渴喜冷饮，咽干口臭，谵语，小便短赤，大便干结，舌质红苔黄等症状。

经文举寒热而言，乃把邪气分为阴阳两大类，古代医家认识到寒邪伤人形体，热邪伤人气机，故产生的病证有“肿”、“痛”之分。但人是一个有机的整体，“形”“气”不可分，它们有病时可互相影响，故有孰先孰后之辨。如在生活中寒热损伤的极端例子是冻伤和烧烫伤，冻伤开始多见局部肿胀，而后出现疼痛，即形伤发展为气伤；烧烫伤起初以疼痛为主要表现，继而出现水肿，为气伤转为形伤。

关于六淫致病特点，本节用一个字来归纳，实际上说的是症状特征，并非具体的症状：

风胜则动：动，头部及肢体的动摇、震颤、抽搐、肌肉瞤动、瘛疭。以上症状均为风气偏胜的特点。风性主动，风气通于肝，肝主筋，风胜则筋脉肌肉动甚。

热胜则肿：肿，痈肿红焮疼痛。邪热与卫气交争与皮肤、肌肉，热胜则腐肉酿脓而为痈疡之红肿热痛。因热胜之肿与上文“形伤肿”不同，热胜之肿，多指外科疾患之局部红肿热痛。“形伤肿”多弥散无疼痛。

燥胜则干：干，干燥，津液不能内濡脏腑、肌肉，外润皮毛、孔窍。燥为阳邪，最易损伤津液，故现干燥之象。

寒胜则浮：浮，浮肿。寒为阴邪，易伤阳气，阳气不行，气化失调，聚水成为浮肿。浮，义同上文“形伤肿”的肿。张介宾注：“寒胜者，阳气不行，为胀满浮虚之病”。

湿胜则濡泻：濡泻，为大便稀溏的泄泻。湿气偏胜，最易伤脾，脾失健运，水谷不分，乃成濡泻。

这种对六淫致病特点的提炼，对学习掌握以及临床辨证的实际运用，均有着执简驭繁的作用，如临床治疗泄泻，可以重点在一个“湿”字，注意从“湿”治，如化湿、燥湿、利湿等等。正因为如此，今天我们理解本节所述的风、热、燥、寒、湿，不仅局限于六淫邪气的病因认识，而是可以扩展到病机的意义，这样，对临床的指导意义就更大了。

除了六淫致病外，五脏所主情志发生异常，也能导致气机失调，久则伤及五脏而致病变。情志所伤，也可以有阴阳之分，故本节曰：“暴怒伤阴，暴喜伤阳”。具体分析，则喜怒哀乐所伤阴阳又有不同，怒为肝志，肝藏血，其体为阴，故暴怒易伤肝阴；喜为心志，心藏神，暴喜易伤心阳，使心神动荡而不收。如果暴喜暴怒过于强烈，则可导致“厥气上行，满脉去形”，即气血厥逆上行，头部经脉气血过度盈满，此时，阴阳离散，神气离形体而去，则死矣。

所以，无论“寒暑过度”之外感，还是“喜怒不节”之内伤，均可成为致病的原因，并且依从阴阳变化的规律。如“重阴必阳，重阳必阴”，在四季受邪为病中，则表现为“冬伤于寒，春必温病；春伤于风，夏生飧泄；夏伤于暑，秋必痎疟；秋伤于湿，冬生咳嗽”的发病规律。

关于“秋伤于湿”的提法，似有悖于秋季主燥的说法，亦有医家提出应改为“秋伤于燥”为妥。如喻嘉言说：“《内经》病机十九条，独遗燥气。对凡秋伤于燥，皆谓秋伤于湿。历代诸贤，撰文作解，抒发其论。昌特正之，大意谓春伤于风，夏伤于暑，长夏伤于湿，秋伤于燥，冬伤于寒。觉六气配四时之旨，与五运不相背戾，而千古之疑始一决也。”然张介宾等认为在当时中国的许多地区的夏末秋初，实际仍处于湿重的时节，而且湿邪缠绵难去，故多延至秋季，故“秋伤于湿”的说法也有一定临床依据。

【钩玄】

(1) 七情内伤分阴阳：本节提出了“暴怒伤阴（血），暴喜伤阳（气）”的情志致病规律，即情志致病也可运用阴阳学说进行分类。以外感与内伤分，外感属阳，内伤属阴。按阴阳可分的观点，外感风、热属阳中之阳，寒、湿属阳中之阴；同理，情志内伤亦可分阴阳，则怒属阴中之阳，喜属阴中之阴。这对于结合体质、病理指导开展临床预防，特别是情志调摄具有重要的价值，如阴虚体质或病证在情志调摄上主要应预防产生愤怒过极的情志变化。当然，情志变化及其对脏腑影响较之外邪的影响，其病机更为复杂，而且规律难于把握，因此，在进行阴阳分类时，应避免机械地归类，还是应该根据其对心身受损的征象来进行判断其阴阳属性。

(2) 感受四时邪气延时发病：本节提出一个感受四时邪气不即时发病，而延及下一个季节发病的问题，认为冬天感受寒邪，来年春季阳气发越，产生温热疾病；春季感受风邪，留连于夏季，克伐脾土，产生完谷不化的泄泻；夏季感受暑邪，延至秋季，新凉外束，产生寒热往来的疟疾；夏秋之交，感受湿邪，至冬寒邪外袭乘肺，产生咳嗽。以此来说明阴阳在一定条件下相互转化的问题。后世对此的解释又有新的拓展，一是从养生学的角度，提出四季养生要前移的观点，按《素问·四气调神大论》提出的四季养生的原则和方法，仅指当季的养生问题，然当季的心身状况或发病与否，是受到其前一季节的情况影响的，因此养生应重视四季间的相互影响，做整体的考虑；二是认为此与温病学提出“伏气温病”的观点相类似。“伏气温病”是与新感温病相对，指邪入未病，蕴伏于里，经过一段时间，遇时邪触发，郁邪外透而见的温病；三是认为这段文字是有临床依据的，主要是讲的四季的常见病、多发病，并且与目前的临床也还是相吻合的。

【运用】

现举“湿胜则濡泻”为例说明本节原文对临床的指导价值。“湿胜则濡泻”突出了泄泻病证病因病机的重点，即“湿胜”，结合目前临床治疗泄泻的治则治法，可以看到都离不开一个“湿”，如脾虚泄泻治以健脾化湿，方用参苓白术散；寒湿泄泻治以芳香化湿，方用藿香正气丸；湿热泄泻治以清热燥湿，方用葛根芩连汤；食滞泄泻，治以消食导滞、和胃除湿等。所以，经文是来自于临床经验的提炼，上升为理论，反过来对临床有重要的指导作用。

附《何世英儿科医案》

庞某，女，4 个半月。于 1970 年 7 月 1 日入院。住院号：10749。发热、腹泻、呕吐 10 余日，近 5 日病情加重。入院 5 日来仍发热，腹泻也未减轻，昨日达 22 次，有时呕吐，口不渴。自昨日禁食 12 小时，要求中医会诊：精神弱，面色黯，前囟及眼窝凹陷，腹部胀满，肠鸣音弱。大便呈淡黄稀便，量多，尿少。舌质红，舌苔白腻而黏，脉象濡而数，体温 39℃。辨证：暑湿夹食作泻。治法：清暑解毒，利湿止泻。

处方：六一散 12g，藿香、葛根各 4.5g，茯苓、大腹皮、炒扁豆各 6g，姜厚朴、苏叶各 3g。

7 月 7 日复诊：热退，身有微汗，未呕吐，腹胀减轻，尿渐增多，大便每日 10 次，色质略有好转，口润，舌已不黏腻。证属暑湿渐化，脾虚益显，继以健脾止泻为法而获治愈。

按：本案系暑湿浸淫致泻，治疗以芳香辟浊化湿，佐以健脾理气，药味轻清，沉疴立起，大有四两拨千斤之良效。

【原文】

帝曰：余闻上古圣人，论理人形，列别藏府，端络经脉，会通六合，各从其经；气穴所发，各有处名；溪谷属骨，皆有所起；分部逆从，各有条理；四时阴阳，尽有经纪。外内之应，皆有表里。其信然乎？

岐伯对曰：东方生风，风生木，木生酸，酸生肝，肝生筋，筋生心，肝主目。其在天为玄，在人为道，在地为化。化生五味，道生智，玄生神。神在天为风，在地为木，在体为筋，在藏为肝，在色为苍，在音为角，在声为呼，在变动为握，在窍为目，在味为酸，在志为怒。怒伤肝，悲胜怒；风伤筋，燥胜风；酸伤筋，辛胜酸。

南方生热，热生火，火生苦，苦生心，心生血，血生脾，心主舌。其在天为热，在地为火，在体为脉，在藏为心，在色为赤，在音为徵，在声为笑，在变动为忧，在窍为舌，在味为苦，在志为喜。喜伤心，恐胜喜；热伤气，寒胜热；苦伤气，咸胜苦。

中央生湿，湿生土，土生甘，甘生脾，脾生肉，肉生肺，脾主口。其在天为湿，在地为土，在体为肉，在藏为脾，在色为黄，在音为宫，在声为歌，在变动为哕，在窍为口，在味为甘，在志为思。思伤脾，怒胜思；湿伤肉，风胜湿；甘伤肉，酸胜甘。

西方生燥，燥生金，金生辛，辛生肺，肺生皮毛，皮毛生肾，肺主鼻。其在天为燥，在地为金，在体为皮毛，在藏为肺，在色为白，在音为商，在声为哭，在变动为咳，在窍为鼻，在味为辛，在志为忧。忧伤肺，喜胜忧，热伤皮毛，寒胜热；辛伤皮毛，苦胜辛。

北方生寒，寒生水，水生咸，咸生肾，肾生骨髓，髓生肝，肾主耳。其在天为寒，在地为水，在体为骨，在藏为肾，在色为黑，在音为羽，在声为呻，在变动为慄，在窍为耳，在味为咸，在志为恐。恐伤肾，思胜恐；寒伤血，燥胜寒；咸伤血，甘胜咸。

故曰：天地者，万物之上下也；阴阳者，血气之男女也；左右者，阴阳之道路也；水火者，阴阳之征兆也；阴阳者，万物之能始也。故曰：阴在内，阳之守也；阳在外，阴之使也。

【解析】

本节主要讨论五行学说以及在医学中的运用，提出“四时五藏阴阳”的整体系统结构，相关内容教材已经有比较详细的解说，这里只举“北方生寒”一段作为范例，可分三个层次理解：

第一层次从地理方位北方联系气候寒冷，寒凝为水，水中可生咸物的自然规律，引及其与肾的关系，以及肾与五体之骨髓，肾与官窍耳的关系，肾与其他脏腑的关系，说明自然天地之间、自然天地与人之间、人脏腑组织器官之间具有一定的联系，这种联系可以以五行关系进行连接。

第二层次便接着讨论这种以五行关系为连接的整个系统结构的组成，即自然天地而言方位为北、天气为寒、地气为水，以人而言相关的是五体中骨、五脏中肾、五色中黑、五音中羽、五声中呻、五味中咸、五志中恐、官窍中耳、变动中寒栗等。以此说明它们之间在生理和病理上的特殊联系。

第三层次为举例说明在病理变化的相互影响，以进一步说明其中相互的关系。其“恐伤肾，思胜恐”，说明了五志中恐惧情绪为肾所主，但反过来过于恐惧，超出承受的限度，则会损伤到肾。而以五行相胜的关系，思可胜恐，理性的思维、思考，可以消解无谓的恐惧，这是基本符合临床实际的。对于“寒伤血，燥胜寒；咸伤血，甘胜咸”，应按新校正的校注引《太素》的文字，当为“寒伤骨，湿胜寒；咸伤骨，甘胜咸”。

对“阴在内，阳之守也；阳在外，阴之使也”的理解。应重在“守”、“使”二字的解释。守，镇守；使，役使。阴气藏于体内，是为阳气作镇守；阳气行于体表，是为阴气所役使。如此则鲜明地显示出阴阳二气的相互依存相互为用的关系。此句与《素问·生气通天论》“阴者藏精而起亟也，阳者卫外而为固也”句义相近。

【钩玄】

(1) 阴阳与五行的关系：阴阳是事物对立双方的概括，而五行是以木火土金水五种物质为代表，说明一切事物的属性以及事物之间的内在联系。所以，本段五行的论述并未脱离阴阳学说。

如前文指出：“积阳为天，积阴为地”，说明天地自然界由阴阳二气构成，然自然界中的风寒暑湿燥火等气候变化就在五行的属性；东南西北中五个方位亦有五行属性；自然界的五气、五味均有五行之属性。

联系到人体，人体由阴精阳气两种最基本的物质相合而成；五脏属阴，六腑属阳；五脏中又有木火土金水的特性；六腑亦然。还有五色、五声、五官、五志均可分为五行。

五行之间相互资生，又相互制约，体现了事物之间的相互联系，及发展过程中的动态平衡关系。如本篇曰：“筋生心”，“筋”属木，“心”属火，说明木生火的相生关系。其他如：“血生脾”；“肉生肺”；“皮毛生肾”；“髓生肝”等句意在提示“火生土”；“土生金”；“金生水”；“水生木”的联系。相互制约的关系可从本篇的“五志相胜”及“五味相胜”两个方面观之。如木在志为怒，在味为酸；土在志为思，在味为甘。“怒胜思”；“酸胜甘”均为木克土之义。故阴阳与五行，二者紧密结合，相互为用，阴阳中包含五行，五行中体现阴阳。张介宾谓：“五行即阴阳之质，阴阳即五行之气，气非质不立，质非气不行”(《类经图翼》)。

(2) 关于五志相胜的问题：本篇论五行中有“悲胜怒”、“恐胜喜”、“怒胜思”、“喜胜忧”、“思胜恐”等句，简称为“五志相胜”，这是用五行相克相胜的理论指导调节情志太过的方法，虽然其中不免失之机械推演，但《内经》提示人的一种情绪可以抑制另一情绪，这在临床上是完全可能的。

【运用】

这里举情志相胜为例说明五行学说的临床运用。

金·张子和在《儒门事亲》中说：“悲可以治怒，以怆恻苦楚之言感之；喜可以治悲，以谑浪亵狎之言娱之；恐可以治喜，以恐惧死亡之言怖之；怒可以治思，以辱侮欺罔之言触之；思可以治恐，以虑彼忘此之言夺之。”兹举“恐胜喜”为例：

喜为心志，喜则气和志达，营卫通利，属于正常的生理现象，过喜、暴喜则致神荡散而不收敛，心气涣散而喜笑不休，神情恍惚。喜属火，水克火，恐为水，以恐胜喜，张子和提出“以恐惧死亡之言怖之”。

《续名医类案》中记载一例："先达李其性，归德府鹿邑人也，世为农家。癸卯获隽于乡，伊父以喜故，失声大笑。及春，举进士，其笑弥甚。历十年，遂成痼疾。初犹间发，后宵旦不能休。大谏甚忧之，从容与太医某相商，因得所授，命家人，乃父云：大谏已殁。乃父恸绝儿殁，如是者十日，病渐瘳。佯而为邮语云：赵大夫治大谏，绝而复苏。李因不悲，而症永不作矣。"

后世医家运用《内经》五志相胜法的临床治验医案时有所见，说明这种治法不仅理论上有依据，且实践中有运用价值，值得进一步研究。

【原文】

帝曰：法阴阳奈何？岐伯曰：阳胜则身热，腠理闭，喘粗为之俛仰，汗不出而热，齿干以烦冤，腹满，死，能冬不能夏。阴胜则身寒、汗出，身常清，数慄而寒，寒则厥，厥则腹满，死，能夏不能冬。此阴阳更胜之变，病之形能也。

【解析】

本节论述用效法阴阳理论指导辨证时，以腹满为例，分别从阴胜和阳胜两种不同的类型进行辨证。

"阳胜则身热，腠理闭，喘粗为之俯仰，汗不出为热，齿干以烦冤腹满死"，以证候分析，外有风寒之邪束表，故发热汗不出，腠理闭；内有肺热壅盛，宣降失司，故喘粗为之俯仰；热传阳明，腑气不通，故腹满。

"阴胜则身寒，汗出，身常清，数栗而寒，寒则厥"，可见一派阳气衰败，阴寒内盛之象，肾为一身阳气之本，此乃肾阳根本已衰；出现"腹满"，属脾肾阳虚，釜底无薪，水谷不得运化腐熟所致。

故证候虽然同为腹满，然辨证却有阴阳寒热虚实之异。

注意文字"能"，在这里的解释，前一"能"，在此通"耐"。"能冬不能夏"，说明患者的体质属阳盛型，对冬季的气候条件尚能耐受，夏季气候炎热，体内阳盛，两热相合，则不可耐受。反之，"能夏不能冬"的属阴盛体质类型。本节原文提示，在辨证疾病的阴阳症状时，还须结合其体质，体质阳盛之人其证易热化；阴盛之人其证易寒化。后一个"能"字，谓形能即形态。指疾病所产生的症状和体征而言。形，指形体、形状。能，同态。

【钩玄】

阴阳辨证的范例

辨证论治是中医学的特色，在《内经》时代尚未有系统的论述，对证候亦没有明确的区分，但若仔细研读经文，实际在《内经》中已经有辨识证候的雏形了，本节"法阴阳"就是辨阴阳证候的一个范例，已经具备了辨证需要的基本要素：一是具有一组相关联的证候；二是结合气候节气等自然变化的特点结合患者的反应综合考虑；三是既观察现时证候，也结合患者体质特点；四涉及同病异证问题。试想如果加上舌脉信息的话，就是一个比较完整的辨证过程。所以，说《内经》已经有了中医辨证论治的基本内容，为其后张仲景建立比较完整的辨证论治体系奠定了坚实的基础。后世把阴阳作为“八纲”辨证之总纲。《景岳全书·传忠录》说：“凡诊病施治，必须先审阴阳，乃为医道之纲领，阴阳无谬，治焉有差？医道虽繁，可一言以蔽之，曰阴阳而已。”

【运用】

本篇以“腹满”为例说明运用阴阳理论指导辨证。《内经》关于“腹满”病机的记载主要有二端：

(1)“诸胀腹大，皆属于热”(《素问·至真要大论》)：为病机十九条之一。《素问·玉机真藏论》有“脉盛，皮热，腹胀，前后不通，闷瞀，此为五实”之记载。此“腹胀大”且病机属热，当是实胀。由邪热内结肠胃，气机郁滞，腑行不畅，而为胀满。

案例：五年前曾治一肠梗阻患者，男性，四十五岁。十年前曾患肠癌作手术治疗，因化疗有反应，五年中坚持用中药调理，无非扶正、解毒、消癥、化瘀、散结之类方药，尚算平安无事。平常来诊主诉中经常有右下腹隐痛，大便不爽等，近一周来右下腹隐痛加剧，追问其一周未解大便，经用当归龙荟丸等通便未果。昨夜腹痛腹胀加剧，去医院看急诊，经X腹部平片示，考虑肠梗阻，用西药处理后腹痛缓解，大便很少。来诊时仍有小腹作胀，隐隐作痛，大便少许伴有黏冻，舌苔厚腻，脉滑实。此粘连性肠梗阻，肠中热结未除，腑行不畅，气机郁滞，急宜承气法荡涤肠中热结。

方用：元明粉9g(后下)，生大黄9g(后下)，枳壳实(各)12g，厚朴9g，大腹皮15g，黄连6g，甘草4.5g，麻仁30g。

2剂后，大便5次，泻下水样粪便，继后有少许腥臭黏液，腹胀腹痛减，肠鸣基本正常。继用方：炒白术12g，焦米仁30g，枳壳12g，木香9g，茯苓15g，制香附12g，黄连6g，黄芩12g，乌药9g，麻仁20g，甘草4.5g，大枣10枚。

7剂后诸症恙平。嘱保持大便通畅，多食果蔬等粗纤维食品。继后5年中又有2次发生类似情况，但证情较轻，每次均用中药清理肠中热结，胀痛便秘即平。

(2)“藏寒生满病”(《素问·异法方宜论》)：脏腑受寒易生腹部胀满一类疾病；另一方面，脏气虚弱，寒从内生，亦可导致腹部胀满。前者治宜温散寒邪，后者当应补虚暖中。《丹溪心法》认为蓄血、食积、大怒、外寒、内热等都能引起腹胀，同时还指出：“七情内伤，六淫外侵，饮食不节，房劳致虚，脾土之阴受伤，转运之官失职，胃虽受谷，不能运化，故阳自升，阴自降，而成天地不交之否，清浊相混，坠道壅塞，郁而为热，热留为湿，湿热相生，遂成胀满”。丹溪所析颇全面，但从临床实际看，在杂病中大抵寒胀多而热胀少。在外感病中一般热胀多而寒胀少。

【原文】

帝曰：调此二者奈何？岐伯曰：能知七损八益，则二者可调，不知用此，则早衰之节也。年四十，而阴气自半也，起居衰矣；年五十，体重，耳目不聪明矣；年六十，阴萎，气大衰，九窍不利，下虚上实，涕泣俱出矣。故曰：知之则强，不知则老，故同出而名异耳。智者察同，愚者察异。愚者不足，智者有余；有余则耳目聪明，身体轻强，老者复壮，壮者益治。是以圣人为无为之事，乐恬惔之能，从欲快志于虚无之守，故寿命无穷，与天地终。此圣人之治身也。

【解析】

本节主要讨论调节阴阳养生的问题，谈了三方面问题，一是能知七损八益，二是衰老的规律与征象，三是无为以养生。

关于七损八益，有多种解释，教材上也进行了罗列，目前似乎倾向于房中术的说法，但结合整部《内经》有关养生的论述，再没有第二处讨论到这个问题，原文中把能知七损八益作为阴阳二者可调的前提，说明七损八益不大可能是一种具体的养生方法，即便是一种养生技艺，但房中术无论如何也承担不了如此重任。所以，虽然马王堆出土文物中发现了七损八益的解释，从文字上来说没有问题，但从医理讲，还是证明不了马王堆的“七损八益”就一定是《内经》的“七损八益”。结合本篇对阴阳的论述，七损八益很有可能是泛指阴阳的损益，是原则而不是具体方法，这样看来，张介宾和张志聪的解释有其合理性。

对于衰老的规律与征象在《素问·上古天真论》有女子 7 岁、男子 8 岁为规律的生长壮老论述，本节则以 10 岁为阶段论述了衰老的规律与征象，其中“年四十，而阴气自半也”一句说明了衰老的内在原因是五脏精气的衰减过半，也是其后各个阶段衰老表现的内在原因。精气亏虚，营周无度，故起居衰而不节；精气虚弱，不能营养形体则身体沉重，不能上荣耳目则耳目不聪明；精气更虚则主要以肾精亏虚为主，故言“下虚”，肾精虚弱，则生殖功能萎弱而见阳痿，司二便功能失司则下窍不利，加上前面的耳目不聪明，即成九窍不利，虚不摄津，则涕泣俱出，好似有余之实，故说“上实”。

所以，养生十分重要，知七损八益之道，阴阳二者可调，故身体强壮，不知七损八益之道，则阴阳难调，故易衰老。生命同出于天地阴阳之精气，结果却强老之名不同，这就叫做同出名异。明智之人，通过观察知凡人之精气同源于天地；

愚钝之人，通过观察只见到人有壮、老、寿、夭的不同现象。

而养生之道中，道家无为思想十分值得借鉴，如果能够清心寡欲，保持宁静淡泊的心境，居守于快乐自如的虚无境界，即“故圣人为无为之事，乐恬惔之能，从欲快志于虚无之守”就有可能长寿。

【钩玄】

《内经》养生学说的思想渊源

任何理论的形成总离不开时代的左右，《内经》理论体系的形成，除了集当时医学家们的临床医学经验以外，重要的是受先秦时期唯物主义哲学思想的渗透和影响，使医疗经验得以升华成系统的理论。《内经》养生理论是其理论体系的重要组成部分，它的形成与当时哲学思想的关系尤为密切。

先秦哲学家在探索宇宙万物起源的同时，对人类生命的起源，保存生命和延长生命的方法也作了探讨，这些皆直接或间接地成为确立《内经》养生观的氛围。例如，道家学派的创始人老子，提出“人法地，地法天，天法道，道法自然”的论点。这种法天则地，顺乎自然的观点在一定程度上启发了《内经》的作者，于是倡言“人与天地相参也，与日月相应也”的整体论，强调养生要“法则天地，象似日月，辨列星辰，逆从阴阳，分别四时”，才能达到“益寿而有极时”的境地。老子从“无为而治”的思想出发，提出了“清静无为”，“返朴归真”的观点。虽然一方面反映了当时贵族领主政治上的消极无为思想，但从另一方面却对于养生来说具有一定的积极作用，他极力主张要“致虚极，守静笃”，要求人们排除杂念，心灵空虚为一，神气清静不躁。庄子继承了老子的衣钵，强调静神以颐养天年。这些思想虽然带有神秘色彩，但其“静神”思想的合理部分被《内经》所吸收。《庄子·天道》中的“虚静恬淡，寂寞无为”的论述，成为《素问·上古天真论》中“恬淡虚无，精神内守”说的最好注解。《素问·痹论》指出：“静则神藏，躁则消亡。”身心清静，精神内守潜藏，反之，身心躁动，神气外驰，甚则消亡。至于《老子》“见素抱朴，少私寡欲”，“甘其食，美其服，安其居，乐其俗”的说法，直接被《内经》所引用。如《素问·上古天真论》说：“是以志闲而少欲，心安而不惧，……故美其食，任其服，乐其俗，高下不相慕，其民故曰朴。”认为这种养生的方法是“合于道”的做法。《庄子》养神大法中指出“动而以天行”，即身心的活动要依照自然界变化的规律进行。《内经》则有“四气调神”的专论，强调养身调神当以春夏秋冬四季的生长收藏规律为准绳，保持人与自然的协调。

《管子》在宋、尹精气学说思想影响下，认为“精”是一生命之源泉，“精存自生，其外安荣，内脏以为泉源”，这种存精以养生的观点与《内经》节欲保肾精的养生思想是一脉相承的。《吕氏春秋》立“情欲”专篇，认为情欲当有节制，精要“知早涩”。《素问·上古天真论》则严词批判了“醉以入房，以欲竭其精，以耗散其真，不知持满”的行为，指出这是导致早衰夭折的根本原因。节欲保精的养生思想贯穿于《内经》全篇，成为其一大特点，但追溯其本源，则与先秦哲学家的养生主张是如出一辙的。

先秦时代导引吐纳颇为盛行，养生家主张以动养形，尤以《吕氏春秋》最为倡导，所谓“流水不腐，户枢不蠹，动也。形气亦然，形不动则精不流，精不流则气郁”(《尽数》)。主张动形则精气流畅，不致抑郁为病。《内经》认为神宜静，形宜动。故既要“独立守神”，又要“形劳而不倦”，主张“导引按跻”，“呼吸精气”，“广步于庭”，以达“疏其血气，令其调达，而致和平”的目的。即通过各种形体锻炼，维护气血通行条达，才能健身防病。《素问·上古天真论》所说的“天寿过度，气脉常通”，说明了长寿的根本原因是气血经常保持通畅之故。

以上简括地说明了《内经》的许多养生观受先秦哲学思想的影响和渗透。《内经》作者汲取了当时诸子养生防病的原理和经验，结合其切身的医疗实践体验，形成了一套养生基本观点，并对后世养生学的发展具有较高的指导价值。

【运用】

传说唐代著名医家孙思邈寿命年过百而动作不衰，其《千金要方》中论述的许多养生原则和方法，实际上与道家无为思想，与《内经》养生思想一脉相承。如其引嵇康之论“养生有五难，名利不去为一难，喜怒不除为二难，声色不制为三难，滋味不绝为四难，神虑精散为五难”，作为违反养生之道的主要问题加以警示。而他自己也是这样做的，他一生不求名位，多次拒绝做官，一直保持恬淡之情，我想，这是他能尽终天年的重要原因吧。

【原文】

故善用针者，从阴引阳，从阳引阴，以右治左，以左治右，以我知彼，以表知里，以观过与不及之理，见微得过，用之不殆。

【解析】

此节的理解关键是“从阴引阳，从阳引阴”一句中“阴”、“阳”二字，在此可将二字作广义的理解。阴，泛指阴经、下部、五脏、胸、腹。阳，泛指阳经、上部、六腑、背部。“引”，针刺引导经络之气。全句意谓针刺人体阳的部位可以引导阴的部位的经气；针刺人体阴的部位可以引导阳的部位的经气。

而“以右治左，以左治右”是“从阴引阳，从阳引阴”原则当中一种具体的运用，即病在右取左侧穴位治疗，病在左取右侧穴位治疗。

治疗是如此，诊断也是如此，可以通过健康之我与病理之彼的比较，通过外在的细微病理征象测知内在病理变化，这样可以达到早期诊断，及时治疗的目的，所以，只要遵循阴阳理论指导诊治，就可能避免发生延误病情的危险。

【钩玄】

诊治取法阴阳

根据人体脏腑经脉表里阴阳气血交相贯通的理论，提出了用针治病，亦当取法阴阳。

人是一个有机的整体，人体脏腑由经络连属，构成脏腑相合的表里关系，人体阴阳气血循经脉周流，互相贯通。故指出用针刺法治疗疾病时，可以从阴而引阳分之邪，从阳而引阴分之邪，病在左者取之右，病在右者取之左。《素问·缪刺论》："夫邪客于大络者，左注右，右注左，上下左右与经相干，而布于四末，其气无常处，不入于经俞，命曰缪刺。""邪客于经，左盛则右病，右盛则左病，亦有移易者，左痛未已而右脉先病，如此者，必巨刺之，必中其经，非络脉也。"缪刺法，又称交经缪刺，指左侧有病取右侧穴，右侧有病取左侧穴的交叉刺法；其与巨刺的不同之处，主要在巨刺刺经，缪刺刺络。其原理即是"从阴引阳，从阳引阴"，这是针刺治疗疾病的一般法则，至今仍具有重要的实践价值。

【运用】

从阴引阳，从阳引阴的治疗法则，反映了整体观思想，人体内外表里、上下、五脏六腑、阴经阳经、四肢百骸皆通过十二经脉联系成整体，故局部的针刺可以引导对应的部位经气运行变化，从而达到治疗目的。如此则可开拓治疗思路，不囿于头痛医头，脚痛医脚。如肝阳上亢所致头痛可针刺足膝部位的太冲、三阴交、丘墟以滋补肝肾，平肝潜阳；脱肛、大便溏薄可艾灸头部百会；哮喘胸闷气急可刺灸背部的肺俞、膏肓、神堂。

【原文】

善诊者，察色按脉，先别阴阳；审清浊，而知部分；视喘息，听音声，而知所苦；观权衡规矩，而知病所主；按尺寸、观浮沉滑涩，而知病所生。以治无过，以诊则不失矣。

【解析】

高明的医生，在诊断疾病时也运用阴阳的理论来指导。中医诊病，无非望闻问切，这里"察色按脉"代指所有诊断方法，但首先要辨别阴证阳证。望诊首先要望色之清浊，清者为阳，浊者为阴。同时要掌握望面色分部以辨阴阳，《灵枢·五色》说："此五藏六府肢节之部也，各有部分。有部分，用阴和阳，用阳和阴，当明部分，万举万当。""视喘息"则急者为阳，缓者为阴；"听音声"则高者为阳，低者为阴；观权衡规矩四时常脉，则权衡为阴，规矩为阳，即《素问·脉要精微论》的"春应中规，夏应中矩，秋应中衡，冬应中权"；按尺肤诊与寸口脉，则浮为阳，沉为阴，滑为阳，涩为阴。诸种诊断合参，如此则阴阳之证可辨，治疗则不致有误。

【钩玄】

(1) 四诊合参：诊病首先别阴阳，是诊病的纲领，但辨阴阳在临床上并非易事，遇到实际病例出现阴阳错杂，阴阳真假征象等情况也非少数，因此，辨别阴阳，还需一番工夫。这其中，运用多种诊断方法，获取尽可能多的诊断信息，作为甄别的资料是十分必要的。所以本段经文列举了望、闻、按(切)等多种方法，其目的就是通过诸诊合参，得到的诊断信息能相互比较，相互参看，经过综合分析后作最后的判断，即我们经常所说的"四诊合参"的诊断原则。后世个别医生，为炫耀医技，或为获取利益，妄言用一种诊法能诊病者，已经与医经原旨相悖甚远也。

(2) 尺肤诊与寸口脉法：《内经》成书于西汉，其时已经出现寸口脉诊法，但据考寸口脉的寸、关、尺三部诊法尚未出现，《内经》中的"三部九候"脉法实际是全身动脉诊法的精简版。至东汉成书的《难经》才对寸口脉的寸、关、尺三部诊法有确切的记载，并把"三部九候"的概念移植到寸口脉法中。因此本段中的"尺"是指"尺肤诊"，而非寸、关、尺中的尺部脉，在《内经》时代，寸口脉和尺肤诊相参的诊法运用较多，如《素问·平人气象论》有"人一呼脉三动，一吸脉三动而躁，尺热曰病温，尺不热脉滑曰病风，脉涩曰痹"之说等，可参看学习。

【运用】

诊别阴阳非易事。徐国祯伤寒六七日，身热目赤。索水到前，复置不饮。异常大躁，将门牖洞启，身卧地上，辗转不快，更求入井。一医急以承气与服。余证其脉洪大无伦，重按无力。谓曰：此用人参附子干姜之证，奈何认为下证耶？医曰：身热目赤，有余之邪，躁急若此，再以人参附子干姜服之，逾垣上屋矣。余曰：阳欲暴脱，外显假热，内有真寒，以姜附投之，尚恐不胜回阳之任。况敢纯阴之药，重劫其阳乎？观其得水不欲咽，情已大露。岂水尚不欲咽，而反可咽大黄芒硝乎？天气燠蒸，必有大雨。此证顷刻一身大汗，不可救矣。且既认大热为阳证，则下之必成结胸，更可虑也。惟用姜附，可谓补中有发。并可以散邪退热，一举两得。至稳至当之法，何可致疑？吾在此久坐，如有差误，吾任其咎。于是以附子干姜各五钱，人参三钱，甘草二钱，煎成冷服。服后寒战，戛齿有声，以重绵和头覆之，缩手不肯与诊，阳微之状始着。再与前药一剂，微汗热退而安。(《寓意草·辨徐国祯伤寒疑难急证治验》)

按：本病案粗看是典型阳热之证，如见身热目赤、异常大躁、身卧地上、更求入井等，当用泄热之法。然喻昌以四诊合参之法，从索水到前，复置不饮，脉洪大无伦，重按无力等表现，判断为真寒假热证，果断以人参附子干姜治之，二剂得安。正说明分别阴阳之重要，诊别阴阳非易事。

素问·六微旨大论(节选)

【原文】

成败倚伏生乎动，动而不已，则变作矣。

帝曰：有期乎？岐伯曰：不生不化，静之期也。

帝曰：不生化乎？岐伯曰：出入废，则神机化灭；升降息，则气立孤危。故非出入，则无以生长壮老已；非升降，则无以生长化收藏。是以升降出入，无器不有。故器者生化之宇，器散则分之，生化息矣。故无不出入，无不升降。化有小大，期有近远。四者之有，而贵常守，反常则灾害至矣。

【解析】

《六微旨大论》是《素问》运气七篇大论之一。六，指风火热湿燥寒六气；微旨，指极精至微的原理。本篇对六气运变化的规律及其原理作了精微深刻的阐述，故名。本节是其中节选的一段，文中首先提出结论，即事物的生成与衰败隐伏的因果关系，关键在于运动，不断运动，就会产生变化，说明运动是物质存在的形式及固有属性，世界上一切物质，包括整个自然界，都处于永恒的无休止的运动之中，动而不息是自然界的根本规律。

接着提出了一个问题，即是否有不生不化的时候，后果又是怎样的？回答是只有事物不运动的时候，才会没有生化，如果没有了运动，便没有了生化，也就没有了升降出入的气机运动。注意下文应该做互文解，即出入和升降放在一起理解。其结果是无升降出入则神机化灭，气立孤危，即生命活动的停止；没有升降出入则没有人的生长壮老已的生命活动，自然界也就没有生长化收藏的自然变化。

器，是指容物的场所，在人就是人的形体，所以人的形体就是升降出入的场所，是事物生化的地方，当人的形体不存在了，生命活动即所谓的生化也就息止了。所以，在天地万物中，升降出入无处不有，只是变化的大小、时间的长短不同而已。升降出入四者，最重要的是保持正常，否则自然界就会灾害降临，人体就将发生疾病。

【钩玄】

升降出入是生命活动基本运动方式和内在动力

一切生命都在进行着以升降出入为基本方式的自身运动，如本节说："是以升降出入，无器不有"。又说："故无不出入，无不升降，化有小大，期有近远"。指出了在宇宙万物之中，凡是有生命的物种，都有自身的升降出入运动方式，同一物种中，不同的功能系统或器官组织，也有自己的升降出入运动方式，所不同的只是运动的范围、力量的大小和运动时间的长短不同。

升降出入既是生命活动基本运动方式，也是生命活动的内在动力。升降出入的运动能保持相对适度的范围、力度和时间长度，生命活动就能处于正常状态，这便是人的生理功能的正常体现。若升降出入的运动不能保持相对适度的范围、力度和时间长度，生命活动就会失衡，出现反常，反映在人上就是病理反应的出现。原文所讲的升降出入“四者之有，而贵常守，反常则灾害至矣”即是指此。如果升降出入运动一旦终止，人和其他物质和生命也就结束，因此原文说：“出入废则神机化灭，升降息则气立孤危。故非出入，则元以生长壮老已；非升降，则无以生长化收藏。”

【运用】

恒动观：“动而不已，则变作矣”

运动是物质的属性。《内经》认为，人体生命过程的生、长、壮、老、已各个阶段是永恒运动着的，用运动变化的观点对待人与自然，疾病与治疗等问题。例如：在自然界，“天气下降，气流于地；地气上升，气腾于天。故高下相召，升降相因，而变作矣”。在人体，“清阳出上窍，浊阴出下窍；清阳发腠理，浊阴走五藏；清阳实四支，浊阴归六府”；在疾病，“伤寒一日，巨阳受之……六日厥阴受之”；在治疗，同病异治，异病同治，等等。因此，《素问·六微旨大论》说：“成败倚伏生乎动，动而不已，则变作矣”。

《素问·六微旨大论》说：“非出入，无以生长壮老已；非升降，则无以生长化收藏。”认为生命的活力是在不断运动中实现的，一旦运动停止，生命也走到了尽头；同样，疾病的病理变化也是在阴阳消长、正邪盛衰的不断运动变化中产生和发展，并且包含量变到质变的过程，即《素问·天元纪大论》所说：“物之生谓之化，物之极谓之变”，反映在病理上便表现为“重寒则热”、“重热则寒”、“重阳必阴”、“重阴必阳”等变化。因此，从运动变化的角度认识疾病，是中医理论的重要学术观点之一。基于此，也就有了疾病传变的概念，有了对疾病变化规律不断探索的理论和学说。当然，在永恒的运动变化中，也存在相对稳定的阶段或状态，如《素问·热论》中伤寒第一阶段，病在太阳，第二阶段病在阳明，第三阶段病在少阳等。抓住这一阶段或状态的病理特征，即为正确治疗奠定了基础。

第三单元

藏气法时

《内经》论藏象离不开“人与天地相应”的核心理念，所谓“藏气法时”，就是说人体脏腑功能活动与自然界四时阴阳变化相适应，即原文所说的“合人形以法四时五行而治”。

素问·灵兰秘典论

【原文】

黄帝问曰：愿闻十二藏之相使，贵贱何如？岐伯对曰：悉乎哉问也，请遂言之。心者，君主之官也，神明出焉。肺者，相傅之官，治节出焉。肝者，将军之官，谋虑出焉。胆者，中正之官，决断出焉。膻中者，臣使之官，喜乐出焉。脾胃者，仓廪之官，五味出焉。大肠者，传导之官，变化出焉。小肠者，受盛之官，化物出焉。肾者，作强之官，伎巧出焉。三焦者，决渎之官，水道出焉。膀胱者，州都之官，津液藏焉，气化则能出矣。凡此十二官者，不得相失也。故主明则下安，以此养生则寿，殁世不殆，以为天下则大昌。主不明则十二官危，使道闭塞不通，形乃大伤，以此养生则殃，此为天下者，其宗大危，戒之戒之！

【解析】

原文以古代官制作比喻，形象地论述了十二脏腑的主要生理功能及其相互之间的关系，强调了心的主导作用。

“心者，君主之官也，神明出焉”，君主指的是古代最高的权利统治者，此处以君主为喻，说明心在人生命活动中的主导作用；神明，在《内经》中有多种含义，如《素问·阴阳应象大论》是泛指大自然的造化功能；《素问·八正神明论》是指诊治技术的灵验精通，神妙无穷；此指人的精神意识思维活动。这里我们可以结合《素问·痿论》“心主血脉”、《素问·五藏生成》“诸血者，皆属于心”、《素问·调经论》“心藏神”及本节原文来理解，总的来说，心主要有两个方面的功能，即：①心主血脉；②心藏神并主思维意识和精神活动。这一句经文说明心为一切精神意识活动的主宰，有协调各脏腑生理活动的作用，所以出“神明”。

“肺者，相傅之官，治节出焉”，傅是辅佐的意思，相傅即宰相，以此来说明肺对心有协助作用。治节：治理调节。张介宾注：“肺与心皆居膈上，位高近君，犹之宰辅。肺主气，气调则营卫藏府无所不治，故曰治节出焉。”说明肺主宰人一身之气机，其功能正常则气机通畅，脏腑、营卫气血才能有正常的生理活动。肺主治节的功能体现在：①肺司呼吸，呼吸精气以充养全身；②肺朝百脉，可协助心通调全身气血，内溉脏腑，外营皮毛。肺的这些功能好像宰相辅佐君主一样，发挥治理全身的作用。

"肝者，将军之官，谋虑出焉"，此用类比的方法以将军的性格及所行使的职能来说明肝的性能，古代将军性多刚强急躁，比如宋·岳飞《满江红》词中云："怒发冲冠，凭栏处，潇潇雨歇"等。而《内经》的作者在长期的临床实践中发现，肝火偏旺之人往往表现为性情急躁易怒，而且人在大怒之后，往往会影响肝的正常功能活动，正如吴昆所说"肝气急而志怒，故为将军之官"。另外，肝性喜调达舒畅，恶郁滞。与自然界生发之气相应，且肝藏魂，功能正常则灵性充沛，遇事能深谋远虑，故曰"谋虑出焉"，正如张介宾所说："肝属风木，性动而急，故为将军之官。木主生发故为谋虑所出。"

"胆者，中正之官，决断出焉"，中正，不偏不倚，公正之意。胆主决断，可以保持脏器之间的互相协调，维持气血的正常运行，所以《素问·六节藏象论》说："凡十一藏取决于胆也。"肝胆互为表里，肝主谋虑，胆主决断，只有二者功能协调，人的精神意识才会正常，否则如《素问·奇病论》言："肝与胆合，气性相通，故诸谋虑取决于胆。……此人者，数谋虑不决，故胆虚气上溢而口为之苦。"胆病可以出现"谋虑不决"、"口苦"等临床表现。

"膻中者，臣使之官，喜乐出焉"，膻中有两种理解：①气海，王冰云："膻中者，在胸中两乳间，为气之海。"②心包络，《灵枢·胀论》说："膻中者，心主之宫城也。"这里应当指心包络。膻中最贴近心，可以代心行令，好像心的臣使一样，而且在志为喜，心志必然由膻中传出，所以讲"喜乐出焉"。膻中不仅可以传出心的"喜乐"，而且还有一个功能就是保护心脏、代心受邪的作用，《灵枢·邪客》说："心者，五藏六府大主，精神之所舍也，其藏坚固，邪弗能容也。容之则心伤，心伤则神去，神去则死矣。故诸邪之在于心者，皆在于心之包络。"这个理论对后世的温病学派，影响非常深远，《温热论》开首即言："温邪上受，首先犯肺，逆传心包。"

"脾胃者，仓廪之官，五味出焉"，《礼记·月令》说："谷藏曰仓，米藏曰廪。"这里以仓廪来指代脾胃的贮藏和消化饮食物的功能。脾和胃在功能上联系密切，脾主运化、胃主腐熟，饮食进入脾胃后，经过胃的腐熟、消化，再通过脾的运化，将精微物质输送全身，滋养形体，所以言"脾胃为后天之本"，是气血生化之源，后天营养的源泉。

"大肠者，传导之官，变化出焉"，大肠的主要功能为接受小肠泌别清浊之后的浊物废料，排出体外。

“小肠者，受盛之官，化物出焉”，受盛，接受和容纳的意思。小肠的主要功能是接受胃腐熟的水谷，再经过泌别清浊的作用，吸收精华物质营养全身，而将糟粕进一步传送到大肠。

“肾者，作强之官，伎巧出焉”，作强指精力充沛，动作轻劲多力。伎巧即技巧，精巧灵敏的意思。肾属水藏精主骨，水能生木故可使肝主筋的作用发挥正常，筋强有力，肾精充养骨髓，则筋骨筋强，如《素问·上古天真论》:“男子三八，肾气平均，筋骨劲强，故真牙生而长极”；另外，髓通于脑，脑为髓海，故而肾气充盛，髓液充足则聪明而多智巧。所以如果不注意养生，纵欲无度，耗伤肾精，会导致腰膝酸软、四肢倦怠乏力，甚至头昏耳鸣记忆力减退。

“三焦者，决渎之官，水道出焉”，决渎:疏通水道的意思。言三焦具有疏通水道，运行水液的功能。三焦主一身之气化，气行则水行，全身水道中是水液输布决定于三焦的开合引导。正如张介宾所说:“上焦不治，则水泛高原；中焦不治，则水留中脘；下焦不治，则水乱二便。三焦气治，则脉络通而水道利，故曰决渎之官。”

“膀胱者，州都之官，津液藏焉，气化则能出矣”，州都，水液汇聚的地方。膀胱是贮存水液之所，人体水液的代谢，主要通过阳气的蒸腾气化作用，以两种方式排出体外，出于体表表现为汗，注于膀胱则为小便。所以津液与汗、小便三者之间是互相影响的，我们都有这样一个体会，如果运动过后或是炎热天气，出汗过多的话，就会口渴，而且小便量减少；相反冬天比较寒冷，汗出减少，小便就会增加。所以本句“津液藏焉”，把小便称为津液，就是因为上述三者即津液与汗、小便的关系异常密切。

以上介绍了十二官的功能特点，其相互之间相辅相成，协调统一。其中尤以心的作用最为重要，心主神明的功能正常，全身脏腑各司其职，则心安而神泰，以此养生则长寿；反之，心主神明的功能异常，人体脏腑之间的“相使”关系遭到破坏，脏腑功能紊乱，营卫气血不调，就会出现神志和气血失常，以致全身功能失调而发病，影响人体健康。

【钩玄】

(1) 十二官者不得相失:本段原文用比喻的手法阐释了人体十二脏腑的主要生理功能及其相互之间的联系，它们之间既分工又合作，互相依赖，互相联系，共同构成一个有机的整体，保证机体正常的生命活动。同时在病理状态下也是互相影响的。而各脏腑在整体关系中的主从地位则是由其主要功能决定的:心如全身的“君主”，心藏神，主宰人体的整个生命活动；肺为“相傅”，主气，协助心调畅全身气血和气机升降；肝犹如将军，司肢体运动，又与情志思维活动密切相关，智勇兼备，主深谋远虑；胆主决定判断，肝胆相使，才能正确处理事物，为“中正之官”；膻中为“臣使”，为心包络，犹如内臣，代君行令，主情志喜乐；脾胃为“仓廪”，受纳腐熟水谷，化生水谷精微，是气血生化之源；大肠主“传导”，具有传化糟粕功能；小肠主“受盛”，将胃中传来的食物分清别浊；肾藏精充脑养骨，使人运动强劲，动作精巧，神强聪慧，为“作强之官”；三焦具有疏通水道，运行水液的功能，为“决渎之官”。膀胱如“州都”，能贮藏全身升清降浊后的津液，在肾的气化作用下，变为尿液排出体外。

以上十二官的功能活动不是孤立的，它们相互之间既分工又合作，密切配合，共同维持人体生理功能。故曰“凡此十二官者不得相失也”。说明十二脏腑是一个统一协调的整体，体现了藏象学说的整体观。

(2) 心总统形神：人类的生命活动有两大类，即生理性活动和心理性活动，而主导人体生理、心理活动的是心。本篇说：“心者君主之官，神明出焉”；《灵枢·邪客》说：“心者，五藏六府之大主，精神之所舍也。”张介宾诠释得很清楚：“心为一身之君主，禀虚灵而涵造化，具一理以应万机，脏腑百骸，惟所命，聪明智慧，莫不由之，故曰神明出焉。”“心为藏府之主，而总统魂魄，并赅意志。”中医所说的“心”，与现代解剖学中心的概念迥异，它包括“血脉之心”和“神明之心”。心在整个人体心身活动中起到主宰作用，所谓“神明”，是进行心理活动和统率全身生理功能的特殊能力。“故主明则下安”，“主不明则十二官危”。可见，中医心身观的主要特点是由心统率人体的生理和心理（即形和神），也体现了中医形神合一的思想。

【运用】

临床运用举例1：本节文字主要论述脏腑生理功能，掌握脏腑生理功能特点，对于临床诊治疾病是十分重要的，如本节提出肝主谋虑，认为人精神情志活动，与肝密切相关，也就是说，肝脏功能失调，容易出现精神情志的症状；反过来，临床所遇到的精神情志病变，也要着重考虑肝的病机，注意从肝论治。

多年前我曾治一女性红斑狼疮伴发精神失常，呼天抢地，精神亢奋，妄言错语，不辨亲疏，狂奔躁扰，不欲睡眠。邀诊于余，视其来势凶猛，恐出意外，嘱去精神病院诊疗，家属执意相求，诚意难违。察患者面赤目红，舌苔焦黄有芒刺，舌质红绛，脉来弦数，此肝心火旺，神明失守，属狂证。方拟龙胆泻肝汤、黄连解毒汤、大承气汤三方参伍，另加牛黄清心丸每日2次，每次吞服一丸。一周后复诊，情绪稍平缓，继以前法消息，二周后精神平静，略有腼腆之色，舌苔焦黄，芒刺已去，质红绛依然。遂以养阴生津，清心柔肝进退，四周后精神完全恢复如常。

所以，心主神明、肝主谋虑之说，并非单纯是一种比类，而是长期临床实践积累的结果，需要我们在学习和实践中不断加深理解。

临床运用举例2：本篇说："膀胱者，州都之官，津液藏焉，气化则能出矣。"古注有二义：张介宾曰："津液之入者为水，水之化者由气，有化而入，而后有出，是谓气化则能出焉。"唐容川《医经精义》："人但知膀胱主溺，而不知水入膀胱，化气上行，则为津液，其所剩余质，乃下出而为溺，经文所谓气化则能出者，谓出津液，非出溺也。"唐氏所注颇费解，张注似入于情理。

膀胱贮藏尿液，赖肾气之气化而泄，若气化失司，或为癃闭，或为不禁。《素问·宣明五气》说："膀胱不利为癃，不约为遗溺。"此皆气化失灵也。临床中癃闭、遗溺诸证，皆以补肾助气化为治疗之法门，滋肾通关丸、金匮肾气丸、济生肾气丸等均是。

前年曾治一女性患肾结石者，B超示结石1cm左右大小，伴右肾有轻度积水。前医迭用利尿排石汤数十剂，均不克如愿。来诊时该右侧腰酸，右下腹略有酸胀感，小溲尚通畅。思《内经》有"气化则能出焉"之记载，水之化者由气，结石之移行亦赖乎气。肾气盛则气化行，水可流，石可移。拟方黄芪、党参、补骨脂、台乌药、小青皮、巴戟天、川怀牛膝、莪术，再佐以金钱草、木通、郁金、车前子、海金沙、生甘草等。七剂后便觉右下腹酸胀向下腹部（膀胱区）放射，不久即有结石排出。再数剂善后，B超复查双侧输尿管及肾盂均未见结石，右肾积水消失。

素问·六节藏象论（节选）

【原文】

帝曰：藏象何如？岐伯曰：心者，生之本，神之变也；其华在面，其充在血脉；为阳中之太阳，通于夏气。肺者，气之本，魄之处也；其华在毛，其充在皮，为阳中之太阴，通于秋气。肾者，主蛰，封藏之本，精之处也；其华在发，其充在骨，为阴中之少阴，通于冬气。肝者，罢极之本，魂之居也；其华在爪，其充在筋，以生血气，其味酸，其色苍，此为阳中之少阳，通于春气。脾、胃、大肠、小肠、三焦、膀胱者，仓廪之本，营之居也，名曰器，能化糟粕，转味而入出者也；其华在唇四白，其充在肌，其味甘，其色黄，此至阴之类，通于土气。凡十一藏取决于胆也。

【解析】

本篇是《内经》首次提出"藏象"两字，张介宾说："藏，藏也。""藏"，指藏于体内的脏腑组织；"象"，指征象、形象。藏象即是指人体的内脏及其在体表的一些征象。

心为君主之官，主神明，是五脏六腑之大主，而且心主血脉，血可以奉生身，所以是人体生命活动的根本；"神之变"结合下文，应理解为"神之处"，即心乃藏神的处所，这里的神指的是狭义的神，即人的精神、思维、情志等。心之荣华反映在面部的色泽，所以说“其华在面”。如果把心与自然界四时比类，则心“为阳中之太阳，通于夏气”，符合心属火，位居膈上，主宣达阳气功能特点。

肺既司呼吸，又主一身之气，对全身气机运动具有调节和治理的功能，故主治节，所以说肺为气之本。“为阳中之太阴，通于秋气。”据《新校正》云：“按‘太阴’《甲乙经》并《太素》作少阴。当作‘少阴’。《灵枢·阴阳系日月》亦曰：“肺为阳中之少阴”。因肺属金，位居膈上，主肃降阳气，故为阳中之少阴，与秋燥之气相应。此“少阴”非指少阴经脉，而是指少量的阴气。

“肾者，主蛰，封藏之本”，蛰，蛰虫，冬眠藏伏之虫，此处喻指闭藏。比喻肾主藏精。宜闭藏而不妄泄的功能，所以称“封藏之本”。对于“为阴中之少阴，通于冬气”，《新校正》云：“按全元起本并《甲乙经》、《太素》、‘少阴’作‘太阴’，当作‘太阴’。肾在十二经虽为少阴，然在阴分之中，当作太阴”。《灵枢·阴阳系日月》篇亦为“肾为阴中之太阴”。因肾属水，位居膈下阴位，主闭藏阴精，故为阴中之太阴，与冬寒之气相应。此“太阴”非指太阴经脉，而是指阴气多的意思。

“肝者，罢极之本，魂之居也”一句比较难解，主要是对“罢极”一词，古今注解有歧义，约之有三：一作疲劳解，如《素问吴注》云：“动作劳甚，谓之罢极，肝主筋，筋主运动，故为罢极之本”；姚止庵注：“罢与疲通，肝主筋，过劳则运用乏竭而困倦矣，故云罢极。”二是“罢”同熊罴之“罴”，如《素问直解》云：“罷作羆。肝者，将军之官，如熊羆之任劳，故为羆极之本”。三是现代学者李今庸谓：“本节罢极的罢字，当为能字，而读为耐，其极字则训为疲困。所谓能极，就是耐受疲劳。人之运动，在于筋力，肝主筋，而司人体运动，故肝为能极之本。后世不识能读为耐和能极之义，徒见古有罢极之词，遂于能上妄加四头，而成罷(罢)，今应改正”。三家审视角度不同，但释义大致类同，其中尤以李今庸教授的诠释最能服人，于义理通顺。临床上肝病的常见症状是疲劳乏力，具有特定的诊断意义。而“阳中之少阳，通于春气”，《新校正》云：“按全元起注本并《甲乙经》、《太素》作‘阴中之少阳’，当作‘阴中之少阳’”。《灵枢·阴阳系日月》亦云：“肝为阴中之少阳”。因肝居膈下阴位，主少阳升发之气，属于木，故为阴中之少阳，与春温之气相应。

“仓廪之本，营之居也，名曰器”，器，中空的器皿。《礼记·月令》中说：“谷藏曰仓，米藏曰廪。”脾胃乃水谷之海，气血生化之源，所以为仓廪之本。王冰注：“营起于中焦，中焦为脾胃之位，故云营之居也。”六腑能运行糟粕，转五味而入养五脏，出糟粕而通前后二阴，故六腑为水谷精气糟粕升降出入之器。“转味而入出”，指对水谷精微的升降出入过程的描述。“至阴之类，通于土气”，脾主中土，旺于四季，通于土气。《素问·太阴阳明论》有云：“脾者土也，治中央，常以四时长四藏，各十八日寄治，不得独主于时也。”“至阴”，在《内经》有多种解释，此指脾从上焦阳位到达下焦阴位之过渡脏器，“至”是到达的意思。另如《素问·水热穴论》有“肾者，至阴也”的记载，此“至阴”意为阴之极也，指肾。

【钩玄】

(1) 关于藏象：“藏象”，王冰说：“象谓见于外，可阅使也。”张介宾说：“藏居于内，象见于外，故曰藏象。”《内经》藏象学说就是着重研究通过活的机体的外部征象来推导人体内部组织的运动变化规律，确定“象”与“藏”之间的相互关系。《素问·藏气法时论》讨论了“藏气”与四时的关系，本篇名“六节藏象”旨在说明“藏象”与“六节”的关系，两者均以“天人合一”理念为基本出发点，来讨论藏象问题，因此藏象的“象”不仅指人体的生理病理现象，也应包括自然现象的涵义在内。古人通过长期的对“象”的观察，总结推论出来内在的脏腑的生理、病理变化规律。可以说，“藏象”是对人体生命的本质与现象诸种联系的高度概括。这也就说明了藏象的含义及中医脏腑的名称与现代解剖学中脏器的含义是不同的，后者立足于微观的实体解剖与描记，前者侧重于脏腑生理功能的宏观概括。从“象”把握“藏”的本质的方法，是中医藏象学说的基本特点。

由于藏象学说主要是通过“象”的观察总结形成的，所以特别强调了四时阴阳与人体生理病理活动的关系，反映了中医理论体系人与自然息息相应的观点。文章提出了五脏是人体之本，即心为“生之本”；肺为“气之本”；肾为“封藏之本”；肝为“罢极之本”；脾为“仓廪之本”。以五脏之本为中心，联系诸腑、经脉、体表五华、五体，形成肝、心、脾、肺、肾五个系统的生理活动。这五个系统不仅与天地四时相通应，同时又互相之间紧密联系，从而形成机体五大系统，并与自然界内外相连成一个整体，形成以五脏为中心的藏象学说。临床时根据人体内在脏腑的生理活动及病理变化的征象，了解脏腑的病变情况，作为辨证中定位和定性的依据。比如以肾“其华在发”、“其充在骨”的理论，说明头发和骨骼在生理上与肾密切相关，当骨发生病变，即小儿生长发育障碍，出现五迟（立迟、行迟、齿迟、发迟、语迟）、鸡胸、龟背、解颅等症，皆可从肾虚论治，以地黄丸为主，酌加鹿茸、龟甲等药。成人出现的腰膝酸软，头发花白，亦可以肾虚论治。

(2) 四时五脏阴阳的整体观：中医学对内脏功能的认识，主要是通过对体表的一些征象的观察，以“司外揣内”、“有诸内者，必形诸外”的指导方法为基础，同时联系外界四时气候变化对内脏的影响，来认识内脏功能的生理和病理变化。这即是本段原文“藏象”的内涵所在。在该理论思想的指导下，形成了以五脏为中心，分别和体表组织、精神活动及四时气候相联系的生理系统。机体内在的生理病理变化与外部的征象必然有着相应的联系，从“以表知里”，就可以推知内在脏腑的功能活动。如肝为"罢极之本",主藏血,肝血充足,筋肉得养,则肢体筋肉强健有力,耐于疲劳而劳动持久。另外,爪为筋之余,肝血旺则筋强力壮,爪甲红润坚韧。就四时气候变化而言,肝为风木之脏,其气条达舒畅与春天少阳生发之气相应。心主血脉,为推动血液运行的原动力,所以可以从血脉的盈虚及面部色泽的变化,测知心脏的盛衰和功能的强弱。

对于"凡十一藏取决于胆也",历代注家看法不一,王冰注:"胆者,中正刚断无私偏,故十一藏取决于胆也"。李杲说:"胆者少阳春升之气,春气升则万化安。故胆气春升,则余藏从之,所以十一藏皆取决于胆"。张介宾注:"足少阳为半表半里之经,亦曰中正之官,又曰奇恒之腑,所以能通达阴阳,而十一藏皆取决乎此也"。又有"十一"乃"土"字之误。

我认为,上述看法皆有合理之处,均强调了胆的重要作用。由于胆主决断,胆为中正之官,喜宁谧而恶烦扰,喜柔和而恶壅郁;且肝胆之气主生升,以舒畅条达为顺。《备急千金要方》云:"胆腑者,主肝也,肝气合于胆,胆者中清之腑也。"又李东垣言:"胆者,少阳春生之气……故胆气春生则余脏从之。"同时胆位于"半表半里",能通达阴阳。可见少阳胆气之升发疏泄调达,有助于协调五脏六腑之功能,保持阴阳调和气血顺畅。而且胆主决断,也对防御和消除某些精神刺激,维持气血正常运行,确保脏腑之间协调关系等有重要作用。因此,调节胆气虚实,对于协调其他脏腑具有重要意义。

若胆气不足,则决断无力。体内各脏腑功能的发挥,取决于胆的功能正常与否。李杲对此深有体会,在《脾胃论》指出:"大抵脾胃虚弱,阳气不能生长,是春夏之令不行,五藏之气不生。"因而强调在补益脾胃的同时,十分重视升发阳气,阳气升则脾气随之而升,水谷精气得以输布,全身得以营养。其在补中益气汤中不仅用升麻举陷,更用柴胡以升发少阳之气,促使脾气上升,输精于肺,全身脏腑得以充养,虚证即愈。《诸病源候论·五脏六腑病诸候》曰:"胆气不足,其气上溢而口苦,善太息,呕宿汁,心下澹澹,如人将捕之。"故证见虚烦不眠,易惊恐心悸,口苦多疑虑,常叹息。治疗宜温胆安神,和胃降逆,气虚者宜结合补气。可予温胆汤(《备急千金要方》:竹茹、枳实、半夏、橘红、茯苓、甘草、大枣)。气虚加人参、黄芪;失眠加枣仁、合欢皮。

【运用】

肝为罢极之本的临床运用

对经旨的解释既要从文理、医理进行阐释,更要结合临床作印证,则更有说服力。考临床所见,凡肝病的病理变化,无非环绕气血阴阳四字演绎。肝主疏泄,则主要指对气机的疏通条达;肝失疏泄则气机郁滞,演变诸症。肝藏血,即肝有调节气血之功，血不运则肝血瘀阻，血不足则肝阴不足。肝体阴而用阳，肝阴不足则肝阳上亢，肝阳有余则损及肝阴，从而出现种种证候。但肝病的临床表现再多，其中疲乏一症为肝病的典型症状。临床上许多疾病在病变过程中均可出现疲乏，但非特异性症状，唯肝病的病理变化中，疲乏则是其特异性症状。临床上许多肝病的早期症状就是疲乏，且可存在于病变的始终，如急慢性肝炎、肝硬化等。另一方面，疲劳过度最容易伤肝，乃至出现急慢性肝病。奈何此？因为“肝者，罢极之本”。肝有耐受疲劳的功能，肝病则不耐疲劳而出现疲乏无力；若疲劳过度，超过了肝的耐受能力，则可能伤及肝，致生肝病，出现神疲乏力等症状。

忆“文革”中遇一青年，原本康健，身强力壮，一人能挑二百余斤，健步如常。但近阶段时觉乏力，纳可，眠安，何以乏力？此人不相信求医问药，也未介意，依然从事农村劳作。坚持数月，体力益发不支，在其父母的再三催促下，求诊于余。查除乏力外，无其他症状，嘱查验肝功能，结果谷丙转氨酶500单位，遂住肝炎病房。一个月后症状消失，康复出院，数月后参加正常劳动。十年中身体康泰，无复作，亦未定期检查肝功能。80年代，又起乏力，消瘦，面色黯然，无泽，纳谷尚好，疑肝病复发，再查肝功能，结果谷丙转氨酶120单位，碱性磷酸酶300单位，白球蛋白比例1.2，B超示：早期肝硬化。历经中西药治疗，或重或轻，始终疲劳乏力，又10年后，因肝硬化腹水，肝功能衰竭而亡故。类似案例不胜枚举，今有报道画家陈逸飞因疲劳过度，突发肝功能衰竭，合并大出血而英年猝死。闻其过去有慢性肝炎病史数十年，及至中年，事业如日中天，超负荷工作，日不暇接，甚是可惜。以上事例足证，《内经》所论“肝者，罢极之本”，值得我们仔细体味。

素问·五藏别论（节选）

【原文】

黄帝问曰：余闻方士，或以脑髓为藏，或以肠胃为藏，或以为府。敢问更相反，皆自谓是。不知其道，愿闻其说。岐伯对曰：脑、髓、骨、脉、胆、女子胞，此六者，地气之所生也，皆藏于阴而象于地，故藏而不写，名曰奇恒之府。夫胃、大肠、小肠、三焦、膀胱，此五者，天气之所生也，其气象天，故写而不藏。此受五藏浊气，名曰传化之府。此不能久留，输写者也，魄门亦为五藏使，水谷不得久藏。所谓五藏者，藏精气而不写也，故满而不能实。六府者，传化物而不藏，故实而不能满也。所以然者，水谷入口，则胃实而肠虚；食下，则肠实而胃虚。故曰：实而不满，满而不实也。

【解析】

此节讲两个问题，一是奇恒之腑及其功能特点，二是通过对比脏和腑不同功能，以说明其功能特点。

方士：指通晓方术的人，这里指医生。

《内经》非一时一人之作，而是许多医家的论文汇编，故其中不乏对某些问题的看法存在着“各家学说”，如对于脏腑的定位和命名就各不相同。且常常固守己见，所以有必要将其统一，即引出下文。所以原文说“或以脑髓为藏，或以肠胃为藏，或以为府。敢问更相反，皆自谓是。”

“脑、髓、骨、脉、胆、女子胞，此六者，地气之所生也，皆藏于阴而象于地，故藏而不写，名曰奇恒之府。”阴，此指阴气。这里采用了取类比象的方法，言奇恒之府像大地储藏万物一样，具有贮藏精气的作用。同时，它们形状却似腑，或是通道，或是空腔器官，因为功能似脏，形态似腑，所以称为“奇恒”是异乎寻常之意。将此六者单列，说明当时对此六种脏器功能的重视。但当以五脏为中心的藏象学说成形之后，奇恒之腑的功能因已经被涵盖，而有逐渐淡出的情况。

“胃、大肠、小肠、三焦、膀胱，此五者，天气之所生也，其气象天，故写而不藏。”因胃大小肠膀胱三焦共同的功能是运化水谷，传化不已，好像天体的运转不息，周而复始，所以以天作比喻。

“此受五藏浊气，名曰传化之府”，腑的功能为接受五脏在代谢中的废物。是传导、消化水谷及糟粕的场所。“此不能久留，输写者也，魄门亦为五藏使，水谷不得久藏”，此处反复强调不能久留，说明腑接受了五藏浊气和水谷之后，水谷中的精华被消化吸收，而糟粕及五脏在代谢中的废物则需及时排出体外。魄这里通粕，魄与粕，古可通借。使是役使的意思。指肛门启闭功能，依赖五脏之气的调节，而其启闭正常与否，又影响着脏腑气机的升降，故为五脏使。

“五藏者，藏精气而不写也，故满而不能实。六府者，传化物而不藏，故实而不能满也”，对于“满”和“实”大致有四种解释：

1）满，指精气；实，指水谷。如唐·王冰注：“精气为满，水谷为实，但藏精气，故满而不能实。”明·张介宾也说：“精气质清，藏而不泻，故但有充满而无积实。”

2）满，指精气的神妙作用。如隋·杨上善注：“精气遍于藏中不离，故不泻而满，虽满常虚，故不实。”

3）满，虽指精气，但认为精气最为宝贵，只会不足，没有实可言。如清·姚止庵注：“精气至贵而难实。”

4）五脏“满而不能实”中的“满”和“实”都是指精气；六腑“实而不能满”中的

“实”和“满”都是指水谷。这是《内经》专家凌耀里教授的观点。

这几种解释，以第四种比较合理。这里前一组满和实与后一组满和实所指不同，前一组指的是精气盈满或精气壅实、呆实；后一组指的是水谷和糟粕暂时充实或水谷和糟粕滞满不行。故而此句意思为五脏精气宜盈满，但不能壅实不行；六腑水谷与糟粕宜暂时充实，但不能滞满不行。

【钩玄】

(1) 关于脏腑的“藏”与“泻”：藏，即贮藏之意。五脏主藏，藏的是精气，如《灵枢·本神》说“肝藏血”、“心藏脉”、“肺藏气”、“肾藏精”、“脾藏营”。五脏所藏之精气来自先天之肾精和后天水谷之精气；五脏所藏之精气是维持脏腑生理功能的重要物质基础，又是情志活动的基本物质。《素问·阴阳应象大论》说：“人有五藏化五气，以生喜怒悲忧恐。”马莳注：“人有肝心脾肺肾之五脏，以化五脏之气，而喜怒忧悲恐之五志从兹而生焉。”但是，五脏所藏之精气并非一点也不泻，只不过是不直接向体外排泄而已。如《素问·上古天真论》云：“肾者主水，受五藏六府之精气而藏之，故五藏盛乃能泻。”这里的“泻”有二解：一指五脏之精气输泻于肾而藏之，如王冰注：“五藏六府精气淫溢而渗灌于肾，肾藏乃受而藏之。”一指五脏盛则肾乃能泻精，如张介宾注：“五藏六府之精，皆藏于肾……故五藏盛则肾乃能泻。”但无论从哪一种理解，均说明脏所藏之精均有输泻作用。其他如脾气散精，肺气的宣发敷布水谷精气，心主运行血脉，肝之余气溢于胆，等等，均提示五脏藏中寓泻。

泻，即转输、传送、排泄之意。六腑主泻，主传化，但六腑所泻的并非全是糟粕，它包括传化过程中的清浊相混的食物。如胃中内容是未消化或正在消化的食物，大、小肠中的是清浊未分的消化物，胆中主要是胆汁（精汁），可以帮助消化等。六腑固然以“泻”为主，但泻中也寓有藏，如本篇谈到“五味入口，藏于胃，以养五藏气”。说明六腑亦并非只泻不藏，只不过六腑中任何东西均不可“久藏”。

因此，这里所说的五脏“不泻”，只是针对五脏不能输泻水谷糟粕而言；六腑的“不藏”，只是针对水谷饮食不能久留体内而言。

(2) 关于“满而不能实”和“实而不能满”的医理分析：精气为五脏所藏，宜充满，但不宜壅实。在生理情况下，五脏所藏的精气通过经脉灌注到全身骨骼关节、肌肤络脉以及诸窍，以供给这些组织器官以营养物质，保证其正常的生理活动。如《灵枢·脉度》说：“肺和则鼻能知香臭矣”，“心和则舌能知五味矣”，“肝和则目能辨五色矣”，“脾和则口能知五谷矣”，“肾和则耳能闻五音矣”。这就是说五脏所藏之精气既要充满，又要保持运行流畅。如果精气壅实不行，或发生偏盛偏衰，就会出现病理现象。如《素问·调经论》所说的“有者为实，无者为虚”，就是指人体本身的气血阴阳偏盛偏衰所引起的虚实证候。另如肝气郁结、肺气壅滞、心血瘀阻、脾虚气滞等等，都是脏气壅实不行的病证。由此可知，五脏所藏的精气宜充满，但不可壅实不行。这里“满”是生理，“实”是病理。

六腑的主要功能是“传化物而不藏”，“其气象天，故泻而不藏”。六腑接受水谷及“五脏浊气”之后，经过加工把其中精华转输到五脏，将糟粕废料传送排出体外，其作用像天一样健运不息。“实而不能满”，实是指水谷和糟粕等有形实物充实于六腑。这里的“实”也是相对而言的，如本篇下文即描述了水谷入口以后，“胃实而肠虚”，“肠实而胃虚”的消化运行过程。这种充实是暂时的，水谷和糟粕在六腑中不可久留，消化道不能同时充满，需要按时排空；如果留滞不化则“满”，满则属于腑气不行的病理现象。临床可见食积、便秘、癃闭等病证。所以后世有六腑“以通为用”、“以降为顺”的说法。据此，“实而不能满”是指水谷和糟粕在六腑暂时充实，但不能满。这里的“实”是生理，“满”是病理。

【运用】

(1) 脏腑藏泻的临床意义

1) 六腑以通为顺，腑病多实证宜通：六腑的生理功能是“传化物而不藏”，保持六腑通畅是维持其正常传化功能的重要准则，不通是六腑的主要病理特征。如胃不通则食积、胃痛，大小肠不通则便秘、腹痛，膀胱不通则癃闭，胆不通则胆汁郁滞发为黄疸、胁痛，三焦不通则六气不行、水气潴留发为肿胀等，这些都属实证。故凡治六腑病以通降去实为大法，如食积则消食导滞，便秘则通便，癃闭则利小便，黄疸则利胆退黄，水肿则通利三焦以利水等。现代临床上运用通里攻下法对急腹症的治疗取得显著疗效，如胆囊炎、胆结石、急性胰腺炎、急性肠梗阻、急性阑尾炎、胆道蛔虫症、泌尿系结石等，使用通里攻下法具有通导大便，荡涤实热，驱虫攻积，攻逐水饮，通利胆道等功效。

2) 脏病多虚证，治宜补中寓通：五脏喜满，但不能壅实，故五脏的病理不外乎精气亏虚和脏气壅滞两端，前者为虚，后者为实。从临床实际情况看，脏病多虚证，虚则补之，宜用补法。但用补虚法时不可纯补、峻补、壅补，应该补中寓通，静中寓动，或消补兼施，动静相济，方不致偏颇。例如，补脾时不忘伍以甦胃消导之品，养心时当伴以和血活血之品，补肺时配以宣肃之品，补肝时佐以疏泄之品，益肾时合以冲和阴阳之品等。古方中一贯煎在养阴柔肝药中佐以川楝子一味，为静中寓动，柔中寓刚，实乃补中寓通法之示范。

3) 实证泻腑，虚证补脏：脏与腑互为表里，两者在生理病理方面互相影响。病分虚实，虚者补之，实者泻之。虚证补什么？大都补五脏；实证泻奈何？常常泻六腑，这乃是脏腑补泻之规律。

即以泌尿道感染为例，中医称为淋证。该病有急、慢性之分。急性期多表现为尿频、尿急、尿痛和腰酸、腰痛，严重者伴有畏寒、发热等，中医辨证属实证，为湿热下注肾与膀胱为患。实证宜用泻法。泻什么？主要清利膀胱湿热，如八正散之类。慢性尿路感染，因病证迁延日久，正气虚衰，无力御邪，虚证宜用补法，补什么？着重补肾，一般不称补膀胱。补肾须分阴阳，左归丸、右归丸之类。也可以补泻兼顾法治疗。

再以痢疾为例，急性期见腹痛、腹泻、大便赤白相杂，伴里急后重，严重的出现发热，中医辨证属实证，宜用泻法，清利肠中湿热，黄芩汤之类。慢性期主要表现为便溏、腹胀、纳呆、肢软乏力、脉细若薄的虚证，治宜用补法，健脾补气升清，一般不称谓补肠法，可以用参苓白术散之类。

综上所述，《五藏别论》关于脏腑"藏"、"泻"的描述，不仅集中概括了五脏、六腑的生理功能特点，更重要的是对临床实践具有很大的指导价值。

(2)"魄门亦为五藏使"临床运用：余初读《素问·五藏别论》时，每觉其对脏腑功能特点的概括极其精辟，领悟殊深，唯读到"魄门亦为五藏使"语，虽能随文衍义，总觉其意趣平平。自谓《内经》未必字字珠玑，而未加深究。

近年来临床中经常遇到这样一些病例，引人深思。一狂证患者，语言错乱，独自歌咏嘻笑，或狂奔乱跑，或彻夜躁动。经用氯丙嗪等治疗，奏效不显。来诊后，切得脉来弦数，家属云其十来天未睡，不大便，而食量未减。证属阳明腑热上攻，神明失守。拟大承气汤加生铁落、天竺黄、全瓜蒌、生龙牡、石菖蒲等，3剂后，解便甚多，且恶臭，精神躁动见缓。守法减其制调理数旬而症平定。有一冠心病者，心绞痛屡发不止，诉大便数日不解，经用调胃承气汤合小陷胸汤，加丹参、赤芍等，7剂后痛止，胸次泰然。继以调理，病情稳定，未见复发。又，一失眠患者，有习惯性便秘史，长年服用西药安眠剂，尚不能安睡，后改用脾约麻仁丸守治，大便润，精神爽，夜寐渐安。再一急性黄疸型肝炎病者，经用清利湿热剂治疗月余，谷丙转氨酶已恢复正常，唯黄疸依然不退，且有加深趋势。屡用茵陈、山栀、田基黄等不应。后改用大承气汤加减，大便日行三四次，呈稀溏，3周后黄疸退尽，化验均正常。

以上诸病皆异，何以因通便而应手？五脏浊气赖魄门排泄，今脏腑有病，安能不累及肛门之启闭？大便秘结，脏腑之浊邪无由出路，今用通便，邪随便解，脏腑通泰，不治脏病而病得以缓解。据此始悟"魄门亦为五藏使"之语，着实意味深长。

素问·太阴阳明论

【原文】

黄帝问曰:太阴阳明为表里,脾胃脉也,生病而异者何也?岐伯对曰:阴阳异位,更虚更实,更逆更从,或从内,或从外,所从不同,故病异名也。

帝曰:愿闻其异状也。岐伯曰:阳者,天气也,主外。阴者,地气也,主内。故阳道实,阴道虚。故犯贼风虚邪者,阳受之;食饮不节,起居不时者,阴受之。阳受之则入六府,阴受之则入五藏。入六府则身热,不时卧,上为喘呼。入五藏则䐜满闭塞,下为飧泄,久为肠澼。故喉主天气,咽主地气,故阳受风气,阴受湿气。故阴气从足上行到头,而下行循臂到指端;阳气从手上行至头,而下行至足。故曰:阳病者,上行极而下;阴病者,下行极而上。故伤于风者,上先受之;伤于湿者,下先受之。

帝曰:脾病而四支不用,何也?岐伯曰:四支皆禀气于胃,而不得至经,必因于脾,乃得禀也。今脾病不能为胃行其津液,四支不得禀水谷气,气日以衰,脉道不利,筋骨肌肉,皆无气以生,故不用焉。

帝曰:脾不主时,何也?岐伯曰:脾者土也,治中央,常以四时长四藏,各十八日寄治,不得独主于时也。脾藏者,常著胃土之精也。土者,生万物而法天地,故上下至头足,不得主时也。

帝曰:脾与胃以膜相连耳,而能为之行其津液,何也?岐伯曰:足太阴者,三阴也,其脉贯胃属脾络嗌,故太阴为之行气于三阴。阳明者,表也,五藏六府之海也,亦为之行气于三阳。藏府各因其经而受气于阳明,故为胃行其津液。四支不得禀水谷气,日以益衰,阴道不利,筋骨肌肉无气以生,故不用焉。

【解析】

本文开首以太阴阳明为例,讨论经脉脏腑阴阳属性不同其发病各异的道理和规律,故而文章开首就提出一个疑问:为什么都属于脾胃经脉且互为表里的足太阴脾和足阳明胃两经,生病以后,情状不同呢?

"阴阳异位",足太阴脾经与足阳明胃经,一条属阴,一条属阳,循行部位不同,正如杨上善所言:"太阴为阴,阳明为阳,故异位也。"

"更虚更实",所谓万物皆可分阴阳,此处将人体与自然界相联系,所以春夏为阳,阳明之气与之相应,故春夏之季阳明实而太阴虚;秋冬为阴,太阴之气与之相应,故秋冬之季太阴实而阳明虚。

"更逆更从",此句相对上句"更虚更实"而言,讲的是病理情况,春夏为阳,阴盛为逆,阳盛为从;秋冬为阴,阳盛为逆,阴盛为从。

接下来本文从三个方面论述了脏腑经脉由于阴阳属性不同，发病特点各异的规律："阳者，天气也，主外。阴者，地气也，主内。"外：泛指六阳经及六府，属阳，有如天气，主外、主表、为腑。内：六阴经及五脏，属阴，有如地气，主内、主里，为脏。

"阳道实，阴道虚。故犯贼风虚邪者，阳受之；食饮不节，起居不时者，阴受之"。属于阳的六腑，多病外感而形成实证；属于阴的五脏，多病内伤而形成虚证。所以虚邪贼风外邪侵犯，先入在表在阳之阳经六腑；饮食起居等内伤所致病症则直犯在里在阴之阴经五脏。

其中对"阳道实，阴道虚"文字的理解历代注家众说纷纭。杨上善云："阳为天气主外，故阳道实也；阴为地气主内，故阴道虚也。"张介宾注："阳刚阴柔也。又外邪多有余，故阳道实；内伤多不足，故阴道虚。"张志聪注解与介宾相类，亦从阳刚阴柔将解。马莳注："人身本与天地合参，故天在外，主包夫地；地在内，主承于天。人身六阳气犹天气也，主运于外；人身六阴气犹地气也，主运于内。阳运于外者为实，阴运于内者为虚。"杨主要从天地阴阳理解，张则从外感内伤理解，马莳则倾向于阴阳六经解。笔者认为，张介宾所注较为恰当，且具有很大的临床指导价值，阳主外，所以外感病邪先伤人阳分，再由表入里，传至于阳腑所以阳经、阳腑之病多热多实；而内伤劳倦饮食起居，则先伤人阴分，病发于内，导致脏气受损，所以阴经、阴脏之病多虚多寒。从脾胃而言，脾脏属阴，太阴脾经之病，阳气易伤，病多从湿化、寒化，故以寒证、虚证多见，多见腹满时痛，自利不渴，舌淡苔白等症；胃腑属阳，阳明胃经之病，津液易伤，病多从燥化、热化，故以热证、实证多见，多见腹满痛，便秘，潮热谵语等。后世有"实则阳明，虚则太阴"的说法。如《伤寒论》邪入里化热，侵犯阳明之经，证见身大热，大汗出、烦渴引饮，舌苔黄燥、脉洪大等，治宜清热生津，以白虎汤清热为先，邪传阳明胃腑，证见腹满而痛，大便不通，潮热谵语，舌苔黄厚燥裂，脉沉实滑数，治宜清热通腑，以承气汤通降为要。若太阴阳虚，寒湿不化，证见腹满时痛，呕吐，自利不渴，舌苔淡白，脉象迟缓等，治宜温阳健脾，以理中汤类温补建中为主。当然，临床上的病证是极为复杂多变的，若遇脾胃虚实寒热错杂之证，当根据具体情况，辨证施治。

"䐜满"，胀满的意思。"飧泄"，指完谷不化的泄泻，该词在《素问·阴阳应象大论》亦学到过"清气在下，则生飧泄"，大家可以对照来学习。"喉主天气，咽主地气"，此处取高世栻的注解："喉司呼吸，肺气所出，故喉主天气；咽纳水谷，下通于胃，故咽主地气"。"阳受风气，阴受湿气"，所谓同气相求，风为阳邪故而故阳受风气，湿为阴邪故而阴受湿气。"伤于风者，上先受之；伤于湿者，下先受之"，这一句可对照上一句话"阳受风气，阴受湿气"来理解。风性为阳在上，湿性属阴在下。

接下来通过分析脾病而四肢不用的机制，讲述了脾胃在生理、病理上的密切关系，以及脾不主时的道理。“四支不用”，四肢不能随意活动，也就是说失去了正常的功能。“四支皆禀气于胃，而不得至经，必因于脾，乃得禀也”，至经，《太素》作“径至”，即直接到达的意思。四肢正常的生理活动，有赖于胃中水谷精微的滋养，而胃中的水谷精微并非直接到达四肢，而是通过脾的运化才能输布的四肢全身。

“津液”，饮食水谷的精微物质。“脾不主时”，主是关联的意思，这里指脾不单独主一时令。“治”，主宰、掌管之意。“各十八日寄治，不得独主于时也”，脾土之气所主的时令为春夏秋冬每一季节的最后十八天，而并不单独在某一季中主宰人体。“脾藏者，常著胃土之精也”，取高世栻所注：“著，昭著也。胃土水谷之精，昭著于外，由脾藏之气运行，故脾藏者，常著胃土之精也”。“法”，取法、合于的意思。“太阴为之行气于三阴”，指的是足太阴脾经将胃中的水谷精气转输到三阴经中去。“亦为之行气于三阳”，足阳明胃经是五脏六腑营养之海，可将足太阴脾经所运化的水谷精微之气转输到三阳经当中。

“四支不得禀水谷气，……故不用焉。”这二十八个字，与上文重复。疑是衍文，可以删除。

【钩玄】

(1) 太阴和阳明的联系：脾与胃在生理上的关系非常密切。脾与胃之间有系膜相连；经脉上脾胃相互络属，构成表里关系。在生理功能上，胃受纳水谷，为脏腑气血之源，然需要通过脾的运化，才能把水谷精气输布到四肢百骸及全身脏腑组织，得以充养，所以原文强调脾“为胃行其津液”的机制，是突出脾与胃二者相互配合，相互为用，共同完成对饮食物的消化吸收输送的重要功用，亦是脾胃为“后天之本”的理论渊源，对临床具有重要的指导意义。因为胃气和则后天营养自有来源，脾气健则水谷精微得以输布，使虚损病证逐步痊愈。因此，调理脾胃，滋养后天，是治疗内伤疾病的重要方法。

另外，本文提出“脾者土也，治中央，……”的观点，强调了脾胃和其他脏腑之间关系。因为脾运化水谷精微，化生气血，滋养四肢百骸、五脏六腑，如同自然界土能生长、滋养万物一样。一年四季任何脏腑组织器官在任何时令中，都离不开脾胃所运化的水谷精气滋养，脾胃充盛，则五脏安和；脾胃受损，则五脏不安。因此，临证时要正确处理脾胃与其他脏腑的关系。正如张介宾所说：“故善治脾者，能调五藏，即所以治脾胃也。能治脾胃，而使食进胃强即所以安五藏也”（《景岳全书·杂证谟》）。李杲结合临床实践，发展成为脾胃学说，对中医学的发展产生了深远的影响。

(2) 脾胃的病理:脾与胃在病理上相互影响,原文以"脾病而四支不用"加以论述。临床上对于四肢枯萎,不能随意运动的病证,运用调治脾胃方药治疗,常有良好的疗效,如《素问・痿论》提出"治痿者独取阳明"的治则。

从脾胃的病理特点来看:胃经多为阳证,阳热有余之证(身热、不得卧、喘呼诸症),脾经多为阴证,里阴不足之症(䐜胀、飧泄、肠澼诸疾)。所谓"阳道实,阴道虚","脏病多虚,腑病多实"。从邪气的性质而言,同类相聚,故风为阳邪而易伤上、伤阳、伤胃;湿为阴邪而易伤下、伤阴、伤脾。四肢为诸阳之本,若脾失健运,水谷精气不能达于四肢,久而久之则懈怠无力,四肢痿废不用。

【运用】

(1) "伤于风者,上先受之"的临床运用:风为阳邪,易伤上部。这里有"同气相求"的含义。上部,主要指头部,常见的病症是头痛。《素问・风论》:"头面多汗恶风,当先风一日则病甚,头痛不可以出内"。故头痛因风邪所致者,《内经》中又称为"头风"、"脑风"、"首风"等。《素问・骨空论》也有类似记载:"风从外入,令人振寒,汗出,头痛,身重,恶寒"。春天多风,故临床春天多头风痛病。风又为百病之长,常与寒、湿、热等相合为病。故后世又将头痛分为伤风头痛、风寒头痛、风热头痛、风湿头痛等。伤风头痛可选川芎茶调散加减;风寒头痛可用桂枝羌活汤化裁;风热头痛不妨以桑菊饮出入;风湿头痛即以羌活胜湿汤进退。另外,《内经》又有六经头痛之分。其中太阳头痛以后枕部下连于颈项处疼痛,《素问・谬刺论》说:"邪客于足太阳之络,令人头项肩痛";阳明头痛以前额面颊及眉棱骨处疼痛为特点;少阳头痛以耳之前后及颔、目锐眦等部位疼痛为特点,《灵枢・厥病》:"厥头痛,头痛甚,耳前后脉涌有热";太阴头痛多痛无定处,按摸不到痛点所在,《灵枢・厥病》:"厥头痛,意善忘,按之不得";少阴头痛多属少阴精气虚于下而太阳经气实于上,如《素问・五藏生成》:"头痛巅疾,下虚上实,过在足少阴、巨阳,甚则入肾";厥阴头痛多痛在巅顶,或内连目系。以上描述提示:头为至高之位,唯风可到,故风入侵,多见头痛,但临床辨证又须以六经为纲,有利于处方用药。这些内容对辨治由风邪所致之头痛具有很大的临床价值。

我在临床治头痛甚多,辨证要点有二,一辨邪,无非是风、寒、湿、暑、热、瘀、痰之类,其中尤以风为诸邪之首;二辨病位,不外脏腑、经络、气血,其中尤以六经为先。临床所见慢性头痛者,活血祛风法乃常用大法,祛风药又分为植物类和虫类两类,使用时径可灵活选用,而虫类药往往兼具祛风通络活血化瘀之功,故屡试不爽,取效满意。

案例:龚男,42岁,1992年11月5日初诊。

患者有慢性头痛史10余年，每逢春、秋两季易发，发作严重时伴恶心呕吐，影响正常工作，曾先后请西医神经科诊疗，头颅CT、MRI、EEG等检查均正常。常年以西医止痛药缓解症情。刻下诉头痛又作旬余，以两颞侧为主，局部有搏动感，曾呕吐一次，夜眠不安，受风时头痛尤甚，血压正常，舌淡苔薄，脉小弦。久痛入络，当活血通络，受风诱发，宜以祛风，"治风先治血"，又应养血，治拟养血、活血、祛风并投。

川芎15g，当归12g，赤白芍各15g，丹参15g，炙地龙15g，炙僵蚕15g，全蝎粉1.5g(吞)，天麻12g，杞子12g，甘菊花12g，延胡索15g。7帖后证无进退，再进7帖证缓解，一周头痛2次，程度较轻，睡眠改善，精神明显好转。再诊诉，口干，伴眩晕，舌边略红，苔少津，脉细弦。上方加天麦冬各12g，珍珠母30g。此方加减治疗1个月，因出国公差而暂停。3个月后再诊，云基本未发头痛。

(2) 太阴阳明相互联系的临床意义：足太阴脾经与足阳明胃经关系密切，脾胃在功能上表里相互为用，脾为胃行其津液与四肢、脏腑经络；胃是水谷之海，为脾的运化提供物质基础。脾主升清，胃主降浊，脾胃气机升降正常则身体安和。脾胃为气机升降之枢纽，阴阳失调，清气不升反降则为飧泄、肠澼，浊气不降反逆，为胀，为吐，为喘，"入六府则身热，不时卧，上为喘呼。入五藏则䐜满闭塞，下为飧泄，久为肠澼。"

脾胃居中焦，为气机升降之枢纽，大抵治脾胃病总以调节阴阳升降为大法，仲景创五个泻心汤治痞证，尤其是半夏泻心汤为辛开苦降法之代表方剂，临床用其调治各种胃病，收效甚佳。兹举用此方加减治疗胃食管反流病例。

李某某，女，50岁。患者过去有胃病史，时轻时重，次递发作，从未介意，及至更年期，心情大变，主诉除潮热汗出，心烦不安，睡眠不佳外，近1年来烧心难过，或胀气嗳气，或吞酸胸痛，波及咽喉部。开始以为心绞痛，多次作心电图检查，除有一次发现阵发性心动过速外，均未见异常。用西药后开始有效，继则不能控制症状，作胃镜检查示"胃食管反流病，伴黏膜糜烂"。来诊时舌苔薄黄腻，脉细数。此气机升降失调，治宜降逆和胃制酸，用半夏泻心汤加减。

制半夏12g，黄连4.5g，黄芩12g，党参12g，炒白术12g，炮姜4.5g，甘草4.5g，竹茹6g，旋覆花9g(包)，煅瓦楞30g，炙乌贼骨30g，枳壳12g，木香9g，青陈皮各9g，延胡索12g，蒲公英30g，苏梗12g。

上方加减1个月后，上述症状缓解，但潮热汗出，心烦依然。上方加知母12g，生龙牡各30g。在加减过程中，痛剧加五灵脂12g，制香附12g；胀甚加香橼皮12g，大腹皮12g；嗳气加重用代赭石30g；便秘加制大黄9g，麻仁30g，等等。前后治疗半年余，潮热汗出减，烧心、吞酸、嗳气、胀气均基本消失。嘱其复查胃镜，因惧痛而未能随访，但症状未大发。

上例说明《内经》升降出入理论乃治病之准绳，无论内伤外感，只要把握“调其不调”，则升降调，出入畅，无不应手；另，仲景方不囿外感、内伤，只要“师其法，不泥其方”，无不心手相随，足堪垂范。以上用辛开苦降法调脾胃之升降而应手，此类病例不胜枚举。

第四单元

血气精神

《灵枢·本藏》说："人之血气精神者，所以奉生而周于性命者也。""气血"为生命赖以生存之本，《素问·调经论》："人之所有者，血与气耳。"血与气的协调平衡是健康的标志，"血气不和，百病乃变化而生"。因此《儒门事亲·卷二》说："《内经》一书，唯有血气流通为贵。"精乃"气之精专者也"，即气中之精华；神为人体生命功能的集中体现。中医学把精气神称为"人生三宝"，三者之间的和谐协调是生命活动的根本保障。《素问·生气通天论》说："阴平阳秘，精神乃治；阴阳离决，精气乃绝。"

灵枢·本神

【原文】

黄帝问于岐伯曰：凡刺之法，先必本于神。血脉营气精神，此五藏之所藏也。至其淫佚离藏则精失，魂魄飞扬，志意恍乱，智虑去身者，何因而然乎？天之罪欤？人之过乎？何谓德气生精神魂魄心意志思智虑？请问其故。岐伯答曰：天之在我者德也，地之在我者气也，德流气薄而生者也。故生之来谓之精，两精相搏谓之神，随神往来者谓之魂，并精而出入者谓之魄，所以任物者谓之心，心有所忆谓之意，意之所存谓之志，因志而存变谓之思，因思而远慕谓之虑，因虑而处物谓之智。故智者之养生也，必顺四时而适寒暑，和喜怒而安居处，节阴阳而调刚柔。如是则僻邪不至，长生久视。

【解析】

本篇提出"本神"的问题，首先要明确神的概念。《内经》中神的概念很多，概括起来主要有：①代表自然界的造化功能。《素问·天元纪大论》："物之生谓之化，物之极谓之变，阴阳不测谓之神"，"在天为气，在地成形，形气相感而化生万物矣。"②代表人体之神。有广义和狭义之分，广义的神，就是人的生命功能的一个集中的体现和概括，本篇的"凡刺之法，先必本于神"，"故生之来谓之精，两精相搏谓之神"的"神"就属于此类。狭义的神就是心主神明，指人的精神活动。这个神包括精神意识思维和情感，文中所说的精神、魂魄、意志、思虑、喜怒等都属此类，是人体生命活动的最高形式。并强调在治疗的过程中时刻注意神的变化。

本节"凡刺之法，先必本于神"是点题之句，应该重点加以解读。

为什么针刺必先本于神？我们上一次讲到《内经》医疗详于针刺略于方药，对于针刺的描写比较详尽。包括针刺的手法，针刺的注意点，怎么取穴，选择穴位。这里就提出来一个针刺的注意点：凡是针刺的时候首先要注意病人的神气，为什么呢？我这里有四个理由。第一，病人的精神状态可以影响针刺的疗效。举个现实当中的例子，一个病人的精神状态和针刺的疗效有密切的关系。有的病人针刺的时候，特别紧张，结果要晕针，还没有插进去就倒下了，这样的疗效肯定不行。所以说，过分紧张，过分恐惧肯定影响针刺的疗效的，《素问·刺禁论》说："无刺大怒，令人气逆。无刺大劳人，无刺新饱人，无刺大饥人，无刺大渴人，无刺大惊人。"这个"无"不是没有的意思，是不要的意思，就是说你大怒以后不要针刺，为什么呢，就是影响得气，劳累的时候也不要针刺，肚子很饱的时候也不要针刺，都可能会出现失常，这些都是针刺的禁忌。所以病人要保持一个平和的心态在针刺，因为这个直接关系到疗效。第二，调节病人的神气，可以诱导针刺得气，针刺能不能取得疗效的一个重要问题就是得气。所以《内经》里面说，针刺环境要安静，容易得气。如果环境很吵闹，那就影响疗效了。要求病人专心，但是不要过分紧张。第三，这个是对医生来讲的，要专心，全神贯注，要静候经气的往来。针刺能不能得气也很重要的。《灵枢·九针十二原》说"粗守形，上守神"。《素问·宝命全形论》说医生在诊疗疾病得时候应该"如临深渊，手如握虎，神无营于众物"。医生只有全神贯注，对患者负责，才能准确判断病情，正确施治。第四，根据病人的情志变化来了解脏腑的虚实，从而确定治疗的方针。因为的病人的神态可以反映脏腑的虚实。一个高明的医生都善于观察病人的神态。

本节还讨论了神的产生及人的思维过程。人之神并不是虚无缥缈的东西，而是基于一定的物质基础上产生的。首先，人之神是自然界中天地之"德"与"气"相互作用的结果。《淮南子》："得其天性谓之德"，德者得也。天性，指特性。自然万物均有其一定的特性，人的特性是什么呢？有神，有思想，有智慧，不同于一般的生物。气是建构自然万物的基本物质。"德流气薄而生者也"，自然界赋予人类的气和天性，两者相结合产生神。其次，人之神是由父母阴阳两精相结合的产物，《灵枢·决气》也说："两神相搏，合而成形。"父精母血相结合后，产生了新的生命体，形具而神生。所以说，形是神的物质基础。

本节对人的心理活动中认知、思维过程作了朴素的描述。"所以任物者谓之心"，接受和感知外界事物是由心所主的。"心有所忆谓之意"，心感知事物后，根据记忆萌发的未成定见的意念活动，属认识事物的初级阶段。"意之所存谓之志"，是在保存意念的基础上，对事物产生了较为明晰的概念。"志而存变谓之思”，对已形成的概念进行反复地推敲、琢磨，随时进行调整和改变的过程，就叫做思。“因思而远慕谓之虑”，通过反复思考，对事物进行由近及远，由浅入深的分析，并加以推理、预测，称之为虑。“因虑而处物谓之智”，经全面分析综合，对事物作出正确的判断和处理，叫做智。这些描述说明了思维是事物的反映，事物决定思维；人类的认识过程是由感性到理性，从低级到高级的。心接受外界事物留下感性的印象，由印象保存积累起来形成初步的概念，进而对积累起来的经验进行分析思考，并作由近及远，由此及彼的推理，探求事物之间的内部联系，在此基础上对事物作出正确的判断，然后去处理该事物。两千年前的《内经》能够有此见解，实在是很了不起。

最后，提到关于养生的三个原则，一为养生的目的是防止邪气的侵袭（僻邪不至），达到健康长寿（长生久视）；二是调节阴阳刚柔，阴阳的和谐协调是健康的标志；三为养生的方法是外顺四时，内和喜怒。这些论述与《内经》其他篇章的观点是一致的。

【钩玄】

（1）针刺本于神的原理：“凡刺之法，先必本于神”是本篇的重要观点。神，即神气、神机，是人的生命活动的主宰，是脏腑精气的外在表现。本于神，指针刺能否取效，根本在于患者的神机。从形神的关系而言，形是神的物质基础，而神对形具有反作用，这种反作用有时会起到决定性的作用。提出“凡刺之法，先必本于神”的观点，就是强调神在疾病的针刺治疗中起着重要的作用。治疗之所以能发挥作用，除了方法正确外，更重要是人体的神机的作用，即积极回复阴阳平衡的自我调节能力。如果气血精神竭绝，神机就不能发挥作用，正如《素问·汤液醪醴论》所说：“形弊血尽而功不立者何？……神不使也。”故掌握病人的精神情志状态，调节病人精神情志以引导经气是治疗疾病的重要环节，所以说“本于神”对于疾病治疗意义重大。

（2）关于神的“魂”、“魄”分类：魂是人的精神活动形式之一，由心神支配，故曰“随神往来者谓之魂”，从阴阳来分，魂与魄相对，属阳，为意识、知觉、谋虑之类的精神活动。从其与五脏关系来看，“肝藏血，血舍魂”，肝气条达，肝血守藏则魂的功能正常，而能“谋虑出矣”。故汪昂曰：“魂属阳，肝藏魂，人之知觉属魂。”魄是人随先天精气产生的精神活动，故曰“并精而出入者谓之魄”，从阴阳来分，魄与魂相对，属阴，因其依附于先天精气，生来具有，故为本能的运动及痛痒感觉等。正如《五经正义》所说：“初生之时，耳目心识，手足运动，啼呼为声，此则魄之灵也。”从其与五脏关系来看，“肺藏气，气舍魄”。故汪昂曰：“魄属阴，肺藏魄，人之运动属魄。”

【运用】

大凡针刺取效，必以得气为先，而欲得气必以守神为先。《灵枢·本神》有"凡刺之法，必先本于神"，《灵枢·九针十二原》又有："粗守形，上守神"之说。其实不仅针刺要"守神"，为医者，凡上工治病，都必须以"守神"为先导。

如何"守神"？余以为"守神"涉及病人及医者两个方面。病者的"神"，就是患病后的精神状态。病人的精神状态关系到疾病的转归，预后以及医生治疗的效果。对于医者而言，在诊疗过程中要始终谨守和关注病人的精神情绪变化。诚如《灵枢·师传》所云："告之以其败，语之以其善，导之以其所便，开之以其所苦"，做好相应的心理治疗。"守神"的另一方面含义是诊疗过程中注意病者的"神气"变化。所谓"神气"是脏腑气血功能变化的集中体现。《灵枢·小针解》说："神者，正气也"。而"神气"不仅体现在患者的精神状态方面，还表现于面部的气色、眼神、语音、动作、皮肤毛发的色泽、舌苔、脉象、食欲、大小便等诸多方面。对这些方面的观察判断，往往是甄别医者诊疗水平的关键所在。所谓"医者，意也"。《素问·八正神明论》曾经生动地记述了高明的医生如何"守神"的心理活动过程："帝曰：何谓神？岐伯曰：请言神，神乎神，耳不闻，目明心开而志先，慧然独悟，口弗能言，俱视独见，适若昏，昭然独明，若风吹云，故曰神"。医生对病人神气的观测、感悟，妙不可言传，"若风吹云"，"昭然独明"。如果没有丰富的临床经验积累，没有娴熟的诊疗技术，"进与病谋，退与心谋"，很难达到如此神妙的境界。《九针十二原》还叙述了针刺过程中如何把握"守神"的机巧："知机之道者，不可挂以发，不知机道，叩之不发"。"机"即掌握治疗的契机，"道"即治疗的法则和规律。要之，治病的全过程，包括望、闻、问、切以及理、法、方、药等各个环节，均不能脱离"守神"。

兹举案例：鲍宫詹未第时，游毗陵幕，报疴半载，百治不痊。因买舟回里，延予治之。望色颊赤面青，诊脉虚弦细急。自述数月来通宵不寐，闻声即惊，畏见亲朋，胸膈嘈痛，食粥一盂，且呕其半，粪如羊矢，色绿而坚，平时作文颇敏，今则只字难出，得无已成隔症耶？

予曰：君质本弱，兼多抑郁，心脾受伤。脾不能为胃行津液，故食阻，而肠无所禀接，故便干。若在高年即虑成隔，今方少壮犹可无虞。方仿逍遥、归脾出入，服至数十剂，病尚未减，众忧之。予曰：内伤日久，原无速效，况病关情志，当内顾静养，未可徒持药力。续得弄璋之喜。予曰：喜能胜忧，病可却矣。半月后，果渐瘥，仍劝往僧斋静养。共服煎药百剂，丸药数斤乃瘳。因更号觉生，盖幸其殆而复生也。(《杏轩医案》)

按：本案鲍宫詹科举未中，出现"数月来通宵不寐，闻声即惊，畏见亲朋，胸膈嘈痛，食粥一盂，且呕其半，粪如羊矢等身心症状，程文囿投以逍遥、归脾出入，心肝脾三脏同治，然“内伤日久，原无速效，况病关情志，当内顾静养，未可徒持药力”，不久又得弄璋之喜，药物加之情绪调节，病渐有起色，最后“僧斋静养”，终得完全康复。纵览全案，身心并治，尤以治神为上，是取效之关键。

【原文】

是故怵惕思虑者则伤神，神伤则恐惧流淫而不止。因悲哀动中者，竭绝而失生。喜乐者，神惮散而不藏。愁忧者，气闭塞而不行。盛怒者，迷惑而不治。恐惧者，神荡惮而不收。

心怵惕思虑则伤神，神伤则恐惧自失，破䐃脱肉，毛悴色夭，死于冬。脾愁忧而不解则伤意，意伤则悗乱，四支不举，毛悴色夭，死于春。肝悲哀动中则伤魂，魂伤则狂忘不精，不精则不正，当人阴缩而挛筋，两胁骨不举，毛悴色夭，死于秋。肺喜乐无极则伤魄，魄伤则狂，狂者意不存人，皮革焦，毛悴色夭，死于夏。肾盛怒而不止则伤志，志伤则喜忘其前言，腰脊不可以俯仰屈伸，毛悴色夭，死于季夏；恐惧而不解则伤精，精伤则骨痠痿厥，精时自下。是故五藏主藏精者也，不可伤，伤则失守而阴虚，阴虚则无气，无气则死矣。是故用针者，察观病人之态，以知精神魂魄之存亡，得失之意，五者以伤，针不可以治之也。

【解析】

本节主要论述了过于激烈或持久的情志变化，可导致五脏功能失调而发生疾病的原理。

生理状态下的精神志变化，是机体适应外界各种刺激的正常反应。没有这类情志反应，机体就无法适应千变万化的社会生活。《灵枢·本藏》说：“志意和则精神专直，魂魄不散，悔怒不起，五藏不受邪矣。”反之，长期的、剧烈的情志变化可以损伤人体脏腑气血的功能活动，导致疾病。

第一段文字主要概述神伤致形伤大致情况，第二段则对这一病理反应对脏腑的影响、临床表现、不同季节的预后等作了分析。过度恐惧思虑、愁忧、悲哀、喜乐、愤怒的情志变化会分别伤害五脏所主的心神、脾意、肝魂、肺魄、肾志。临床表现既有恐惧、烦乱、狂妄失常、健忘等神伤的精神症状，又有流淫失精、四肢不举、阴缩挛筋、胁骨不举、皮肤憔悴、腰脊屈伸不利、破䐃脱肉等躯体症状。说明情志过极对人的危害极大，如发展到神形两伤，五脏精气耗竭，神气衰微，则预后不良。因此，文中最后强调运用针刺治病的医生，要观察病人的神态，从而了解精神魂魄的存亡、得失的情况。如果五脏已经损伤，五神已失，那么治疗取效就很困难了。

分析上述神伤致脏伤的主要机制是情志过极导致机体气机紊乱。原文中

“喜乐者，神惮散而不藏；愁忧者，气闭塞而不行”，就属气机紊乱中的气行涣散和气行郁结的病机。这与《素问·举痛论》中“怒则气上”，“喜则气缓”，“悲则气消”，“恐则气下”，“惊则气乱”，“思则气结”等论述的基本思想是一致的。气机升降出入是脏腑功能活动的基本形式，气机紊乱可直接导致脏腑功能失调，日久又产生瘀、痰、水、火等变证，进一步加剧脏腑功能的失调。五脏藏精化气生神，脏伤则精气失守而神气绝，最终形神皆竭而死亡。

关于情志与五脏的对应关系，《素问·阴阳应象大论》认为怒伤肝、喜伤心、思伤脾、悲伤肺、恐伤肾，本文提出的是怵惕思虑伤心、愁忧伤脾、悲哀伤肝、喜乐伤肺、大怒伤肾。两者有不同的观点。现代中医理论一般取前一种观点。两者的差异正提示情志与五脏的关系是错综复杂的，单一的线性关系并不能完全涵盖它们之间复杂的生理、病理联系。这无疑对我们进一步探寻形神间生命的奥秘提供了线索。

【钩玄】

(1) 情志致病的病理变化：大凡情志致病可以出现以下三方面病理变化：①气机紊乱。如《素问·举痛论》所说“怒则气上”，“喜则气缓”，“悲则气消”，“恐则气下”，“惊则气乱”，“思则气结”。气机紊乱可以直接出现各种症状，也可由此为中介，进而引起其他病理改变，如气滞而血瘀，气逆而血妄行，气聚而生痰，气停而水停，气郁而化火，气伤而脏伤等。②损伤脏腑。如《素问·阴阳应象大论》所说：“怒则伤肝”，“喜则伤心”，“悲忧则伤肺”，“思伤脾”，“恐伤肾”等。③神志异常。情志过用可直接导致神志的病变，如本篇中“怵惕思虑则伤神，神伤则恐惧”；“喜乐者，神惮散而不藏”；“盛怒者，迷惑而不治”；“恐惧者，神荡惮而不收”等。

(2) 情志致病的预后：关于情志致病的预后，本节的阐述颇为深刻。五脏藏精化气生神，情志过极而伤脏，脏伤则精气失守，而神气绝，故可能危及生命。现代心身医学中的“心身疾病”，就是指由心理因素所致的躯体疾病，从中医学的角度审视，大致属于神伤形的范畴，也即张志聪所谓“情志伤而及于形”的病变。可见，中医学关于心身关系的认识发端于《内经》。

【运用】

经言“怵惕思虑则伤神，神伤则恐惧，流淫而不止”，本人临床所见，但凡怵惕思虑者，即使未至“流淫而不止”，亦或致阴精暗伤，肾气乏竭。举一案以参阅之：

患者女，49 岁。值更年期，月经紊乱，心绪不宁，潮热汗出，夜寐不安，尤其严重的是近 2 年来疑云丛生，生活中些许小事，耿耿于怀，心存芥蒂，或疑丈夫有外遇，或猜子女长大了不再要母亲，似属多余人，或怀疑自己得了恶性肿瘤，经过胃镜查得有轻度萎缩性胃炎，病理报告示轻度肠腺化生，即疑已发展至胃癌，可能不久于人世，以至坐立不安，食不甘味，夜不能酣睡。曾经由子女带其至某精神卫生中心咨询，诊断为“神经症（抑郁疑病症）”，用黛安神等，除睡寐略为好转外，余症未改，遂请中医诊疗。来诊前曾在多家中医医院诊治，均因朝三暮四，未能很好遵循医嘱，正规服药，故奏效不佳，于是更怀疑自己得了“不治之症”，就连医生也“黔驴技穷”。诊舌红苔少，脉细滑数。此中医认为“脏躁症”，“郁症”。由神过用而精伤，以至阴亏精虚，心肾两虚。治疗先宜进行心理治疗：①倾听，专心倾听病人的诉述，了解病情发展之梗概及缘由，放松患者的情绪，建立病者对医生的信赖；②解释，对病史的来龙去脉及问题的关键充分了解的基础上，向病人作真诚的解释和劝告，告诉病人其病况并没有像自己想象的那么糟糕，让其宽心、放心；③保证，人至更年期出现抑郁、疑病等是人生转入老年期常见的心理变化，只要正确对待，积极配合医生治疗，是完全可以痊愈的，轻度的萎缩性胃炎及肠腺化生是可以逆转，不会致癌的；④建议，帮助病人找到问题的焦点，纠正认知中的偏差，提高病人对生活、对治疗的信心，配合药物治疗。经过上述四步的反复治疗，真诚耐心的工作，患者的情绪逐渐稳定。在此基础上给予清心安神，补肾填精的治疗方法，药用：生熟地各 12g，山茱萸 12g，女贞子 12g，制首乌 12g，黄连 4.5g，生龙牡各 30g，灯芯 1g，朱麦冬 12g，远志 9g，知母 12g，焦山栀 12g，石菖蒲 12g，郁金 12g，酸枣仁 30g。上方加减过程中曾用过紫石英、夜交藤、地骨皮、当归、白芍、淮小麦、甘草、大枣等。通过心身同治，3 个月后，精神转佳，潮热汗出大减，忧郁疑病也较前改善，睡眠明显进步，可以从事家务工作。

【原文】

肝藏血，血舍魂，肝气虚则恐，实则怒。脾藏营，营舍意，脾气虚则四支不用，五脏不安，实则腹胀经溲不利。心藏脉，脉舍神，心气虚则悲，实则笑不休。肺藏气，气舍魄，肺气虚则鼻塞不利，少气，实则喘喝胸盈仰息。肾藏精，精舍志，肾气虚则厥，实则胀，五藏不安。必审五藏之病形，以知其气之虚实，谨而调之也。

【解析】

人的精神意识活动虽总属于心，但又分属五脏，本节即讨论了这种“五神脏”的理论。

本节强调当脏腑发生病变，往往会出现情志的异常。如原文所说的“肝气虚则恐，实则怒”，“心气虚则悲，实则笑不休”等。可见，临床上重视病人的精神情志变化，对分析病因病机，确定治疗方案具有重要意义。值得回味的是，前文强调情志过极可伤及五脏，并出现情志异常的症状；本节则揭示脏腑虚实也可产生情志异常的情况。提示《内经》认识论中的辨证思想。从临床实践分析，前者属原发性精神异常，后者属继发性精神异常。治疗时前者可采用调神以安脏，后者则着重调脏以安神。

另外，五脏虚实病证中，心肝二脏的病理变化以精神症状为主，肺脾肾的病理变化以躯体症状为主，这与临床是相符合的。其中值得注意的是，脾肾二脏都提到了“五脏不安”的情况，提示调治五脏虚实，可着重从脾肾入手。后世医家李东垣的“治脾可以安五脏”的观点，即本源于此。

【钩玄】

关于“五神脏”理论

本篇提出“肝藏血，血舍魂”；“脾藏营，营舍意”；“心藏脉，脉舍神”；“肺藏气，气舍魄”；“肾藏精，精舍志”。把五神分属五脏，反映了《内经》以五脏为中心的生理、病理功能活动理论体系。这是基于对形神关系的认识以及长期医疗实践的总结。但不可否认有五行机械推演的成分。我们不能理解为五脏本身直接具有主宰精神活动的功能，原文用“藏”“舍”二字，意在强调精气营血是“五神”的物质基础，五脏的生理功能是“五神”的活动基础，即精神活动是以生理活动为基础，是生理功能活动的表现之一。诚如《素问·阴阳应象大论》所说“人以五藏化五气，以生喜怒悲忧恐”，可见“五神”并不是客观实体以外的什么东西，而是由五脏功能活动中派生出来的功能表现之一。

【运用】

“五神”的活动是依附于五脏的正常生理功能的。因此，只有在五脏功能活动正常时，人的情志活动才能正常。反之，当脏腑发生病变，往往会出现情志的异常，如原文所说的“肝气虚则恐，实则怒”，“心气虚则悲，实则笑不休”等。临床上更年期综合征的患者多肝肾不足，相火偏旺，会出现烦躁易怒，甚至某些精神症状，就是一个典型的例子。可见，临床上重视病人的精神情志变化，对分析病因病机，确定治疗方案具有重要意义。结合现代精神病学，由各种躯体疾病导致的精神障碍属继发性精神异常。治疗应首先考虑原发病变，即中医的治病求本之意。同时根据五神脏的理论，可通过调脏治疗神病。如临床治疗癫证，可以养心以调神，疏肝以解郁，运脾以化痰；治疗狂证，以泻心火以镇惊定志；清肝火以安魂舍；通腑实以釜底抽薪等。

灵枢·营卫生会

【原文】

黄帝问于岐伯曰：人焉受气？阴阳焉会？何气为营？何气为卫？营安从生？卫于焉会？老壮不同气，阴阳异位，愿闻其会。岐伯答曰：人受气于谷，谷入于胃，以传与肺，五藏六府，皆以受气，其清者为营，浊者为卫，营在脉中，卫在脉外，营周不休，五十而复大会，阴阳相贯，如环无端。卫气行于阴二十五度，行于阳二十五度，分为昼夜，故气至阳而起，至阴而止。故曰：日中而阳陇为重阳，夜半而阴陇为重阴。故太阴主内，太阳主外，各行二十五度，分为昼夜。夜半为阴陇，夜半后为阴衰，平旦阴尽，而阳受气矣。日中为阳陇，日西而阳衰，日入阳尽，而阴受气矣。夜半而大会，万民皆卧，命曰合阴。平旦阴尽而阳受气，如是无已，与天地同纪。

【解析】

本节主要论述了营卫之气的生成、运行与会合。故提出"营安从生？卫于焉会？"的问题，此句做互文解释，意为营卫从哪里生成，营卫在哪里会合？

营气、卫气均化生于水谷精微，但两者的性质不同，即"清者为营，浊者为卫"，这里清浊并非指《素问·阴阳应象大论》中的清阳浊阴，而是指其特性而言，营气柔顺为清，营行于脉中，具有营养的作用，主内守；卫气刚悍为浊，行于脉外，具有捍卫功能，主外御。其循行规律是：营气始于手太阴肺经，沿着十二经脉运行，于平旦复合于手太阴肺经；卫气始于足太阳膀胱经，昼行于阳经，夜行于五脏，亦于平旦复会于足太阳膀胱经。营卫二气昼夜各循行25周次，于夜半子时相会于内脏，如此，周而复始，运行不息，如环无端。

本节提示了营卫之气运行具有昼夜变化节律。自然界阴阳之气的消长具有昼夜变化的规律，原文说："夜半为阴陇，夜半后而阴衰，平旦阴尽，而阳受气矣；日中阳陇，日西而阳衰，日入阳尽，而阴受气矣"。夜属阴，昼属阳，夜半子时为阴中之阴，阴气最盛，夜半后阴气渐衰，及至黎明日出阴气尽而阳气渐盛，中午为阳中之阳，阳气最盛，日落山时阳气尽而阴渐盛。"人与天地相参"，人身阴阳之气的消长，"与天地同纪"，即人身的阴阳变化与天地运转遵循着同一自然规律，"故太阴主内，太阳主外，各行二十五度，分为昼夜"。说明《内经》的作者通过长期实践观察，对人体生命节律有了一定的认识。现在科学证明任何生命活动都有昼夜交替的规律。天月年如是。现代西学也发现激素的应用时间也是有很大影响。灵枢对于针刺的时间说明也是体现了这个规律。

营卫一昼夜运行50周，是如何推算出来的呢？

根据《灵枢·五十营》所说，经脉之气是按二十八脉运行，人体经脉周长十六丈二尺，人一呼脉动，卫气行三寸，一吸又行三寸，呼吸定息气行六寸。气行一周，铜壶滴水二刻，人一天一万三千五百息，这样气行一身是五十次，一共一百刻。因气行一周下水二刻，一天一夜共一百刻，100除以2即50周。又因人身经脉十六丈二尺，一呼一吸气行六寸，16丈2尺除以6，即270，所以气行一周

270息，一昼夜一万三千五百息，13500除以270，等于50，所以为50周。

本节提到："卫气行于阴二十五度，行于阳二十五度，分为昼夜，故气至阳而起，至阴而止；"那么，营卫之气的循行次序是怎样的？根据《灵枢·营气》载，营气循行次序是：从手太阴肺经→手阳明大肠经→足阳明胃经→足太阴脾经→手少阴心经→手太阳小肠经→足太阳膀胱经→足少阴肾经→手厥阴心包经→手少阳三焦经→足少阳胆经→足厥阴肝经→手太阴肺经。

根据《灵枢·卫气行》载，卫气循行的次序是：白天行于阳是行于体表的手足三阳经，早晨卫气出于目→足太阳→手太阳→足少阳→手少阳→足阳明→手阳明→足少阴，再行于里（五脏），从肾→心→肺→肝→脾→肾。

【钩玄】

(1) 营卫的生成、分布与会合：营卫的生成来源于水谷精微。本节说："人受气于谷，谷入于胃，以传于肺，五藏六府，皆以受气，其清者为营，浊者为卫，营在脉中，卫在脉外"。《灵枢·五味》："谷始入于胃，其精微者，先出于胃之两焦，以溉五藏，别出两行，营卫之道。"饮食物入胃后，经消化形成水谷精微，其中慓悍之气为卫气，轻清之气为营气。营气运行于脉中，卫气运行于脉外。"营周不休，如环无端"。营卫之气昼夜运行不休，于夜半相交会于手太阴肺经。

(2) 昼夜节律：根据天人相应的观点，人身阴阳亦按照自然界阴阳变化规律而呈现有规律的变化，这是正常的生理现象，也是生理功能发挥的内在动力。在《内经》中十分强调这种保持这种规律的重要性，如讲究"起居有节"、"四气调神"等。本节则提出了昼夜节律的问题，这种节律对于维持营卫之气正常的运行起到了非常重要的作用，而且认为昼夜节律的产生与自然界昼夜阴阳盛衰变化紧密相关，由此对于寐寤机制的解说，以及针刺子午流注治法的创建均有一定的影响。

【原文】

黄帝曰：老人之不夜瞑者，何气使然？少壮之人不昼瞑者，何气使然？岐伯答曰：壮者之气血盛，其肌肉滑，气道通，营卫之行，不失其常，故昼精而夜瞑。老者之气血衰，其肌肉枯，气道涩，五藏之气相搏，其营气衰少而卫气内伐，故昼不精，夜不瞑。

【解析】

本段论述营卫之气与人体生理活动的关系。

"瞑"字与"眠"通。"不夜瞑"就是"不夜眠"，就是晚上容易失眠。少年和壮年人白昼精力充沛，夜晚熟睡难醒，是因为少壮年之人气血旺盛，肌肉滑利，气道通畅，营卫之气运行正常。"营气衰少而卫气内伐"的"伐"字是扰乱的意思。老年人夜不安眠是因为老年人气血虚衰，肌肉不荣，气道不畅，五脏之气不相协调，营气衰少，卫气内扰，营卫失调，所以白天精神不够饱满，夜晚不能熟睡。

【钩玄】

营卫与睡眠的关系

本篇提出老年人昼不精，夜不瞑是由于“气血衰”，“营气衰少而卫气内伐”的缘故。此提示营卫之气与睡眠有一定的关系。

营卫之气昼日行于阳，夜行于阴。气行于阳则阳分之气充盛，阳主动，故昼日清醒少寐，精力旺盛充沛；气行于阴则阴分之气充盛，阴主静，故夜间目瞑安寐。故《灵枢·口问》说：“卫气昼日行于阳，夜半则行于阴，阴者主夜，夜者卧。”青年人（少壮之人）营卫和调，故“昼精而夜瞑”。但若营卫不和就必然影响睡眠。《灵枢·大惑论》说：“卫气不得入于阴，常留于阳。留于阳则阳气满，阳气满则阳跷盛，不得入于阴则阴虚，故不瞑矣。”若营卫之气虚衰，运行逆乱，卫气夜间不能入于阴分，故不能入眠。

现代研究认为，人体中存在的最明显的节律是“睡眠—觉醒”循环。这一生物节律的形成和发展与大自然的昼夜交替、四时更迭密切相关。是人类在长期进化过程中主动适应自然的结果。《内经》“人与天地相应”理论是“睡眠—觉醒”节律的认识基础。

自然界的阴阳变化有昼夜的节律，人体阴阳消长与其相应，也存在着昼夜节律。《素问·金匮真言论》曰：“平旦至日中，天之阳，阳中之阳也；日中至黄昏，天之阳，阳中之阴也；鸡鸣至平旦，天之阴，阴中之阳也。故人亦应之。”正是这种“人与天地相应”的理念是诠释人体睡眠—觉醒节律最好的注脚。

《灵枢·营卫生会》所描述的壮年人“昼精而夜瞑”的生理活动规律是对人体“觉醒—睡眠”节律的生动写照。该篇认为，壮年人能正常维护“昼精而夜瞑”节律的原因是气血盛并运行正常，但《内经》又认为人体的气血运行与昼夜阴阳之气的消长升降有关。《素问·生气通天论》说：“阳气者，一日而主外，平旦人气生，日中而阳气隆，日西而阳气已虚，气门乃闭。是故暮而收拒，无扰筋骨，无见雾露，反此三时，形乃困薄。”人体阳气随昼夜变化而升降，阳升阴降则醒，阳降阴升则眠，如果违背了这一节律，则导致“形乃困薄”——出现睡眠障碍等情况。

【运用】

本节提示我们，对临床上老年人由气血虚衰、营卫运行失调所致的精神不振，夜眠不安之证，可以从补益气血、调和营卫入手。临床有用桂枝加龙骨牡蛎汤治疗不寐的报道。

尹某，男，28岁。1970年以来，因情志不遂，自觉咽部如有物梗塞，经多次求治无效。1973年初诊，诊见面色暗滞，神情呆痴，失眠多梦，腰酸滑精，肢冷畏寒，自汗盗汗，舌淡红苔少，脉细滑无力。治以生脉散合桂枝加龙骨牡蛎汤加减。

党参12g，麦冬15g，五味子、桂枝、白芍各10g，生龙牡各30g，炒枣仁25g，远志10g，炙甘草6g。嘱其首煎夜服，次煎早服，每日1剂。并多食米粥，忌食辛辣之味。3剂后症减，效不更方，又服6剂后神情好转，咽部梗塞减轻，寐安汗止，食欲大增，腰膝酸软，大便稍溏，舌淡红略有薄苔，脉缓微涩。复以上方加白术10g，生山药30g，补骨脂15g，五味子12g。连服1个月。（陕西中医，1982年第3期）

【原文】

黄帝曰：愿闻营卫之所行，皆何道从来？岐伯答曰：营出于中焦，卫出于下焦。黄帝曰：愿闻三焦之所出。岐伯答曰：上焦出于胃上口，并咽以上，贯膈而布胸中，走腋，循太阴之分而行，还至阳明，上至舌，下足阳明，常与营俱行阳二十五度，行于阴亦二十五度，一周也。故五十度而复大会于手太阴矣。黄帝曰：人有热饮食下胃，其气未定，汗则出，或出于面，或出于背，或出于身半，其不循卫气之道而出，何也？岐伯曰：此外伤于风，内开腠理，毛蒸理泄，卫气走之，固不得循其道。此气慓悍滑疾，见开而出，故不得从其道，故命曰漏泄。

黄帝曰：愿闻中焦之所出。岐伯答曰：中焦亦并胃中，出上焦之后，此所受气者，泌糟粕，蒸津液，化其精微，上注于肺脉，乃化而为血，以奉生身，莫贵于此，故独得行于经隧，命曰营气。黄帝曰：夫血之与气，异名同类，何谓也？岐伯答曰：营卫者，精气也；血者，神气也。故血之与气，异名同类焉。故夺血者无汗，夺汗者无血。故人生有两死，而无两生。

黄帝曰：愿闻下焦之所出。岐伯答曰：下焦者，别回肠，注于膀胱，而渗入焉。故水谷者，常并居于胃中，成糟粕而俱下于大肠，而成下焦，渗而俱下，济泌别汁，循下焦而渗入膀胱焉。黄帝曰：人饮酒，酒亦入胃，谷未熟而小便独先下，何也？岐伯答曰：酒者熟谷之液也，其气悍以清，故后谷而入，先谷而液出焉。黄帝曰：善。余闻上焦如雾，中焦如沤，下焦如渎，此之谓也。

【解析】

本段论述三焦的部位划分与功能特点。

营气为水谷精微所化生，出自中焦脾胃，且营气运行始于手肺经，而手太阴肺经起于中焦。卫气运行始于足太阳膀胱，所以说卫出于下焦。上焦出于胃上口，并咽以上，贯膈而布胸中，走腋，循太阴之分而行，还至阳明，上至舌，下足阳明。这段文字不是说上焦的路线，可能是卫气的一种运行路线的说法，因为上焦是部位的划分，不可能能有运行路线。如果说是卫气的一种运行路线的话，下面就比较通顺了，卫气“常与营俱行阳二十五度，行于阴亦二十五度，一周也。故五十度而复大会于手太阴矣。”那么与上段的营卫运行的论述就相合了。人在食用热的饮食的时候，饮食入胃尚未化成精气，就出汗，有的出于面部，有的出于背部，有的半身出汗，并不按照卫气运行的路线出汗，这是什么道理？这是外伤于风热之邪，腠理开泄，皮毛被风热之邪所蒸而腠理疏泄，卫气走泄，不能按照通常的道路通行。卫气的性质慓悍，运行滑利，遇到腠理开泄，就从此走出，不能按其道运行，这种情况称为漏泄。“漏泄”，就是汗泄如漏的意思。

中焦之气与上焦之气一样，也出于胃中，但出于上焦之下，在这里受纳谷食之气，经过泌别糟粕，蒸化津液，化生水谷精微，向上输注于肺脉，在肺气的作用下化而为血，以奉养全身，它是维持生命活动最宝贵的物质，独行于十二经脉，这就叫做营气。“经隧”就是指经脉。营卫之气者由水谷精气所化生；血也是由水谷精气经心神的作用化生的，所以血和气，名称虽不同但来源同属一类，所以“夺血者无汗，夺汗者无血”，“夺”指劫夺、损耗。“无”通“勿”，不要的意思。血液损耗过度的人，不要再发其汗；汗出过多的人，不要再伤血动血。那种既夺血，又夺汗，是死证，预后就差；而夺汗而不夺血，或夺血不夺汗的，两者不同时出现，尚有生机。

下焦泌别由胃传下的谷食，别行于回肠，经过消化吸收其中水液下注，渗入膀胱。所以水谷入胃经过腐熟消化，其中糟粕部分归入大肠，其中水液经过过滤，分清别浊，循下焦渗入膀胱。而酒是谷物经发酵酿成的液体，其性质慓悍滑利，所以比谷食后入，却比谷食先化成液而排出。

经文并概括了三焦的功能特点：上焦的作用，能宣发敷布水谷精气，如同雾露那样弥漫灌溉全身；中焦的作用，能腐熟水谷吸收精微，如沤渍食物使之变化；下焦的作用，排泄水液和糟粕，如同沟渠。

【钩玄】

(1) 三焦的部位划分及功能特点：上焦：一般将膈以上的胸部，包括心肺两脏，以及头面部，称作上焦。上焦的生理功能，《灵枢·决气》说：“上焦开发，宣五谷味，熏肤，充身，泽毛，若雾露之溉，是谓气”。说明上焦的功能主要是宣发卫气，布散水谷精微以营养全身。本节概括为“上焦如雾”，形容上焦宣发敷布水谷精气如雾露那样弥漫灌溉至全身，实际上主要是心肺输布气血的作用。

中焦：一般认为中焦是指膈以下，脐以上的部位。其所属脏腑主要是脾胃。其功能本节指出：“此所受气者，泌糟粕，蒸津液，化其精微，上注于肺脉，乃化而为血，以奉生身，莫贵于此”。说明中焦有腐熟消化、吸收并输布水谷精微和化生血液的功能。所谓“中焦如沤”，实际上是指脾胃对饮食物的腐熟消化、吸收和输布水谷精微的功能，指出中焦是气血生化之源。

下焦：明代虞抟说："脐之下曰下焦"。现一般以脐以下的部位为下焦，包括小肠、大肠、肾、膀胱等脏腑。肝的解剖部位虽在脐之上，膈之下，但从肝肾精血同源的观点出发，特别是清代温病学说的三焦辨证将温病后期出现肝的病证列入"下焦病"范围后，肝亦归属于下焦。下焦的功能，本节指出："济泌别汁，循下焦而渗入膀胱焉"。即将胃传下的谷食经小肠分清别浊，其清者即水液渗入膀胱排出体外，其浊者即糟粕归入大肠排出体外。所以概括为"下焦如渎"。

(2) 关于"营出中焦，卫出下焦"说："营出中焦"的立论不外有二：一从营气的化源；一从营气的运行始于手太阴肺经，而手太阴肺经起于中焦。"卫出下焦"的立论也有两个：一是卫气根于肾中阳气，一是卫气的运行白昼始于足太阳膀胱经而行于阳分，夜晚始于足少阴肾经而行于阴分，其经气自下焦肾和膀胱出。另外，还有人提出"卫出上焦"的观点。《灵枢集注》云："下当作上"。指出"卫者，阳明水谷之悍气，从上焦而出，卫于表阳，故曰卫出上焦"，并引《灵枢·决气》等篇内容作内证。从有关文献分析，实际上卫气乃生发于下焦肾气，化源于中焦脾胃，宣发于上焦心肺。这些只是从不同的角度来认识，不可胶执拘泥。据此，不必将原文"卫出下焦"径自改动，否则改不胜改。

【运用】

本段提出"夺血者无汗，夺汗者无血"的论点很有临床价值。文中提出"血之与气，异名同类"的观点，营卫之气都来源于水谷精气，血的生成在《灵枢·决气》中说得很明确："中焦受气，取汁，变化而赤，是谓血"。即中焦所化生的水谷精气和津液，经过生化变赤成血。从化生之源论血与气同出一端。因此"夺血者无汗，夺汗者无血"的论点，就是"汗血同源"的观点。汗乃津液所化，血亦由水谷精微和津液化合而成。在病理情况下，多汗必伤其血，失血亦必伤津，汗血两伤必致阴液枯竭，单伤汗或单伤血，经及时治疗，尚有生机。因此，在治疗中必须遵循"夺血者无汗，夺汗者无血"的原则，才能保全阴液，留得一分生机。《伤寒论》中"疮家不可发汗"，"衄家不可汗"，"亡血家，不可发汗"，"咽喉干燥者，不可发汗"等说法。《金匮要略》立有产后"不可汗，不可下，不可利小便"之法，皆以伤血而不可更伤津液的原则，可视作对《内经》理论的运用和发挥，同样，其对现今临床实践仍有指导价值。

灵枢·本藏(节选)

【原文】

黄帝问于岐伯曰：人之血气精神者，所以奉生而周于性命者也。经脉者，所以行血气而营阴阳，濡筋骨，利关节者也。卫气者，所以温分肉，充皮肤，肥腠理，司开合者也。志意者，所以御精神，收魂魄，适寒温，和喜怒者也。是故血和则经脉流行，营复阴阳，筋骨劲强，关节清利矣。卫气和则分肉解利，皮肤调柔，腠理致密矣。志意和则精神专直，魂魄不散，悔怒不起，五藏不受邪矣。寒温和则六府化谷，风痹不作，经脉通利，肢节得安矣。此人之常平也。五藏者，所以藏精神血气魂魄者也。六府者，所以化水谷而行津液者也。此人之所以具受于天也，无愚智贤不肖，无以相倚也。

【解析】

本节原文论述了血气精神在生命活动中的重要作用，认为此四者是维持生命的基本物质和功能，具体而言，其各自功能有所不同："人之血气精神者，所以奉生而周于性命者也"。指出血气与精神是人体生命必须具备的。血气是生命的物质基础，精神代表神气，是人体生命活动的主宰，两者功能密切配合，使生命功能蓬勃旺盛。经脉的生理功能是"行血气、营阴阳、濡筋骨、利关节"。此中关键是因为经脉为运行血气的通道，通过阴阳经脉的循环营运而使血气得到平衡协调，全身的筋脉、骨节得到血气的濡养而能舒展屈伸自如。

卫气的生理功能为"温分肉、充皮肤、肥腠理、司开合"。卫气乃水谷之悍气，其气慓疾滑利，不得入于脉中，故循行于皮肤之间，其气温热，故能温分肉、充皮肤、肥腠理，还有主司汗孔开合的作用，卫气调和，则分肉滑利而不滞涩，皮肤调柔，腠理致密。

志意，此处可概括为神气。神气不仅可调节、控制精神魂魄情感等活动，还能调节机体对外界的寒热变化的适应，如春夏时节天气暖和，人体经脉气血运行加速，并趋于外；秋冬季节，则气血运行减缓，趋于内，故以四时脉象的上下浮沉可以看到机体内神气的调节作用。

本段原文非常简要地概括了五脏六腑的生理功能特点。

原文归结五脏的生理特点是"所以藏精神血气魂魄者也"。五脏藏精气，精气为精神活动的物质基础，故五脏又能藏精神魂魄，参与精神意识思维活动，所以又有"五神藏"之称。五脏具体的各自的藏精主神的功能，在《灵枢·本神》中有论："肝藏血，血舍魂"；"脾藏营，营舍意"；"心藏脉，脉舍神"；"肺藏气，气舍魄"；"肾藏精，精舍志"。

六腑的生理特点在本篇中被归结为"所以化水谷而行津液者也"。六腑主要是进行腐熟消化转输水谷和津液的通道。水谷精气在六腑中产生，通过脾的升清作用和肺的敷布功能将其向五脏传输，而五脏代谢后的产物又转入于六腑中，与水谷糟粕一起排出体外。所以六腑的功能与五脏不同，六腑本身不藏精气（除胆以外），着重转输水谷。

对“此人之所以具受于天地也，无愚智贤不肖，无以相倚也”一句可作如下的理解：天地，在此指自然界。说明人之所以具有血气、卫气、经脉、志意、五脏六腑的各种功能，都禀受于自然，自然界赋予人体具有这些功能活动，与生俱来，又与生命相随，与人的个体差异，如聪明智慧或无能愚蠢皆无关，所以“无以相倚也”，任何人没有什么不同，推而广之，与社会地位的高低、行为的善恶、经济状况的贫富等等皆无关。

【钩玄】

（1）对健康概念的解读：本篇原文“此人之常平也”，即指健康无病之人。何谓健康，或曰健康的标准是什么？经文提出一个“和”字，即“血和”、“卫气和”、“志意和”、“寒温和”。这里所说的“血和”、“卫气和”，可概括为血气运行和畅；“志意和”，精神活动正常；“寒温和”，指人能适应外界寒温环境。从中我们可以领悟《内经》关于健康的标准有三条：一是人体功能活动正常，以气血运行和畅为标准，具体表现在“经脉流行，营复阴阳，筋骨劲强，关节清利”，“分肉解利，皮肤调柔，腠理致密”；二是人的精神活动正常，即“志意和”，具体表现在“精神专直，魂魄不散，悔怒不起，五藏不受邪”；三是人体能适应外界的环境，即“寒温和”，具体表现在“六府化谷，风痹不作，经脉通利，肢体得安”。据此，我们可以认为健康的本质是和谐：就是人与自然、身与心、气与血的一种和谐状态。外国学者阿尔克迈翁说：“健康就是一种和谐的状态，是一些成对的相反因素之间的平衡。而疾病只不过是和谐遭到破坏的表现，是一种元素多于另一种元素，或者一对元素多于另一对元素所致。”

以上三条内容，不由得联想到近年世界组织关于健康的定义：健康是身体上、精神上和社会适应上的完好状态，而不仅仅是没有疾病或者不虚弱。定义包含三个意思：①躯体无异常；②心理活动正常；③能够适应外界环境。可见，其与《内经》所论有异曲同工之妙。不过中医学关于“和”的涵义及其文化价值更加深刻。中国的哲学智慧，集中体现在一个“和”字上。它不仅是中华民族的基本精神和基本特质，也是中国哲学和中华文化的最高价值标准。先哲云：“和为贵”，“和实生物”。“和”是宇宙万物生化运行的根本状态和最佳状态。西方大哲罗素说过：“中国至高无上的伦理品质中的一些东西，现代世界极其需要。这些品质中，我认为‘和’是第一位的”，“若能够被世界所采纳，地球上肯定会比现在有更多的欢乐和祥和”。

（2）五脏六腑功能特点：这个问题已经在《素问・五藏别论》有更详细的论述，可参考。

但是要使这些基本功能正常运作，使人体保持健康状态，则与每个人的先天禀赋的强弱及后天的养生得当与否有密切关系，这就可以看到个体之间的差异了。

【运用】

“和”的临床运用：“阴阳和，故能有子”。

《素问·上古天真论》曰：丈夫“二八，肾气盛，天癸至，精气溢写，阴阳和，故能有子。”关于“阴阳和”，历来有两解：王冰注：“男女有阴阳之质不同，天癸则精血之形亦异，阴静海满而出血，阳动应合而泄精，二者通和，故能有子。《易·系辞》曰：男女构精，‘万物化生’，此之谓也”。此阴阳，指男女两性；和指和合、交媾。另一说日人喜多村直宽，在《素问札记》中云：“阴阳和，盖谓男子二八而阴阳气血调和耳”，学术界大多以王冰为是，但从临床实际看，近年不孕、不育发生率甚高，其原因甚多，从中医角度看，其中或男或女必有一方身体本身因阴阳失和而导致不孕、不育症。当然“阴阳失和”一说未免过于原则，具体又当仔细审症，或气血亏虚，或肾精不足，或冲任失调，或邪阻络脉，或胞宫虚寒，或精室有邪等等，必令“调其不调”，使阴阳匀平、和调，方能有子。张介宾《妇人规·子嗣类》说：“种子之方，本无定规，因人而药，各有所宜”。

前年曾治某女，婚后 2 年余未妊，其公婆甚是焦急，夫妻俩亦无可奈何，去当地医院双方作有关检查，均云无器质性病变，俩心惶惶，求治于余。问清症情，身无大病，素秉康健，唯月经常先期 7～10 天而行，量一般，来经时往往伴少腹隐痛，经期一周左右，查饮食、起居、苔脉均无特殊。种子必先调经，治宜疏肝解郁调经法。方选：

柴胡 12g，炒当归 12g，赤白芍各 12g，茯苓 15g，炒白术 12g，甘草 4.5g，郁金 12g，制香附 12g，丹皮 12g，焦山栀 12g，延胡索 12g，大枣 7 枚。

上方连服 2 周，前日来经，腹痛明显减轻，经期提前三天，5 天后经净。再以上方加女贞子 15g，旱莲草 12g，川断 15g，以此方加减，连用 2 个月，月经调，至药后第 3 个月，出现停经，尿妊娠试验阳性。现随访妊娠足月，产生一女，已经 1 岁余。

按：此不孕症与情绪紧张及月经不调有关，故初诊时即嘱其放松情绪，同时进服丹栀逍遥散化裁，解郁调经。张介宾有诫：“情怀不畅，则冲任不充，冲任不充则胎孕不受”。《万氏妇人科》指出：“女子无子，多因经候不调……此调经为女子种子紧要也”。而调经之法，无非“审其阴阳，以别刚柔，阳病治阴，阴病治阳”，待阴阳和调，则妊子不远矣。

第五单元

经脉之道

《内经》创建了经络学说，发明了针灸疗法，这是对中医学术的一大贡献。中医学以朴素的形态揭示证明了人体是一个具有多种多样内在联系的统一整体系统。经络学说集中体现了中医学用整体系统的观点观察人体和治疗疾病的这一特点。本单元仅选择《灵枢·经脉》中“肺手太阴之脉”原文作阐述，余则可以仿此自学。

灵枢·经脉(节选)

【原文】

肺手太阴之脉，起于中焦，下络大肠，还循胃口，上膈属肺，从肺系横出腋下，下循臑内，行少阴心主之前，下肘中，循臂内上骨下廉，入寸口，上鱼，循鱼际，出大指之端；其支者，从腕后直出次指内廉，出其端。

是动则病肺胀满膨膨而喘咳，缺盆中痛，甚则交两手而瞀，此为臂厥。是主肺所生病者，咳，上气喘渴，烦心胸满，臑臂内前廉痛厥，掌中热。气盛有余，则肩背痛风寒，汗出中风，小便数而欠；气虚则肩背痛寒，少气不足以息，溺色变。为此诸病，盛则写之，虚则补之，热则疾之，寒则留之，陷下则灸之，不盛不虚，以经取之。盛者寸口大三倍于人迎；虚者则寸口反小于人迎也。

【解析】

经脉，又称经络，是人体运行气血、联络脏腑形体官窍、沟通上下内外的通道。道，规律。经脉之道主要是论述经脉的循行规律及其病变的一般规律。医者决死生，处百病，调虚实，不可不通经脉之道。《灵枢·经脉》专篇论述经脉学说，包括经脉的循行路线，主要穴位，病证主治，虚实补泻原则等内容，限于学时，我重点以手太阴肺经为例做一讲解。

本节文字分两段，第一段讲手太阴肺经的循行路线，第二段讲主治病证和虚实补泻治疗原则，后面其他经脉的文字也大致以这种形式来写的，所以，学习了手太阴肺经，其他经脉的内容大家就可以有参照了。

第一段手太阴肺经的循行路线的原文，需要掌握几个关键文字的解释，是经脉循行描述的共同方法，这里掌握了，那么整个《灵枢·经脉》的经脉循行路线的原文你基本能够读懂了。一共有 11 个字，分别是：“起”，指经脉循行的开始，如手太阴肺经经脉的循行开始于中焦中脘穴部位；“属”，指该经脉与相应脏腑的所属关系，如手太阴肺经脏腑属于肺；“络”，与所属脏腑表里相通，如与手太阴肺经所属肺相表里的脏腑是大肠，故肺经相通于大肠；“循”，指经脉沿着解剖标志部位行走；“还”，指经脉去而复回；“上”，指自下而上行走；“下”，指自上而下行走；“行”，指走过他经的周围，如手太阴肺经在上臂内侧循行于手少阴心经和手心主（手厥阴）心包经的前缘，故称“行少阴心主之前”；“横”，指平行的走；“出”，指由深部行走浅部；“入”，指从外向里行。大家可以结合教材上的注解，用现代文字把手太阴肺经的循行路线整理一下。

关于“是动则病肺”和“是主肺所生病”的理解，下文有专题讨论。是动病是从经脉的异常变动来说明有关病症；所生病是从经脉（腧穴）主治来说明有关病症。手太阴肺经异常变动，可出现“肺胀满，膨膨而喘咳，缺盆中痛，甚则交两手而瞀，此为臂厥”。针刺手太阴肺经可以主治“咳，上气喘渴，烦心胸满，臑臂内前廉痛厥，掌中热”等病证。

手太阴肺经“气盛有余”与“气虚”病候的虚实对举，既描述了虚实病机的症候群，又提示相似证候间要辨别不同病机的辨证论治思想。手太阴肺经气盛有余，可以出现“肩背痛风寒，汗出中风，小便数而欠”；手太阴肺经气虚，可以出现“肩背痛寒，少气不足以息，溺色变”等症状。治疗的原则是：邪盛用泻法，正虚用补法，热证快出针，寒证宜留针，气虚下陷者用灸法，不盛不虚者，循经取穴治疗。

本节介绍的人迎寸口合诊法是虚实辨证的内容之一，一般而言，阴脉实证则见寸口脉大于人迎脉；阴脉不足则见寸口反小于人迎。阳脉实证则见人迎脉大于寸口脉；阳脉不足，则人迎反小于寸口。至于盛于多少倍，则反映虚实程度之不同。有关人迎寸口对比诊法在《灵枢·禁服》、《灵枢·终始》篇中亦有记载，可参见。

【钩玄】

(1) 关于经络学说：我认为，经络学说可以说是古代四大发明之外，又一大发明。四大发明对今天的军事航天技术、航海渔业、信息宣传业等还在发挥着重要的影响，同样，中医的经络学说在中医理论和临床的发展，尤其是针灸学的发展上功勋卓著。在西方只承认血管、神经、淋巴管的多个国度，已经承认针灸治疗的合法地位，实际上也间接地认可了这种客观物质不明确，但功能存在，病变可见，治疗有效的系统。

现代医学的快速发展，仍然不能解释许多人体的奥秘，针刺麻醉成功实例，令现代医学惊奇之余，我们也没有找到很确切的机制和规律。医学研究朝整体的、功能的、系统的、复杂的方向发展的今天，古人发明的经络学说或许会给医学的发展带来更多的启示，或许是未来真正揭开生命奥秘艰难旅途上的一条捷径。

(2) 关于“是动则病肺”和“是主肺所生病”的理解：对于“是动病”与“所生病”，历代有不同的解释，最早是《难经》提出“是动者气也，所生病者血也”；“气先病，血后病”；“先为是动，后所生病”。《难经》的说法很难解释本段原文的文字，所以，此后各家又提出了多种解释，张志聪的《黄帝内经灵枢集注》以内外病因分，“是动”为外因，“所生”为内因；承淡安的《校注十四经发挥》以脏腑与经络分，“是动”为经络病，“所生”为脏腑病；徐大椿的《难经经释》以本经与他经分，“是动”为本经为病，“所生”为他经为病。但如果对照经文各病候，还是不能确切地解释上面的文字和医理。我校专家李鼎和凌耀星教授认为：“是动病是从经脉的异常变动来说明有关病症；所生病是从经脉(腧穴)主治来说明有关病症”。我认为这种说法更符合原意，于文理和医理也更通顺。

“是动”的“是”是代词，即指本经脉，“动”即变动。由于本经脉变动而出现的各种病候，彼此之间，在病理上必然相互关联。所以手太阴肺经变动(病变)导致出现“肺胀满膨膨而喘咳，缺盆中痛，甚则交两手而瞀，此为臂厥”的病候，基本是肺脏或经脉循行所过部位的病候。

“是主肺所生病者”的“主”字很关键，“主”有主管主治，即经脉腧穴作用所及之意。本经腧穴可主治之病症，可以是本经之病，亦可以旁及他经，因此病症的范围当较“是动病”为广，而且病症之间不一定有病理上的联系。所以手太阴肺经可主治的范围为“咳，上气喘渴，烦心胸满，臑臂内前廉痛厥，掌中热”。其中，“烦心”则可能与心经或心包经有关了。

(3) 经络的虚实辨证：临床辨证，首要分清寒热虚实，正如《医宗金鉴》所说；“人之形有厚薄，气有盛衰，藏有寒热，所受之邪每从其人之藏气而化……或从虚化，或从实化，或从寒化，或从热化。”四者之中，尤以辨虚实最为重要。近贤夏仲方先生曾说：“寒热是病的现象，虚实是病的本质，对一切病首要辨虚实，虚实既明，寒热就可以迎刃而解”。十二经病候突出虚实病机的辨证，有重要的指导意义。

举上列手太阴肺经原文为例：气盛有余与气虚不足均有“肩背痛”与小便异常的证候，而兼见症状则不相同。前者有“风寒、汗出、中风”是病因于外，责在邪盛；后者有“形寒，少气不足以息”是病因于内，责在正虚。前者由于邪阻经络而肩背痛；邪客于肺，肺失清肃之令，不能通调水道下输膀胱而致小便数而欠。后者由于肺虚失于宣化，气不温煦于经络而肩背痛；气不足，气化不及州都而溺色变。可见证候相似而病机虚实迥异。启发人们要从兼见证候及致病原因等方面，全面地加以分析，进行辨证，判别虚实。

【运用】

(1) 经络病候与临床：本节所论手太阴肺经的病候以及其后诸经病候，对临床掌握十二经络病机，提供了很好的范例。病机是疾病发生发展的“机要”，是辨证的基础，掌握经络病机，对于外感辨证和内伤辨证均有重要价值。后世张仲景创外感六经辨证，其基础就是《内经》对于经络病机的认识，也就是说，六经辨证体系是对《内经》经络病机理论的成功运用。我们回顾《内经》中的《素问·热论》、《素问·咳论》、《素问·痹论》多篇有关分阶段论治或分脏腑论治，都是建立在对经络病候的认识和病机掌握的基础之上的，如《素问·热论》将“头项痛，腰脊强”归为太阳病病候，就是基于《灵枢·经脉》的足太阳膀胱经“是动则病冲头痛，目似脱，项如拔，脊痛腰似折”的病候认识，此后《伤寒论》的太阳病以此作为主要证候。可见，十二经络病候病机对后世临床医学发展有很大促进作用。近代学者总结《内经》十二经络病机为 4 种，一是经气偏盛偏衰，二是经气瘀滞，三是经气逆乱，四是经气衰竭，比较好地归纳了《内经》经络病机，对于进一步了解经络脏腑病理机制，有效指导辨证论治有重要的意义。

(2) 中药归经理论的运用：归经是指药物对机体某部分的选择性作用，它与人体脏腑经络的生理特点及长期临床实践经验的积累有关。归经理论起源于《内经》、《神农本草经》，到金元时期基本确立，后世代代相传，逐步完善，广泛应用，成为使用中药的基本理论。如麻黄、桂枝入太阳经，石膏、知母归阳明经，柴胡归少阳经，细辛归少阴经，吴茱萸归厥阴经等。掌握中药归经理论对于提高辨证论治水平和临床治疗效果具有重要意义。

例如，头痛的经络辨证：头为诸阳之会，手足三阳经均循头面部，厥阴经上行于巅顶，由于受邪之脏腑经络不同，头痛的部位也不同。如太阳头痛在头后部，下连于项；阳明头痛在前额部及眉棱骨等处；少阳头痛在头之两侧，并连及于耳；厥阴头痛在巅顶，连及目系。临床治疗头痛，除根据辨证论治原则外，还可根据头痛的部位，参照经络循行路线，选择引经药，可以提高治疗效果。如太阳头痛选用羌活、蔓荆子、川芎；阳明头痛选用葛根、白芷、知母；少阳头痛选用柴胡、黄芩、川芎；厥阴头痛选用吴茱萸、藁本等。《丹溪心法·头痛》说：“太阳头痛，恶风，脉浮紧，川芎、羌活、独活、麻黄之类为主。少阳头痛，脉弦细，往来寒热，柴胡为主。阳明头痛，自汗，发热恶寒，脉浮缓长实，升麻、葛根、石膏、白芷为主。太阴头痛，必有痰，体重，或腹痛，脉沉缓，以苍术、半夏、南星为主。少阴头痛，足寒气逆，为寒厥，其脉沉细，麻黄、附子、细辛为主。厥阴头痛，或吐涎沫，厥冷，以吴茱萸汤主之。”

第六单元

百病始生

“百病”，就是泛指各种、大多数疾病。“始生”，开始发生。本单元主要论述疾病的发病学原理。

灵枢·百病始生

【原文】

黄帝问于岐伯曰：夫百病之始生也，皆生于风雨寒暑，清湿喜怒。喜怒不节则伤藏，风雨则伤上，清湿则伤下，三部之气，所伤异类，愿闻其会。岐伯曰：三部之气各不同，或起于阴，或起于阳，请言其方。喜怒不节则伤藏，藏伤则病起于阴也；清湿袭虚，则病起于下；风雨袭虚，则病起于上，是谓三部。至于其淫泆，不可胜数。

黄帝曰：余固不能数，故问先师，愿卒闻其道。岐伯曰：风雨寒热，不得虚，邪不能独伤人。卒然逢疾风暴雨而不病者，盖无虚，故邪不能独伤人。此必因虚邪之风，与其身形，两虚相得，乃客其形，两实相逢，众人肉坚，其中于虚邪也，因于天时，与其身形，参以虚实，大病乃成。气有定舍，因处为名，上下中外，分为三员。

【解析】

本段先阐述了对病因的认识。在这里作者提出了一个名词“三部之气”，将所有的病因都概括在这上中下三部之气中。此“三”部病邪，跟后世陈世铎的“三因学”说还是有很大差别的。具体而言，上部之气为风雨之邪，下部之气为寒湿之邪，七情过激则伤中伤内。显然，此三部之气，实际可概括为阴阳二类：外邪伤人，病起于阳，其中风雨伤于人体上部，为病起于阳，寒湿伤害人体下部，又可以称为病起于阴；七情伤中，病生于脏，故曰起于阴。“至于其淫泆，不可胜数”，即疾病的传变是可以千变万化，数不胜数的。

原文第二段，“风雨寒热不得虚，邪不能独伤人”，这里的断句大家需要注意一下。这个句子的句读向来有两种断句方法。课本给出了一种，是在“虚”的后面断开，再一种方式，就是在“邪”后面断开。究竟哪一种方法更合适呢？让我们结合上下文的意思，再做出判断。先看这句接下来一句话，“卒然逢疾风暴雨而不病者，盖无虚，故邪不能独伤人。”这里的“虚”，指人体之虚，即正虚。突然因气候突变遭受疾风暴雨而不会生病的，大都因为人体正气充足，因此仅仅有外邪的肆虐一般无法伤人致病。既然这句话强调了正气的重要性，那么上一句，是否还应该在“虚”的后面断开？如果还是断在“虚”后面，那么两句就都在强调人体之虚，作者是否需要怎么陈述？我们再看第三句话：“此必因虚邪之风，与其身形，两虚相得，乃客其形”，这句话实际上也是对前两句的总结，“两虚”是说人发病的因素一方面是需要有虚风，即四时不正之气，另一方面也要有人体的正虚，“两虚”同时存在，病邪才会得以侵犯人体致病。显然第二句话“卒然逢疾风暴雨而不病者，盖无虚，故邪不能独伤人”，突出了人体之虚，因此，第一句话，句读应断在“邪”后面，强调虚邪在人体发病中的作用：风雨寒热等六气，如果不是虚邪，则不能伤人致病。这里“两虚相得，乃客其形”是个重点句子，大家把它划下来，需要重点掌握其字面意思及医理。

“两实相逢，众人肉坚”，则说了另一种可能：人为什么不会生病呢？“两实”，一指人体之实，即正气充足，一指天地之气无不正之虚邪，而称为实，这种情况下，既人体肉䐃坚实，又无受邪之虞。

“其中于虚邪也，因于天时，与其身形，参以虚实，大病乃成”，这里参以虚实，谓虚实相参的意思。虚，人体之虚，实，邪气之实。这句告诉我们，人体感受虚邪的原因，首先是因为天时的关系，有虚邪盛实，再有就是人体正气不足，这两者一实一虚，导致病邪入客，外感病就此形成。

综上所述，原文第二段话阐述了《内经》作者针对外感病的发病观点，突出了虚邪和正气在人体发病过程中的辨证关系：首先，不得虚邪不发病。其次，逢虚邪，未必发病。第三，两虚相得，乃客其形。作者既重视外邪在发病过程中的重要作用，又强调人体正气在发病过程中的决定性作用，所谓“正气存内，邪不可干”。

【钩玄】

(1) 病因分类：“或起于阴，或起于阳”。《内经》奠定了中医病因学的理论基础。其中《百病始生》提出了“三部之气”，并将此三部之气提纲挈领地概括为阴阳两大类：“或起于阴，或起于阳”。《素问·调经论》的表述更加明确：“夫邪之生也，或生于阴，或生于阳。其生于阳者，得之风雨寒暑；其生于阴者，得之饮食居处，阴阳喜怒。”具体而言，《内经》运用阴阳五行学说将外邪、七情、饮食劳倦等致病因素与人体联系起来，指出其各自的致病特点。

《内经》对后世外邪概念影响最为深远的，是“六淫”之说。当气候变化异常，侵犯人体发生疾病时，六气便称为“六淫”。通观《内经》，虽然“六淫”一词在书中未曾明确出现，《素问·至真要大论》实际已具备“六淫”的病因概念，岁厥阴在泉，则多风淫；岁少阴在泉，则见热淫等，实为根据金木水火土五行生克，将人体五脏与自然界六种不同的气候异常导致的外邪相联系；再如《素问·六节藏象论》说："五气更立，各有所胜。"而当风寒热湿燥五气失常，侵犯人体致病时，它就和六淫一样，成了外邪的代名词。《素问·阴阳应象大论》首次概括了五气致病的特点："风胜则动，热胜则肿，燥胜则干，寒胜则浮，湿胜则濡写。"综上所述，无论"五气"还是"六淫"，皆与中国古代"运气"学说息息相关。《内经》对外邪致病的认识始终没有离开我国古代气象学这个基础。这也是这部著作"人与天地相应"思想的体现。

《内经》认为，七情、饮食、居处、劳逸诸事，是否会成为危害人体的致病因素，与人类养生之法是否合理有直接的关系。比如七情过激可直接伤脏，《灵枢·百病始生》即云："喜怒不节则伤藏。"每一种情志都与具体的脏相对应，怒伤肝，喜伤心，思伤脾，忧伤肺，恐伤肾。同理，饮食不当也能对人体造成损伤。具体而言，五味与五脏相对应，过则损伤相应的脏及其所联系机体：多食咸，血瘀而面色变；多食苦，则皮肤毛发枯槁不荣；多食辛，则筋脉挛急爪甲枯槁；多食酸，肉消而唇揭；多食甘，则骨痛而发落。人的居处环境不当，会招致外邪从外入侵，沿其经络腧穴入侵脏腑。如《素问·痹论》论述六腑痹的成因："六府亦各有俞，风寒湿气中其俞，……循俞而入，各舍其府也。"至于劳倦，更不必说，皆可谓过犹不及也。比如《灵枢·九针论》记载了"五劳"，指出不同的体位或动作的久劳，损伤人体不同的物质或身形组织："久视伤血，久卧伤气，久坐伤肉，久立伤骨，久行伤筋，此五久劳所病也。"

此外，《内经》还涉及了先天因素、外伤及寄生虫病等病因。如《素问·奇病论》阐述了小儿癫痫的重要病因之一即为在母腹中受惊："人生而有病颠疾者，病名曰何？安所得之？岐伯曰：病名为胎病。此得之在母腹中时，其母有所大惊，气上而不下，精气并居，故令子发为颠疾也"；虫兽所伤，如《素问·骨空论》"犬所伤"、《灵枢·邪气藏府病形》"（脾脉）微滑为虫毒虫有蝎腹热"；外伤，《素问·缪刺论》："人有所堕坠，恶血留内"；以及一些继发病因痰饮、瘀血："溢饮者，渴暴多饮，而易入肌皮肠胃之外也"（《素问·脉要精微论》），"孙络外溢，则经有留血"（《素问·调经论》）等，都给后世以启迪。

《内经》之下，东汉张仲景《金匮要略》将病因分为内所因、外皮肤所中和房事、金刃、虫兽所伤三大类，显然仲景的"三因"和《内经》本质上为阴阳二因的认识有了一定的差异，实为《内经》病因理论之补充。后来宋代陈言《三因极一病证方论》正式提出了著名的"三因论"："凡治病，先须识因，不知其因，病源无目。其因有三：曰内，曰外，曰不内外。内则七情，外则六淫，不内不外，乃背经常。"六淫、七情之外的所谓"有悖常理"的病因,指饮食饥饱,叫呼伤气,虫毒金疮,等不内外因。显然,陈氏三因说是对仲景"三因"理论的进一步发展,目前业内皆认为"三因论"标志着中医学病因理论的成熟。此后,温病学家对中医病因学说理论的补充和发展尤为瞩目。如吴又可的"戾气论",认为"瘟疫之为病,非风非寒,非暑非湿,乃天地之间别有一种异气所感",显然是对六淫病因理论的再补充。

(2) 发病观:"两虚相得,乃客其形"。《百病始生》所论为《内经》非常经典的发病观之一,"两虚相得,乃客其形",体现了正与邪的辩证关系。

疾病发生发展的过程,就是正气与邪气争斗的过程。一般情况下,正气占主导地位。即便气候恶劣,正气不虚,外邪也无法入犯人体而致病。因此本文有"卒然逢疾风暴雨而不病者,盖无虚,故邪不能独伤人"之说。《灵枢·本藏》的论述更加明确:"五藏皆坚者,无病;五藏皆脆者,不离于病。"

但是外邪又是外感病发病的必要因素。《内经》中的外邪,有虚实之分。符合正常时令及方向的风,致病力弱,为实风。实风致病力虽弱,但也不是完全无害,反复感受之亦可受邪发病,此即《灵枢·贼风》所云"因加而发"。非正常时令或非正常方向吹来的风,致病力强,即本文出现的虚风。至于虚风,《灵枢·九宫八风》断言:"(虚风)伤人者也,主杀,主害者。"

此外,《内经》其他篇章还提醒人们,在一定的条件下,疫邪超过人体的抵抗力,也可以在发病中起到主导作用。比如《素问·刺法论》:"五疫之至,皆相染易,无问大小,病状相似。"

【运用】

《内经》对发病的认识提示我们治病、防病首先要重视人体正气,"正气存内,邪不可干"。所以流感、瘟疫来到时要多注意休息、适当锻炼身体,以确保身体健康,正气强盛,必要时体质较弱的还可以通过食补和药补来强化一下体质。这和西医在流感多发季节对老年人、小孩子等体质较弱的,都要提前注射疫苗,异曲同工。同时,遇到致病力强的病邪,第一要懂得回避。例如"SARS"疫情,再如艾滋病病毒,都需要避而远之。因此《素问·刺法论》提出这种情况下要"避其毒气",杜绝传染源,防患于未然。第二,既然毒邪来犯,还要注意祛除病毒,所以中医有事先服用板蓝根、大青叶、贯众等药物来预防流感等措施,且效果不差。

【原文】

是故虚邪之中人也,始于皮肤,皮肤缓则腠理开,开则邪从毛发入,入则抵深,深则毛发立,毛发立则淅然,故皮肤痛。留而不去,则传舍于络脉。在络之时,痛于肌肉,其痛之时息,大经乃代。留而不去,传舍于经。在经之时,洒淅喜惊。留而不去,传舍于输。在输之时,六经不通,四支则支节痛,腰脊乃强。留而不去，传舍于伏冲之脉，在伏冲之时，体重身痛。留而不去，传舍于肠胃，在肠胃之时，贲响腹胀，多寒则肠鸣飧泄，食不化；多热则溏出麋。留而不去，传舍于肠胃之外，募原之间，留著于脉。稽留而不去，息而成积。或著孙脉，或著络脉，或著经脉，或著输脉，或著于伏冲之脉，或著于膂筋，或著于肠胃之募原，上连于缓筋，邪气淫泆，不可胜论。

【解析】

虚邪从外侵袭人体，是从皮肤开始的。前面我们提到"众人肉坚"，表实则肌肤腠理致密，外邪不易侵入，现在表虚了，皮肤腠理疏松，门户大开，邪气自然有了可乘之机，从毛发之下的汗孔入侵，邪气开始传变。

"开则邪从毛发入，入则抵深，深则毛发立，毛发立则淅然，故皮肤痛"。淅然，怕冷的样子。从机制上讲，外邪深入传变，卫气被阻，不得温煦肌肤，则肌肤寒冷，汗孔收缩，毛发耸立，卫气与外邪交争，气血不能顺畅流布营运于体肤，不通则痛。邪不得祛，则进一步传变于络脉，在络之时，同样因为邪气阻滞，络脉时而不通，故有时会有疼痛。可见邪气传入更深了。

"留而不去，传舍于经，在经之时，洒淅喜惊"。所谓"洒淅"，是寒冷不安的样子。像冷水突然泼到身上似的恶寒战栗。同样是怕冷，洒淅的程度显然比淅然更深，已经影响到了心神，有了坐卧不安的表现；喜，《甲乙》、《太素》均写作善，喜惊，就是善经，易惊的意思，临床上比较常见的就是小儿高热容易引起惊厥；病邪不得祛除，进一步深入传变，内客于经，经脉受寒，则患者自觉的寒冷程度跟之前邪在皮肤时已经不可同日而语，并且因为经脉内连于脏腑，邪在经脉容易影响到其相连的脏，进而影响到神志，故有"喜惊"这种神志的异常。"留而不去，传舍于输"，输者，输脉也，即足太阳膀胱经，"在输之时，六经不通四支"。说到六经，指的是手足三阴三阳经，那么所谓六经不通四肢，就是手足三阴三阳的经气不能通达于四肢的意思。"则支节痛"，即周身关节疼痛。

病邪稽留不去，进一步深入传变，因为太阳膀胱经主一身之阳气，外邪入侵如前所云又是"三部之气"里的"病起于阳"，故先传于太阳膀胱经。阳经经气通于四肢，太阳经经气被外邪阻滞，则阳气不得达于四肢，会有"肢节痛"。"腰脊乃强"，腰脊僵滞不舒。因太阳经过腰脊，所以经气不畅可见腰背板滞不舒。

"留而不去，传舍于伏冲之脉"，伏冲之脉，实际就是冲脉伏行于脊柱内的部分，由于位置较深，故称为伏冲之脉，"在伏冲之时，体重身痛"，冲脉为血海，邪留冲脉，则血气不能充溢于身形，故体重身痛。

"留而不去，传舍于肠胃，在肠胃之时，贲响腹胀"。贲响即肠鸣音，邪留肠胃，引起胃肠道的疏导不利，气机不畅，肠鸣亢进。"多寒则肠鸣飧泄，食不化，多热则溏出麋。”所谓“多寒”、“多热”，即化寒化热的意思。在这里，我们可以发现，同样是邪气留传于肠胃，由于人体体质的差异，有了化为寒，或化为热，这样截然不同的病理改变。转化为寒的，就会发生飧泄，即完谷不化；而化为热的，就会发生溏出糜，排泄物稀薄腐败，味臭难闻。这里体现了《内经》注重的体质观念。

“留而不去，传舍于肠胃之外，募原之间”，“募”通膜，“募原”，就是肠胃外之膏膜。邪气传到肠胃之外，既无法从毛孔排出，又无法从二阴排出，是比较棘手的。由于无处可去，“留著于脉，稽留而不去，息而成积”。这里的脉，指肠胃间的血脉，显然，疾病发展到“留著于脉”的阶段，已经出现了血瘀的病理改变。息，则是生长长大的意思。肠胃间瘀血稽留不去，逐渐长大而成积证。

最后，文章又说到了邪气淫泆，不可胜论，而至此，我想诸位也已经对外邪入侵机体后不断传变所引起的疾病有多么纷繁复杂有了深刻的印象，对于作者这句呼应前段的总结可谓心有戚戚焉。

综上，本段内容可以概括为两点：

第一，外邪侵犯人体，逐步深入传变，疾病也越来越严重，最终成积。

第二，疾病应该注意早期防治。否则一个本来很微小的疾病，逐渐深入传变，位置越来越深，病也越来越难以祛除。

【钩玄】

早诊早治的意义

《内经》对于疾病早期相对简单易治，病程越久越复杂难治的阐述颇为透彻。《百病始生》描述了疾病由浅到深逐步深入传变，由一个极单纯的外感病演变为积的过程。《素问·皮部论》也认为百病始生“必生于皮毛，留而不去传入经，留而不去，传入府，与肠胃”。正因如此，在疾病传变的各个阶段及时把握病情，有针对性地及早治疗是十分必要的。且一般疾病早中期治疗效果好，有彻底治疗的可能，如《素问·阴阳应象大论》就说：“故邪风之至，疾如风雨，故善治者治皮毛，其次治肌肤，其次治筋脉，其次治五藏。治五藏者，半死半生也”，并提出了“治未病”的思想。后张仲景讲究“见肝之病，知肝传脾，当先实脾”，可谓这一思想的具体印证。唐·孙思邈更是将疾病分为“未病”、“欲病”、“已病”三个层次，云：“上医医未病之病，中医医欲病之病，下医医已病之病”，并告诫人们要“消未起之患，治病之疾，医之于无事之前”。金元朱震亨在《格致余论》也说：“与其求疗于有病之后，不若摄养于无疾之先；盖疾成而后药者，徒劳而已，是故已病而不治，所以为医家之怯；未病而先治，所以明摄生之理。”及至清代，叶天士在《温热论》中指出：“务在先安未受邪之地”，可谓一语中的。现代临床上，治未病已经成为中医治疗疾病的一个特色，其理论得到前所未有的丰富和发展。

【运用】

临床上，注重疾病的早期防治，且既病防变的思想，得到广泛运用。比如一个慢性萎缩性胃炎患者，不及时治疗，就会发展为胃癌。所以，这类患者的治疗过程中需把防治肿瘤作为一个重要内容。现举例说明之：

段某，有胃病史多年，胃脘有痛，平时泛酸，食道有烧灼感，饭后胃脘作胀。嗳气，脘痞。小便清长，腰膝酸软，时有头晕。外院胃镜病理：萎缩性胃炎，肠化(+++)，萎缩(++)。舌苔薄腻，脉沉细。治以辛开苦降，理气和胃：

制半夏12g，川连6g，黄芩12g，蒲公英15g，煅瓦楞30g，海螵蛸30g，吴茱萸6g，芙蓉叶15g，枳壳18g，香橼皮15g，苏梗12g，石见穿15g，蛇舌草15g，旋覆花6g，枸橘李12g，狗脊15g，杜仲15g，牛膝15g，延胡索12g，制香附12g，天麻15g，珍珠母30g。上方连服14天。

二诊：患者腰酸减轻，胃痛泛酸，头晕仍作。大便日行2次，纳可，细查略有畏寒。舌苔薄腻，脉沉细。继用前方，去狗脊、牛膝、天麻、珍珠母，加黄芪20g，葛根20g，莪术10g。上方连服14天。

三诊：患者胃痛、腰酸已去，偶泛酸水，痞满尚存。二便调。外院胃镜病理：萎缩性胃炎，肠化+，萎缩++。舌苔薄白，脉沉细。前方去葛根，加木茴香各6g，陈皮6g。上方连服21天。

四诊：诸证悉去，二便调。最近工作原因思虑过多，睡眠欠佳。患者前后治疗已近半年，外院胃镜复查，病理：慢性浅表性胃炎。舌苔薄白，脉沉细。调整方药如下：

黄芩12g，川连6g，蒲公英30g，芙蓉叶15g，制半夏12g，煅瓦楞30g，海螵蛸30g，旋覆花9g，枳壳15g，香橼皮12g，枸橘李12g，炒白术12g，茯苓神各15g，木茴香各6g。上方连服28天，病未大作。

按：患者初诊时诊见“胃脘有痛，平时泛酸，食道有烧灼感，饭后胃脘作胀，嗳气，脘痞、舌苔薄腻”等症，皆肝气犯胃，脾失运化之象。同时，患者胃镜检查显示已经为萎缩性胃炎伴严重肠化，因此有着恶化为胃癌的危险，当以辛开苦降方药，加蛇舌草、石见穿防治肿瘤。二诊，患者肾气见盈，胃气稍和，却头晕仍作，又得知患者素有畏寒，且大便日行二次，推其头晕当为清阳不健之谓。故投以黄芪、葛根之类升举清阳。三诊，患者诸症见缓，痞满尚存，故加理气药助其行气。四诊，患者明显好转，工作问题久思伤脾，睡眠不安，故以茯苓神加强健脾之功。整个过程一直坚持防治肿瘤，至此已收全功，为巩固疗效，原方去蛇舌草等攻毒之药，略作调理即可。

【原文】

黄帝曰：愿尽闻其所由然。岐伯曰：其著孙络之脉而成积者，其积往来上下，臂手孙络之居也，浮而缓，不能句积而止之，故往来移行肠胃之间，水凑渗注灌，濯濯有音，有寒则䐜，䐜满雷引，故时切痛。其著于阳明之经，则挟脐而居，饱食则益大，饥则益小。其著于缓筋也，似阳明之积，饱食则痛，饥则安。其著于肠胃之募原也，痛而外连于缓筋，饱食则安，饥则痛。其著于伏冲之脉者，揣之应手而动，发手则热气下于两股，如汤沃之状。其著于膂筋，在肠后者，饥则积见，饱则积不见，按之不得。其著于输之脉者，闭塞不通，津液不下，孔窍干壅。此邪气之从外入内，从上下也。

黄帝曰：积之始生，至其已成，奈何？岐伯曰：积之始生，得寒乃生，厥乃成积也。黄帝曰：其成积奈何？岐伯曰：厥气生足悗，悗生胫寒，胫寒则血脉凝涩，血脉凝涩则寒气上入于肠胃，入于肠胃则䐜胀，䐜胀则肠外之汁沫迫聚不得散，日以成积。卒然多食饮则肠满，起居不节，用力过度则络脉伤。阳络伤则血外溢，血外溢则衄血；阴络伤则血内溢，血内溢则后血。肠胃之络伤，则血溢于肠外，肠外有寒，汁沫与血相抟，则并合凝聚不得散，而积成矣。卒然外中于寒，若内伤于忧怒，则气上逆，气上逆则六输不通，温气不行，凝血蕴里而不散，津液涩渗，著而不去，而积皆成矣。

【解析】

原文第一段讲述了积的症状。从其原文不难看出，重点以腹部几种积块为例，阐述积的症状特点。腹部即中焦肠胃、下焦肾和膀胱的所在，所以这几种积的症状多和饮食、小便有关。比如阳明之积“饱食则痛，饥则安”，再如输脉之积会导致“津液不下，孔窍干壅”。

第二段原文主要讲述了积的病因病机。第一句“积之始生，得寒乃生，厥乃成积也”，阐明积的总病机是感受寒邪，外邪携阴阳气血逆乱于内。具体病机有三：其一，寒邪内客，气滞血瘀，日久成积；其二，暴饮暴食、起居不节或劳伤，损伤络脉，离经之血与外邪、津液搏结，久而成积；其三，外感寒邪，内伤七情，上逆之气阻滞经脉，气血津液凝聚不散，日久成积。

可见，积的生成，有外邪侵袭，有内伤情志、暴饮暴食、过劳等因素导致的血不循经，从而出现气血津液的停滞，气血津液相互搏结，日久方可成积。至此，对于积的病因病机我们都知道了，那么针对这些病机，我们应该如何治疗它呢？大家可以思考一下。

这段还告诉我们出血的三种不同的转归：如果受伤的是阳络，则表现为皮下、舌、齿、鼻等浅表、在上部位的出血；如果受伤的是阴络，则表现为便血、尿血或女性的崩漏。如果受伤的是肠胃，那么血溢肠外，最终可能成积。这段经典的阐述，可以帮助我们临床上根据出血症状判断病位、做出正确的诊断，从而有针对性地加以治疗。

【钩玄】

(1) 关于“积”的概念：《内经》中，“积”多为有形之物，又有瘤、瘤病之称，含肠蕈、伏梁、肠瘤、昔瘤等多种疾病；还有瘕，《素问・大奇论》：“肾脉小急，肝脉小急，心脉小急，不鼓皆为瘕”，具体如石瘕。至《难经・五十六难》载五脏之积：肝之积名曰肥气，心之积名曰伏梁，脾之积名曰痞气，肺之积名曰息贲，肾之积名曰贲豚。后世称为五积。详观五积，可发现至此积的概念发生了变化，不仅有形的包块，无形之积也算在内。如奔豚：“肾之积，名贲豚，发于少腹，上至心下，若豚状，或上或下无时，久不已，令人喘逆，骨痿，少气。”《诸病源候论・瘕病候》将瘕定义为聚散无常之物：“瘕者假也，假血成形，腹中虽硬，其实聚散无常也，亦往往见于脐上”。金元大家张从正《儒门事亲・五积六聚治同郁断》将积分为外积和内积，外积属外科范畴的小包块、疖子，内积除了《难经》五积之外，尚有六聚，属阳而无形，可推演为九：食积、酒积、气积、涎积、痰积、癖积、水积、血积、肉积。至此，《内经》积的范畴再次被扩大。至《杂病源流犀烛・积聚癥瘕癖痞源流》在五积、九积基础上列面、果、菜、茶等十四种积，实是将子和所定义的积的内涵进一步细化了。时至今日，随着临床分科的细化，《内经》积的本义已鲜有论及，有形肿块多以瘤称之。

(2) “积”的病因病机：《内经》积病多由起居不时，忧喜过度，饮食失节，脾胃亏损，气机不运，沉寒郁热，痰水凝结，瘀血蕴里，食积久滞，邪正相结而致，可以说阐述得已经非常到位。《诸病源候论・瘕病候》对于“瘕”的病因病机的阐述与《百病始生》积的成因十分近似：“瘕病者，由寒温不适，饮食不消，与藏气相搏，积在腹内，结块瘕痛，随气移动是也。言其虚假不牢，故谓之为瘕也。”宋《三因极一病证方论・瘿瘤证治》指出瘤病多因气血凝滞。《罗氏会约医镜》指出，瘕的病因系伤血，等等。

【运用】

《内经》对于积的病因病机、演变及治疗都进行了较为系统的论述，后世又多有发展。目前，对于积的治疗，大体思路有五：

(1) 解毒攻邪：《灵枢・百病始生》云：“积之始生，得寒乃生，厥乃成积也。”后世将内生病邪也算在内，对“寒”的理解趋向于扩大到所有致积的邪气。且此邪较一般的六淫之气更为强横，当为毒邪也；故治疗积证当以解毒攻邪为先。比如现代有临床医生就提出，“邪毒为恶性肿瘤之根本”。《素问・六元正纪大论》：

"大积大聚，其可犯也，衰其大半而止。"祛邪攻毒为肿瘤最常见的治法之一。临床上常用攻毒之药以本草居多，主要有半枝莲、猫人参、野葡萄藤、藤梨根、白花蛇舌草、山慈菇、七叶一枝花、蛇莓、蛇六谷等10余味。动物类药物则以天龙、蜂房、干蟾皮最为常用。

特别需要指出的是，《素问·六元正纪大论》还针对孕妇积聚邪实之证提出"有故无殒，亦无殒"的理论，认为妇人重身，本来是以保胎最为要紧的。但是如果积已成，且的确需要攻祛毒邪，医生要当机立断攻下邪毒，且只要辨证准确，积可去，胎无恙。这一认识在现今临床仍有积极意义。一些罹患肿瘤的孕妇，在必要的时候也可以适当用化疗药物遏制癌细胞的蔓延。

(2) 扶正固本：《灵枢·百病始生》提出"两虚相得，乃客其形"，人体正气不足，是积证发病的重要条件。因此临床上多强调扶正固本，尤其是对化疗后患者，更当注意健脾和胃。代表药物为人参、白术、黄芪、仙鹤草、制黄精、补骨脂、狗脊、枸杞子等药，固护本元。

(3) 活血化瘀：《灵枢·百病始生》以腹部积证为例，也讲到离经之血与肠外津液搏结、日久成积的病理变化："肠胃之络伤，则血溢于肠外，肠外有寒，汁沫与血相搏，则并合凝聚不得散，而积成矣。"而《水胀》所论石瘕、血瘕等病证的发病亦和瘀血密切相关。因此适当活血化瘀，对于有明显瘀血指征的积尤其是良性积块是必要的。临床常用的活血化瘀药有桃仁、莪术、当归、丹参、乳香、没药、三七之属。只是大多数活血药物都偏燥，很消耗正气，所以对于体虚、阴亏的患者需要谨慎使用。

(4) 软坚散结：《灵枢·百病始生》有两处阐述积之生成与津液的病理变化有密切关系，"汁沫与血相搏，则并合凝聚不得散，而积成矣"，"凝血蕴里而不散，津液涩渗，着而不去，而积皆成矣"。津液化痰，与外邪、瘀血搏结日久而成肿块，因此在具体治疗时必定需要破之散之，或软坚散结，或化痰散结，根据具体病症又有不同矣。临床上常用药物有夏枯草、鳖甲、南星、浙贝母、生半夏、木鳖、木馒头、海藻、昆布等。

(5) 破气散结：《灵枢·百病始生》认为"温气不行"是积证生成的条件之一。因此气药在肿瘤治疗中也是十分常见的。由于气药燥烈伤正，投药时一定要胆大心细，根据症状轻重而施药，如有轻度腹胀可用陈皮；气滞较重，才加枳实、槟榔等破气之药；而绿萼梅理气作用较为柔和，多用于病程长、体虚症状更明显的患者。

此外，癌症患者的心理治疗亦非常重要。凌耀星教授就强调，医生要和颜悦色，对患者多加开导鼓励，使患者树立战胜癌症的信心。

【原文】

黄帝曰：其生于阴者，奈何？岐伯曰：忧思伤心；重寒伤肺；忿怒伤肝；醉以入房，汗出当风伤脾；用力过度，若入房汗出浴，则伤肾。此内外三部之所生病者也。黄帝曰：善。治之奈何？岐伯答曰：察其所痛，以知其应，有余不足，当补则补，当写则写，毋逆天时，是谓至治。

【解析】

本段补充了内伤病的病因。并呼应开头，点明以上阐述，就是三部之气致病的情况。可见的确是外感病邪从外向内逐步传变，日久甚至可以成积；内伤情志或者个人不良生活习惯可伤脏。其中"忧思伤心"，"忿怒伤肝"，说明情志因素最容易伤及心肝两脏；"重寒"即内外之寒伤及肺；劳倦容易伤脾，房劳伤肾。

"察其所痛，以知其应"，详察病位，确定论治。接下来作者简要阐述了"三部之气"所致的疾病治疗原则，"有余不足，当补则补，当写则写，毋逆天时，是谓至治"，概括起来就是要辨证论治，因时制宜。

【钩玄】

积证治疗

关于积的治疗，《百病始生》提出"当补则补，当写则写，毋逆天时"的总治则。《水胀》指出石瘕可"导而下"，即行消导之法，《素问·六元正纪大论》则提出攻毒祛邪的思想："大积大聚，其可犯也，衰其大半而止。"这些都给后世以启迪。

陈无择结合当时临床实践指出治疗瘤的禁忌："骨瘤、脂瘤、肉瘤、脓瘤、血瘤，亦不可决溃，肉瘤尤不可治，治则杀人；唯脂瘤，破而去其脂粉，则愈(《三因极一病证方论·瘿瘤证治》)"，但是可以通过服用攻积散结之药使之消散。

张子和遵《内经》"坚者削之"思想，认为积块当徐徐图之："惟坚积不可用此法，宜以渐除。"这一想法得到叶天士的响应。叶氏在《临症指南医案·积聚》篇中指出积之治疗，"用攻法宜缓宜曲"。

《证治准绳·杂病》提出分期治疗的思路：将积病之治分为初、中、末三法。初治为积块未坚者，宜除之，散之，行之，虚者补之。中治为积块已坚，气郁已久，湿热相生，块日益大，治以清热祛湿，软坚消积，并须攻补兼顾。末治为块消及半，当停用攻药，改为补益气血，兼活血理气，导达经络。

【运用】

案例：裘沛然先生治疗"多发性浆细胞骨髓瘤"案

李某，男，60岁。1987年10月其左胸骨疼痛，伴有咳嗽、气急、呼吸时肋骨疼痛。经某医院X光摄片示：左胸第五肋骨骨折，局部骨质破坏，伴周围胸膜增厚，左肋膈角钝。结论为病理性骨折，考虑为转移灶，但原发病灶不明。此后经过几家医院多科会诊及CT、同位素等多次检查，考虑为多发性浆细胞骨髓瘤。但病情发展较快，左第五肋、右第十二肋胸椎交界处，胸骨中段，肩胛下角及腰椎均已有明显的骨质损害，胸口处有10cm左右大小的肿块。多家医院称“最多生存期为3～5个月”。1988年6月家属慕名请先生诊疗、患者刻下咳嗽不止，咳痰不多，精神疲乏，苔薄，脉细弱。用养正徐图法，投补气养血，健脾益肾滋阴，兼以软坚化痰，清热解毒。处方：

生晒参9g，黄芪30g，生白术15g，熟地30g，巴戟肉15g，半枝莲20g，夏枯草15g，茯苓15g，葶苈子12g，川贝母6g，牡蛎30g，麦冬15g，淡苁蓉15g，丹参20g，延胡索20g。另用牛黄醒消丸1支分次吞服。

上方加减服用至1989年3月，咳嗽停，胸部疼痛止，腰部仍痛，一度曾有低热也除，患者生活能自理。1989年4月开始，病情反复，咳嗽疼痛又起，伴有发热，经检查第二、三、五、七、八胸骨及腰椎、左肩胛骨骨质破坏，疼痛不止，开始使用哌替啶等止痛剂。

处方：生晒参12g，黄芪50g，炙山甲20g，炙鳖甲20g，三棱15g，莪术18g，败酱草24g，红藤30g，汉防己20g，巴戟肉15g，熟地30g，丹参24g，延胡索30g，细辛12g，仙灵脾15g，黄芩30g，牛黄醒消丸1支。

上方加减服用至1989年7月，病情开始好转，疼痛减轻，胃纳好转，可出去散步，自行来诊。1990年2月来诊，腰、胸椎肋骨疼痛均消失，胸骨前隆起肿块消失，右肩胛略有隐痛，生活自理，每天上下午各两小时作行走锻炼、患者经先生治疗后，其生存期延长达3年有余。

按：对“不治之症”采取何种态度，既是个医术问题，又是个职业道德问题。先生认为，世上没有绝对的不治之症，作为医务人员面对所谓“不治之症”，应以“仁慈恻隐之心”，一方面开导病者，树立坚强乐观之信念，配合医生做好调护工作；一方面应千方百计减轻病者痛苦，延长其生命。他治疗一些恶性肿瘤，常常先着眼扶助正气，挽留一息生机。癥积虽不能速除，元气亟宜扶助。具体而言，常采用补脾肾、益气血之品，如黄芪、党参、白术、巴戟天、熟地、苁蓉、仙灵脾、丹参、杞子等，旨在调动机体内在积极因素和抗病能力，一以克邪，一以振奋神机，延续生命。若药后精神得振，胃气渐复，则证情明显改善，在这个基础上佐以活血行瘀，软坚散结，祛邪解毒，使不少患者减轻了痛苦，延长了生命。本案患者已被西医判为不治之症，且认定数月内可能死亡，后经先生悉心诊治，在较长一段时间内生活可以自理，自觉症状几近消失，生命又延续了3年余。先生感慨地说，医生不要轻易回绝病人，医生的责任是救人于危难，如果对病人轻言“不治”，将会促使病情的加速恶化。

素问·生气通天论

【原文】

黄帝曰：夫自古通天者，生之本，本于阴阳。天地之间，六合之内，其气九州、九窍、五藏、十二节，皆通乎天气。其生五，其气三，数犯此者，则邪气伤人，此寿命之本也。苍天之气，清净则志意治，顺之则阳气固，虽有贼邪，弗能害也，此因时之序。故圣人传精神，服天气，而通神明。失之则内闭九窍，外壅肌肉，卫气散解，此谓自伤，气之削也。

【解析】

生气，生命之气，包括阴精和阳气。生气通天，通，通应；天，自然界，指人体阴阳之气与自然界阴阳之气互相通应。全文可分为三大部分：第一，论述了阳气对人体的重要性；第二，论述了阳气的生理和病理；第三，阐述阳气与阴精的关系及阴阳不和的病理。

现在我们先来学习第一部分。

这一段主要论述遵从自然界阴阳二气的运行规律的必要性，顺之则阳气固，外邪弗能害也；失之则阳气削弱，卫气散解。进而论述了养生保健的要旨：传精神，服天气，通神明。"精神"在现代医学是一个名词，而在中医学里"精"代表精气，属阴；"神"表示神气，属阳。"传精神"，传者专也，传精神就是精神方面专心致志；"服天气"，服即伏，意思是顺应四季之气；"通神明"，即通达玄妙的阴阳之道。反之，如果违背了这些自然规律，就会使九窍闭塞不通，在外使肌腠壅塞，卫气因为不能正常运行而销蚀殆尽，从而使机体进一步失去抵御外邪的能力。这些都是自己招致的损害，结果必然是正气被严重削弱。显然这样也就谈不上能够保健长寿了。

【钩玄】

养生的奥义："传精神，服天气，通神明"

《素问·生气通天论》题目就是《内经》"人与天地相应"的生态伦理思想的体现：人体之气与自然界的阴阳二气相通应。其关于养生的奥义是："传精神，服天气，通神明"，这种顺应自然界阴阳运行规律来养全形的养生思想与道家"天人合一"观同源。

道家所理解的"天"已经摈弃了宗教神秘色彩，只是指大自然。人从自然中来，又回归到自然中去。天道、地道、人道统归于一。道家从"无为"的立场出发，主张人与自然融合一体，更好地体悟和适应自然规律。老子："人法地，地法天，天法道，道法自然"，这里的天指自然而然的"道"。《庄子·齐物论》："天地者，万物之父母也"，"天地与我并生，而万物与我为一"。天指自然，人的精神境界与天地万物之自然融会合为一体，充分体现了中国传统文化的审美意蕴，体现了一种独特的东方智慧——不盲目挑战自然规律，而是积极探索自然规律，并使自己的行为与之相符合，进而探索正确的养生之路，达到祛病强身的目的。

【运用】

(1) 顺应自然界阴阳规律的养生：《素问·四气调神大论》系统而具体地论述了顺四时养生的方法，告诉我们，人体要适应自然界的春夏秋冬之春生、夏长、秋收、冬藏，才能维持健康状态，并讲"春夏养阳，秋冬养阴"。这一方法如今仍旧适用。比如在临床上"冬病夏治"已经成为中医的一大特色。《素问·生气通天论》则论述了要随着自然界一天之内阳气的变化，来决定人的活动时间："日西而阳气已虚，气门乃闭。是故暮而收拒，无扰筋骨，无见雾露，反此三时，形乃困薄。"这样，才能不会因为违反了阴阳运行的规律，在正气不足时给外邪侵袭人体的机会。所以在气温相对较低的夜间，不适合跑到户外去做剧烈运动。

(2) 将生态的理念引入临床：我们通常认为，人不会无疾而终。因此临床上通过和疾病抗争来延长寿命一直是医疗卫生事业的重点内容。但是近百年来的实践越来越向人类揭示着衰老在人类死亡过程中扮演的重要角色。很多疾病本身，如恶性肿瘤、脑血管病及心脏病的病因就是衰老。而引起人类衰老的原因固然是多方面的，环境的恶化，已经成为被日益瞩目的重要原因。保护生态，从生态环境的角度重新审视生命，寻求长寿之法，是医疗卫生事业未来必然的方向。

【原文】

阳气者，若天与日，失其所则折寿而不彰，故天运当以日光明。是故阳因而上，卫外者也。因于寒，欲如运枢，起居如惊，神气乃浮。因于暑，汗，烦则喘喝，静则多言，体若燔炭，汗出而散。因于湿，首如裹，湿热不攘，大筋緛短，小筋弛长，緛短为拘，弛长为痿。因于气，为肿，四维相代，阳气乃竭。阳气者，烦劳则张，精绝，辟积于夏，使人煎厥。目盲不可以视，耳闭不可以听，溃溃乎若坏都，汩汩乎不可止。阳气者，大怒则形气绝，而血菀于上，使人薄厥。有伤于筋，纵，其若不容。汗出偏沮，使人偏枯。汗出见湿，乃生痤疿。高梁之变，足生大丁，受如持虚。劳汗当风，寒薄为皶，郁乃痤。阳气者，精则养神，柔则养筋。开阖不得，寒气从之，乃生大偻。陷脉为瘘，留连肉腠。俞气化薄，传为善畏，及为惊骇。营气不从，逆于肉理，乃生痈肿。魄汗未尽，形弱而气烁，穴俞以闭，发为风疟。故风者，百病之始也，清静则肉腠闭拒，虽有大风苛毒，弗之能害，此因时之序也。故病久则传化，上下不并，良医弗为。故阳畜积病死，而阳气当隔，隔者当写，不亟正治，粗乃败之。故阳气者，一日而主外，平旦人气生，日中而阳气隆，日西而阳气已虚，气门乃闭。是故暮而收拒，无扰筋骨，无见雾露，反此三时，形乃困薄。

【解析】

这里有错简现象：第一句，“是故阳因而上，卫外者也”，后面要把这句话接上：“欲如运枢，起居如惊，神气乃浮”。这句话是从“因于寒”后面提上来的。那么“因于寒”后面应该接“体若燔炭，汗出而散。”

首先，原文把太阳作为比喻，强调阳气的重要作用。天上有了太阳，才有了春夏秋冬，以及万物的生长化收藏；人体有了阳气，生命的活力得以彰显。“阳因而上，卫外者也。欲如运枢，起居如惊，神气乃浮”，阳气有向上、向外的作用趋势，有卫外御邪的功能。阳气主司肌表腠理的开合像户枢一样，如果因起居不慎，惊扰了阳气，使之浮越于外而受到伤害。

接下来原文论述了阳气失常的常见病机：

“因于寒，体若燔炭，汗出而散。……四维相代，阳气乃竭”。这一小段主要讨论了阳气卫外失常所导致的疾病。这也是阳气病理的第一大点，一共涉及风寒暑湿四种邪气。

因于寒，病机为卫阳被寒邪阻遏，腠理闭塞。邪正相争，所以有高热，“体若燔炭”，且无汗的症状表现。治疗应该开宣腠理，祛邪外出，通过汗出而热散。如张仲景治疗伤寒表实证用麻黄汤发汗解表。

因于暑，感受暑邪的话，有虚实两种可能。实证暑病表现为多汗，烦躁不安，呼吸喘粗，因为暑邪迫汗外泄，且扰动心神。另一种可能就是虚证，表现为多汗，神昏嗜卧，喃喃自语，因为暑邪迫汗外泄，耗气伤阴，导致心神失养。

因于湿，湿邪伤人，则因为湿蒙清阳，可出现头重如裹的症状，又因湿邪郁而化热，留恋筋脉，因此生成筋脉拘挛或痿证。“大筋緛短，小筋弛长”一句是互文，意思是湿邪不去，郁而化热，大筋小筋或者緛短，或者弛长，緛短表现为拘挛短缩，弛长表现为痿废不用。

因于气，为肿。“气”指风，如果感受风邪，因伤及阳气，阻遏津液气化，患者表现为水肿。

“四维相代，阳气乃竭”，“四维”指春夏秋冬四时所主的风、暑、湿、寒。若风暑湿寒四种邪气交替伤害，最终导致阳气衰竭。尤在泾对此又把它理解为是对风邪伤人的论述，认为阳气虚衰，水气停留，为水肿，四肢交替肿胀，说明阳气已经虚竭了。从临床实际分析，四肢交替肿胀的情况不多，故以前说更为妥当。

“阳气者，烦劳则张，精绝。辟积于夏，使人煎厥。目盲不可以视，耳闭不可能听，溃溃乎若坏都，汩汩乎不可止”。这里出现了一个古病名“煎厥”，什么是煎厥？从病因来看，首先有烦劳过度，同时为暑邪侵袭，由于过劳，患者的阳气本来处于过亢状态，再加上感受了属于阳邪的暑邪，那么其体内阴阳平衡势必被打破，阴精被煎灼过度，阳亢精绝，神不得养，因此昏厥。同时还可以伴见耳闭、目盲，且病势骤急，与现在临床的中暑比较相似。

“阳气者，大怒则形气绝；而血菀于上，使人薄厥，有伤于筋，纵，其若不容”。这里又出现了一个昏厥为主症的古病名：煎厥。《素问·举痛论》有云：“怒则气上。”大怒则肝气亢盛，阳气上逆，血随气行，气血上迫郁于头面部，所以临床可见面红耳赤、情绪愈发激动，甚至昏厥。肝主筋，气血逆于上焦，肢体的筋脉失养，导致筋脉弛纵，四肢不能随意运动，日久还可见到肌肉枯萎，发为瘫痪。此病和现代“中风”病比较类似。

“汗出偏沮，使人偏枯”。汗出，离不开阳气的蒸化，《素问·阴阳别论》说：“阳加于阴谓之汗。”且卫阳之气还直接司汗孔开合，所以出汗异常多半和阳气失常有关。也正因如此，“汗出偏沮”，提示了体内阳气运行不畅，不能温养全身，若得不到及时治疗，日久必然导致半身不荣，发为偏枯。

“高梁之变，足生大丁，受如持虚”。“高梁”即膏粱。嗜食膏粱厚味的人，发大疔疮的容易程度，堪比拿着空器皿接水。我们在《上古天真论》已经学过，饮食有节制是养生保健的必要方法之一。嗜食膏粱厚味，容易助湿生痰生热，从而使人体内阳热蓄积，脾主肌肉，阳热之邪蕴积在脾胃，很容易腐肉酿脓，发为大的疔疮。《灵枢·痈疽》：“热盛则肉腐，肉腐则为脓。”这句话的“足”，是能够的意思。而王冰解释为“脚”，被很多注家诟病。不过，近来人们在临床上也发现，一些糖尿病患者还真的最容易在脚上发疔疮，以至于“糖尿病足”成了糖尿病病人一个重要的并发症。从这个角度看王冰的注释，倒也有一些临床依据。

下面我们把“汗出见湿，乃生痤疿”、“劳汗当风，寒薄为皶，郁乃痤”两句放在一起学习。这两句都是在讲阳气被外邪所遏，郁结于皮腠，发为各种皮肤病的病机，因此我们把它放一起来看。因为劳作等原因，人体阳气旺盛，为了散发热量，汗孔打开，汗随阳气外泄。这时如果骤遇湿气、冷风等等外邪，很容易随着打开的汗孔入犯人体。此时则阳气因为外邪的侵犯被郁结肌腠，从而发为疖、汗疹、粉刺之类皮肤病。王冰注曰：“阳气发泄，寒水制之，热怫内余，郁于皮里，甚为痤疖，微作疿疮。”

从“开阖不得”到“发为风疟”，主要论述了阳气失常的第七种病机：阳虚邪恋，发为大偻、瘘、善畏惊骇、痈肿、风疟等疾病。

“故病久则传化，上下不并，良医弗为。故阳畜积病死，而阳气当隔，隔者当写，不亟正治，粗乃败之”。这一段主要论述了阳气的第八种病机：阳气挡隔，上下不并，阳气不通，“气有余便是火”，阳热蓄积，需要及时泻泄，否则有生命危险。

“阳气者，一日而主外，平旦人气生，日中而阳气隆，日西而阳气已虚，气门乃闭”。“人与天地相应”，人体的阳气消长活动“与天地同纪”，在一昼夜中平旦阳气生，日中阳气隆盛，日西而阳气渐虚，汗孔乃闭。故凡养生要保护阳气，起居劳作必须顺应天地阴阳消长规律，才能不致受到伤害。

综上，原文通过论述阳气的生理和病理，突出阳气的重要性，也呼应了前文顺应阴阳运行规律以养生的必要性。

【钩玄】

(1) 阳气为生命之宝：原文讲：“阳气者，若天与日”，“失其所则折寿而不彰”。正因为阳气这么重要，张介宾的《类经附翼·大宝论》讲：“天之大宝，只此一丸红日；人之大宝，只此一息真阳。”在后文的阴阳关系上，《生气通天论》也强调了阳气的先导作用。后世明代医家有温补一派，其理论渊源就在于此。

(2) 阳气有温煦作用：原文提出“阳气者，精则养神，柔则养筋”，文字当作“养神则精，养筋则柔”解，认为阳气功能正常，形神皆得温煦，才能神清气爽，筋骨柔韧。从病理上也证明了阳气温煦功能的重要性，如阳气不养神，则神气索然，精神倦怠；如阳气不养形，则见偏枯等形体病变。

(3) 阳气的卫外功能：原文说：“阳因而上，卫外者也”。《素问·阴阳应象大论》也讲，“阳在外，阴之使也”，认为阳气具有防御外邪的功能。并以“因于寒”、“因于暑”、“因于湿”、“因于气(风)”为例说明阳气失于卫外功能导致的病理变化，反证阳气卫外功能及其重要性。临床上阳气虚弱者容易感染外邪，故养生当先保护阳气。

(4) 阳气的消长规律：《内经》多处体现了人体阴阳之气与自然界阴阳二气的运行规律相通应的生态思想。如《素问·生气通天论》论述了人体阳气一天之内在身体内外的运行与太阳运行规律相一致，日出则阳气升，日中阳气隆，日西则阳气已虚，气门乃闭。再如《素问·八正神明论》记载人体生理的气血盛衰与月亮盈亏直接相关：“月始生，则血气始精，卫气始行；月郭满，则血气实，肌肉坚；月郭空，则肌肉减，经络虚，卫气去，形独居”，故《素问·八正神明论》提出“月生无泻，月满无补，月郭空无治”的原则。因此自然界的阴阳规律对于人类来说至关重要，正如《灵枢·病传》说：“明于阴阳，如惑之解，如醉之醒。”

【运用】

(1) 体若燔炭，汗出而散：案例：史鹤亭太史，丁亥春患瘟疫，头痛，身热，口渴吐白沫，昼夜不休。医师谓太史初罢官归，亡投解郁行气药，不效；又投以四物汤，益甚。诸医谢去，谓公必死。遣使迎仲淳至，病二十余日矣，家人具以前方告。仲淳曰：误也。瘟疫者，非时不正伤寒之谓，发于春故谓瘟疫。不解表，又不下，使热邪弥留肠胃间，幸元气未尽，故不死。亟索淡豆豉约二合许炒香，麦门冬两许，知母数钱，石膏两许。一剂，大汗而解。时大便尚未通，太史问故？仲淳曰：昨汗如雨，邪尽矣；第久津液未回，故大便不通，此肠胃燥，非有邪也。令日食甘蔗二三株，兼多饮麦门冬汤。不三日，去燥粪六十余块而愈。（《先醒斋医学广笔记·寒》）

按：患者头痛身热口渴，乃典型的热病表现，且因“口渴”，已入三阴经矣。前医皆以里证，以行气、活血之法治之不效，皆因误断表里。《生气通天论》云：“体若燔炭，汗出而散”，此之谓也。

(2) 高梁之变，足生大丁：案例：近曾治一位远亲，患糖尿病足求诊于余。患者 65 岁，素嗜甘美肥厚之品，有高血压 7～8 年，3 年前发现糖尿病，长期用西药维持血糖，近 4 个月来发现右足中趾疼痛，渐渐不能屈伸，行步困难，曾用西药内服外治，竟无寸效。遂要求中医治疗。诊患趾皮肤凉，呈紫褐色，伴有麻木、灼痛、感觉迟钝，不能屈曲，皮肤破损。经云“高梁之变，足生大丁”。当先控制原发病，节制甘美肥厚食品。治法：清热凉血、活血行瘀。处方：

丹皮 12g，赤芍 15g，川芎 15g，红花 9g，水蛭 9g，莪棱术各 15g，木瓜 12g，炙地龙 15g，红藤 30g，连翘 12g，生甘草 4.5g，川牛膝 12g。水煎，日服 2 次，第 3 次加较大量水煎透后，去药渣，浸患足，每天 1 次，每次 30 分钟。以上方加减化裁治疗 4 个月，患足趾皮肤转红，不痛，可以屈伸，症状基本消失，目前仍在巩固疗效继续治疗中。

按：学习经典，必须搞清楚其本义，在此基础上进一步探索其在学术研究及临床应用中的价值。这就是说，学习必须忠于原意，而应用发挥可根据每个人的理解进行。对《素问·生气通天论》中“高梁之变，足生大丁”的学习研究也可以遵循上述原则。

对本句的理解，争议之处在一个“足”字。目前教材通行的观点是：高，通膏，即指脂膏类食物。梁，通粱，即精细的食物。变，灾变，害处。足，胡澍注：“足，当作是字之误也。是犹则也”。丁，通疔。是说过食膏粱厚味，就会使人发生疔疮。吴昆注：“膏粱之人，内多滞热，故其病变，能生大疔”。（《内经选读》五版教材）另一种观点，以王冰为代表，他说：“膏粱之人，内多滞热，皮厚肉密，故内变为疔矣”，“所以丁生于足者，四支为诸阳之本也，以其甚费于下，邪毒袭虚故尔”。王冰为次注《素问》的一代大家，其学术贡献厥功甚伟。但对本句的注释，致成后世讥讽诟病。如《新校正》云：“按丁生之处，不常于足，盖谓膏粱之变，饶生大丁，非偏着足也。”《素问经注节解》注云：“热毒伤人，无处不到，岂必在足？注言丁生于足，误矣。”

余读经不深，对《内经选读》五版教材关于本句的注解深信不疑，但随着临证日久，发现临床中由过食膏粱厚味，诱发糖尿病者甚多，而糖尿病的重要并发症——糖尿病足，十分常见，则又反思王冰之所注，似乎也颇合情理。也许王冰当年也观察到久食膏粱厚味，内热蓄积，致成消渴，继而并发脱疽(即糖尿病足)，故有此注语。考《素问·奇病论》载："此人必数食甘美而多肥也，肥者令人内热，甘者令人中满，故其气上溢，转为消渴"。《灵枢·痈疽》也载："发于足趾，名脱疽，其状赤黑，死不治。"后世《卫生宝鉴》消渴篇云："消渴病人，足膝发恶疮，至死不救。"可见，古代医家对糖尿病足(中医称"消渴脱疽")有很深的了解。查《内经》所载，有的反映了生命现象的普遍规律，有的则是医家观察和积累的关于病理变化的局部经验，也有的可能离今年代久远，用今天的眼光来看未必完全正确，甚至有些荒唐。我们不能对古人求全责备，这也是大凡经典总会引起后世争议的道理。但这无碍我们对其的学习、研究、发挥。如王冰所注未必全合经意，但从局部的临床现象分析，也不无道理，我们尽可循此思路发其奥微。

(3) 阳气者，精则养神，柔则养筋：案例1：有邻居陈老太，年届九旬高龄，身体素来健康。近值隆冬，寒气凛冽，一个月来经常出现小腿抽筋，每每半夜起坐，或用热水袋外敷，或以手按摩半小时，方能缓解。虽属小恙，对于年迈之人颇为痛苦。延余诊治，投仲景麻黄附子细辛汤加川怀牛膝、胡芦巴、菟丝子、肉苁蓉、当归、川芎、丹参、白芍、甘草，7剂症缓，再7剂痊愈，再不复发。

按：此患者高年元阳不足，无以温煦筋脉，加之冬令阴气偏盛，半夜又为阴中之阴，阳气潜藏，阴盛阳虚。姚止庵说："阳气者，生生之气也"。阳气式微，生气不振，筋脉失养，筋司运动，筋脉拘急则抽搐发作。治以温肾滋阴活血，收全功。

案例：某男，56岁，某中学教师。诉近半年来，精神疲乏，肢体沉重，白天呵欠连连，每次看电视都要睡觉，晚上呼噜声响，最头痛的是白天听课时也要睡觉，甚至要打呼噜，十分痛苦。平素肢冷畏寒，没有生气。诊其形态肥胖，两眼无神，舌体胖，苔白厚腻，脉搏弦滑。素有高血压史。辨证：阳气虚弱，痰湿内盛，神气失养。处方：附子9g、苍白术(各)12g、茯苓15g、制半夏12g、干姜6g、泽泻15g、米仁30g、仙灵脾15g、仙茅12g、陈皮9g。此方加减，前后治疗1个月左右，病情得到控制，精神好转，听课时不再睡觉，舌苔薄腻，脉弦微滑。

按：凡嗜睡者原因主要有三，一是阳气虚，二是脏气虚，三是湿邪蒙蔽清窍。本案患者阳气虚弱，痰湿内盛，神气失养，故精神疲乏，肢体沉重，白天呵欠连连，看电视都要睡觉。"阳气者，精则养神"，阳虚则神气失养，故投温阳化痰湿之方药，取效满意。

【原文】

岐伯曰：阴者，藏精而起亟也；阳者，卫外而为固也。阴不胜其阳，则脉流薄疾，并乃狂。阳不胜其阴，则五藏气争，九窍不通。是以圣人陈阴阳，筋脉和同，骨髓坚固，气血皆从。如是则内外调和，邪不能害，耳目聪明，气立如故。风客淫气，精乃亡，邪伤肝也。因而饱食，筋脉横解，肠澼为痔。因而大饮，则气逆。因而强力，肾气乃伤，高骨乃坏。凡阴阳之要，阳密乃固，两者不和，若春无秋，若冬无夏，因而和之，是谓圣度。故阳强不能密，阴气乃绝；阴平阳秘，精神乃治；阴阳离决，精气乃绝。因于露风，乃生寒热。是以春伤于风，邪气留连，乃为洞泄；夏伤于暑，秋为痎疟；秋伤于湿，上逆而咳，发为痿厥；冬伤于寒，春必温病。四时之气，更伤五藏。

【解析】

本段首先论述了阴精和阳气的关系："阴者，藏精而起亟也；阳者，卫外而为固也"。是讲阴阳相互为用，阴主藏精，阳主卫外，阴所藏之精随时可起而为阳所用，阳为阴保卫固守于外。"阴阳之理，原自互根，彼此相须，缺一不可"(《景岳全书·传忠录》)。"阴阳互根……阴以吸阳……阳以吸阴"(《素灵微蕴》)。所谓"孤阳不生，独阴不长"，彼此不可分割。

"阴不胜其阳，则脉流薄疾，并乃狂"，"阳不胜其阴，则五藏气争，九窍不通"。则从病理角度说明阴阳又互相制约的关系。"阴不胜其阳"则阳邪偏盛，热迫血行快速，故脉搏快而有力，阳邪并于阳位，"重阳则狂"。"阳不胜其阴"则阴邪偏盛，五藏失调，九窍不利。

"圣人"，指养生造诣很深的人。"陈阴阳"，是指协调阴阳的意思。阴阳和调则"筋脉和同，骨髓坚固，气血皆从"，健康就有保障。即使内外之邪侵扰，不能造成危害。"气立如故"，即气血运行正常。

"风客淫气，精乃亡，邪伤肝也"，风气通于肝，风淫邪气可以伤及肝气，严重的使精气衰亡。"因而饱食，筋脉横解，肠澼为痔"，饱食过度，使筋脉松弛，出现腹痛腹泻，或者痔。"因而大饮，则气逆"，过饮则酒气上逆，引起种种疾病。"因而强力，肾气乃伤，高骨乃坏"，强力，包括劳力和房劳过度，肾气受伤，肾主骨，损害骨骼。文中以风邪、饱食、大饮、强力等因素导致内外失于调和的病理，论证阴阳调和的重要意义。

"凡阴阳之要，阳密乃固"，强调了在阴阳关系中，阳具有先导作用，地位更加重要，但并不否认阴的重要性，故说"阴平阳秘，精神乃治"，强调阴阳调和对生命健康的决定意义。阴阳"两者不和"，好像春无秋，冬无夏，保持阴阳和谐，是圣人的法度。如果阳亢不能固密，阴气乃绝；阴阳分离，精气竭绝，生命就会终止。

“春伤于风”一节与《素问·阴阳应象大论》文字相似，请互相参看来理解其中的异同。

【钩玄】

阴阳和调的意义

《素问·生气通天论》勾勒出人体阴阳的正常情况下的相处模式：“阴者，藏精而起亟也；阳者，卫外而为固也”。可见《内经》所谓“阴阳平衡”并非指阴阳双方能量绝对均分，而是指阴阳双方力量对比的协调，以《内经》作者的话来说是一种“和”的状态，“阴平阳秘”，使整个人体系统维持一个相对稳定和谐的状态。《内经》作者不止一次提到阴阳“和”则健，《生气通天论》讲：“阴平阳秘，精神乃治。”《素问·上古天真论》云：“（男子）二八，肾气盛，天癸至，阴阳和，故能有子”。中国的哲学智慧，集中体现在一个“和”字上。它不仅是中华民族的基本精神和基本特质，也是中国哲学和中华文化的最高价值标准。“和为贵”，“和实生物”。“和”是宇宙万物生化运行的根本状态和最佳状态。西方大哲罗素说：“中国至高无上的伦理品质中的一些东西，现代世界极其需要。这些品质中，我认为‘和’是第一位的”，“若能够被世界所采纳，地球上肯定会比现在有更多的欢乐和祥和”。《内经》在阐述阴阳之间关系时，主要强调阴阳和谐，“平衡”中的“衡”是稳定协调的意思。

【运用】

案例：患者，女，65 岁。素体多病，有高血压、冠心病、高脂血症、胆结石等病史，常年出入于医院，中药西药不断。近年来体质日衰，不断劳顿，眩晕心悸，腰膝酸软，夜寐杂梦纷纭，不能安睡，健忘日增，纳谷不馨，神情忧郁，血压基本正常，舌苔淡薄，脉沉而细。此多病久病，气血日亏，精气虚惫，神不安舍，盖由肝肾不足为主，治宜调肝益肾，佐以安神定志。处方：

女贞子 18g，熟地 12g，丹参 18g，当归 12g，白芍 12g，天麻 12g，钩藤 15g，枸杞子 12g，山茱萸 15g，远志 9g，茯神 15g，桑椹子 12g。

在治疗过程中曾用龙骨、牡蛎、夜交藤、怀牛膝、巴戟天、续断、灵芝等，前后治疗 6 个月，情况明显改善，体质渐强，夜寐基本能入睡 6 小时，眩晕除，精神转旺。

按：本文“阴平阳秘，精神乃治”意味深长。人的生命活动离不开精与神，精亏则神衰，神过用则伤精，治疗中补精可养神，调神可养精，举凡养生不越养精、调神两端，庶可保持阴阳平秘，心身康泰。

【原文】

阴之所生，本在五味；阴之五宫，伤在五味。是故味过于酸，肝气以津，脾气乃绝；味过于咸，大骨气劳，短肌，心气抑；味过于甘，心气喘满，色黑，肾气不衡；味过于苦，脾气不濡，胃气乃厚；味过于辛，筋脉沮弛，精神乃央。是故谨和五味，骨正筋柔，气血以流，腠理以密，如是则骨气以精，谨道如法，长有天命。

【解析】

“五宫”，这里指五脏，因其藏精气不泻，如藏宝藏的宫室，故称为“五宫”。《内经》认为五味与人体的五脏相对应，每一味入一脏，此即“阴之五宫，生在五味”。而五脏为人体大系统的核心，五脏得养，则五体得养，气血阴阳得以营运周身。《素问・至真要大论》说：“五味入胃，各归其所喜，酸先入肝，苦先入心，甘先入脾，辛先入肺，咸先入肾。久而增气，物化之常也。”，所以《素问・六节藏象论》指出食物以辛、酸、甘、苦、咸五种性味滋养人体：“天食人以五气，地食人五味”。

水能载舟，亦能覆舟。饮食不节则不仅不能滋养，反而成为病邪伤害人体。故接着讨论五味偏嗜伤人的病理变化，文字中注意《太素》中“甘”、“苦”两字对换，比较符合医理和五行理论，当从。其中，酸入肝，过食酸则肝气偏盛，肝旺乘脾，使脾气衰弱。咸入肾，过食咸则肾气受损，不能生髓充骨而生骨病；肾气不足，水湿内生，水气凌心则心气抑郁；火不暖土，脾运失职，气血化生不足，肌肉失养而消瘦短缩。苦入心，过食苦则心气不足，鼓动无力，而见心胸喘满；心火不足，肾水乘之，寒凝血瘀，而见面黑无泽。甘入脾，过食甘则脾气湿滞，运化失常，并致胃气壅滞。辛入肺，过食辛则发散过度，津液耗伤，不能润养筋脉，发为挛急或弛纵；久则气耗神萎。所以，养生要注意谨和五味，方能保持阴阳和平而长有天命。

【钩玄】

“谨和五味”的意义

本节强调只有五味调和才能对五脏的生理起到积极作用，确保五脏之间的功能保持平衡协调。所以《内经》注意到了五味的搭配问题。《素问・藏气法时论》云：“五谷为养，五果为助，五畜为益，五菜为充，气味合而服之，以补养精气。”这样，方能如《素问・生气通天论》云：“骨正筋柔，气血以流，腠理以密，如是则骨气以精。谨道如法，长有天命”。这一观点与现代医学理论不谋而合。美国的H. E. 希尔《9个神奇的长寿秘密》中指出：“饮食是长寿的基础。健康的食品包括淀粉与糖类、蛋白质、脂肪与油类及其水果与蔬菜。”粮食含有淀粉、糖及一定量的蛋白质，肉类含有蛋白质和脂肪，蔬菜、果品含有维生素和矿物质等，都是人体不可缺少的营养物质，但是这些食物的搭配也十分重要。国内外资料显示，长寿老人的饮食往往具备以品种多样、素食为主的特点。1992年世界卫生组织(WHO)提出的“维多利亚宣言”健康四大基石的第一句就是“合理膳食”，强调营养均衡。“谨和五味”就是五味均衡合理。如果饮食不注意五味的搭配，偏嗜于某一味，不仅不能补养人体，还会给五脏乃至人体带来损害。这就是本篇所言“阴之五宫，伤在五味”。

【运用】

五味养五脏原理的运用

比如从五味应五脏发展而来的具有时间观念的养生食谱。《素问·藏气法时论》说：“肝主春……肝苦急，急食甘以缓之……肝欲散，急食辛以散之。心主夏……心苦缓，急食酸以收之……心欲软，急食咸以软之。脾主长夏……脾苦湿，急食苦以燥之……脾欲缓，急食甘以缓之。肺主秋……肺苦气上逆，急食苦以泄之……肺欲收，急食酸以收之。肾主冬……肾苦燥，急食辛以润之……肾欲坚，急食苦以坚之。”不同季节，有不同的脏来主时，因此要食用性味与之相宜的食物。这一思想为后世医家逐渐发扬光大，形成了中医特色的饮食保健方法。如邱处机在《颐生集》中就说：“（春之时）饮食之味，宜减酸增甘以养脾气；（夏之时）饮食之味，宜减苦增辛以养肺气；（秋之时）饮食之味，宜减辛增酸以养肝气；（冬之时）饮食之味，宜减咸增苦以养心气。”此理论在现代临床仍旧是金玉之言。比如慢性肺病的患者，在夏天每日清晨服用少量生姜，可减少发病甚至治愈痼疾；再如脾虚湿盛的患者，日久多有内热，临床上常以苦燥之剂治疗，效果明显。

素问·举痛论（节选）

【原文】

余知百病生于气也，怒则气上，喜则气缓，悲则气消，恐则气下，寒则气收，炅则气泄，惊则气乱，劳则气耗，思则气结。九气不同，何病之生？岐伯曰：怒则气逆，甚则呕血及飧泄，故气上矣。喜则气和志达，荣卫通利，故气缓矣。悲则心系急，肺布叶举，而上焦不通，荣卫不散，热气在中，故气消矣。恐则精却，却则上焦闭，闭则气还，还则下焦胀，故气不行矣。寒则腠理闭，气不行，故气收矣。炅则腠理开，荣卫通，汗大泄，故气泄。惊则心无所倚，神无所归，虑无所定，故气乱矣。劳则喘息汗出，外内皆越，故气耗矣。思则心有所存，神有所归，正气留而不行，故气结矣。

【解析】

原文第一句话“百病生于气也”是本节的中心，接下来就进行了具体论述：大怒则气上逆，大喜则气涣散，大悲则使气被销蚀，大恐则气下陷，寒则气收引，热则气外泄，大惊则气机混乱，过劳则消耗正气，过思则使气机郁结。九气为病，病机各不相同，会导致不同的疾病。

“怒则气逆，甚则呕血及飧泄，故气上矣”。大怒则肝气上逆，严重时可以有呕血和飧泄。呕血为血随气升。飧泄是一种完谷不化的泄泻，我们在《阴阳应象大论》里已经详细讨论过这个病的一种病机，是脾之清阳之气下陷。在这里，仍然是清气下陷之意，具体为肝气过盛内克脾土，脾气受伤而下陷，发为飧泄。

“喜则气和志达，荣卫通利，故气缓矣”。我们生活中有句俗语“笑一笑，十年少”。喜悦的情绪能让人心气和顺，志气畅达，营卫之气因此运行顺畅，所以气机和缓。显然这里讲的是适度的喜乐，适度的喜乐对人体气机还是有裨益的。但是过度的高兴就未必有利健康了。比如《说岳全传·第七十九回》讲到“虎骑龙背，气死兀术，笑杀牛皋”的故事：武功平平的宋将牛皋误打误撞捉住了兵败逃亡的金国王爷金兀术，骑在兀术背上大笑道：“兀术！你也有被俺擒住之日么?”牛皋哈哈大笑，快活极了，一口气不接，竟笑死于兀术身上。这就是典型的大喜则使心气涣散，甚至可以危及生命的例子。当然被一个有名的“饭桶”捉住了当马骑，身为金国第一权贵的兀术不禁大怒，正如我们前面讲的“怒则气上，甚则呕血及飧泄”，兀术吐血而亡。

“悲则心系急，肺布叶举，而上焦不通，荣卫不散，热气在中，故气消矣”。过度悲伤，会使心系收引拘急，心肺同居胸腔，所以心系急会引起肺叶张开，壅塞整个胸腔，上焦之气因而不得宣通，营卫之气郁于肺中不得布散，久而化热，而“壮火之气衰”，正气因而被销蚀。所以我们看《红楼梦》里的林妹妹，因为多愁善感，身材纤细柔弱，恰是正气被内郁之火销蚀太多的表现。

“恐则精却，却则上焦闭，闭则气还，还则下焦胀，故气不行矣”。《灵枢·本神》载，恐惧伤肾，肾伤则其藏精的功能失常，精从下焦流失。通常我们讲水火既济才是正常生理状态，现在肾之精气下却，不能上交于心肺，所以上焦与下焦之间的交流中断，上焦闭塞，应该上行的气机还于下焦，故下焦胀满。所以我们说大恐会导致气不上行。我们平时在小说里经常看到恐怖事件的发生现场，目击者双腿发抖二便失禁，这正是下焦胀满肾不藏精的可能后果之一。

“寒则腠理闭，气不行，故气收矣”。寒冷能使人腠理闭塞，营卫之气不得运行，所以说“寒则气收”。

“炅则腠理开，荣卫通，汗大泄，故气泄”。受热则人体腠理张开，营卫之气通畅，汗液随着卫气从张开的汗孔大量外泄，所以说“炅则气泄”。

“惊则心无所倚，神无所归，虑无所定，故气乱矣”。突然的惊吓使人心神无所主持，神无所归附，虑无所决定，心气动荡散乱，所以说“惊则气乱”。气乱会有什么后果呢?《脉因证治·泄》载“惊泻”一病，“因心受惊，惊则气乱，心气不通，水入谷道而泄”；《儒门事亲·惊一百三》载一妇人受惊而终日惶惶不安，是受惊而心神大乱的经典案例。

“劳则喘息汗出，外内皆越，故气耗矣”。劳则动作频频，阳气亢奋，喘息汗出。喘息使人体肺内气息大量呼出，大汗使人体卫气随汗外泄，因此是内外气机都泄越耗散，“壮火之气衰”，“劳则气耗”也。

“思则心有所存，神有所归，正气留而不行，故气结”。过度思虑，会使人心思常留于某一事物，精神也投注于一处，正气因此留结不行，所以说“思则气结”。

回顾“九气为病”，会发现它是紧紧围绕第一句话“百病生于气也”展开论述的，这句话，也是《内经》颇为经典的发病观之一。在这里我们可以看到，九气之中情志过激占了 6/9，可见人的情绪对健康有很大的影响。也正因如此，《素问·上古天真论》将“恬惔虚无”、“精神内守”列为养生的重要方法。

【钩玄】

“百病生于气也”的原理

文中列举的九气为病概括起来主要有以下几种病理机制

（1）情志所伤：情志太过，最易伤气，九气中六条是情志所伤。如暴怒伤肝，肝气疏泄太过，致肝气上逆；暴喜伤心，心神劳散，心气涣散不收；悲哀伤气，心肺郁结，营卫不利，化热灼津耗气；卒恐伤肾，肾精不能上奉，肾气下陷；大惊伤神，神失气乱，思则神聚，气留不散等。

（2）寒热所伤：寒性凝滞，主收引，寒邪入侵，阻遏阳气敷布，故“寒则气收”；热邪入侵，阳气亢盛，腠理开泄，气随汗泄，故“炅则气泄”。

（3）劳倦所伤：疲劳过度（包括房劳），阳气张于外，肾精耗于内，内外皆越，喘息汗出，故气耗。

“气”作为中医学理论的基本概念，用以说明全部生命活动现象。本文则提出“百病生于气”的观点，即用“气”的异常变化概括所有病理现象。张介宾在《类经·疾病类》中说得好：“气之在人，和则为正气，不和则为邪气。凡表里虚实，逆顺缓急，无不因气而至，故百病皆生于气。”

从临床实际分析，有关气的病理大抵可以分成三个方面：①气机升降失调，诸如气上、气下、气乱、气结、气缓、气收等；②气化功能失调，并由此而导致脏腑功能及津液、精血等物质代谢的功能失常；③气的物质亏损，如气虚不足等。鉴此，种种治疗方法离不开“调气”两字，或协调升降，如下者举之，上者平之，留者行之，散者收之，结者散之；或调整其气化功能，如肾虚气化失司，则补肾以调气化，肺虚气化不布，则补肺以助宣发，脾虚水湿不运，则健脾以促运化；或补其气的虚弱不足，如心气虚养心气，脾气虚补脾气等等。能够把握“气”的道理，不仅各种生理病理可得以阐释，那么对于指导治疗亦思过半矣。

【运用】

(1)“惊则气乱”治案:张子和得《内经》精髓,治九气失常之病,很有一套心得。谓:“凡此九者,《内经》有治法,但以五行相胜之理治之”,恰可用于心理疏导之法。若投方药,则推崇刘河间平心火之法,因“五志所发,皆从心造”。现举“惊则气乱”案例说明:

卫德新之妻,旅中宿于楼上,夜值盗劫人烧舍,惊坠床下,自后每闻有响,则惊倒不知人,家人辈蹑足而行,莫敢冒触有声,岁余不痊。诸医作心病治之,人参、珍珠及定志丸,皆无效。戴人见而断之曰:惊者为阳,从外入也;恐者为阴,从内出也。惊者,为自不知故也;恐者,自知也。足少阳胆经属肝木。胆者,敢也。惊怕则胆伤矣。乃命二侍女执其两手,按高椅之上,当面前,下置一小几。戴人曰:娘子当视此。一木猛击之,其妇人大惊。戴人曰:我以木击几,何以惊乎?伺少定击之,惊也缓。又斯须,连击三、五次;又以杖击门;又暗遣人画背后之窗,徐徐惊定而笑曰:是何治法?戴人曰:《内经》云:惊者平之。平者,常也。平常见之必无惊。是夜使人击其门窗,自夕达曙。夫惊者,神上越也。从下击几,使之下视,所以收神也。一、二日,虽闻雷而不惊。德新素不喜戴人,至是终身厌服,如有言戴人不知医者,执戈以逐之。(《儒门事亲·惊一百三》)

按:此案为典型的“惊则气乱”;骤受惊吓,气行紊乱,气血失和,心神失常,心结既成,之后每闻音声即发作,“心无所依,神无所归,虑无所定”。子和将《素问·至真要大论》的“惊者平之”治则解释为“使之以为平常”,“夫惊以其忽然而遇之也,使习见习闻则不惊矣”。这是古人一例经典的心理疗法。

(2)“劳则气耗”治案:本文提出的“百病生于气”的观点是对中医学发病机制的绝好概括。中医学将气作为构成人体及维护生命活动之根本,脏腑经络的生理活动及其物质代谢过程可以作为气的正常运动及其变化的表现,一切病理过程乃是气的反常运动的结果。张介宾概括得好:“气之在人,和则为正气,不和则为邪气。”正气和邪气是相对概念,也即气的正常运动和反常运动。一切致病因素首先引起气的运动的紊乱,然后衍生出种种病理变化。如本节所述,怒、喜、悲、恐、惊、思,均属情志因素,寒、热属六淫范畴,劳则属于劳倦内伤因素,即不管是七情、六淫、劳倦等诸因素均可导致气机的紊乱或正气的亏耗,因此,从这一意义讲,“百病生于气”的观点具有普遍意义。现举我自己的患病及治疗经历说明之:

余因终年伏案,又不注意姿势,渐觉颈项酸楚,肩胛板滞,经常眩晕、头痛。经X线摄片示:“第五、六颈椎肥大增生。”查脑血流图结论:“脑血管紧张度增高,提示脑供血不足。”血压偏高。先以推拿治疗而症缓,但往往好景不长,不久又因熬夜而发作，头倾、目眩、恶心，头不能转侧，转侧则天旋地倾。再行推拿仅半天舒服，继复如故。据云此乃器质性病变，恐别无良策。无奈改服中药，自拟平肝祛风、活血通络法，症稍缓，动辄复作，可叹“医之所病病方少”，愧自称医也。

后思及《素问·举痛论》有云：“劳则气耗”语，《灵枢·口问》又有“上气不足，脑为之不满，耳为之苦鸣，头为之苦倾，目为之眩”的记载。头为诸阳之会，又为髓之海，上气不足，则清阳不升，脑髓不充，清窍空虚，故见耳鸣、目眩、头倾之症。余虽无上气不足之明证，但平素案牍劳顿，每日伏案一小时以上，即觉头重颈垂不能支撑，遇劳即发，此非“劳则气耗”乎？遂拟补气升阳，以《东垣试效方》益气聪明汤加减：党参、黄芪、蔓荆子、葛根、升麻、柴胡、川黄柏、甘草、丹参、川芎。2剂后觉头胀不舒，疑升阳后血压升高，坚持以静待变，继服5剂，眩晕明显减轻，头痛除，颈部舒展。守法服用10余剂，测血压正常，诸证均消失。自后注意伏案姿势，未再大作。

素问·至真要大论（节选）

【原文】

帝曰：善。夫百病之生也，皆生于风寒暑湿燥火，以之化之变也。经言盛者写之，虚者补之，余锡以方士，而方士用之尚未能十全。余欲令要道必行，桴鼓相应，犹拔刺雪污，工巧神圣，可得闻乎？岐伯曰：审察病机，无失气宜。此之谓也。

帝曰：愿闻病机何如？岐伯曰：诸風掉眩，皆属于肝。诸寒收引，皆属于肾。诸气膹郁，皆属于肺。诸湿肿满，皆属于脾。诸热瞀瘛，皆属于火。诸痛痒疮，皆属于心。诸厥固泄，皆属于下。诸痿喘呕，皆属于上。诸禁鼓慄，如丧神守，皆属于火。诸痉项强，皆属于湿。诸逆冲上，皆属于火。诸胀腹大，皆属于热。诸躁狂越，皆属于火。诸暴强直，皆属于风。诸病有声，鼓之如鼓，皆属于热。诸病胕肿，疼酸惊骇，皆属于火。诸转反戾，水液混浊，皆属于热。诸病水液，澄澈清冷，皆属于寒。诸呕吐酸，暴注下迫，皆属于热。故《大要》曰：谨守病机，各司其属，有者求之，无者求之，盛者责之，虚者责之，必先五胜，疏其血气，令其调达，而致和平。此之谓也。

【解析】

今天我们要学习的是《素问·至真要大论》的选段。至，最。真，精深。要，纲要。至真要，就是最精深的医学理论纲要的意思。这段原文非常经典，尤其是“病机十九条”，到现在临床仍有重要参考价值。

本段原文在中医文献中最早提出“病机”一词，并以病机十九条为示范，论述了临床分析病机的方法，强调了分析病机的重要性，对后世中医病机与辨证学的发展有着重要的意义。

关于"病机十九条"原文的阐释，首先我们要注意一点：这个"诸……皆……"是惯用的固定句式，我们得把它译作"一般……多属……。"

为了便于同学们掌握，我把原文顺序打乱，按照五脏、火、热、湿、风、寒的顺序依次讲解：

(1) 诸风掉眩，皆属于肝：我们在《素问·阴阳应象大论》学过："风胜则动"。风气又通于肝，其病多化风。故震摇、眩晕等具有风象的病证，其病机同属于肝。知道了病机我们就好对证治疗了。比如同样是眩晕，肝风内动之眩晕，我们治以天麻钩藤饮；肝阳化风的眩晕，我们可以用镇肝熄风汤治疗；肝阳上亢的眩晕，需要泻下热邪，投以龙胆泻肝汤；如果肝血不足，血虚生风而眩，我们可以用补肝汤治疗，等等。当然临床上不属于肝的眩晕也是有的。这也正是为什么我们把这个"诸……皆……"翻译为"一般……多属……"，而不翻译为"所有……都属于……"的原因。比如朱震亨讲"无痰不作眩"，张介宾讲"无虚不作眩"，就不是肝病的范畴。

(2) 诸寒收引，皆属于肾：在运气学说中，肾主寒水之气，寒性凝滞，寒邪侵犯经脉，产生收缩拘挛的症状，故病机与肾有关。另外，我们在《素问·生气通天论》学过："阳气者，精则养神，柔则养筋"，肾阳为全身阳气的根本。肾阳不足，肢体筋脉失于温煦，所以会有拘急蜷缩以及关节屈伸不利等象。比如《伤寒论》讲到少阴为病，内寒外热，腹痛下利清谷，四肢厥冷，恶寒不渴，拟用四逆汤主治，四逆汤里面大辛大热之附子正可温补肾阳。

(3) 诸气膹郁，皆属于肺：肺主气，司呼吸，外邪入侵，肺失宣肃，气壅郁肺，或胸闷，或气急喘促；或外邪久恋，病久肺气虚衰，宣发和肃降无能，亦可导致胸闷窒塞，气逆喘促诸症。前者属实，后者属虚，但总归于肺。《景岳全书》的描述颇为周详："实喘者有邪，邪气实也；虚喘者无邪，元气虚也。实喘者气长而有余；虚喘者气短而不续。实喘者胸胀气粗，声高息涌，膨膨然若不能容，惟呼出为快也；虚喘者，慌张气怯，声低息短，皇皇然若气欲绝，提之若不能升，吞之若不相及，劳动则甚，而惟急促似喘，但得引长一息为快也"。所以张介宾把实喘称为"真喘"，虚喘称为"似喘"，"真"与"似"是相对而言，临床所见，往往实中有虚，虚中有实。

(4) 诸湿肿满，皆属于脾：脾恶湿，湿邪侵袭，最容易伤脾。水湿不化阻滞肠胃气机则觉胸腹满胀；泛于肌肤则为浮肿。当然，不属于脾的水肿胀满也是有的。比如《素问·异法方宜论》"藏寒生满病"就是。

(5) 诸痛痒疮，皆属于心：张介宾讲："热甚则疮痛，热微则疮痒。"因为"心属火，其化热”。热灼营血，腐败筋肉，发生疮疡，轻则痒，重则痛。刘完素也说，靠近火炉烤火，一开始你只觉得暖洋洋的，再热一点你会觉得酥痒，再热你就会喊痛了。那么不属于心的疮疡有没有？比如我们外科讲的阴疽，不就是吗？

(6) 诸厥固泄，皆属于下：《灵枢·本神》：“肾气虚则厥。”《素问·厥论》：“阳气衰于下则为寒厥，阴气衰于下则为热厥。”此阳气、阴气当指肾阳、肾阴。肾阳虚则生内寒，四末不温则厥冷；肾阴虚则生内热，手足心热为热厥。肾司二便，肾阳虚则尿频，甚则不禁，气化失司则癃闭；肾阳虚可致五更泄泻，甚则失禁，阳虚气闭也可导致便闭。肾阴虚则燥结内生而便秘，或尿涩不畅等。此“下”赅括内容较广，但主要关乎肾。

(7) 诸痿喘呕，皆属于上：《素问·痿论》说：“五藏因肺热叶焦，发为痿躄。”《诸病源候论·上气鸣息候》说：“肺主于气，邪乘于肺则肺胀，胀则肺管不利，不利则气道涩，故气上喘逆，鸣息不通。”呕为胃气上逆之象。故此“上”含有上焦、上逆的意思。

以上是五脏病机及上下病机，因为都涉及脏病，我们放在一起来讲了。下面我们要学习的是六淫病机。

(8) 诸热瞀瘛，皆属于火：邪热燔灼，热入心包，扰动心神则瞀，风火相煽，则动风抽搐。比如瘟疫、温病、疔疮走黄等，在极期都可见到这类表现。

(9) 诸禁鼓慄，如丧神守，皆属于火：有同学说发抖战栗这个我们在《百病始生》不刚学过吗，是受冷表现出的寒象啊。对了。一般来说这的确是受寒的表现。不过你们在诊断也学过，有一种病症，叫真热假寒，这句话论述的正是这种复杂的病症。它的病机就是阳热之邪内攻，格阴外出，热极似寒。比如温病的极期就可以出现这种表现。再如一个患者，本来是阳明腑实证，因为大便不通太久，出现了热结旁流，患者神志不清，四肢摸上去是凉的，每天又有少量稀溏的大便排出，不注意的话很容易就误诊为寒证。但是如果你细心一点，仔细给患者查体，就会摸出来他腹部有很多粪块，而且询问一下家属，会发现他小便是黄赤的，显然这是个火热内盛之证，用承气汤类急下存阴方为上策。

(10) 诸逆冲上，皆属于火：因为火性炎上，引动气机上逆，所以多见这样的表现。病机十九条讲了 30 余个主症与病机之间的隶属关系，唯此句说“逆冲上”，言其病势而不言其具体症状。它包括急性呕吐、吐血、呃逆等气机急促上逆的症状，如果不是“急促上逆”，那么其病机未必属于“火”了。

(11) 诸躁狂越，皆属于火：火性亢盛，内扰神明，外扰四肢，故见躁狂。结合这一病机，辨别所病脏腑具体是哪个，就可以选方用药了。比如阳狂，属于阳明腑实证的，可以用大承气汤泄之，若为阳明热盛痰火扰心的，可用礞石滚痰丸化痰开窍醒神；肝火旺盛的精神病狂躁，则可用龙胆泻肝丸加减治之。

（12）诸病胕肿，疼酸惊骇，皆属于火：胕同腐。火邪留连肉腠，腐肉酿脓，火邪内扰神明，则为惊骇不安。临床流火、丹毒、搭背等大的疮疡恶化时，比如疔疮走黄的败血症或痈疽火毒炽盛期的菌血症，可以见到这类症状。

以上五条都是属于火的病机。回顾一下，看看火邪致病都有哪些特点？

第一，高热。可见热极动风（瘛）、热极似寒（口禁鼓慄）。第二，心神被扰（四条：惊骇、狂、神、瞀）。第三，火性炎上（逆冲上）。第四，火热留连肉腠，腐肉酿脓。

下面我们看属于热的病机

（13）诸病有声，鼓之如鼓，皆属于热：此多因伤食或外感化热，邪热壅滞肠胃，气机不利，传化失司所致。“鼓之如鼓”，前一个“鼓”是动词，后一个“鼓”是名词。言叩击腹部发出如叩打鼓皮的声音。说明腹中有热邪结滞出现腹胀的征象。

（14）诸胀腹大，皆属于热：关于腹部腹胀大之阳热证，我们在《阴阳应象大论》已经学过。同时还学了腹部因阴胜寒证所致的胀大之证。其中的病机属热的腹胀大多指或由外感之邪内传阳明，或因嗜食肥甘，邪积胃腑日久化热，故临床表现为腹部胀满。除了胀满，还应该有疼痛拒按、大便不通、小便黄赤、舌苔焦黄，全身还可有壮热、烦渴等症，方可确诊。

（15）诸呕吐酸，暴注下迫，皆属于热：其病机为肝火犯胃，胃气上逆，湿热下注于大肠，故见呕吐吞酸，暴注下利，里急后重之症。

（16）诸转反戾，水液浑浊，皆属于热：“转反戾”皆属筋脉转筋、角弓反张、拘挛为患。从病机十九条看，筋脉拘急痉挛的病机有风伤筋膜、寒客筋脉、湿滞筋脉、火热煎灼筋脉等原因，但若伴有“水液浑浊”者，那么病机必然属于热无疑。可见，本条着眼水液的性状，是确定寒热病机的关键。在理解时可与另一条病机“诸病水液，澄澈清冷，皆属于寒”对勘。水液的范围亦包括病人排出的痰、涕、便、溺、呕吐物等。“浑浊”正与“澄澈清冷”相反，一般指黄赤、混浊、略稠、腥臭等性状。如咳喘病中，痰液黄稠，多属热痰，为肺热；鼻涕黄稠，腥臭，属鼻渊中的热邪侵窍；妇科带下黄赤、混浊、腥臭，多属湿热下注；外科疮疡溃破流出黄浊脓液者，多属热毒为患；小便黄赤、混浊者，属湿热下注；腹泻大便黄赤、黏稠者，为湿热痢等。

以上四条皆为热邪致病的病机。我们来总结一下，看看热邪致病有什么共同点：

第一，与消化道关系密切，易引起邪热内结，气机阻滞，腑气不通，或传导失司。因此会有腹部胀大、肠鸣音亢进等表现。第二，热极生风，筋脉失养。所以会有反戾、瘛等表现。第三，邪热煎熬津液。于是见体液浑浊、发黄、黏稠。

学到这里，“病机十九条”六淫致病的病机我们还有三邪没讲，但是火热二邪已经占据了九条，可见《内经》对火热病邪致病的重视。下面我们看最后三条。

(17) 诸痉项强，皆属于湿：何谓“痉”？《五十二病方》：“痉，身伸而不能屈……筋挛难以伸。”《金匮要略》：“独头动摇、卒口禁、背反张，痉病也。”薛雪《外感湿热篇》记载了对于湿热侵入经隧，口噤、四肢牵引拘急，甚则角弓反张之症，投以地龙、秦艽、威灵仙、滑石、苍耳子、丝瓜络、海风藤、黄连等药。

(18) 诸暴强直，皆属于风：风邪猝伤筋脉，如破伤风，因为风毒猝然损伤筋脉，表现为牙关紧咬、肢体强直不能屈伸。

(19) 诸病水液，澄澈清冷，皆属于寒：本条辨析病机的着眼点是水液的澄澈清冷，其中水液的概念，包含范围甚广，诸如痰液、尿液、脓液、鼻涕、汗液、大便性状、带下的性状等。澄澈清冷，是稀薄、清冷、透明之意，这是确定寒性病机的要点，此正与另一条病机中“水液浑浊，皆属于热”相对应。从临床实际看，水液的性状确然是诊察寒热的关键所在。说明《内经》所示，皆为临床实践经验的总结。例如，咳痰清稀者，多属寒痰，宜温化；小便清长者，多肾阳不足，宜温补肾阳；外科疮疡中，脓液清稀者，多属阴证，宜补气温阳托疮；妇科中白带清稀者，多属寒证，或寒湿下注，或脾肾阳虚，治当温散寒湿，或健脾温肾；鼻涕清稀者，多为寒邪侵窍，治宜祛风散寒辟浊；腹泻大便清稀如水，或如鹜溏者，多属寒邪侵犯胃肠，或脾阳不振，虚寒内生，治宜温散寒邪，或健脾温中。所以从水液性状来辨证寒热，实乃临床重要法门。

文末提出审察病机的方法：①“谨守病机，各司其属”，即把握主症与病机之间的隶属关系是辨析病机的要领。②“有者求之，无者求之”，有者、无者指与病机相应症状之有无，有此症状者，探求其为什么出现这症状？无此症状者也要探求其为什么没有这症状？③“盛者责之，虚者责之”，盛即实，对于邪气盛实之证，必须探求其何种邪气为患？对于正气虚弱之证也要探求其何脏之气虚弱？④“必先五胜”，首先要判明天之五气和人之五脏之气的偏盛偏衰，然后考虑治疗的对策。末句“疏其血气，令其调达，而致和平”，言治疗的大法，无非是疏理血气，令其调和畅达，达到和谐协调。《儒门事亲·卷二》说：“《内经》一书，唯以血气流通为贵。”

【钩玄】

(1) 论辨病机：什么是病机？病机，病之机要也。病机概括地反映了人体内部阴阳失调、气血失衡的原理。是疾病发生、发展变化的机要、规律，包括病因、发病、病理、传变等内容，是中医对疾病的基本认识，也是对具体病症机制、规律的概括。临床“辨证”就是辨病机；“辨证论治”可称“审机论治”。本篇讨论“五运六气”，气候变化与人体的关系，因此，这里的病机主要还是在讨论外感病机。但是在后世，经过医家的不断引申、发展，内伤杂病也可以从中找到一些对应的机制。本节最后作者引用了《大要》的论述，概括地讲了掌握病机的具体方法和步骤：“谨守病机，各司其属，有者求之，无者求之，盛者责之，虚者责之，必先五胜，疏其血气，令其调达，而致和平。”《医学纲目》评价说：“总结一十九条之要旨也……遗此十六字，犹有舟无操舟之工，有兵无将兵之帅也。”

(2)“病机十九条”的启示：首先，它提示医生要全面掌握病机的重要性以及分析病机的方法。所谓病机，就是疾病发生、发展与变化的机制，内容包括病因、病理、病性、病位、病势等。它概括反映了人体内部阴阳失调、邪正交争、升降失常等一系矛盾运动，是中医认识疾病的主要着眼点。从辨证施治的内容看，应包括理、法、方、药四个方面，其中“理”是第一位的，所谓“理”就是指病因病理，即辨析病机，它是立法、选方、议药的依据。《神农本草经》说：“欲疗病，先察其源，先候病机”。既然掌握病机如此重要，所以要“谨守病机”，不可有丝毫差错。那么该如何辨析病机呢？本文提出“各司其属”，也即掌握各种病象的病机归属。病机十九条认为，不同症状有不同病机，相同的症状也有不同的病机，不同症状也可能有相同的病机。以审证求因之法，掌握症状与病机之间的隶属关系，是辨证的关键。如肝为风木之脏，其病多风，而风气属阳，性动，故肢体动摇，头目眩晕等病象类风而确定病机多属于肝。又如火邪属阳，其性炎上、急迫，有亢张、灼物、耗液等特点，故其为病多致高热、伤神而神昏、狂乱，伤筋而拘挛抽搐，伤营血、筋肉而生痈肿，病象多向上冲逆急暴等。

其次，提示医生异病同治、同病异治的治病方法。我们回顾之前学习的那十九条病机，可以看到有的病症是不同病邪皆可引起的，也有不同症状是同一病邪导致的。所以，在分析症状时，我们需要注意辩证地思考问题，异中求同，同中求异，异同互证，确定其病机归属。比如我们看筋脉拘挛一症就涉及多种病机，具体还要看患者其他症状表现。如与高热、昏迷为伍，病机属火热；与寒象同见，病机属寒。而许多不同症状，但属于同一病机，如神志、筋脉、肠胃症状，皆可属火。在临床中，从兼症辨别某一症状的属性。

最后，就像前面讨论的，十九条病机里火热病机就占了九条之多，提示我们火热致病在当时最为常见。正因如此，金元时代的著名医家刘完素仔细研读了“病机十九条”之后，结合个人实践，创立“寒凉派”。并且，他在自己的医著中模仿本文的行文格式，补充了燥邪致病的病机：“诸涩枯涸，干劲皴揭，皆属于燥”。

【运用】

(1) 诸寒收引,皆属于肾。

案例:钱某,男,43岁,某酒厂锅炉工,1996年1月9日来诊。

自述2月前开始出现双上肢震颤,始以为劳累使然而未及时就医,后震颤逐渐加重,有时端杯饮水亦致水晃溢出,曾在某省级医院作多种检查,均未明确诊断。患者要求中医治疗而来诊。诊见:双上肢震颤,脉诊时亦然,稍用力固定方止,面色皖白似肿,按之不凹陷,吐灰色痰(可能与职业有关),大小便尚属正常,舌质淡,苔白润,脉细弱。治以真武汤方:附片12g(先煎20分钟),白术15g,茯苓20g,生姜10g,芍药15g。嘱服3剂。二诊时病人自述服药后感觉舒服,但笔者观之双上肢震颤并无明显减弱,他症及舌脉同前。因病人服药后自觉舒服,又无其他不良反应,故嘱原方再进3剂。三诊时病人自述震颤偶尔有停止之时,脉诊时亦无需再用力固定,舌脉同前。说明方已对证,再进3剂。四诊时,震颤已明显减弱,端杯饮水已不外溢,面色始转荣,已无似肿之感,脉也较前有力,再进3剂。五诊时,震颤偶作极微,需仔细观察方觉,其他症状也明显改善。咳吐灰痰同前。病已十去八九,再进3剂以巩固疗效。(彭雪红《江苏中医》1998年第7期)

按:症以上肢震颤为主诉,考其病因,未经发汗误治,观脉证面色皖白似肿,舌淡,苔白润,为少阴阳虚,寒水之气浸淫经脉,取真武汤温阳散水气,为治本之举,虽未用解痉止颤之药,病得缓解。此"诸寒收引,皆属于肾"也。在运气学说中,肾主寒水之气,主温煦蒸腾气化,若肾阳不足,失其温化之职,气血凝敛,筋脉失养,故经脉拘挛,关节屈伸不利。《伤寒论·辨太阳病脉证并治》:"太阳病,发汗,汗出不解,其人仍发热,心下悸,头眩,身瞤动,振振欲擗地者,真武汤主之"。刘渡舟教授认为此少阴阳虚,虚阳外浮,阳虚失于温养,水气浸渍四肢经脉,故见身瞤动,振振欲擗地等。诚如经云"诸寒收引,皆属于肾"。用真武汤温阳利水,标本兼治。

(2) 诸气膹郁,皆属于肺。

案例:谢某,男,59岁。就诊日期:1970年2月23日。

主诉:咳嗽气促1周。

现病史:哮喘反复发作已有2年余,近1周来咳嗽气逆,哮吼痰鸣,咳甚则痰中带血,痰多呈稀薄,经夜作咳,不能平卧,口稍渴,大便时见溏薄,服土霉素及氨茶碱疗效不显。今由友人介绍来裘氏处诊治。苔薄腻,脉濡滑。

诊治:脾肾阳虚,不运精微,水湿逗留,又感表邪,引动内饮,上迫于肺,肺气不降,发为咳喘。治当先予化痰止咳,肃肺平喘。

处方：第一方：淡黄芩12g，葶苈子9g，北细辛3g，天竺子12g，川贝粉（分吞）3g，净麻黄9g，大生地30g，炙百部12g，炙紫菀9g，生甘草9g，嫩白前9g。3帖。

第二方：龙胆草9g，诃子肉12g，天竺子12g，生百部12g，淡黄芩15g，大熟地24g，净麻黄9g，淡干姜9g，炙兜铃9g，生甘草3g。3帖。

服第一方3帖后，咳嗽大见减轻，痰中夹血已止，哮喘减轻，仍服上方10帖，夜间已能平卧，但喉中仍可闻及痰鸣音。后改服第二方，服药3帖后，哮喘基本已平，咳嗽白天不显，夜间咳嗽稍见，仍服第二方7帖，咳消，痰去，喘平。

按：支气管哮喘发作期，系痰阻气道，肺失肃降。经云"诸气膹郁，皆属于肺"，"肺为气之市"。气因邪阻，宣肃失职，喘咳俱作，治当豁痰宣肺，降气平喘。裘氏用麻黄、干姜、细辛温肺平喘；以葶苈子、白前肃肺平喘；以天竺子、川贝粉、紫菀化痰止咳；因痰中带血，故以生地、黄芩凉血清热，痰血即止，咳痰、气促明显改善。患者年近六旬，肾气已亏，脾虚湿重，裘氏用熟地、诃子肉补肾纳气以平喘，标本兼治，邪去而正安，喘咳渐平。（《裘沛然医案百例》）

（3）诸厥固泄，皆属于下。

案例1：陈某。脾肾之阳素亏，醉饱之日过勤，腹痛拒按，自汗如雨，大便三日未行，舌苔垢腻，脉行数实。此由湿热食滞团结于内，非下不通，而涉及阳虚之体，非温不动。许学士温下法原从仲圣大实痛之例化出，今当宗之。

处方：制附子五分，淡干姜五分，炒枳实钱半，上肉桂四分，制川朴八分，生大黄（后下）三钱。

复诊：大腑畅行，痛止汗收，神思面倦而脉转虚细，拟养胃和中。北沙参三钱，生甘草三分，焦扁豆三钱，炒白芍一钱，粉丹皮钱半，橘白一钱，加川石斛四钱。（《凤氏医案》）

按：便秘分寒秘与热秘，实秘与虚秘。此案脾肾之阳素虚，"诸厥固泄，皆属于下"，阳虚不能温润，腑行无力而为寒秘。患者腹痛拒按，舌苔垢腻，乃虚中夹实之象，故方中用附、桂、姜温化治本的同时，复伍小承气法荡涤实邪，标本兼顾。得效后，法随证变，改投养胃和中收功。用药标本缓急法度井然，堪为师表。

案例2：吴某，男，43岁。就诊日期：1977年1月17日。

腹痛、腹泻反复发作16年。1961年因腹痛腹泻伴红白粘冻，外院诊断为"慢性菌痢"，对症处理后好转，1968年再次复发，先后在本市六院、三院治疗，应用多种抗生素及复方苯乙脈啶等药物，仍时发时止，泄泻时伴有剧烈腹痛，甚则需注射吗啡方能缓解。现经朋友介绍来裘氏处诊治。就诊时患者面色萎黄，口稍渴，胃纳不佳，腹部非胀即痛，大便呈水状，日行4～5次，伴里急后重，偶有大便失禁。苔薄根稍腻，脉濡软而细。

诊治：脾虚运化失司，湿热留滞下焦，日久伤肾，肾气摄纳无权。治当清化湿热，佐以补益脾肾。

处方：第一方：淡干姜 9g，川连 3g，龙胆草 9g，诃子肉 15g，木茴香各 9g，全当归 12g，西潞党 12g，生白术 12g，生甘草 9g，煨肉果 6g，补骨脂 15g。7 帖。

第二方：生白术 15g，生白芍 30g，青防风 15g，生甘草 9g，陈广皮 6g，补骨脂 15g，煨肉果 9g，木茴香各 9g，川连 3g，乌梅丸（分吞）9g，半硫丸（分吞）6g。7 帖。

第三方：伏龙肝（包煎）30g，熟附子 9g，川连 3g，补骨脂 15g，肉豆蔻 9g，赤石脂（先煎）30g，生白术 12g，淡黄芩 9g，西潞党 12g，淡干姜 9g，淡吴萸 4.5g，怀山药 30g。7 帖。

服第一方 7 帖后，大便呈粘腻状，但大便次数增多，日行 7～8 次，再进第一方去龙胆草、当归，加伏龙肝（包煎）30g、怀山药 30g、蛇含石 15g。再服 7 帖后，腹泻减至 1～3 次，大便基本成形，但腹胀较甚，再加入砂仁 3g，继服 7 帖，收效不大，改服第二方。服完 7 帖后腹胀明显改善，但大便次数增多，又转为日行 7～8 次，再改服第三方。服完 7 帖后，腹胀大减，腹痛消失，大便成形，日行 2～3 次，便后有少量黏液，再予第三方改川连 6g，连服 14 帖后，病告痊愈。（《裘沛然医案百例》）

按：患者患痢疾迁延十余载，病情十分复杂，概括起来不外寒热错杂，虚实互见，既有肾阳虚惫，摄纳失司，又有脾运失健，湿热留驻于肠。裘氏先以祛邪，继以扶正，消补兼施，通涩并用，寒温共投，用方取黄芩汤、黄土汤、四神丸、桃花汤等古方意，师其法补不泥其方，进退有序，动静结合，终乃告愈。经云“诸厥固泄，皆属于下”，《医方集解》云：“久泻皆由命门火衰，不能专责脾胃”。临床所见，久痢者，属纯虚纯实，纯寒纯热者少，当详审证情，燮理阴阳，标本缓急，从容应付，方可如愿。

（4）诸病胕肿，疼酸惊骇，皆属于火。

案例：曾治一青壮年男性患者，近 2 周来右下肢皮肤红肿成片，色如涂丹，去某医院外科用青霉素治疗一周，疼痛缓解，红肿依然如故。遂求治中医，经友人介绍来诊。查右下肢皮肤红肿，按之热感，稍疼痛，行走困难。患者素体尚健，阳气偏旺，嗜食膏粱厚味，形体肥胖，有高血脂、高血压、糖尿病史。诊舌干少津舌苔微黄厚腻，质红，脉弦实。此素体湿热内蕴于血分，近日工作忙碌，频繁走路，促发流火，但否认过去有流火病史。治宜清热凉血解毒，内外合治。

内服方：丹皮 12g，赤芍 15g，连翘 12g，银花 12g，红藤 30g，败酱草 30g，蚤休 30g，黄花地丁 30g，紫花地丁 30g，生甘草 6g。14 剂。外用金黄散调敷患处，每日一次。2 周后红肿减，按之灼热感好转，不痛，可以行走。药已对症，不必更章，仍以原方内外兼治，再 2 周，完全康复，随访 3 年未见复发。

按：此病机十九条之“诸病胕肿，疼酸惊骇，皆属于火”。胕，通腐。火毒之邪流淫，灼营血，腐肌肤，故腐肿而疼痛酸楚，惊骇不已。此病类似于丹毒流火病，常发于小腿足部，局部红肿热痛，色如涂丹。恙由素体血分有热，复有肌肤被损，湿热火毒之邪乘隙侵入，郁阻肌肤而发。

(5) 诸胀腹大，皆属于热。

案例：五年前曾治一肠梗阻患者，男性，45 岁。

十年前曾患肠癌作手术治疗，因化疗有反应，五年中坚持用中药调理，无非扶正、解毒、消癥、化瘀、散结之类方药，尚算平安无事。平常来诊主诉中经常有右下腹隐痛，大便不爽等，近一周来右下腹隐痛加剧，追问其一周未解大便，经用当归龙荟丸等通便未果。昨夜腹痛腹胀加剧去医院看急诊，经 X 腹部平片示，考虑肠梗阻，用西药处理后腹痛缓解，大便很少。来诊时仍有小腹作胀，隐隐作痛，大便少许伴有粘冻，舌苔厚腻，脉滑实。此粘连性肠梗阻，肠中热结未除，腑行不畅，气机郁滞，急宜承气法荡涤肠中热结。

处方：元明粉 9g(后下)，生大黄 9g(后下)，枳壳实各 12g，厚朴 9g，大腹皮 15g，黄连 6g，甘草 4.5g，麻仁 30g。

2 剂后，大便 5 次，泻下水样粪便，继后有少许腥臭黏液，腹胀腹痛减，肠鸣基本正常。

继用方：炒白术 12g，焦米仁 30g，枳壳 12g，木香 9g，茯苓 15g，制香附 12g，黄连 6g，黄芩 12g，乌药 9g，麻仁 20g，甘草 4.5g，大枣 10 枚。

7 剂后诸症悉平。嘱保持大便通畅，多食果蔬等粗纤维食品。继后五年中又有 2 次发生类似情况，但证情较轻，每次均用中药清理肠中热结，胀痛便秘即平。

按：此病机十九条“诸胀腹大，皆属于热”。胀是一种自觉症状，腹大则是形态显膨隆，胀而腹大，属胀满。《素问・玉机真藏论》有“脉盛，皮热，腹胀，前后不通，闷瞀，此为五实”之记载。此“腹胀大”且病机属热，当是实胀。由邪热内结肠胃，气机郁滞，腑行不畅，而为胀满。《丹溪心法》认为蓄血、食积、大怒、外寒、内热等都能引起腹胀，同时还指出：“七情内伤，六淫外侵，饮食不节，房劳致虚，脾土之阴受伤，转运之官失职，胃虽受谷，不能运化，故阳自升，阴自降，而成天地不交之否，清浊相混，坠道壅塞，郁而为热，热留为湿，湿热相生，遂成胀满”。丹溪所析颇全面，但从临床实际看，在杂病中大抵寒胀多而热胀少。在外感病中一般热胀多而寒胀少。

(6) 诸转反戾，水液浑浊，皆属于热。

案例：十年前曾治一大叶性肺炎患者，男性，30 余岁。

因劳作时淋阵雨而出现胸痛，咳嗽，咯出少许铁锈色痰，伴畏寒怕冷发热，二天后体温升至 39℃，遂送医院急诊，经 X 线胸片示：右下大叶性肺炎。用西药抗生素等治疗后热退，唯咳嗽胸痛减而未尽，遂要求中医同时治疗。刻下诊舌苔黄厚腻，追问咳痰色薄黄，黏稠，量不多，咯之不爽，右侧胸痛隐隐，咳嗽时作，纳不多，脉滑带数。

辨证：邪热壅肺，痰热交结。

治法：拟清肺化痰止咳。

处方：芦根 15g，桃杏仁各 12g，薏苡仁 30g，瓜蒌皮 12g，黄芩 20g，百部 12g，白前 12g，鱼腥草 30g，七叶一枝花 30g，川贝母 12g，甘草 4.5g。

5 剂后，上述诸症明显改善，咳减，痰少，舌腻改善，觉口干。痰热渐退，上方去薏苡仁，加天麦冬各 12g。7 剂后，诸症悉平，继以补气养阴润肺善后，再 2 周后痊愈出院。

按：本案咯铁锈色痰，乃大叶性肺炎的典型主症，也是中医辨证痰热的着眼点，病势急，取效迅速，经随访 1 个月均好。

(7) 诸呕吐酸，暴注下迫，皆属于热。

案例：蔡某，男，36 岁，1967 年 7 月。

腰痛腹泻，伴里急后重 1 个月。患者素嗜酒，时值酷暑，劳作于烈阳，汗出甚多，既饥又渴，暴饮冰冷啤酒 2 瓶，复以海鲜佐食，夜卧露天。次日即吞酸吐呕，吐出酸腐难闻，午后又起泄泻，初如水样，伴腹痛，继以如败卵及不消化食物，里急后重，舌黄苔垢腻，脉滑而数。送当地卫生院急诊，经西医药处理后好转，唯腹痛腹泻，伴里急后重症不减，大便 4 次/日，有少许粘冻，大便化验阴性，遂求诊中医。此酒、食、热、寒交织为患，加之素嗜酒，湿热内蕴，下注肠道，传化失职。拟木香槟榔丸法出入。

处方：木香 9g，槟榔 12g，青陈皮各 9g，葛根 30g，川连 6g，黄芩 15g，马齿苋 30g，延胡索 12g，炒白术芍各 12g，甘草 4.5g。

7 剂后诸症若失。再以上方加减善后：炒白术 12g，焦米仁 15g，藿佩兰各 12g，制半夏 12g，川连 4.5g，茯苓 15g，木香 6g，青陈皮各 9g，黄芩 12g，焦楂曲各 12g。7 剂，告愈。

按：此由胆热犯胃，或食积化热，胃失和降而上逆，则呕吐酸腐；热走肠间，传化失常，则泄泻；热性阳动，来势急迫，故其特点为暴泻如注，势如喷射；湿热交结肠道，气机阻滞，故见里急后重，粪便秽臭。此古代称为“热泻”。《症因脉治》：“中热泻之因，热淫以胜，湿火炎蒸，积热之人，又中邪热，则中热泄泻矣”。《医宗必读》称“火泄”。“火泄者，腹痛泻水，肠鸣，痛一阵，泻一阵，火也”。伤食、酒积也可导致类似病证。《症因脉治》：“食积泻之因，饮食自倍，膏粱纵口，损伤脾胃，不能消化，则成食积泄泻之症”。“酒积泻之因，其人浩饮失度，或饮冷酒，伤其肠胃，湿热之气，蒸酿于中，积湿成热”。治疗方面，如系热泻，可用黄芩汤加柴胡、葛根等。秦景明治外感中热泻，分热在表者用柴葛芩连汤，热在里者用枳壳黄连汤。若伤寒阳明腑实，燥屎内结，亦可见下利清水，为热结旁流之象，治宜攻下燥结，方用大、小承气汤或调胃承气汤化裁。伤食泻可用保和丸、枳术丸，如食滞较重，泻之不畅者，可因势利导，采用通因通用法，以枳实导滞丸，以推荡积滞为主，食积去而泻自止。倘若系酒积致泻，宜清化湿热，佐以解酒毒，药用黄连、厚朴、枳椇子、葛花、枳壳、山楂、麦芽、陈皮、木通、甘草等。葛花解醒汤、平胃四苓散等也可随症化裁。

(8) 诸痉项强，皆属于湿。

案例：曾治一中年女性，来诊诉颈项牵强不利，头抬不起来，项背部板滞难受，手臂发麻。经 X 颈椎正侧位片示：颈部 4～6 椎体有增生，伴退行性变化。追问病史，平素常伏案工作，前天曾淋大雨，天气炎热，复以电扇吹头发及衣服，当夜即颈项强急不利，转侧困难。舌苔白腻脉缓滑。

辨证：寒湿侵犯筋脉，阳气不得舒展，筋脉拘急痉挛。

治法：拟羌活胜湿汤化裁。

处方：羌独活各 12g，川芎 15g，蔓荆子 12g，川藁本 12g，防风 12g，米仁 30g，葛根 20g，炙地龙 15g，桂枝 9g，丹参 15g，延胡索 12g，秦艽 12g，木瓜 12g，桑枝 15g，甘草 4.5g。嘱热敷局部，转侧颈部。七剂后证情明显好转，再十四剂，证情基本消失。

按：此证，原有颈椎病，复淋冷雨，吹冷风，风寒湿三气杂至，合而为痹，营血痹阻，筋脉失养，诸症纷至。用祛风、散寒、化湿法以活血通络，寒湿散、营血行，痹痛得以缓解。湿为阴邪，其性粘腻，且易伤阳气，筋脉得不到温煦，可见筋脉拘急，而见项强不舒，屈颈不利。《素问·生气通天论》云“阳气者，精则养神，柔则养筋”。筋脉必赖肝血之滋养，但也离不开阳气之温煦，方能屈伸自如。类似记载在《生气通天论》还有：“湿热不攘，大筋緛短，小筋弛长，软短为拘，弛长为痿。”湿邪浸淫筋脉可致筋脉拘挛或迟缓，这在临床上十分常见。

(9) 诸病水液，澄澈清冷，皆属于寒。

案例：某女性患者，70 岁，有老年性慢性支气管炎史 10 余年，常遇秋冬而发。近因天气骤冷，诱发感冒，继则慢支发作，曾屡用抗生素及平喘止咳化痰药，证情稍减，但仍未平息。刻诊：咳嗽气促，走路时喘促尤甚，夜间尚能平卧，咳痰色白，清稀，如泡沫状，量多，昼夜约有 300ml 左右，无明显寒热，但怕冷肢倦，精神不振，食欲减退，大便少，舌苔白腻，脉弦滑。此久咳经年，肺脾肾皆虚，寒从内生，复感时邪，内外交困，痰气交阻。治先拟小青龙汤合三子养亲汤化裁，待标症稍缓，再以图本。

生麻黄 12g，桂枝 12g，干姜 9g，制半夏 12g，细辛 6g，五味子 9g，莱菔子 15g，白芥子 12g，炙苏子 12g，光杏仁 12g，葶苈子 12g，白前胡各 12g，厚朴 6g，枳壳实各 12g，甘草 4.5g。

14 剂后，咳喘略缓，咳痰量减少，食欲增加，苔白脉滑，走路依然喘促。夙痰根深蒂固，饮邪未尽，当再以祛邪为主。

上方加炙紫菀 15g，百部 12g，继服 14 剂。证情进一步缓解，咳痰转稠，色白，量少，咳稀，大便通润，纳谷转馨。改拟标本并治方：

黄芪 30g，党参 15g，炒白术 12g，茯苓 15g，甘草 4.5g，白前胡各 12g，制半夏 12g，陈皮 9g，炙苏子 12g，炙紫菀 12g，百部 12g，黄芩 12g，枳壳 12g。此方加减调治匝月，诸证悉平，唯夜间尚有轻咳，痰少，纳便均调，行路喘息明显减轻。

按：中医辨寒证，一从患者的主观感受怕冷、肢寒；二从医生的望诊，患者精神委顿，精神倦怠，面色、舌色淡白等；三从病人的分泌物、排泄物观察，大多有淡白、清稀、湿润、透明等性状。该患者咳痰色白，如泡沫状，量多，属寒痰无疑。遂循仲景"病痰饮者，当以温药和之"的原则，用干姜、细辛、桂枝、半夏、陈皮等温化寒痰，往往收效满意。因此辨痰液在本案辨治中具有重要意义。

第七单元

病之形能

病之形能，即疾病的临床表现。《内经》中以病证命篇者约40篇左右，加之在其他篇章中述及的病证，约占全部篇幅的一半。可见《内经》记载了当时临床医学的成就，这些内容对今天临床仍然具有一定的实践价值，值得我们学习研究。本单元选择部分篇节学习。

素问・热论

【原文】

黄帝问曰：今夫热病者，皆伤寒之类也。或愈或死，其死皆以六七日之间，其愈皆以十日以上者何也？不知其解，愿闻其故。岐伯对曰：巨阳者，诸阳之属也，其脉连于风府，故为诸阳主气也。人之伤于寒也，则为病热，热虽甚不死。其两感于寒而病者，必不免于死。

【解析】

《素问・热论》是讨论外感热病的专篇，对伤寒的概念、热病的临床表现、传变规律、治疗原则、护理及预后等作了较为系统的阐述，对后世关于外感热病的防治具有深远意义。

本段为热病的总论。文章开篇即云，"今夫热病者，皆伤寒之类也"，这里伤寒的范畴有狭义广义之别。狭义的伤寒就是单纯的感受寒邪而发的一种外感病。而广义的伤寒，是外感病的总称。对此《难经》有论曰："伤寒有五、有中风、有伤寒、有湿温、有热病、有温病"。所以，热病是伤寒之一，即以发热为主症的一类外感疾病。

本段还对外感热病的预后做了概括，提到一般热病的预后有两种情况，一种是普通热病，预后较好，病程大多在十日以上。另一种是比较复杂的"两感于寒"，这种热病，因为表里两经同时受邪发病，邪盛正虚，病情复杂，传变迅速，预后凶险，其死亡约在发病后六七日左右。而一般热病患者"热虽甚不死"，是因为正气尚存能奋起抗邪，正邪交争而有发热之症，故发热是正气尚强的一种表现，提示预后较好。"巨阳者，诸阳之属也"，巨阳即太阳，为六经之藩篱，外邪侵袭太阳首当其冲，邪正相争则发热。而"两感于寒"的预后之所以凶险，首先是正虚邪盛，正气已经无力抗邪的缘故。

同时，正因为“热虽甚不死”是外邪入侵之后正气奋起抗邪的一种正常的应答反应，我们治疗外感热病时要因势利导地投以解表发散之品，借药力鼓动正气，一鼓作气驱逐外邪，而不要见热就妄用寒凉之药清热，否则势必戕伐正气，造成“冰伏火势”预后反而凶险。

【钩玄】

关于伤寒的概念

《内经》对外感热病论述颇多，本篇提出“今夫热病者，皆伤寒之类也”，为什么把热病叫做“伤寒”？杨上善说：“斯之热病，本因受寒，亦为寒气所伤，得此热病，以本为名，故称此热病伤寒类也。”即从病因立名，发热最常见的原因是寒邪外袭，故辨识疾病，应辨本求因，所以把外感所引起的发热叫做“伤寒”。姚止庵说：“仲景作伤寒论为万世汤液之祖，其源实本于此，此本论伤寒，其名热论，是寒言其因，热言其成也。”其中“寒”的理解，正如清·程郊倩指出：“寒字，则只当得一邪字看。”邪者，即指六淫之邪。因此这里所说的伤寒是广义的，包括一切外感热病。外感热病也包括多种传染病。如张仲景在《伤寒论·序》中说：“余宗族素多，向余二百，建安纪年以来，犹未十年，其死亡者三分有二，伤寒十居其七。”晋·葛洪《肘后方》说：“贵圣雅言总呼伤寒，世俗因号为时行。”唐·孙思邈《千金要方》引《小品方》说：“云伤寒是雅士之辞，天行瘟疫，是田舍间号耳。”说明“伤寒”概括了一切外感热病，也包括了后世的温病、天行、瘟疫、时行等疾病。

【运用】

“热虽甚不死”的临床运用

案例：姜某，女，16岁，2009年6月就诊。主诉：发热3天。现病史：患者因要高考，功课紧张，不慎感冒。发热3天，最高达39.2℃。头身困重，恶寒无汗，小有咽痛，偶有咳嗽，痰多色黄白。二便可。舌淡胖，苔薄腻脉浮滑。既往体健。查体：咽充血（＋＋），双扁桃体肿大Ⅰ度，右侧可见少许白色脓点。双肺未闻及干湿啰音。实验室检查：血常规正常。予银翘散加薏苡仁、桂枝、麻黄、黄芪、大豆黄卷等药治疗。拟方如下：

麻黄9g，桂枝10g，银花20g，连翘15g，桔梗15g，苡米30g，荆芥10g（后下），牛子10g，大豆黄卷10g，甘草6g，上方加水500ml，煎至200ml，温服，日2剂。

次日复诊，诉汗出热退身凉，唯见咳嗽痰多，仍略觉头重。遂原方去麻黄、桂枝，加青陈皮各9g，薄荷10g（后下），玉蝴蝶9g，滑石30g，继服2剂而愈。

按：患者头身困重，痰多色黄白。舌淡胖，苔薄腻脉浮滑，一派寒湿束表之象，此《内经》之伤寒类也。且患者高热3天，提示正气尚盛，故以发汗祛邪为主论治，二诊即愈。

【原文】

帝曰:愿闻其状。岐伯曰:伤寒一日,巨阳受之,故头项痛,腰脊强。二日,阳明受之,阳明主肉,其脉侠鼻络于目,故身热,目疼而鼻干,不得卧也。三日,少阳受之,少阳主胆,其脉循胁络于耳,故胸胁痛而耳聋。三阳经络皆受其病,而未入于藏者,故可汗而已。四日,太阴受之,太阴脉布胃中,络于嗌,故腹满而嗌干。五日,少阴受之,少阴脉贯肾络于肺,系舌本,故口燥舌干而渴。六日,厥阴受之,厥阴脉循阴器而络于肝,故烦满而囊缩。三阴三阳,五藏六府皆受病,荣卫不行,五藏不通则死矣。

其不两感于寒者,七日,巨阳病衰,头痛少愈。八日,阳明病衰,身热少愈。九日,少阳病衰,耳聋微闻。十日,太阴病衰,腹减如故,则思饮食。十一日,少阴病衰,渴止不满,舌干已而嚏。十二日,厥阴病衰,囊纵,少腹微下,大气皆去,病日已矣。

帝曰:治之奈何?岐伯曰:治之各通其藏脉,病日衰已矣。其未满三日者,可汗而已;其满三日者,可泄而已。

帝曰:热病已愈,时有所遗者,何也?岐伯曰:诸遗者,热甚而强食之,故有所遗也。若此者,皆病已衰,而热有所藏,因其谷气相薄,两热相合,故有所遗也。帝曰:善。治之奈何?岐伯曰:视其虚实,调其逆从,可使必已矣。帝曰:病热当何禁之?岐伯曰:病热少愈,食肉则复,多食则遗,此其禁也。

【解析】

本节第一段原文首先描述了一般热病的传变规律及症状表现。

这里所谓六日传变的说法大家要注意,并非实指,结合临床观察我们也不难发现,患者所受外邪不可能这么规矩,一定是一天一条经,这样按部就班的传变,不符合临床实际情况。文中所说的:“一日”、“二日”……,可以理解为第一、第二阶段等。

而每一经的症状,首先都有发热这一主症,否则没有发热怎么可以称为“伤寒”?二则都和其足经的循行部位有关,如伤寒一日,即伤寒的第一阶段,为邪在太阳,除发热症状外,还有邪滞足太阳膀胱经的症状,故见头项痛、腰脊强。余经同此理解,不再陈述。唯下列两点要特别说明:

一是二日阳明阶段,邪至气血旺盛之经,正邪斗争剧烈,故发热较明显,故特提到“身热”一症。二是邪入三阴,有津液损伤的表现,如嗌干、口燥舌干而渴、囊缩等,男子热病可以出现囊缩,为津液不养的症状,缪存济说:“女子亦有囊缩可辨,但其乳头缩即是也。”李梴也补充道:“在女子则阴户急痛引少腹。”

接下来一段主要阐述了一般热病的预后情况。随着病邪从每一条经退去,其相应的症状也一一消失。“病衰”是指病邪衰，或病势衰减，是正复邪去的表现。其中“舌干已而嚏”、“思饮食”、“渴止”是津液回复，阳气通畅的征象，是向愈的佳兆。说明临床上有一些热病是有自愈倾向的。

本病的治疗原则是“各通其藏脉”。这一点跟我们前面针对它的病机分析的完全吻合。即病在何经，取该经脉的穴位针刺，旨在疏通其脏腑经络之气血。具体而言，未满三日，邪在三阳之表，用发汗解法治疗。已满三日，邪在三阴之里，则用泄热之法治疗。这里的“泄”不能单纯理解为攻下，还可以是药物清热泄火，或者也可以用针刺泄热之法，等等。

最后一段主要论述了热病的禁忌问题。提示我们外感热病尤其要注意合理、科学地饮食，要吃得清淡、量少。所以民间流传着一句俗语：“饿不死的伤寒”。在这里我们尤其要注意结合课本注释，掌握遗、复发生的机制。遗，热病稍好转，勉强进食，以致邪热与谷气相搏，使病情迁延，余热不清。复，热病后，过早食肉，导致热病复发。提示热病后期，不可多食或过早进食油腻类食物。至于遗、复的治疗原则，“视其虚实，调其逆从”，即根据虚实，实则泻，虚则补，虚实相挟则消补兼施。“逆从”是偏义复词，即“逆”之意。

【钩玄】

(1)《热论》与《伤寒论》：《热论》奠定了中医外感热病的理论基础。之后，张仲景在此基础上，结合个人的临床实践写成《伤寒论》，因该书与讨论“今夫热病者，皆伤寒之类也”的《热论》有着传承关系，故以“伤寒”名之，以正本清源。

仲景对于伤寒传变规律的认识源于《内经》，但有很大的补充和发挥。一般热病的传变顺序，仲景认识与《内经》同，都是按照“太阳→阳明→少阳→太阴→少阴→厥阴”的次序来的，称为循经传。但是除此之外，他还补充了直中三阴、越经传、合病、并病、变病以及坏病等多种方式，可以说是对《内经》热病传变理论的一次重大发展。

《热论》确立了中医治疗外感病的总原则。从文中我们可以知道，《内经》主要还是用了针刺的手法。针对热病患者脏腑经脉为病邪阻滞的基本病机，原则上是各通其脏脉，具体又根据在邪表还是在里分别采用汗法和泄法治疗。到了张仲景，他丰富了六经的治疗方法，将之扩展为汗、吐、下、温、清、和、消、补等八法，并有详细的方剂，为后世治疗外感热病提供了借鉴，并成为辨证论治和“方书之祖”。

《热论》对于外感热病的治疗禁忌说得很简单，就是食复和热遗，无非是不要吃生冷油腻的食物，不要贪吃，在患病过程中强吃太多食物。而后世对于热病的禁忌阐述更加详尽，比如《伤寒论》391～397 条，都是讲的热病禁忌，是对《热论》

的发展。

（2）热病的预后：本篇关于热病的预后论述较详。

1）邪正相争，正能胜邪，热虽甚不死：原文指出："人之伤于寒也，则为病热，热虽甚不死"。伤寒发热为邪正相争的表现，若正能胜邪，热虽甚，预后好。

2）表里两经同时受邪，邪盛正衰，预后不好：原文指出："其两感于寒而病者，必不免于死"。"两感"病提示病邪深重，《内经》时代缺少有效治法，故预后不好，及至《伤寒论》时代，治法丰富，不一定死。

3）某些"不两感于寒"的热病，有自愈倾向，所谓"不两感于寒者"，乃是热病中病情比较单纯，发病比较典型的一类病证，经过一定的转归期，症状可能自行缓解，人体本身亦有一定的抗病能力。

4）经脉脏腑俱病，营卫气血不行，预后差：原文指出："三阴三阳，五藏六府皆受病，营卫不行，五藏不通，则死矣。"提示病邪深入脏腑，气血瘀滞不通，预后不佳。

预后与饮食护理有关。原文指出："病热少愈，食肉则复，多食则遗。"提示热病之后，脾胃虚弱，消化力差，应进食易消化食物，不宜强食，尤其不宜进食过多的油腻食物，这里食肉只是举例，实际上不易消化之物都不宜食，即使易消化食物也不宜多食，否则不仅可能导致"遗"、"复"的发生，而且还会节外生枝，变生他症，这是应该引起注意的。

【运用】

（1）持续高热案：数年前曾治友人庄某高热案，41岁，前因疲劳过度，偶染风寒，继以持续高热2周，住中心医院观察室，体温在38.8～39.5℃，查白细胞及中性粒细胞正常，咽喉轻痛，X光胸片正常。曾经怀疑病毒感染？伤寒病？肥达试验报告尚未出来。10余天来已用抗生素、抗病毒、退热剂等，无济于事。遂邀我处方。查一般情况尚可，面色微红，自觉发热，微怕风，汗少，口干舌质微红，苔薄黄，脉搏浮数，体温38.5℃。此邪在三阳，可用陶节庵之柴葛解肌汤加减。

处方：柴胡12g，葛根15g，生石膏30g，黄芩12g，羌活12g，桔梗6g，知母12g，甘草6g，麦冬12g，川石斛15g，服3剂后，微微汗出，热退证平，再3天，出院。

按：本案因偶染风寒，未能及时散解，郁而化热，传入阳明，波及少阳，证属三阳合病，邪热持续不退，用陶氏柴葛解肌汤加减，十分合拍，故3剂即证入坦途。

（2）不明原因高热案：范某，女，42岁。诉：不明原因高热半月余，而住医院进一步检查，各种检测均在正常范围。先后用退热剂、抗生素、激素等无动于衷，发热最高40℃，并出现神昏谵语，手足略有抽搐，医院发出病危通知，家属半夜上门求诊。诊:身体素来虚弱,又兼工作繁忙,邪气乘虚而入,郁而化热,内扰神明。治宜清热开窍为先。用安宫牛黄丸 1 丸,研碎,温开水灌服。药后 3 小时,患者神志渐渐苏醒,热退至 37.5℃。继以柴葛解肌汤加减 4 贴,热退,言语自如,再以善后,1 周后出院。(《裘沛然医案百例》)

按:本案不明原因高热,气血两燔,颇有"热入心包"之趋势。"急则治其标",亟宜用安宫牛黄丸清热泻火解毒,开窍安神,待证有所缓解,表现为三阳热盛,继以柴葛解肌汤加减,解三阳热郁,药证相符,应手取效。先生倡导"伤寒温病一体论",主张"辨卫气营血与伤寒同",有是证用是药,无拘于伤寒温病之说,用疗效说话。

【原文】

帝曰:其两感于寒者,其脉应与其病形何如?岐伯曰:两感于寒者,病一日,则巨阳与少阴俱病,则头痛口干而烦满。二日,则阳明与太阴俱病,则腹满身热,不欲食,谵言。三日,则少阳与厥阴俱病,则耳聋囊缩而厥,水浆不入,不知人,六日死。帝曰:五藏已伤,六府不通,荣卫不行,如是之后,三日乃死,何也?岐伯曰:阳明者,十二经脉之长也,其血气盛,故不知人三日,其气乃尽,故死矣。

凡病伤寒而成温者,先夏至日者为病温,后夏至日者为病暑,暑当与汗皆出,勿止。

【解析】

本节第一段详细讲述了"两感于寒"的传变规律、症状特点和预后。两感病传变迅速,三日即可传遍六经。而从症状上看,既有表证、又有里证,表里俱病。一日口干、烦闷,二日谵语、不欲饮食,三日水浆不入,陷入昏迷。可见,其症状涉及到饮食和情志两大方面。预后,正虚邪盛,患者预后凶险。一旦胃气衰败,则必死无疑。这里作者特别提到胃气有无的重要性。只要胃气尚存,即便一个六经皆已受邪的两感患者也不会死去。而一旦胃气衰竭,气血耗尽,则患者预后不佳。

第二段则提出了温病和暑病的划分,是以夏至为界的。夏至前为温病,夏至后则为暑病。关于暑邪致病我们在第六单元学到过,《素问·生气通天论》说:"因于暑,汗,烦则喘喝,静则多言,体若燔炭,汗出而散。"感受暑邪,必定会出汗的。而这里作者进一步谈到,病暑出汗是好事情,暑邪会随汗而解,盲目止汗会留邪,反而不利痊愈。

【钩玄】

热病死亡的原因

原文指出:"水浆不入,不知人,六日死","五藏已伤,六府不通,荣卫不行,如是之后，三日乃死”，“故不知人三日，其气乃尽，故死矣”，提示热病死亡的原因有以下三方面：

其一邪气充斥，脏腑气血不行；其二胃气竭绝，故水浆不入；其三神气绝，故“不知人”，即不省人事。

本篇提出“阳明者，十二经脉之长”的问题，旨在强调热病的治疗和预后中，与胃气的存亡关系密切。《素问·玉机真藏论》记载：“浆粥入胃，泄止之，则虚者活。”《伤寒论》得此启示，在治疗过程中即重视顾护胃气。如白虎汤中加粳米、桂枝汤放大枣并饮粥等等养护胃气的手段。后世有“留得一分胃气，便有一分生机”之说。

【运用】

“两感于寒”治案

案例：患者，女，36岁。因头痛，发热2天，情绪焦躁不安，于2009年7月23日住院。因情绪不稳，吵闹不休，被安置在特护病房。以发汗、解热镇惊之类治2天不效，请余会诊。诊见患者面红气促，表情痛苦，喃喃自语，自述不适而不断变换体位，头项痛连后背，腰酸小便短赤，舌质红苔黄腻，脉浮而滑。问其是否有月事来过，答曰月事结束已5日许。余以为此太阳少阴同病之两感也。患者月事刚过，正气尚弱之时感受风寒，遂邪中太阳少阴两经。头项后背乃太阳经过之处，邪滞经络致僵痛不已。邪入胞宫而高热，扰动心神，故烦躁不安。治以解表发热，急下存阴。

处方：连翘30g，栀子15g，黄芩、金银花各10g，丹皮15g，大黄12g，桃仁9g，芒硝9g，琥珀3g，2剂。

二诊：患者热退神安，时有小烦，口渴欲饮，舌红，苔薄黄，脉细略数，巨阳少阴热邪已折，有正复邪退之势。故前方去连翘、金银花，加玄参、麦冬各12g，5剂服毕，痊愈出院。

按：“两感于寒”是《热论》论述的较为复杂的一种病候，其病机特点是表里同病。具有证情复杂，传变迅速，预后凶险等特点，在临床上需要细心诊断，果断用药，以救危笃。

素问·咳论

【原文】

黄帝问曰：肺之令人咳，何也？岐伯对曰：五藏六府皆令人咳，非独肺也。帝曰：愿闻其状。岐伯曰：皮毛者，肺之合也，皮毛先受邪气，邪气以从其合也。其寒饮食入胃，从肺脉上至于肺，则肺寒，肺寒则外内合邪，因而客之，则为肺咳。

五藏各以其时受病，非其时，各传以与之，人与天地相参，故五藏各以治时，感于寒则受病，微则为咳，甚则为泄，为痛。乘秋则肺先受邪，乘春则肝先受之，乘夏则心先受之，乘至阴则脾先受之，乘冬则肾先受之。

【解析】

咳嗽是一个常见病，却也是个比较棘手的疾病。俗话说："咳嗽，咳嗽，医家对头"。全篇主要论述咳嗽的病因病机，分类，症状特点，传变方式，治疗原则等。

首先，咳为肺之本病。肺主咳，司呼吸，主宣发肃降，肺失宣肃，肺气上逆则咳。肺为娇脏，"一物不容，毫毛必咳"（陈修园）。其次，咳嗽不一定只是肺之病。"五藏六府皆令人咳，非独肺也"。即五脏六腑的病变皆可引起咳嗽，因为他脏有病，可传邪给肺，从而发为咳嗽。那么为什么又咳嗽必定跟肺有关系呢？因为咳嗽本身就是气机上逆的一种表现。五脏之中，主气之脏正是肺。《三因极一病证方论·虚劳咳嗽候》就说："肺主于气，气之所行，通荣脏腑，故咳嗽俱入肺也。"且肺之华在皮毛，司外，外邪入侵，必先犯肺。感受外邪是外感咳嗽的必要条件。因此后来陈修园用一句话来对这个原理进行了总结："咳不离乎肺、亦不止于肺"。至此我们已经明白了，咳嗽的治疗之所以比较棘手，首先就因为它所病在肺，又不止在肺，与五脏六腑都可能有关。这就要求我们临床上细心、准确地诊断治疗，方能药到病除。

本段原文将咳嗽的发病途径概括为三：第一，皮毛受邪，传为肺咳；第二，寒凉饮食入胃，寒邪循肺经传于肺，加之外受寒邪，引起咳嗽，此即《本神》所谓"重寒伤肺"。《灵枢·邪气藏府病形》有进一步解释："形寒寒饮则伤肺，以其两寒相感，中外皆伤，故气逆而上行。"第三，一年当中，五脏各主一时，每一脏在其当季之时受邪，都可以传给肺，使其发为咳嗽。因此"五藏六府皆令人咳，非独肺也"。

此外，本段还概括了咳嗽的症状特点，"微则为咳，甚则为泄、为痛"，那么下面在咳嗽的具体症状表现中，我们就要注意看一下，哪些咳嗽的主症里有泄，哪些咳的主症里有痛？

【钩玄】

（1）咳的病因非独寒邪：《素问·咳论》专篇论咳。对于其病因，《咳论》只言感寒，《阴阳应象大论》又补充了伏邪发病说："秋伤于湿，冬生咳嗽"。而《素问》运气七篇大论洋洋万言中，多处涉及到外邪内犯发为咳嗽的病证，其邪非独寒邪一种。如《素问·气交变大论》论述了火邪、燥邪致咳："岁火太过，炎暑流行，金肺受邪。民病疟，少气，咳喘，血溢，血泄，注下，嗌燥，耳聋，中热，肩背热"，"岁金太过，燥气流行，肝木受邪……甚则喘咳逆气"；《素问·六元正纪大论》论述了温邪致咳："（少阳司天之政）初之气，地气迁，风胜乃摇，寒乃去，候乃大温，……其病气怫于上，血溢目赤，咳逆头痛”，等。因此，《儒门事亲·嗽分六气毋拘以寒》据此反对只从寒邪来辨治外感咳嗽：“岂知六气皆能嗽人？”

此外，《内经》还指出，先天体质与咳的发生也有一定关系。如《灵枢·本藏》即云：“肺高则上气肩息咳”，并提到肺坚则不病咳上气。《素问·刺禁论》等篇又论述了外伤比如误刺伤肺导致咳嗽：“刺中肺，三日死，其动为咳。”

(2) 咳嗽的病机：《内经》以《咳论》为代表，将咳嗽的病机概括为二：肺之本脏失常；他脏受犯，传邪于肺，引起咳嗽。其实咳嗽之病机尚可进一步概括为一条：气机上逆。如《素问·脉解》即云：“所谓呕咳上气喘者，阴气在下，阳气在上，诸阳气浮，无所依从，故呕咳上气喘也。”

具体而言，肺之病有虚实二端。《素问·玉机真藏论》即论述了肺气不足之咳：“秋脉……其不及，则令人喘，呼吸少气而咳，上气见血，下闻病音。”《素问·调经论》则载肺气实之咳：“气有余，则喘咳上气，不足则息利少气。”

他脏引起的咳，主要有四种：①水气上迫为咳。如《素问·示从容论》：“咳喘者，是水气并阳明也。”②胃气上逆引肺气上逆为咳。③肾气上逆为咳。《素问·示从容论》：“咳嗽烦冤者，是肾气之逆也。”④火不及被金反侮。《素问·玉机真藏论》：“夏脉……其不及，则令人烦心，上见咳唾，下为气泄。”

(3) 五藏六府皆令人咳：本篇说：“五藏各以其时受病，非其时，各传以与之。”是说五脏的病可传与肺而致咳嗽，这是指感受外邪之咳。在临床上，如脾虚失运，痰湿内生，上渍于肺，发为咳嗽；肝郁气滞化火，木火刑金，致咳；心火亢盛，煎熬津液，肺燥而咳；肾虚不能纳气，或肾虚水泛，水寒射肺，引起咳嗽，等。张志聪说：“肺主气，而位居尊高，受百脉之朝会，是咳虽肺证，而五脏六腑之邪，皆能上归于肺而为咳。”张介宾总结得最全面：“咳嗽之要止唯两证，何谓两证？一曰外感，一曰内伤，而尽之矣。外感之咳，其来在肺，故必由肺以及他脏，此肺为本而他脏为标也；内伤之咳，先伤他脏，故必由他脏以及肺，此他脏为本，肺为标也。”但陈修园“咳不离乎肺、亦不止于肺”的说法，确为至理名言。

【运用】

(1) 肺，在变动为咳：《素问·阴阳应象大论》曰：“在藏为肺……在变动为咳”。肺主气，司呼吸，“肺为气之市”，主气之宣发和肃降，气之升降失常，则或咳或喘。《内经》中有关记载甚多。如《素问·评热病论》云：“劳风法在肺下，其为病也，使人强上冥视，唾出若涕，恶风而振寒……咳出青黄涕，其状如脓，大如弹丸。”所载症状类似今之肺脓疡。《素问·刺热论》说：“肺热病者，先淅淅然厥，起毫毛，恶风寒，舌上黄，身热，热争则喘咳，痛走胸膺背，不得大息，头痛不堪，汗出而寒……”。此为外邪袭肺，郁而化热，出现胸痛、喘咳、发热等，类似今之肺部感染。《灵枢·刺节真邪》记载曰:“阳气大逆,上满于胸中,愤瞋肩息,大气逆上,喘喝坐伏,病恶埃烟……其咳上气,穷诎胸痛者……”。从临床症状分析,肺气上逆,喘喝坐伏,胸满气急,喘息抬肩,又有“恶埃烟”,恐为过敏性哮喘病。《素问·刺禁论》载:“刺中肺,三日死,其动为咳”。此为针刺不当,出现“医源性气胸”。《素问·咳论》有“五藏六府皆令人咳,非独肺也”的记载,说明五脏六腑的病变影响及肺均可致咳,遂有肺咳、肝咳、肾咳、心咳、脾咳之分。该篇还记载不同季节气候导致的咳嗽,遂有春季咳、夏季咳、秋季咳、冬季咳之分。

据粗略统计,《内经》关于咳嗽的记述甚是周详。从病因分析,有邪从皮毛而入者,有从寒饮食入胃传肺,也有从其他脏腑波及于肺者;从病证分类分析,从脏腑分证,有五脏咳、六腑咳,从季节分类有四季咳;从临床表现分析,诸如现代医学中的肺部感染、大叶性肺炎、哮喘、气胸等均有记述。唯在治疗方面,详于针刺,略于方药。这些论述对今天临床辨治咳嗽颇有启迪。

案例:朱某,女,66 岁。就诊日期:1989 年 11 月 8 日。

主诉:咳嗽 1 月余。

现病史:以往每逢秋冬咳嗽即作,缠绵数月方瘥,迄今已有 20 余载,一个月前因感冒引起咳嗽,每日晨起咳痰较多,色黄而粘,偶有血丝,咯之欠畅,咽喉干痒不适,胸闷气短,口渴烦躁,大便二、三日一行,面色黯滞,形体消瘦,求诊前曾应用头孢菌素、阿米卡星及化痰止咳药等,疗效不显而来就诊。舌苔薄白,脉弦细。

诊治:气阴两亏之质,肝火最易升腾,又兼湿痰内盛,伏火郁热在肺。治宜清肺、平肝、降火、化湿。

处方:桑白皮 15g,淡子芩 30g,银杏 12g,大生地 30g,龙胆草 9g,北细辛 12g,炙兜铃 10g,制半夏 12g,南百部 15g,仙鹤草 15g,生石决明(先煎)30g,黛蛤散(包)15g。7 帖。

效果:服药 7 帖,咳痰已畅,痰液转为稀薄,口渴显减,唯咳时仍感气短,动则更甚,舌尖破溃,再以原方去仙鹤草,加干姜 6g、川连 4.5g,续服 7 帖,痰量及咳嗽明显减少,继服上药 1 周,气平咳止。(《裘沛然医案百例》)

按:老年性慢性支气管炎的特点是:①发病与季节有关,大多在秋冬两季,每因感冒而诱发,多见外感引动伏饮;②病情错杂,往往表里兼夹、寒热互见、虚实共存,而属纯寒、纯热、纯虚、纯实者极为少见。诚如《素问·咳论》所云“五藏六府皆令人咳,非独肺也”。本案病机波及肝肺两脏,痰湿与郁热并存,复又兼气阴两亏,证情错综复杂;③治疗不可用单一方法,应针对病情标本兼顾、寒热并用、补虚泻实共投。先生用黄芩、桑白皮、马兜铃,清肺肃肺,散郁热;龙胆草、黛蛤散、石决明清肝火、痰热，配银杏敛肺气、止咳逆，佐以细辛止咳化饮、散发郁火；复诊中加用干姜、川连，取泻心汤意，辛开苦降，肃肺气、豁顽痰，寓有深意。方中或清、或散、或降、或敛、或宣、或肃，极尽先生用方“反激逆从”的特点，旨在协调肺气之升降，以平喘咳。

(2) 形寒寒饮则伤肺：《灵枢·邪气藏府病形》说：“形寒寒饮则伤肺，以其两寒相感，中外皆伤，故气逆而上行。”指出由皮毛而入于肺的外寒复加由寒饮入胃而伤于肺，内外交加，肺失宣肃，上逆而咳，这是引起咳嗽的重要病机。类似记载可见于《素问·咳论》：“皮毛者，肺之合也，皮毛先受邪气，邪气以从其合也。其寒饮食入胃，从肺脉上至于肺则肺寒，肺寒则内外合邪，因而客之，则为肺咳。”外寒伤于皮毛及肺，其理昭然，寒饮入胃何以伤肺？《咳论》说得甚明确，是从手太阴肺经传于肺部，致肺寒而咳。这一点往往被临床医师所疏忽。

小儿脏腑娇嫩，形气未充，最易得外感，咳嗽则是常见病，临床治咳除注重散寒宣肺止咳外，每嘱家长注意厚衣被，慎风寒。但余在临床上发现此类儿童往往屡发不止，其理茫然。后读《素》、《灵》“形寒寒饮则伤肺”，恍然大悟。不独外寒可伤肺，寒饮亦可伤肺，遂嘱罹患咳疾的儿童，慎食冷饮及冰柜中食物，果然咳疾大减，佐以方药调理，可望根治顽疾。

1993年有湖北中医学院研究生对“形寒寒饮则伤肺”做实验研究，结果表明：“形寒寒饮”不仅可以降低肺局部及全身的免疫功能，而且可以损伤呼吸道正常的防御屏障结构，从而降低机体尤其是呼吸系统局部的抵抗力，易于病原微生物入侵而发病。这与中医肺虚气弱，抗病力降低，易于内、外之邪入侵伤肺而发病的观点是一致的。

对于嗜食冷饮而致胃寒，继而肺寒而咳的患者，治疗不仅要散肺寒，还应温胃阳，散胃寒。药用干姜、桂枝、川椒之类，佐以半夏、细辛、南星等温化痰浊，肺胃同治，内外兼顾。《咳论》总结咳的病机为“聚于胃，关于肺”，寓意深刻。《金匮要略》治支饮的方剂，如小半夏汤、小半夏加茯苓汤、小青龙汤等，亦无不从肺胃着手。诚如张璐所云：“岐伯虽言五藏六府皆令人咳，其所重全在肺胃，而尤重在‘内外合邪’四字。”(《张氏医通·咳嗽》)经旨所说极有临床价值，可见临床医师岂可不读《内经》？

【原文】

帝曰：何以异之？岐伯曰：肺咳之状，咳则喘息有音，甚则唾血。心咳之状，咳则心痛，喉中介介如梗状，甚则咽肿喉痹。肝咳之状，咳则两胁下痛，甚则不可以转，转则两胠下满。脾咳之状，咳则右胁下痛，阴阴引肩背，甚则不可以动，动则咳剧。肾咳之状，咳则腰背相引而痛，甚则咳涎。

帝曰:六府之咳奈何?安所受病?岐伯曰:五藏之久咳,乃移于六府。脾咳不已,则胃受之,胃咳之状,咳而呕,呕甚则长虫出。肝咳不已,则胆受之,胆咳之状,咳呕胆汁。肺咳不已,则大肠受之,大肠咳状,咳而遗失。心咳不已,则小肠受之,小肠咳状,咳而失气,气与咳俱失。肾咳不已,则膀胱受之,膀胱咳状,咳而遗溺。久咳不已,则三焦受之,三焦咳状,咳而腹满,不欲食饮。此皆聚于胃,关于肺,使人多涕唾,而面浮肿气逆也。

帝曰:治之奈何?岐伯曰:治藏者治其俞,治府者治其合,浮肿者治其经。帝曰:善。

【解析】

本节第一段,主要论述了脏咳的症状特点。每一种脏咳的症状均与该脏所属经脉循行部位相关。并且,由于受邪后经气不利,"不通则痛",所以这五类咳嗽多可见到疼痛之症。如肺主气司呼吸,肺咳的症状,咳嗽、喘息有声,甚至咳唾带血。有血,提示严重的肺咳伤及了肺中络脉。再如,心经分支上夹咽,因此心咳可以有咽喉部的种种不适,并见心痛。这里的"心痛"是指心胸部痛,非心绞痛(真心痛)。肝咳的症状描述里"胠"是指腋下胁上的位置。肝之经脉行于两胁,所以邪阻肝脉会有腋下两胁部位的胀满。关于脾咳右胁痛,此从脾气化主右而言,非指解剖学意义上的左右。王冰注:"脾气主右,故右胠下阴阴然深慢痛也。"《素问·阴阳应象大论》说:"左右者,阴阳之道路也。"古人观察天地阴阳变化时面南而立,左为东南,太阳升起之处,属阳;右为西南,太阳落下之所,属阴。故张介宾注:"脾咳则右胠下痛者,盖阴土之气应于坤,出西南也。"脾咳为肺咳及脾或脾病及于肺所致,脾气运行不畅,故咳而右胁下疼痛。另外,姚止庵认为,脾居中央,脾咳病及于肺,肺气降于右,肺俞在肩背,故右胁下痛引肩背。可参考。"肾咳之状,咳则腰背相引而痛,甚则咳涎。"涎,稀薄的痰液。《内经》无"痰"字,"涎"即痰。腰为肾之府,所以肾病而咳,会有腰背经气不利而导致的疼痛,我们前面学了《素问·经脉别论》,肾与水液代谢关系密切,所以肾的异常也可以表现为水液代谢异常,水不得运化而潴留为涎。

本段五脏咳如果进一步发展,会有什么样的转归呢?下一段就回答了这个问题,并且对六腑咳的症状做了详细阐述。五脏咳日久,就传变于六腑,发为六腑咳。比如脾咳不能痊愈,传于胃,发为胃咳。胃咳的症状,咳而兼有呕吐,呕得太厉害,就会呕出蛔虫,因肺胃的气机是同升同降的,所以肺气上逆的同时胃气也上逆,带动蛰伏在肠道的蛔虫上逆,最后患者呕出胃的内容物,逆行到胃的蛔虫也跟着出来了。当然当今时代寄生虫病不常见了,呕吐蛔虫的症状我们要领会其精神,那就是胃咳,咳嗽的同时会有呕吐。再如"肺咳不已,则大肠受之,大肠咳状，咳而遗失”，这里“失”当作矢，屎的意思。肺咳不得痊愈，传为大肠咳，大肠咳的症状，是咳嗽的同时伴有大便的失禁。咳嗽日久，传为三焦咳。三焦咳的症状，咳嗽的同时伴有腹部胀满，不思饮食。“此皆聚于胃，关于肺，使人多涕唾，而面浮肿气逆也。”“涕唾”，指痰。总之咳嗽和肺胃的关系非常密切，因此可见水液代谢的异常表现，如多痰，面目浮肿以及气机上逆。综上所述，六腑咳的症状表现首先有咳嗽，还有每一腑异常而出现的功能失常，而这些失常，又因为六腑都为中空器官，主要就是其内容物的泄出，可概括为一个“泄”字，与文章第一部分再次呼应。

至此对于五脏咳与六腑咳我们可以从病机上做个比较，在本文因为咳嗽早期阶段就能发为五脏咳，正气尚可，多为实证，所以临床表现是咳嗽的同时兼有经气不利而导致的疼痛。六腑咳是从五脏咳传变而来，正气亏损更多，因此多为虚证，表现为腑的功能下降，固摄无力，咳嗽的同时见“泄”。

在六腑咳中，我们尤其要注意的是三焦咳，因为它是五脏六腑咳的最晚期，发展到这一腑的时候，人体上中下三焦的正气皆已经受损，所以表现为三焦皆失常，水液潴留，上部头面浮肿，咳嗽而多痰，中腹部胀满不思饮食，下部虽然没有细说，也可以推测可能有大小便的失禁。

这一段还有一句话需要重点掌握：“此皆聚于胃、关于肺”。“关”、“于”二字连用，在古代尚无。在这里有三种解释：①上关于肺。②关，闭。姚止庵解释为：“痰饮停聚于胃，气机关闭于肺。”③关，入也。这句话在后世引申为咳嗽这个疾病，和肺胃关系最为密切。理由主要有四：第一，肺多寒邪可以来源于胃；第二，肺胃阴液同源；第三，肺胃之气机升则同升、降则同降；第四，肺胃经气相贯，肺为手太阴、脾为足太阴，同属太阴经，胃在中焦，肺脉起于中焦，病理上相互影响，如前文“寒饮食入胃，从肺脉上至于肺”。此为后世“脾为生痰之源、肺为贮痰之器”理论之滥觞。

原文第三段主要论述了咳嗽的治疗。对于如何治疗，《内经》又是“言其大要”也，不过在当今临床，咳嗽的辨治是相当丰富的。在这里我也给同学们留一道思考题，请诸位回去以我们《咳论》的五脏六腑咳为纲，总结一下现代临床的具体辨治内容。比如肺咳在临床上可以见到外感寒邪，肺失宣肃之咳，还可以有肺经蕴热，热毒瘀积之咳以及肺气虚寒，寒饮伏肺之咳，那么这三种不同的肺咳，应该分别采用什么治疗原则和方药进行治疗？要学以致用，学会自己总结归纳。

【钩玄】

(1) 咳的分类：《咳论》将咳嗽分为五脏咳和六腑咳。《三因极一病证方论·咳嗽候》在五脏六腑咳的基础上，去掉不常见的大小肠咳、膀胱咳、胃咳和三焦咳，加了风咳、寒咳、支咳和厥阴咳，并详述其症状表现。张子和在《儒门事亲·嗽分六气毋拘以寒》指出后世将咳与嗽分开论述，并不合《内经》原意："嗽与咳，一证也。后人或以嗽为阳，咳为阴，亦无考据。且《内经·咳论》一篇，纯说嗽也，其中无咳字。由是言之，咳即嗽也，嗽即咳也。"不过与他同时代的刘完素将咳嗽分别定义："咳谓无痰而有声，肺气伤而不清也。嗽是无声而有痰，脾湿动而为痰也。咳嗽谓有痰而有声。"现代临床多从后者。张介宾首次将咳嗽分为"外感咳嗽"和"内伤咳嗽"，人们对于咳嗽的辨治方法也由此更加明晰。

（2）咳与肺胃肾关系最为密切：《咳论》告诉我们，咳嗽的病位在肺，但与五脏六腑有关，"五藏六府皆令人咳，非独肺也"。不过除了肺本脏，与咳最密切的当属脾胃和肾。

比如本篇就论："此皆聚于胃，关于肺"。《素问·五藏生成》也说，"咳嗽上气，厥在胸中，过在手阳明、太阴"。首先因为痰的生成全在脾胃。如《素问病机气宜保命集》指出咳之脏当责之于肺和脾："咳嗽谓有痰而有声，盖因伤于肺气动于脾湿，咳而为嗽也"。因为"是知脾无留湿，虽伤肺气，亦不为痰"，"唯湿病痰饮入胃。留之而不行，止入于肺，则为咳嗽"。其次，肺与脾胃，在气机上同升同降，因此脾胃气机失常，很容易引起咳。如《素问·厥论》即云："阳明厥逆，喘咳身热，善惊，衄，呕血。"又云："手太阴厥逆，虚满而咳，善呕沫"。

肾与咳的密切关系在《内经》也不乏论述。如《素问·示从容论》特别补充了肾气上逆引起咳嗽的病机："咳嗽烦冤者，是肾气之逆也。"后世有《扁鹊心书》遵从经旨，云："咳嗽烦躁者，属肾"。《灵枢·经脉》还论述了肾足少阴之脉之是动病，可见咳唾、喘急等症。

（3）对"五藏之久咳，乃移于六府"的理解：本句言六腑咳是由五脏咳久不愈，病势发展，进而影响六腑所致，说明咳证日久，可通过脏腑表里关系进行传变。从六腑咳兼"呕"、"遗失"、"失气"、"遗溺"等症来看，都有"泄"的共同特征，说明已经出现气虚不能收摄的病机。所以，六腑咳较五脏咳的病程长、病情重。姚止庵云："脏腑本相配，病久则传变，日远日多，愈久愈重。移者，蔓延之意，言脏病移及于腑也。"这与通常脏病传腑为病轻的一般规律有所不同，提示疾病的传变是十分复杂的，临床要掌握其常与变。

【运用】

《咳论》对咳嗽的治疗只是言其大要：治疗五脏咳，当刺其腧穴；治疗六腑咳，当刺其合穴；治疗浮肿，当刺脏腑的经穴。《素问·评热病论》指出，治疗咳嗽不能一味的镇咳，而应该重视化痰止咳，痰"不出则伤肺，伤肺则死也"。《灵枢·刺节真邪》记载了取治廉泉的治法。这些论述都给后世以一定的启发。至《扁鹊心书·咳嗽》将咳嗽分为四种证型治疗：风寒咳嗽华盖散主之；外感风寒又内伤生冷，五膈散主之；肾咳石膏丸主之；劳咳“急灸关元三百壮，服金液丹，保命丹，姜附汤，须早治之，迟则难救”。并提出咳的禁忌：“大凡咳嗽者，忌服凉药，犯之必变他证，忌房事，恐变虚劳”，可谓将《咳论》分型辨咳的理论运用于临床治疗的一个良好开端。《素问病机气宜保命集·咳嗽论》则进一步明确了《内经》治咳重视祛痰的理论，强调治疗咳嗽当以“治痰为先”。《类证治裁》根据《咳论》“五藏各以其时受月，各传以与之”，以四时论治咳嗽：春季咳，木气升也，治宜兼降，前胡、杏仁、海浮石、瓜蒌仁之属；夏季咳，火气炎也，治宜兼凉，沙参、花粉、麦冬、知母、玄参之属；秋季咳，燥气乘金也，治宜清润，玉竹、贝母、杏仁、阿胶、百合、枇杷膏之属；冬季咳，风寒侵肺也，治宜温散，苏叶、川芎、桂枝、麻黄之属等，实为《咳论》理论运用于临床的典范。而历代医家留下了颇多五脏六腑咳的治疗案例。现举雷逸仙医案以佐之：

沈左脉象寸强尺弱，肾经早损，咳嗽多时。迩加感凉风，遂入肺经气分，其病自上而下，母病传子而至于肾，肾咳不已，则脏病而又移于腑矣。今咳甚而遗溺者，显系膀胱之腑受肾脏之病也。既蒙委诊，姑用念莪先生之法，弄斧于班门，未识然否，即希正之。

茯苓三钱　生甘草五分　桂枝一钱二分　杏仁二钱　覆盆子一钱　菟丝子一钱　补骨脂一钱二分，盐水炒　加胡桃三个为引。（《近代中医珍本集·医案分册·逸仙医案》）

按：雷氏深得经旨，因患者脉象寸强尺弱，及“咳甚而遗溺”之症，结合其病程已长，断为膀胱咳，脏腑之病，虚则补脏，实则泻腑，故投以补肾之药，得效。至今，咳嗽的治疗方法更加丰富，而《咳论》所提五脏六腑咳，仍可用来辨证治疗咳嗽。在治疗原则上，一般重视祛邪行气、降逆化痰，日久不愈的，还当考虑适当运用活血通络之法，如运用蜈蚣以祛邪通络，并辅以红花、桃仁等以助血行等等。

素问·举痛论（节选）

【原文】

黄帝问曰：余闻善言天者，必有验于人；善言古者，必有合于今；善言人者，必有厌于己。如此，则道不惑而要数极，所谓明也。今余问于夫子，令言而可知，视而可见，扪而可得，令验于己，而发蒙解惑，可得而闻乎？岐伯再拜稽首对曰：何道之问也？帝曰：愿闻人之五藏卒痛，何气使然？岐伯对曰：经脉流行不止，环周不休。寒气入经而稽迟，泣而不行，客于脉外则血少，客于脉中则气不通，故卒然而痛。

【解析】

黄帝首先提出“善言天者，必有验于人；善言古者，必有合于今；善言人者，必有厌于己”的观点，这是研究世界万物的重要思维方法，研究中医学概莫能外。人与自然息息相关，欲研究人的生命活动，必须联系自然环境对人体的影响；鉴古可以知今，故研究古代历史必须联系现代；以人为镜可以明得失，故谈论人必联系自己。不联系实际，就谈不上“善言”，只有密切联系实践，才可称得上学会理论（道不惑），掌握理论（要数极），明达事理的人（所谓明也）。把上述观点运用到疾病的诊断上，要求做到“言而可知”（问诊），“视而可见”（望诊），“扪而可得”（切诊），即必须四诊合参，才能明确诊断。

本节继而提出了引起疼痛的病机纲领：“寒气入经而稽迟，泣而不行，客于脉外则血少，客于脉中则气不通，故卒然而痛。”这句话采用了互文手法，经文提示：寒气客于脉外，血少气亦少，气血不能荣养局部组织，故痛；寒气客于脉中，气不通，血亦不通，不通则痛。前者为虚，后者属实。前者多因脏腑气血功能衰惫，寒从中生，致痛；后者则为外寒侵犯经脉或脏腑，寒凝气滞，令气血运行不畅而痛。临床上，引起疼痛的原因颇多，但寒邪所伤，不管是外寒，抑或内寒，确然是引起疼痛的主要原因。这一疼痛病机的总纲，对我们今天研究痛证仍有重要实践价值。《景岳全书·心腹痛》说：“因寒者常居八九，因热者十唯一二……盖寒则凝滞，凝滞则气逆，气逆则痛胀由生。”从临床用药看，大凡具有止痛作用的中药，大多属温热性质的药物，如延胡索、细辛、乌头、马钱子、沉香、木香、乳香、没药等等。一般比较严重的疼痛痼疾，属寒性疼痛者不少，用温热药效佳。即使证非属纯寒，只要配伍得当，温热止痛的药还是可以运用的。笔者常用麻黄附子细辛汤、乌头汤、桂枝芍药知母汤、阳和汤等温经散寒止痛方药，治疗顽固的三叉神经痛、血管神经性头痛、坐骨神经痛、胃脘痛、粘连性腹痛等取效满意。一般用量偏大，如虑其温热太过，可配伍阴柔之品反佐，则可达到“去性取用”、“相反相成”的功效。这似可反证《内经》“痛者寒气多也，有寒故痛也”（《素问·痹论》）的道理。

【钩玄】

（1）善言天者，必有验于人：本节开首即提出了《内经》作者认识自然和人体的一个重要的思维方式：“善言天者，必有验于人；善言古者，必有合于今；善言人者，必有厌于己。”经文告诉我们：“天人合一”、“以天例人”的道理。唐·魏征有云：“以铜为镜，可以正衣冠；以史为镜，可以知兴替；以人为镜，可以明得失。”

人与自然的关系，是中国传统文化的一个基本问题。从人类文明之起始乃至近代，人类从未停止过对宇宙（天）是怎么形成的、生命（人）是怎么产生的、天与人关系如何等问题的思考与探索。天与人的关系之学是中国人最基本的思维方式，也是中国古代哲学研究的核心问题，中国的传统文化集中体现在对天人之学的研究。汉·司马迁说："究天人之际，通古今之变，成一家之言。"宋·邵雍在《皇极经世》中说："学不际天人，不足以谓之学。"

有学者说"人的本质，就是'人——人'、'人——天'关系的总和"。中国传统医学秉承了中国传统文化的基因，从天的研究到人，从人的探讨到天，"善言天者，必质之于人；善言人者，亦本之于天。"（《旧唐书·孙思邈传》）可以认为中医学是以"天人合一"为理论核心，专门探讨人体生命活动规律的科学。

（2）疼痛病机的总纲：本节还提出了引起疼痛病机的总纲："寒气入经而稽迟，泣而不行，客于脉外则血少，客于脉中则气不通，故卒然而痛。"张志聪注："经气流转，如环无端，寒气客之，则凝泣而不行矣。客于脉外，则脉缩踡而血少，客于脉中则脉满而气不通。故卒然而痛也。"经文提示，寒气客于脉外则血气衰少，组织失于荣养而表现为虚性疼痛；寒气客于脉中则血气凝滞，不通则痛。前者属虚，后者属实。

虚实是辨析疼痛病机的总纲，诚如张介宾在《类经·疾病类》中说："痛证亦有虚实，治法亦有补泻，其辨之之法，不可不详。凡痛而胀闭者多实，不胀不闭者多虚；痛而拒按者为实，可按者为虚；悉寒者多实，爱热者多虚；饱而盛者多实，饥而盛者多虚；脉实气粗者多实，脉虚气少者多虚；新病壮年者多实，愈攻愈剧者多虚；痛在经者脉多弦大，痛在脏者脉多沉微；必兼症而察之，则虚实自可明辨。"张氏之言，实为临床经验的总结。

【运用】

张仲景用芍药治疗疼痛按虚实组方举隅

《本经》云：芍药主"邪气腹痛，除血痹"，"止痛"。仲景用芍药治疗痛证的范围甚广，诸如各种性质的腹痛、痹痛、周身体痛、肢体挛急引痛等，经适当配伍后均可用之。代表方如芍药甘草汤，治伤寒汗出后，津液亏耗，致脚挛急引痛，用芍药与甘草相配伍，甘酸敛营，缓急止痛。该方也可用于治腹痛，如《医学心悟》云："芍药甘草汤治腹痛如神。"现按虚实分析仲景用芍药止痛的组方规律：

（1）虚痛：仲景常用芍药与桂枝、饴糖、甘草等甘温补虚之品配伍，适用于腹痛，按之濡软，重按或久按痛减，得温熨亦减等里虚证。如小建中汤，治伤寒阳脉涩，阴脉弦，腹中急痛，或治虚劳里急腹痛。此方与桂枝汤相比，虽同是芍、桂相伍，但立方宗旨迥异，主治亦不同。桂枝汤中用桂枝三两、芍药三两，旨在解肌和营；小建中汤中用桂枝三两、芍药六两，意取缓急止痛。《备急千金要方》内补当归建中汤，亦承建中意，"治妇人产后虚羸不足，腹中刺痛不止，吸吸少气，或苦少腹中急，摩痛引腰背，不能食饮"（《妇人产后病篇》）。若太阳病误下，出现"腹满时痛”的太阴病其用桂枝加芍药汤，方中亦用芍、桂相配，芍药用至六两，与建中方意同。许宏说“若脉虚弱，因而腹满时痛者，乃脾虚也，不可再下，与桂枝加芍药以止其痛。”

（2）实痛：仲景常用芍药与大黄、枳实等苦降攻下之品配伍，适用于腹痛拒按，或腹满而胀，大便硬等里实证。如桂枝加大黄汤，治疗太阳误下的“大实痛”，用芍药和里止痛，大黄去实。大柴胡汤治少阳阳明并病，见往来寒热，胸胁苦满，郁郁微烦，腹中实痛等症，《医宗金鉴》：“柴胡证在，又复有里，故立少阳两解法也，以小柴胡汤加枳实、芍药者，乃解其外以和其内也。”麻子仁丸用芍药与大黄、枳实为伍，治疗大便硬腹中实痛的脾约证。四逆散用芍药与枳实相配，治少阴病四逆，腹中痛。又如，枳实芍药散治产后气血郁滞所致的“腹痛，烦满不得卧”，方中枳实烧黑，能行血中之气，芍药和血以治腹痛。

【原文】

帝曰：其痛或卒然而止者，或痛甚不休者，或痛甚不可按者，或按之而痛止者，或按之无益者，或喘动应手者，或心与背相引而痛者，或胁肋与少腹相引而痛者，或腹痛引阴股者，或痛宿昔而成积者，或卒然痛死不知人，有少间复生者，或痛而呕者，或腹痛而后泄者，或痛而闭不通者，凡此诸痛，各不同形，别之奈何？岐伯曰：寒气客于脉外则脉寒，脉寒则缩踡，缩踡则脉绌急，绌急则外引小络，故卒然而痛，得炅则痛立止，因重中于寒，则痛久矣。寒气客于经脉之中，与炅气相薄则脉满，满则痛而不可按也。寒气稽留，炅气从上，则脉充大而血气乱，故痛甚不可按也。寒气客于肠胃之间，膜原之下，血不得散，小络急引故痛，按之则血气散，故按之痛止。寒气客于侠脊之脉，则深按之不能及，故按之无益也。寒气客于冲脉，冲脉起于关元，随腹直上，寒气客则脉不通，脉不通则气因之，故喘动应手矣。寒气客于背俞之脉，则脉泣，脉泣则血虚，血虚则痛，其俞注于心，故相引而痛。按之则热气至，热气至则痛止矣。寒气客于厥阴之脉，厥阴之脉者，络阴器，系于肝，寒气客于脉中，则血泣脉急，故胁肋与少腹相引痛矣。厥气客于阴股，寒气上及少腹，血泣在下相引，故腹痛引阴股。寒气客于小肠膜原之间，络血之中，血泣不得注于大经，血气稽留不得行，故宿昔而成积矣。寒气客于五藏，厥逆上泄，阴气竭，阳气未入，故卒然痛死不知人，气复反，则生矣。寒气客于肠胃，厥逆上出，故痛而呕也。寒气客于小肠，小肠不得成聚，故后泄腹痛矣。热气留于小肠，肠中痛，瘅热焦渴，则坚干不得出，故痛而闭不通矣。

帝曰：所谓言而可知者也。视而可见，奈何？岐伯曰：五藏六府，固尽有部，视其五色，黄赤为热，白为寒，青黑为痛，此所谓视而可见者也。帝曰：扪而可得，奈何？岐伯曰：视其主病之脉，坚而血及陷下者，皆可扪而可得也。帝曰：善。

【解析】

本节黄帝一口气问了十四种不同疼痛的临床表现，询问这些疼痛的机制以及如何鉴别，岐伯一一做了回答。下面我们按照顺序进行讲解。

第一种疼痛是“寒气客于脉外，则脉寒，脉寒则缩踡，缩踡则脉绌急，绌急则外引小络，故卒然而痛，得炅则痛立止。”“绌”指弯曲的意思，“绌急”就是弯曲拘急，形容经脉拘急的样子。“炅”这个字就是“热”的意思，王冰注：“炅，热也”。你们看，这个字上面是“日”，下面是“火”，天上有太阳晒着，地上有火烤着，能不热吗？这个疼痛较轻浅，得热可痛立止，因为寒气侵犯到脉之小络，寒性收引，经脉拘急，故疼痛。小络指经络中最细小的分支，主要分布在人体的体表，病位较浅，故通过或热敷、或艾灸、或热熨等方法其寒即解，疼痛立止。

第二种疼痛是久痛。“因重中于寒，则痛久矣。”这是指反复感受寒邪，寒性凝聚，血脉凝涩，疾病深重，故疼痛持久难愈。

第三种疼痛是疼痛拒按。“寒气客于经脉之中，与炅气相薄则脉满，满则痛而不可按也。寒气稽留，炅气从上，则脉充大而血气乱，故痛甚不可按也。”这是因为寒气化热，热盛脉满。“炅气从上”的“上”字当是“之”字之误。

第四种疼痛是痛而按之痛止。“寒气客于肠胃之间，膜原之下，血不得散，小络急引故痛，按之则血气散，故按之痛止。”这个疼痛的病机与第一种疼痛的病机有些类似，都是寒气收引，伤及小络引起的，所以通过按摩的方法就可以缓解。

第五种疼痛是痛而按之无益。“寒气客于侠脊之脉，则深按之不能及，故按之无益也。”“侠脊之脉”指脊柱两旁深部之经脉，就是脊柱两旁深部之伏冲、伏膂脉。这是寒气深入挟脊之脉，部位较深，通过按摩的方法已经不能使血气散，故按之无益。

第六种疼痛是痛而按之，喘动应手。“寒气客于冲脉，冲脉起于关元，随腹直上，寒气客则脉不通，脉不通则气因之，故喘动应手矣。”这个“喘动应手”的“喘”与“动”同义。就是血脉搏动按之急促应手的意思。这是指寒气客于冲脉，脉不通则血涩，故痛，当属实证。

第七种疼痛列举的是一种牵引性疼痛——心与背相引而痛。“寒气客于背俞之脉，则脉泣，脉泣则血虚，血虚则痛，其俞注于心，故相引而痛。按之则热气至，热气至则痛止矣。”“背俞”指行于背部的足太阳膀胱经脉，分布有五脏六腑各自的腧穴。这是寒气客于背俞之脉，导致血脉涩滞，气血虚少，不荣则痛。

第八种疼痛也是牵引性疼痛——胁肋与少腹相引而痛。“寒气客于厥阴之脉，厥阴之脉者，络阴器，系于肝，寒气客于脉中，则血泣脉急，故胁肋与少腹相引痛矣。”这是寒气客于厥阴肝经，血涩脉急，这里的脉急指经脉拘急，故胁肋与少腹相引而痛，与肝经的走行一致。

第九种疼痛是腹痛引阴股。“阴股”就是大腿内侧近前阴处。“厥气客于阴股，寒气上及少腹，血泣在下相引，故腹痛引阴股。”这也是寒气从阴股上逆少腹，血脉凝涩，拘急而痛。

第十种疼痛是痛而成积。“寒气客于小肠膜原之间，络血之中，血泣不得注于大经，血气稽留不得行，故宿昔而成积矣。”“大经”指大的经脉，“宿昔”指稽留日久。这是血气稽留于小肠募原。

第十一种疼痛是卒然痛死不知人。“寒气客于五藏，厥逆上泄，阴气竭，阳气未入，故卒然痛死不知人，气复反，则生矣。”“厥逆上泄”即五脏厥逆之气向上泄越。“竭”，通“遏”。本句指寒气客于五脏，脏气上越外泄，阴气阻绝于内，阳气泄越于外不得入内，阴阳处于暂时离决状态。这是五脏阴阳之气逆乱的结果。

第十二种疼痛是疼痛伴有呕吐。“寒气客于肠胃，厥逆上出，故痛而呕也。”这是寒气客胃，胃气上逆而呕。

第十三种疼痛是腹痛伴有泄泻。“寒气客于小肠，小肠不得成聚，故后泄腹痛矣。”这是寒气客于小肠，小肠清浊不分而成泄泻。

第十四种疼痛是腹痛而便秘。“热气留于小肠，肠中痛，瘅热焦渴，则坚干不得出，故痛而闭不通矣。”这是热气留于小肠，伤津耗液，津液干涸故便秘。

最后一段提示我们对疼痛的诊察必须通过问诊、望诊、切诊等综合运用，方能全面收集诊断资料，确定疼痛的病位与病性。

本节所谈到的“黄赤为热，白为寒，青黑为痛”，以及“坚而血及陷下者”，虽只是举例而言，但确然是实践经验的总结。内经所列举的十四种疼痛，从不同角度，不同方法来鉴别疼痛的病因病机，发病新久，判断预后。

【钩玄】

经文中分析的十四种疼痛的证候特点，归纳起来可以分为三类。

(1) 从痛证的喜按、拒按来分析，有痛而拒按的，这是寒气稽留，阳气与之相搏，邪气壅满于经脉之中，故痛而不可按，属实证；有按之痛止的，这是寒气客于肠胃膜原之间，以致血气凝聚而不散，按之则血气暂散，故疼痛可获缓解，属虚证；另有按之使阳热之气通达，邪气消散，故按之痛止的；还有按之痛不止的，是寒气客于深部经脉，无法触及，按之无益，故按之疼痛不止。如关于胃脘痛的虚实辨证，《景岳全书·心腹痛》说得很好：胃脘痛“有虚实……辨之之法，但当察其可按者为虚，拒按者为实；久痛者多虚，暴痛者多实；得食稍可为虚，胀满畏食者为实；痛徐而缓，莫得其处者为虚，痛剧而坚，一定不移者为实；痛在肠脏中，有物有滞者多实，痛在腔胁经络，不于中脏而牵连腰背，无胀无滞者多虚。”

(2) 从疼痛的特点来分析，有持续性疼痛的，寒邪稽留既久且深，凝结不解，故持续疼痛；有牵引疼痛的，这是因为寒气侵袭的部位不同，根据脏腑经络的表里络属关系，一处有病可牵引相关的部位疼痛，如寒气客于背俞之脉则可痛引于心；寒气客于厥阴经脉则胁肋与少腹相引作痛；寒气客于阴股则腹痛引阴股；有痛处搏动应手的，如寒气客于冲脉使血滞而上逆，故痛处搏动应手；还有寒性疼痛得热痛止，这是因为寒气客于脉外，病位尚浅，故得热痛立止。如临床关于腹痛的辨证：腹痛拘急，疼痛暴作，痛无间断，坚满急痛，遇冷痛剧，得热痛减轻的为实痛；痛在脐腹部，痛处有热感，时轻时重，得凉痛减的，为热痛；腹痛，时轻时重，痛处不定，攻冲作痛，伴腹胀气，或者矢气时作的，属气滞痛；少腹刺痛，痛无休止，痛处不移，痛处拒按，伴面色灰暗的，属瘀血痛，等等。

(3) 从痛证伴随的症状来分析，如疼痛伴积块，必然病史已久，要进一步检查肿块的性质；疼痛伴呕吐、伴泄泻、伴便秘等，可能与胃肠病有关。

从现代临床看，大凡痛证要从疼痛的时间、性质、发作的规律、伴随症状、局部触诊的情况以及过去的病史等情况全面分析，并进行必要的理化检查，才能确定诊断，《内经》的描述对今天的临床仍有一定的启迪作用。

【运用】

从临床实践看，引起疼痛的原因甚多，有六淫七情，也有饮食失节、虫积、瘀血等因素，病理变化十分复杂，本篇提示临床辨证应从疼痛的部位、性质及临床特点诸方面去分析。因此，本篇为后世正确认识痛证提供了辨证规律的示范，张介宾依次总结痛证虚实辨证就极具临床价值："痛而胀闭者多实，不胀闭者多虚；痛而拒按者为实，可按者为虚；喜寒者为实，爱热者为虚；饱而甚则多实；饥而甚则多虚；脉实气粗者多实，脉细气少者多虚。"

兹举我师裘沛然教授治疗胸痛的验案二例以体会疼痛的辨治特点：

案例1：张某，男，58岁。就诊日期：1981年3月15日。

主诉：胸闷、胸痛5年，近两周加重。胸部痞闷，隐隐作痛，时止时发。

初诊：近两周，胸痛发作较甚，胸痛彻背，全身恶寒，面色苍白，口不渴，神志清晰。舌淡红，苔薄白，脉沉细而微。此乃年届花甲，心气不足，心阳不振，病久心气耗散。体弱而邪盛，阴寒盛而痹阻心胸，心脉不畅，不通则痛；阳微而阴寒盛，则全身恶寒，面色苍白，脉沉微。治拟祛除阴寒，温通心脉。急则治标，投乌头赤石脂丸合丹参饮治之。

处方：制乌头10g，蜀椒9g，熟附子9g，淡干姜9g，赤石脂15g，大丹参20g，白檀香片6g，砂仁(后下)4.5g。2剂，水煎服。

复诊：服药2剂后胸痛明显减轻，心胸部位仍有隐隐疼痛，全身倦怠乏力，面色仍较苍白。寒邪渐渐消退，心阳有所振足；气机仍欠通畅，加党参、川芎，3剂。

三诊：精神振作，脸色红润。

按：本案患者疼痛的特点就是“心与背相引而痛者”，而且患者胸闷胸痛长达五年。经文云“重中于寒，则痛久矣”，反复发作，心气耗损，心阳不振，阳微阴盛；心阳极度衰微则阴寒之邪鸱张，弥漫全身则恶寒、脉沉细而微弱，凝阻心脉则胸痛彻背。依据“急则治标”的原则，投辛热峻剂之“乌头赤石脂丸”以消阴寒之邪，以救欲绝之阳气。方中附子、干姜温阳散寒；乌头直驱阴寒之邪；蜀椒理气开郁，以助温通；合丹参饮组方，取丹参活血化瘀；檀香、砂仁温通气机，“气为血之帅”，气行则血脉通畅，而使胸痛得以缓解；方中合用干姜之温守阳气，赤石脂之固摄心气，旨在协力温通阳气，驱散阴寒，加此二味，以散中有守，以防阳气耗散外泄，使驱散阴寒而兼固摄。第二方加用党参、川芎，意在补气活血，补而兼通。全方配伍缜密，药精而力专，经调理巩固而痊愈。

案例2：王某，女，38岁。就诊日期：1985年6月13日。

主诉：胸前刺痛2年，时轻时重。

初诊：胸前区针刺样疼痛已2年，时轻时重，稍有痞闷之感，口渴欲饮，夜寐欠酣，梦多纷扰，时有眩晕，面部潮红。舌红中剥，脉弦数。此乃心阴亏损，血虚气滞之证，治拟益气养心，理气活血。

处方：红花（酒煎、分冲）9g，生晒参9g，大麦冬15g，五味子9g，生地黄30g，丹参20g，延胡索15g，川芎10g。

三剂，水煎服。

复诊：服药三剂后胸前刺痛明显减轻，痞闷之感亦觉改善，自有轻快之感。第二方：生晒参9g，大麦冬15g，五味子9g，酸枣仁15g，茯苓15g，川芎9g，知母9g，生甘草9g，生地黄30g，延胡索12g，珍珠母30g，石决明30g。10剂。

三诊：继服中药后，胸前区刺痛渐渐消失，虚烦不寐、眩晕，及面部潮红等症状亦多好转。服十余剂后眩晕亦消，面部潮红已退，心前区刺痛未发，痞闷感得以消除，夜寐好转，乱梦减少，食欲渐增，脉搏平和。

按：本篇多处提到疼痛的一个病因就是“不通”，如“气不同”、“脉不通”、“血泣不得注于大经，血气稽留不得行”等，并通过按摩方法使气血通畅来缓解疼痛，如“按之则血气散，故按之痛止”、“按之则热气至，热气至则痛止”。后世可以通过活血化瘀的方法治疗这类血瘀病证。

该患者胸前区针刺样疼痛两年，“久痛入络”，为瘀血痹阻络脉，疼痛加剧。口渴引饮，舌红中剥，为心阴亏虚之症，阴虚则阳无所制，虚火上冲颜面，则现潮红，并时觉眩晕；又心阴不足，神明失养，虚火燎扰，则心烦难眠，或乱梦纷纭。故采用《金匮要略》红花酒之意，取红花活血润燥止痛之效，并借助酒性而温通，以通行血气，使疼痛缓解；并合生脉散之意，益气养阴，方中生晒参益气，麦冬养阴益血，五味子收敛生津；加用丹参，“功同四物”，养血活血，加生地黄清心养阴补血，加川芎行血中之气，加延胡索以活血止痛，以通心气，丹参、川芎、延胡索三味以助红花活血化瘀之力，务使瘀血痹阻得以消除。标本同治，使刺痛顿减。后加用石决明、珍珠母以镇摄浮阳、潜降虚火；加酸枣仁以养心安神，连服十剂后诸症痊愈。药证相符，故得速效。

素问·痹论

【原文】

黄帝问曰：痹之安生？岐伯对曰：风寒湿三气杂至合而为痹也。其风气胜者为行痹，寒气胜者为痛痹，湿气胜者为著痹也。

帝曰：其有五者何也？岐伯曰：以冬遇此者为骨痹，以春遇此者为筋痹，以夏遇此者为脉痹，以至阴遇此者为肌痹，以秋遇此者为皮痹。

帝曰：内舍五藏六府，何气使然？岐伯曰：五藏皆有合，病久而不去者，内舍于其合也。故骨痹不已，复感于邪，内舍于肾；筋痹不已，复感于邪，内舍于肝；脉痹不已，复感于邪，内舍于心；肌痹不已，复感于邪，内舍于脾；皮痹不已，复感于邪，内舍于肺。所谓痹者，各以其时重感于风寒湿之气也。

【解析】

《内经》中对痹证的论述是十分丰富的，有《素问·痹论》与《灵枢·周痹》两篇专论，全书中痹有169见，以痹命名的病证有二十多个。这些认识都是建立在长期医学实践的基础上的，也说明作为一个常见病，痹证很早就受到了医家的重视。

痹在《内经》中主要有三个含义：①作病名，是指由于风、寒、湿等邪气侵犯而致关节肢体沉重、酸楚、疼痛的一类病证。②作症状，是指皮肤麻木不仁的症状。如《儒门事亲》：“夫痹之为状，麻木不仁。”③作病机，指外邪入侵，气血凝滞，闭塞不通的病机。本节讨论的主要指第一种，包括风寒湿痹、五体痹、脏腑痹等，它较之现在单指关节病变的痹证，含义更广。本篇系统地论述了痹证的病因、病机、分类、证候、治则治法和预后，故名“痹论”。

本节首先指出了痹证的病因，“痹之安生？”“风寒湿三气杂至合而为痹也。其风气胜者为行痹，寒气胜者为痛痹，湿气胜者为著痹也”，说了三层意思：①说明痹证的形成首要原因是由外邪入侵所致；②是由风、寒、湿三种邪气杂合而侵犯人体所致；③因邪气偏胜不同，故有行痹、痛痹、着痹之分。这就是说多种外邪的共同作用是痹证发病的条件，也是痹证病因学的特点，提示了病情的复杂性。要求诊治时必须全面考虑，分清主次。另外，该句还指出了痹证的一种分类方法，就是病因分类法，提出痹证按病因可分为行痹、痛痹、着痹。这种分类法在临床很常用。

本节又提出了五体痹、脏腑痹的病位分类法。

痹证发病与季节气候密切相关，在不同季节受邪，就会在不同部位发生痹证。肾主骨，通于冬气，冬季感受痹邪，易患骨痹；肝主筋，通于春气，春季感受痹邪，易患筋痹；心主脉，通于夏气，夏季感受痹邪，易患脉痹；脾主肌肉，通于长夏之气，长夏感受痹邪，易患肌痹；肺主皮毛，通于秋气，秋季感受痹邪，易患皮痹。从临床实际分析，也未必如此机械，但痹证的发生、进退与季节气候变化有关，这是无可置疑的，故同学们应当灵活理解。

"五藏皆有合，病久而不去者，内舍于其合也"，是说从五体痹"病久而不去"可以向五脏痹发展，其传变是有一定规律的，即骨痹传肾痹；筋痹传肝痹；脉痹传心痹；肌痹传脾痹；皮痹传肺痹。发展传变的条件是"各以其时重感于风寒湿之气也"，即反复感染时令风寒湿邪气。这一情况完全符合临床实际，的确是经验的总结。

【钩玄】

(1) 关于痹证不同分类的意义：对于痹证的分类本篇有两种分类法，一是病因分类法。即根据风寒湿三邪的孰轻孰重来分别不同的肢体痹证，提出"其风气胜者为行痹，寒气胜者为痛痹，湿气胜者为著痹也。"实是根据各种痹的临床特点反推其病因的，如风性善行数变，故痹痛属游走不定者为风邪偏胜之行痹；寒性凝滞，易致血脉不通，不通则痛，故痹痛甚重者为寒邪偏胜之痛痹；湿性粘腻重着，故肢体关节沉重，麻木不仁，证情缠绵不愈者属湿邪偏胜之着痹。二是病位分类法。即根据病位在肢体和在脏腑的不同分为五体痹和脏腑痹。五体痹是指五时季节不同，邪客相应部位出现的骨痹，筋痹，脉痹，肌痹，皮痹等五种肢体痹；脏腑痹包括肾痹，肝痹，心痹，脾痹，肺痹等脏痹及肠痹，胞痹等腑痹。

由于这两种分类方法是从不同的角度进行的，临床上它们之间是有交叉的，如骨痹多为痛痹，皮痹多为行痹，肌痹多为湿痹等，故临床当灵活运用之。

(2) 痹证的演变：本节指出："五藏皆有合，病久而不去者，内舍于其合也"，认为五体痹日久不愈，又反复感邪会内传脏腑而形成脏腑痹，其传变的方式是根据五体与五脏相合的原理，即五体痹分别内传其相合的脏器，如"骨痹不已，复感于邪，内舍于肾；筋痹不已，复感于邪，内舍于肝；脉痹不已，复感于邪，内舍于心；肌痹不已，复感于邪，内舍于脾；皮痹不已，复感于邪，内舍于肺"。五体痹向内传变的条件有二：一是“病久而不去”，即五体痹久延不愈，久病正气虚损；二是“重感于风寒湿之气”，即反复感受痹邪，形成痹邪内转入脏，形成五脏痹，这一认识完全符合临床实际。

值得注意的是，同样是由表入里，痹的传变方式与《灵枢·百病始生》表里相传，以及《素问·热论》六经传变完全不同。肢体痹传变为脏腑痹主要是根据肢体与相关脏腑的相合关系，这种方式依据藏象学说的理论，并较为符合痹证的临床实际，同时也为临床复杂多变的传变提供了新的解说，无疑是古代医家探索外感疾病传变规律中的重要组成部分。

【运用】

行痹，由风邪偏盛所致，“风为百病之长，”“善行而数变，”故表现为肢体关节酸楚、疼痛，痛处游走不定，波及范围较广。痛痹，由寒邪偏盛所致，寒性凝滞，故导致气滞血凝、痹阻不通，以疼痛为主症，寒主收引，故伴有挛急僵硬等症状，寒为阴邪，得温则痛减，遇寒则增剧。着痹，着，重着、留着的意思。由湿邪偏盛所致，湿性粘腻重着，故表现为肢体关节沉重，麻木不仁，证情缠绵不愈。这些要点均是临床辨证之眼目。

行痹的治疗，《内经》采用缪刺法。《素问·缪刺论》指出：“风痹往来行无常处者，在分肉间痛而刺之，以月死生为数。用针者随气盛衰以为痏数，针过其日数则脱气，不及日数则气不泻，左刺右，右刺左，病已止”。《医宗必读·痹》则强调用药法度：“治行痹者，散风为主，御寒利湿仍不可废，大抵参以补血之剂，盖治风先治血，血行风自灭也”。方用防风汤。

治疗痛痹，《内经》总的原则是“寒痹益温”，用温通的药物或针法引动阳气，祛除寒邪。《灵枢·寿夭刚柔》提出用焠刺和药熨法，指出：“刺布衣者，以火焠之。刺大人者，以药熨之”。焠刺就是用火针，可用于皮厚腠坚的百姓，对于肤腠松弛的“大人”，在针刺之后用药熨，使阳气达于病所。

着痹的治疗，《内经》用焠刺法。《灵枢·四时气》提出焠刺足三里穴治疗着痹。药物治疗可参照林珮琴在《类证治裁·痹证论治》中所云：“治著痹利湿为主，兼祛风逐寒，参以补脾补气，土强可胜湿”，方用薏苡仁汤。

【原文】

凡痹之客五藏者，肺痹者，烦满喘而呕；心痹者，脉不通，烦则心下鼓，暴上气而喘，嗌干，善噫，厥气上则恐；肝痹者，夜卧则惊，多饮数小便，上为引如怀；肾痹者，善胀，尻以代踵，脊以代头；脾痹者，四肢解墯，发咳呕汁，上为大塞。肠痹者，数饮而出不得，中气喘争，时发飧泄。胞痹者，少腹膀胱按之内痛，若沃以汤，涩于小便，上为清涕。

阴气者，静则神藏，躁则消亡。饮食自倍，肠胃乃伤。淫气喘息，痹聚在肺；淫气忧思，痹聚在心；淫气遗溺，痹聚在肾；淫气乏竭，痹聚在肝；淫气肌绝，痹聚在脾。

诸痹不已，亦益内也。其风气胜者，其人易已也。

帝曰：痹，其时有死者，或疼久者，或易已者，其故何也？岐伯曰：其入藏者死，其留连筋骨间者疼久，其留皮肤间者易已。

帝曰：其客于六府者，何也？岐伯曰：此亦食饮居处，为其病本也。六府亦各有俞，风寒湿气中其俞，而食饮应之，循俞而入，各舍其府也。

帝曰：以针治之奈何？岐伯曰：五藏有俞，六府有合，循脉之分，各有所发，各随其过，则病瘳也。

【解析】

本节介绍了五脏六腑痹的临床表现、预后和治疗原则。

首先我们先了解几个词。“心下鼓”指心下鼓动，即心悸。“善噫”指嗳气。“上为引如怀”：引，《说文》曰：“开弓也”，就是拉满的弓箭的形状，形容腹部胀大得像怀孕的样子。“尻以代踵”：尻指臀部而言，踵指脚后跟。意思是足不能站立和行走，以尻代之。“脊以代头”：谓头俯不能仰，背驼甚而脊高于头。尻以代踵，脊以代头的描述说明病人关节变形的很厉害。这样的病人我们在临床中也能见到。“上为大塞”，指上焦痞塞。“大”字，郭霭春校应作“不”，不与否古通，《广雅·释诂四》注：“否，不也”；而否又通“痞”，故“大塞”即“痞塞”之义。“中气喘争”：指腹中有气攻冲，肠中雷鸣。这是由于肠痹，大小肠受盛、传导化物的功能失常所致。“胞痹”即膀胱痹。胞痹的症状有“若沃以汤”的描述，汤古代指热水，这里膀胱痹的症状是灌溉了热水的感觉，就是排尿有灼热感的意思，类似于现代医学的尿路感染的症状。“上为清涕”：即鼻流清涕。“阴气”：指五脏之精气。因脏为阴，故称阴气。“静则神藏，躁则消亡”：张介宾注：“人能安静，则邪不能干，故精神完固而内藏；若躁扰妄动，则精神耗散，神志消亡，故外邪得以乘之，五藏之痹因而生矣”。“淫气”：此指内脏淫乱失和之气。凡五体痹证日久不愈，内脏之气淫乱，则风寒湿邪内聚于五体相合之脏，而成为脏腑痹证。“乏竭”：即气血衰败，疲乏力竭。“肌绝”：此指甚饥不能食，是邪闭脾胃之症。《太素》作“饥绝”，并注：“饥者，胃少谷也。饥过绝食则胃虚，故痹聚”。

这段经文介绍了这样几层意思。

第一，介绍了五脏痹的临床表现：①肺痹：由肺气壅闭，故烦满而喘；胃气不降故上逆而呕。②心痹：由心气痹阻，邪气内扰于心，故心烦、心悸；干于肺则上气喘息，咽喉干燥；心主噫，心气上逆则嗳气；心气逆不与肾相交，肾虚而恐惧。

③肝痹：肝藏魂，肝气痹阻，魂不安舍，夜卧则惊骇；肝郁化火，消灼津液，故多饮，饮多则溲多；气机郁滞，腹部胀满如怀孕之状。④肾痹：肾气闭阻，关门不利，故腹部善胀；肾主骨，肾痹气衰，骨失其养，下肢弯曲不伸，故能坐不能行，脊柱畸形，头项倾俯，脊骨高出于头。⑤脾痹：脾气不荣四肢，故四肢懈惰；脾不能为胃行其津液，胃气上逆则呕汁；脾气不能散精于肺，气行不畅，胸中痞塞，发为咳嗽。本节所论述的五脏痹，实际是指痹邪侵扰五脏所致脏腑功能紊乱，从中可以看出，《内经》所论痹证，与后世仅指肢体关节病变有别。

第二，介绍了六腑痹的形成及临床表现：六腑痹因饮食不节，肠胃先伤，痹邪内传于腑而成。痹邪犯于小肠，分清别浊失职，故数饮而出不得；痹邪犯于大肠，传导失职，故见泄泻；痹邪犯于膀胱，气化不利，郁而化热，出现少腹病热，小便不爽等。

第三，交代了痹证的预后：从感邪的性质论，风气胜者易愈。从发病部位论，病在皮肤间者，易愈；病在筋骨间者，缠绵不愈；病邪入脏者，预后差。从病程论，初起，易愈；疼久，难愈。

第四，“循脉之分”，“各随其过”，实质提示“经络辨证”施治，即病在何经取何经之穴针刺；另一原则是五脏痹取输穴，六腑痹取合穴针刺。

【钩玄】

关于对脏腑痹的临床表现一段文字的认识

“凡痹之客五藏者”到“淫气肌绝，痹聚在脾”一段文字，是论述脏腑痹的临床表现。但从症状描述来看，大多与肢体痹传脏无关，故新校正提出：“全元起本在《阴阳别论》中，王氏所移也。”认为本段文字是王冰编次时从《阴阳别论》移来。《太素》、《素问经注节解》、《素问今释》亦持相同的观点。此说有一定的道理。但《内经》在与《痹论》相类似的专篇《痿论》、《咳论》、《风论》、《胀论》中，分别有五脏痿，五脏六腑咳、五脏风、五脏六腑胀的论述，故在痹论中，似乎也应有五脏痹的具体论述。且痹在《内经》中的概念所指相当宽泛，凡具有营卫气血闭塞不行病机的病证皆可名之痹，故本段脏腑痹可能与前面的肢体痹无直接的关系，但属脏腑痹是无疑的。

【运用】

肢体痹是风寒湿邪侵袭躯体皮肉筋骨脉不同的部位，生成皮痹、肌痹、筋痹、骨痹、脉痹。《内经》中治疗此类病症主要采用针刺治疗，如在《灵枢·官针》中就分别论述了不同的痹证用不同的针具和治法。现代除了针灸治疗外，根据内经理论创制的药物治疗方法也是极为丰富的。

皮痹：《圣济总录》指出“治皮痹皮中如虫行，腹胁胀满，大肠不利，语声不出”,用羌活汤,以羌活、蒺藜子、沙参、丹参、麻黄、白术、羚羊角、细辛、萆薢、五加皮、五味子、生干地黄、赤茯苓、杏仁、菖蒲、枳壳、郁李仁、附子、桂、木通、槟榔、生姜成方。

肌痹:《素问·长刺节论》说:“病在肌肤,肌肤尽痛,名曰肌痹,伤于寒湿。”寒湿困于肌表,阻滞营卫气血,故肌肤疼痛,久则肌肤失养,又会产生不仁的症状,所以《素问·痹论》说:“以至阴遇此者为肌痹,……在于肉则不仁。”治疗肌痹,可以用《灵枢·官针》所说的合谷刺法,“左右鸡足,针于分肉之间”。在《素问·四时逆从论》中说:“太阴有余,病肉痹寒中”,因肌痹多由湿壅于中,脾湿不运所发,用方上多取治疗著痹的薏苡仁汤为主。

脉痹:本症因风寒湿邪入于脉中,血脉凝滞而发,临床可见肢体局部的疼痛或青紫,或见脉呈索条状。对于脉痹的治疗,宜散寒除湿,活血化瘀为主。

筋痹:《素问·长刺节论》曰“病在筋,筋挛节痛,不可以行”,《素问·长刺节论》提出治疗筋痹“刺筋上为故,刺分肉间,不可中骨也,病起筋炅病已止。”以针刺局部挛结的筋脉为主,寒去筋热则痹止,不能针刺过深或刺出血,伤人筋骨。具体的刺法用《灵枢·官针》中的恢刺法和关刺法,在治疗时,还需辨别风、寒、湿、热何邪为主,依行痹、痛痹、著痹的治法辨证施治。

骨痹:在《素问·逆调论》中有详细的论述:“帝曰:人有身寒,汤火不能热,厚衣不能温,然不冻栗,是为何病?岐伯曰:是人者,素肾气胜,以水为事,太阳气衰,肾脂枯不长,一水不能胜两火。肾者水也,而生于骨,肾不生,则髓不能满,故寒甚至骨也。所以不能冻栗者,肝一阳也,心二阳也,肾孤藏也,一水不能胜二火,故不能冻栗,病名曰骨痹,是人当挛节也。”可见骨痹多是因倚恃肾气素胜,而或入房太过,或久近水作业,致耗伤肾精,无以充髓,出现身寒挛节的症状。骨痹的施治,《灵枢·官针》提出用短刺和输刺法,药物治疗首先应分清正虚邪实,予以标本兼顾。骨痹早期,多呈寒湿凝滞的证候,骨痛剧烈,骨重难举,可选用五痹汤加味治疗。因骨痹存在肾虚髓少的病机,往往到后期,以骨髓酸痛,骨变筋缩为突出表现,宜温肾散寒,《太平惠民和剂局方》安肾丸加减。

五脏痹证总的病机是营卫气血闭塞不行,所以在治疗时以宣通气血为务,兼视各脏虚实为治。

肺痹:在治疗上可参照《圣济总录·诸痹门》橘皮汤或《辨证录》肺痹汤加味,以人参、半夏、肉桂、白术、陈皮、苏子等药补气降逆、温通化痰、健脾燥湿。叶天士在《幼科要略》中提出“清邪在上,必用轻清气药,如苦寒治中下,上结更闭”,故“治肺痹以轻开上”,亦可参考。

心痹:据《素问·痹论》和《素问·五藏生成》,心痹多由“脉痹不已,复感于邪，内舍于心"，"得之外疾，思虑而心虚，故邪从之"，"淫气忧思，痹聚在心"，过度思虑伤心神，邪气乘虚内客，致心气痹阻，血脉不通。所以心痹的治疗以宣通心脉气血为先。

肝痹：可参《医门法律·中风门》喻昌方："以人参为君，黄芪、肉桂、当归、川芎为臣，以代赭石之专通肝血者，佐参芪之不逮，少加羌活为使。盖气者，血之天也，气壮则血行，然必以肉桂、当归大温其血，予解其凝泣之势，乃以代赭石之重坠，直入厥阴血分者，开通其瘀壅，而用羌活引入风痹之所。缘厥阴主风，风去则寒湿自不存耳。"

脾痹：《医门法律·中风门》认为："脾为太阴之脏，其痹必寒湿多而风少"，所以用温中理气，壮阳驱阴的温中法曲丸主治之。方用炒法曲，炒麦芽，白茯苓，去白陈皮，制厚朴，麸炒枳实各一两，人参，制附子，炮干姜，酒洗焙当归，炙甘草，细辛，桔梗各五钱，汤泡吴茱萸三钱为末炼蜜丸。

肾痹：肾主骨，今邪气痹阻于肾，精气不养脊骨，故伛偻不能直，足弱不任行。久病之后，实中夹虚，治法当散寒祛湿，温补肾阳，可用《辨证奇闻》肾痹汤加减。白术一两、山茱萸五钱、茯苓五钱、薏仁五钱、杜仲三钱、肉桂一钱，附子五分，防己五分，石斛二钱，地骨皮五钱，水煎服。

肠痹：《医门法律·中风门》说："寒邪湿邪，先伤其太阴之脾，风邪先伤其阳明之胃。太阴伤故腹满，阳明伤故飧泄。《内经》谓胃风久蓄为飧泄，明非朝夕之故也。脾胃有病，三痹互结于肠，此宜以辛辣开之"，用吴茱萸散：吴茱萸半两，肉豆蔻、炮干姜、炙甘草各半两，陈橘皮、姜炙厚朴、高良姜各二两，缩砂仁、炒陈曲、白术各一两，捣罗为散，每服一钱匕，粥饮调下，食前服。

胞痹：《医门法律·中风门》说："痹在胞，用肾沥汤。……方名肾沥汤，形容其胞中之气，痹而不化。外肾之溺，滴沥不出之苦也。乃因虚热壅其膀胱，肺气不能下行所致。"治当清热利湿通痹，方选肾沥汤：麦门冬、五加皮、犀角各一钱，杜仲、桔梗、赤芍药、木通各一钱五分，桑螵蛸一个。水盏半，加入羊肾一只，去脂膜切细，竹沥少许，同煎一盏，去渣，空腹顿服。

【原文】

帝曰：荣卫之气亦令人痹乎？岐伯曰：荣者，水谷之精气也，和调于五藏，洒陈于六府，乃能入于脉也，故循脉上下，贯五藏，络六府也。卫者，水谷之悍气也，其气慓疾滑利，不能入于脉也，故循皮肤之中，分肉之间，熏于肓膜，散于胸腹，逆其气则病，从其气则愈，不与风寒湿气合，故不为痹。

【解析】

本节经文介绍的是营卫之气与痹证发生的关系，进一步论述了痹证发病内外相应的条件。“肓膜”：指肉里及胸腹腔内的膜。张介宾注：“凡腔腹肉里之间，上下空隙之处，皆谓之肓。盖膜犹幕也，凡肉理之间，藏府内外其成片联络薄筋，皆谓之膜”。在生理情况下，营气由水谷之精气化生，分布于五藏六府，入于经脉，故循脉上下，贯五藏，络六府。卫由水谷之悍气化生，其气慓疾滑利，分布于皮肤之中，分肉之间，熏于肓膜，散于胸腹。营卫的分布、运行是一定规律的。“逆其气则病，从其气则愈，不与风寒湿气合，故不为痹”，若营卫运行失调是痹证发生的重要内在机制，复因风寒湿邪气侵袭，两气相合，形成痹证。

【钩玄】

（1）营气和卫气的异同：营气和卫气的来源相同，均来自水谷之气，而为人体不可或缺的物质，且两者关系密切，互相为用，互相依赖，张介宾称之为“将相”。但由于特性不同，功能不同，循行部位不同，因此本节特别强调了两者功能的不同点：营气来自于水谷之气中精微部分，据《灵枢·营卫生会》，特性为“清”属阴，故循脉上下，若入脉中，可化为血液，故常营血共称，主要功能是营养脏腑。卫气来自于水谷之气中强悍的部分，据《灵枢·营卫生会》，特性为“浊”属阳，故流行快速，不受脉的约束，而散行于皮肤肌肉肓膜等部分，起着温煦和卫外的作用。

（2）痹证的发病：内外因并重，是《内经》发病观的重要特色，如“两虚相得，乃客其形”，“邪之所凑，其气必虚”等。本节则从痹证的发病，具体体现了《内经》这一发病思想，内因是饮食不节、精神失调等导致营卫之气逆乱，营养脏腑功能以及温煦卫外功能不能发挥作用，即“逆其气则病”；外因是风寒湿外邪，两者缺一则不为病，故说“不与风寒湿气合，故不为痹”。

【运用】

“逆其气则病，从其气则愈，不与风寒湿气合，故不为痹，”着重于营卫失调是痹证发生的重要内在机制，复因风寒湿邪气侵袭，两气相合，形成痹证。这对临床治疗痹证除驱除风寒湿邪外，调和营卫亦是重要一法。后世张仲景《金匮要略》用桂枝芍药知母汤治疗历节病，即寓调和营卫之深意。

医案举例：汪某，女，65岁。1994年12月19日初诊：患类风湿性关节炎已6年余，每逢阴雨天便外感寒湿而发，两手指关节红肿灼痛，头昏短气，心悸怔忡，口干口粘，诊视两手指关节明显变形，舌质红，苔薄白，中央发黄，脉濡数，此乃风湿历节化热之候，治用桂枝芍药知母汤出入：蜜炙川草乌（先煎）各4g，川桂枝、威灵仙、生白术、茯神、忍冬藤、知母各10g，炙麻黄、防风、三七粉（分吞）各5g，炒白芍、葛根、桑枝各15g，水煎取汁，1日2服。5剂药后，关节灼热肿痛显著减轻，余症趋缓，守方增损连治月余，除指关节变形外，诸症几除。其后间断诊

治3年余，病情基本控制，发作次数甚少。（张笑平《金匮要略临床新解》）

【原文】

帝曰：善。痹，或痛，或不痛，或不仁，或寒，或热，或燥，或湿，其故何也？岐伯曰：痛者，寒气多也，有寒故痛也。其不痛不仁者，病久入深，荣卫之行涩，经络时疎，故不通。皮肤不营，故为不仁。其寒者，阳气少，阴气多，与病相益，故寒也。其热者，阳气多，阴气少，病气胜，阳遭阴，故为痹热。其多汗而濡者，此其逢湿甚也，阳气少，阴气盛，两气相感，故汗出而濡也。

帝曰：夫痹之为病，不痛何也？岐伯曰：痹在于骨则重，在于脉则血凝而不流，在于筋则屈不伸，在于肉则不仁，在于皮则寒，故具此五者，则不痛也。凡痹之类，逢寒则虫，逢热则纵。帝曰：善。

【解析】

本节论述了痹证的各种临床表现和发病机制。

不痛不仁指皮肤麻木不仁、对疼痛不敏感。疎，同疏，“经络时疎”，指经络常常空虚。“不通”：《太素》、《甲乙经》均作“不痛”。“阳气少，阴气多，与病相益”：这里谈的是人的体质因素，这是一种阳虚阴盛的体质，益加风寒湿邪，故寒更甚。李中梓注：“痹病本属阴寒，若阳气不足之人，则寒从内生，与外病相助益，故寒也”。“阳气少，阴气多”，指人偏于阳虚阴盛的体质。“阳气多，阴气少，病气胜，阳遭阴”：指病人素体阳盛阴虚，感邪后，阴不胜阳，邪气从阳化热，故为痹热。张介宾注：“阳盛遭阴，则阴气不能胜之，故为痹热”。遭，《甲乙经》作“乘”。乘，战而胜之也。“两气相感”：指人体偏盛之阴气与寒湿阴邪同气相求，相互感应。王冰注：“中表相应，则相感也。”提示痹的发病是外界邪气和人体之气的相互作用结果。“逢寒则虫”：即痹证遇寒则拘急而痛。孙诒让《札迻》：“虫，当为痋之借字……段玉裁《说文》注谓：‘痋’即疼字”。虫，《甲乙经》、《太素》均作“急”。张介宾注：“虫，《甲乙经》作急，于义为得。盖逢寒则筋挛，故急；逢热则筋弛，故纵也”。这两个解释皆通。

这段文字还进一步分析了痹证临床症状的产生机制：①发病部位与症状：痹在骨则重，在脉则血流不畅，在筋则屈不伸，在肉则不仁，在皮则寒。②体质与症状：阳虚阴盛体质多见寒象，阳盛阴虚体质多见热象。③病邪与症状：寒气多，见疼痛；湿气甚，见多汗而濡。④气候与症状：“逢寒则虫（急），逢热则纵”。寒主收引，故痹证遇寒则拘急，得热则气血流通而缓解。

【钩玄】

阴阳体质与发病

这段原文说明痹证中寒象明显的，一者因患者外感风寒湿三气中寒气偏胜，一者其体质为阳虚阴盛之体，两者相合，故表现为寒冷而痛甚为特征的寒痹；热痹则是体内阳盛阴虚，体质阳热与阴寒邪气两者中，阳热占了上风，故病从热化；痹证见多汗而皮肤濡湿者，多属阳虚阴盛体质，又恰逢湿邪偏胜，两气相感，发为湿痹。原文虽未对燥痹作出解释，但据前文亦可推测其体质属阳多阴少之类，又逢风邪偏胜而燥化，当有皮肤干燥、口渴便干诸症。可见，通过对痹证寒与热、燥与湿发病特点的对比比较，有助于了解痹证发病中体质因素所起的作用，也就有可能更为本质地把握痹证的病理变化。

【运用】

某些病证，病因相似，但病邪侵入机体后，由于体质阴阳盛衰不同，邪正交争态势亦异，故可出现不同的病机，如同为风寒湿痹，而症状可有寒热、燥湿等截然相反的表现。需要对照比较，了解其体质的差异，辨治要注意体质差异这一发病的相关因素，分别采用不同的治疗方法，这一过程实际上也就是辨证论治中的同病异治。

附："逢寒则虫(急)"治案

王某，女，23岁。1977年10月18日就诊。自述数天前因挖井下水，又感风邪而致双膝关节冷痛难忍，不能行走，伸屈痛甚，关节肿胀，右膝明显，急赴本院求治，服桂枝芍药知母汤之类2剂后，痛非减轻，反而加重。现膝部痛如锥刺，局部发凉，不时呼叫，屈伸不利，不能坐、立、行，只能取卧位。检查：白细胞计数12000/mm^3，中性75%，血沉24mm/h，舌质淡，苔白，脉沉紧。证属气血亏虚，寒湿阻络。治宜补养血，散寒除湿，活络止痛。遵《金匮要略》乌头汤加味：

黄芪15g，白芍30g，制乌头12g，麻黄15g，桂枝10g，木瓜30g，防己20g，炙甘草6g，生姜3片，大枣5枚为引。上方服2剂后，膝关节疼痛明显减轻，肿消过半，能坐、站一时许，行走丈余，但夜间仍痛，舌质淡，苔白，脉沉细微迟。寒湿未尽，原方加干姜12g，又服4剂，膝关节痛肿基本消失。为巩固疗效，又以前方加减服5剂，痛止，行走方便。（王海洲《国医论坛》1990年第1期）

按：本案寒湿偏盛，浸淫膝关节，寒胜则痛，"逢寒则急"，亟用《金匮要略》乌头汤加味，散寒止痛，药证合拍，迅速取效。

素问·痿论

【原文】

黄帝问曰：五藏使人痿，何也？岐伯对曰：肺主身之皮毛，心主身之血脉，肝主身之筋膜，脾主身之肌肉，肾主身之骨髓。故肺热叶焦，则皮毛虚弱急薄，著则生痿躄也。心气热，则下脉厥而上，上则下脉虚，虚则生脉痿，枢则挈，胫纵而不任地也。肝气热，则胆泄口苦，筋膜干，筋膜干则筋急而挛，发为筋痿。脾气热，则胃干而渴，肌肉不仁，发为肉痿。肾气热，则腰脊不举，骨枯而髓减，发为骨痿。

【解析】

痿证是以四肢功能痿废不用和肌肉枯萎不荣的一类病证。“痿”字有痿弱和枯萎两种含义，即包括四肢功能的痿废不用和肌肉枯萎不荣两种情况。临床上一般多见先因痿废不用，随之而肌肉萎缩，也有先见肌肉萎缩，渐至不能行动，故两者又有因果关系。

本段有若干文字需要特别解释一下：

“肺热叶焦”是形容肺叶受热、灼伤津液的病理状态。《太素》、《甲乙经》“肺”下有“气”字。“急薄”指皮肤干枯不润，肌肉消瘦。“痿躄”中“躄”是指两腿行动不便，这里泛指四肢痿废不用，包括下文的脉痿、筋痿、肉痿、骨痿等各种痿证。“枢折挈”中“枢”即枢纽，此处指关节。折，断也。挈，提举。“枢折挈”形容关节弛缓，不能提举活动，犹如枢轴折断不能活动一般。王冰认为“挈”上脱“不”字，这个观点比较合理。

为什么肺热成痿不称“皮痿”而名“痿躄”?

一般称痿，是指四肢肌肉枯萎不荣，筋骨痿弱不能运动的一类病证。四肢各部组织，皮肉、脉、筋、骨固然跟运动都有关系，但一般来说皮肤枯燥不至于直接影响四肢的运动。中医学认为，五脏合五体，肺合皮毛，肺热成痿，如果用“皮痿”，仅说明皮毛病变，不能说明痿病四肢痿废不用的特征，故不用“皮痿”，改具有较广泛痿病意义的“痿躄”。可见《内经》作者对疾病的命名并不囿于机械的组合，而是结合临床实践比较客观反映疾病本质的命名方法。

【钩玄】

五藏使人痿的机制

本节提出了“五藏使人痿”，提示我们痿证的发生首先是由脏腑功能失调引起而表现的外部肢体痿废不用和肌肉枯萎不荣，而非如痹症等疾病首先是由外感邪气引起。“肺热叶焦……着则生痿躄”的痿证发病机制。五脏与五体（皮肉筋骨脉）相合，五体赖五脏精气以濡养；五脏气热，热灼津液精气受伤，不能濡养五体，日久形成各种痿证。而五脏之中，尤以肺为关键，五脏精气津液全赖肺气的敷布，方能濡养五体，若肺热叶焦，精气津液被灼，肺又不能敷布精气津液于肢体，发为痿证。《景岳全书·杂证谟》：“痿证之义，《内经》言之详矣，观所列五脏之证，皆言为热，而五脏之证，又总于肺热叶焦，以致金燥水亏，乃成痿证。”

【运用】

叶天士治疗肺热叶焦则生痿躄案

(1) 汤六三　有年偏痿，日瘦。色苍脉数，从《金匮》肺热叶焦则生痿躄论。

玉竹　大沙参　地骨皮　麦冬　桑叶　苦百合　甜杏仁

(2) 徐三岁　面瘰跗𫃼，此属肺热痿躄。

连翘　花粉　黑山栀　赤小豆　桑叶　白通草

按：叶氏引“肺热叶焦则生痿躄”句，云出自《金匮》误也。痿躄系顽证，未知能否起沉疴。方中用甘寒以润肺，苦寒以清肺，治病以求本，遗憾医案未记载功效。

【原文】

帝曰：何以得之？岐伯曰：肺者，藏之长也，为心之盖也，有所失亡，所求不得，则发肺鸣，鸣则肺热叶焦。故曰：五藏因肺热叶焦，发为痿躄，此之谓也。悲哀太甚，则胞络绝，胞络绝则阳气内动，发则心下崩，数溲血也。故《本病》曰：大经空虚，发为肌痹，传为脉痿。思想无穷，所愿不得，意淫于外，入房太甚，宗筋弛纵，发为筋痿，及为白淫。故《下经》曰：筋痿者，生于肝，使内也。有渐于湿，以水为事，若有所留，居处相湿，肌肉濡渍，痹而不仁，发为肉痿。故《下经》曰：肉痿者，得之湿地也。有所远行劳倦，逢大热而渴，渴则阳气内伐，内伐则热舍于肾，肾者水藏也，今水不胜火，则骨枯而髓虚，故足不任身，发为骨痿。故《下经》曰：骨痿者，生于大热也。

【解析】

本节进一步分析五体痿证形成的病因病机。

经文云“肺者，藏之长也，为心之盖也”，这里强调肺的重要性。张志聪注：“藏真高于肺，朝百脉而行气于脏腑，故为藏之长。”再次强调“五藏因肺热叶焦，发为痿躄”，可见“肺热叶焦”是痿证形成的重要因素。

对五脏气热形成的原因作了剖析。有所失亡，所求不得等志意不遂，则五志过极，郁久化热，导致肺热叶焦，肺失宣降，不能敷布津液、气血，筋脉失于濡润而成痿躄。悲哀太甚致心包络阻绝不通，阳气内动，迫血妄行而“心下崩，数溲血”，经脉空虚，发为脉痹，久为脉痿。思想无穷，加之入房太甚，肝肾精气亏乏，宗筋失养松弛而成筋痿。长期从事水中作业，或居住地过于潮湿，水湿滞留体内，肌肉浸渍，易生肌痹，转为肉痿。劳倦太过，适逢暑热，伤津耗气，肾精竭绝，发为骨痿。以上诸痿证，皆为五脏阴阳失调，真阴受损，阳热内生，肢体筋脉失于濡养，遂成痿证。

【钩玄】

(1) 痿证三病因：其一，所求不得，悲哀太甚，思想无穷等情志因素所伤，气郁化热而生痿。

其二，劳倦过度，入房太甚，亡血失精，以致肝肾亏损，精血不足，形成痿病。

其三，外邪侵袭，如湿邪浸淫，或触冒暑热等，日久损伤筋骨肌肉，均可成痿。

(2) 痿证病机：一为五脏气热，肺热叶焦：五脏外合五体，因各种因素导致五脏气热，灼伤津液、阴血，筋骨肌肉失于濡养，日久发生痿病。其中尤其是“肺热叶焦”是形成痿病的重要病机。肺主气，朝百脉，居五脏之上，输布津液于五脏，以濡养五体，若肺热灼津，使精气津液不能敷布，则五脏失养，四肢不用，发为痿病。

二为阳明虚弱，宗筋失养：胃为水谷之海，气血生化之源，筋脉肌肉，四肢百骸皆赖以资生，若阳明虚弱，气血生化之源不足，气血亏损，宗筋失去濡养，发生痿病。

【运用】

“大经空虚，发为肌痹，传为脉痿”治案

张某，女，27 岁，成都市某幼儿园老师，1976 年 10 月 23 日初诊。患者口干，眩晕，便秘，语音低微，行动需人扶持，稍一站立，即欲坐下。脉细数，舌质淡红，微有白腻苔。已服补肾壮阳之剂及八味丸无效。仔细询问病史，患者因异位妊娠，生产时失血过多，渐致痿软。根据《内经》说“大经空虚，发为肌痹，传为脉痿。”考虑本病应属血虚致痿。朱丹溪说：“痿之所不足，乃阴血也，而方悉是补阳补气之剂，宁免实实虚虚之患乎?”于是决定用养营和血法。处方：生地 24g，当归 12g，白芍 15g，川芎 6g，黄柏 12g，苍术 10g，龟甲 24g，苦参 15g，前后计服 30 余剂，渐能行走。以后仍用原方，调理而愈。(江幼李．中医药学报．1985；(3)：20)

【原文】

帝曰：何以别之？岐伯曰：肺热者，色白而毛败；心热者，色赤而络脉溢；肝热者，色苍而爪枯；脾热者，色黄而肉蠕动；肾热者，色黑而齿槁。

帝曰：如夫子言可矣。论言治痿者，独取阳明何也？岐伯曰：阳明者，五藏六府之海，主闰宗筋，宗筋主束骨而利机关也。冲脉者，经脉之海也，主渗灌溪谷，与阳明合于宗筋，阴阳揔宗筋之会，会于气街，而阳明为之长，皆属于带脉，而络于督脉。故阳明虚，则宗筋纵，带脉不引，故足痿不用也。帝曰：治之奈何？岐伯曰：各补其荥而通其俞，调其虚实，和其逆顺，筋脉骨肉，各以其时受月，则病已矣。帝曰：善。

【解析】

本节讨论了五脏气热的临床特点，作为鉴别诊断的依据。文中提出五脏主色以及反映五脏情况的毛、络、爪、肉、齿的异常改变，来辨析五脏气热，说明对痿证的鉴别十分仔细，临床可参考。当然，在临床上还应结合其他四诊获取的资料，作全面分析，才能作出正确的判断。

最后，《内经》提出了痿证的治疗原则，并解释“治痿者，独取阳明”的道理。

“治痿者，独取阳明”是痿证的治疗原则之一。那么为什么要治痿独取阳明呢？经文中进行了详细的解释。大致的意思是：足阳明胃为五脏六腑之海，有润养宗筋作用，而宗筋有束骨利关节之功，人体的骨节筋脉依赖阳明化生的气血以濡养，才能运动自如；阴经阳经总会于宗筋，合于阳明，冲脉为十二经脉之海，将来自阳明之气血渗灌溪谷，并与阳明合于宗筋，故“阳明为之长”。“阳明虚则宗筋纵，带脉不引，故足痿不用”，所以“取阳明”成为治疗痿证的关键。

各补其荥而通其俞，调其虚实，和其逆顺：提示治痿还须根据痿证的病变部位，疾病的虚实顺逆，针对有关的脏腑经络进行辨证论治。诚如张介宾所注：“上文云独取阳明，此复云各补其荥而通其俞。盖治痿者，当取阳明，又必察其所受病之经而兼治之也。如筋痿者，取阳明厥阴之荥俞；脉痿者，取阳明少阴之荥俞；肉痿骨痿，其治皆然。”各以其时受月：提出治疗痿证还必须以“因时制宜”的原则，即既要根据病变的所在部位及其虚实顺逆，又要结合脏腑所主时令季节来立法选穴针刺，有利于提高疗效。这些论述对后世子午流注法的形成有一定启迪作用。

【钩玄】

(1) 治痿独取阳明：本篇指出“阳明虚则宗筋纵，带脉不引，故足痿不用”，所以“取阳明”就成了治疗痿病的关键。但“独取阳明”，不能片面理解为仅仅取阳明。本篇下文提出“各补其荥而通其俞，调其虚实，和其逆顺”的原则，提示必须辨证论治。故此“独”字应理解为“注重”的意思。再者，“取阳明”不可仅理解为“补阳明”，应从后世医家对该治则的临床发挥，“取阳明”应包括补，泻，清，温，和，润等多种治法，才能更好地体现“调其虚实，和其逆顺”和“补”与“通”的精神。

(2) 痿证和痹证的比较：总体而言，痹证的病因以外因为主，由风寒湿三气侵袭为主因；病机由外邪入侵，导致营卫气血失和，痹阻不行，日久成痹；症状以皮肉筋骨关节酸痛麻木、重着、屈伸不利为特点，日久影响到脏腑气血痹阻成为脏腑痹；治疗以祛除风寒湿等外邪，强调“循脉之分，各有所发，各随其过则病瘳也”。

痿证的病因由情志、湿热、劳倦等因素综合作用；病机由五脏气热，损伤精血津液，筋骨肌肉失养成痿；症状以肌肉枯萎不荣，筋骨痿废不用为主要特征；治疗注重“取阳明”，突出“各补其荥而通其俞，调其虚实，和其逆顺，各以其时受月则病已矣”。

【运用】

《内经》所云“取阳明”主要指针刺治疗，但作为方药论治的准则，仍然具有实践价值。另外，原文说“独取阳明”，此“独”不能理解只取阳明，从下文“各补其荥而通其俞，调其虚实，和其逆顺”分析，治痿仍须辨证论治，此以“独”字突出阳明胃在治痿中的重要作用。现举一案说明之：

黄某，年二十岁，客汉阳，当秋寒热咳嗽，足跗浮肿。延疡科医治，误用敷药，足大指溃烂沥沥，又误用燥血药，煎熬津液，勉强收功。渐至足不能移，肌肤益削，已成瘫痪，历医不瘳，皆以不痛为不治。次年六月，买舟归里，求治于余。两人抬出诊视，余视其形羸发脱，脉象细数，腿股大肉已尽，脚垂纵缓废弛。因思经云：大筋緛短，小筋弛长为痿。又曰：阳明虚则宗筋失润，不能束骨而利机关，法当端取阳明。且起自秋间，寒热咳嗽，肺失清肃，误进燥药，津液枯焦，此燥气焚金，当以肺热叶焦则生痿躄论治。盖痿者枯萎之象，非滋血液，何以得生？惟胃为生血之源，又为金之母，故曰治痿独取阳明也。况寒暑交迁，又值燥金用事，宜清金润燥，佐以甘淡益胃之药。于是以二地、二冬、石斛、薏苡、梨汁、蔗汁之属，日进大剂，按治十日，饮食稍加，改进虎潜丸（黄柏、知母、地黄、虎胫、龟甲、锁阳、当归、牛膝、白芍、陈皮、羊肉等组成），加黄芪，白术、薏苡、桑枝、茅根，补助阳明。自秋至腊，按日不歇，仅得肌肉稍充，筋骨稍束，尚未能开步，次年继进前药百日，至夏乃愈，计治一载，始获全功。（《得心集医案·肺热叶焦》）

再者，“取阳明”不可仅理解为“补阳明”，应从后世医家对该治则的临床发挥，“取阳明”应包括补，泻，清，温，和，润等多种治法，才能更好地体现“调其虚实，和其逆顺”和“补”与“通”的精神。兹举张子和清阳明热邪治愈痿证案以证明之：

宛丘营军校三人，皆病痿，积年不瘥。腰以下，肿痛不举，遍身疮赤，两目昏暗，唇干舌燥，求疗于戴人。戴人欲投泻剂，二人不从，为他医温补之药所惑，皆死。其同病有宋子玉者，俄省曰：彼已热死，我其改之？敬邀戴人。戴人曰：公之疾，服热药久矣。先去其药邪，然后及病邪，可下三百行。子玉曰：敬从教。先以舟车丸、浚川散，大下一盆许。明日减三分，两足旧不仁，是日觉痛痒。累至三百行始安。戴人曰：诸痿独取阳明。阳明者，胃与大肠也。此言不止谓针也，针与药同也。《灵枢·根结》指出，“取之阳明”，应“视其有余不足”，不可见痿即是阳明虚，本案是阳明热也，当清阳明为法。（《儒门事亲·痿》）

此案生动揭示了阳明大热致痿当禁温补，而以清下为当务之急的道理。患者肢体肿痛遍身生疮，提示身有大热。热邪上蒸煎熬心神则两目昏暗，阳热伤津则口舌干燥。早在仲景《伤寒论》已经提示我们，若阳明大热，即便无腑实之症也当急下存阴，戴人深谙此中玄妙，故峻药攻下，救人于危笃。

第八单元

脉要精微

“脉要精微”，脉即脉诊；要，要领；精微，精湛微妙。本单元论述了诊法的最佳时间，切脉望色的要领，四诊合参，脉应四时等内容，尤其以脉诊及望色的要领和道理论述得精湛微妙。

也有把“脉”理解为“诊”，理由是：本单元虽以论述脉诊为主，但文章一开始就说“诊法何如”，又说“切脉动静，而视精明，察五色，观五藏有余不足，六府强弱，形之盛衰，以此参伍，决死生之分”，显然仅以脉诊不足以全面了解病情，再从全文所讲内容来看，都强调“四诊合参”；在临床上人们常把看病称为“搭脉”，以切脉指代中医的诊疗行为。而望、闻、问、切四诊，同样是至精至微的，故解释为“诊要精微”也无不可。

素问·脉要精微论（节选）

【原文】

黄帝问曰：诊法何如？岐伯对曰：诊法常以平旦，阴气未动，阳气未散，饮食未进，经脉未盛，络脉调匀，气血未乱，故乃可诊有过之脉。切脉动静，而视精明，察五色，观五藏有余不足，六府强弱，形之盛衰，以此参伍，决死生之分。

【解析】

本节在论述具体诊法内容之前，首先指出诊病的时间以平旦为宜。平旦：太阳刚升出地平线之时，即清晨、早晨。文中“阴气未动，阳气未散”是互文见义的修辞手法。其意思是平旦之时，人刚刚醒寤，体内阴阳之气未因进食和劳作而被扰动、耗散。此时“经脉未盛，络脉调匀，气血未乱”，由于体内气血未受到疾病以外因素的干扰，其盛衰状态能够真实地反映出来，故可诊有病变的脉象。其精神实质在于临床诊断要尽可能排除非疾病因素对患者的影响，以获取准确的病情资料，对疾病做出正确的诊断。

其次确立四诊合参、全面诊察的诊法原则。望、闻、问、切四诊是充分运用人的眼、耳、口、鼻、手等器官，分别从不同的角度对疾病诊察，反映了多个方面的疾病资料。文中“动静”，指脉象的变化；“视精明”，即观察眼睛的色泽、动态及视觉。精明，指眼睛和眼神。因此，只有多层次、多角度、广泛地收集临床资料，即切脉、望目察色、观形体强弱、审察脏腑之盛衰，闻病人所发出的异常声音，问病人二便排泄情况等多法并用，彼此相参互证。参伍：错综比验，彼此相参互证，才能全面掌握病情，把握病势，判断疾病的预后吉凶。“决死生之分”，指通过四诊参伍，判断疾病的预后吉凶。决，分辨、判断。分，异也，区别。此也是《内经》诊法学的一贯思想。

【钩玄】

(1) 关于“诊法常以平旦”：本节提出的“诊法常以平旦”，“气血未乱，故乃可诊有过之脉”之说，旨在强调诊察疾病过程中，周围的环境及病人必须保持宁静的状态，防止外界的干扰。若不是平旦的时候，如果病者气血尚没有受到内外因的刺激，也可诊得较真实的病脉，故不可拘泥于平旦。正如明代汪机所说：“若遇有病则随时皆可以诊，不可以平旦为拘也。”现代临床上，需要检测肝肾功能时，关照病人验血前务必空腹，不要吃东西；妇科需要了解是否排卵时，要求妇女测其基础体温，而测量时间即是人在刚刚睡醒，没有任何活动的时候；而病人就诊时测量血压也是要求其休息一会儿，在相对平静的时候才为其测量，可以反映真实的病况。

(2) 关于脉诊：本节一开始就讨论脉诊的时间和要求，接下去就说：“切脉动静，而视精明，察五色，观五藏有余不足，六府强弱，形之盛衰，以此参伍”，强调“切”、“视”、“察”、“观”相互“参伍”的重要性。实际提出了“四诊合参”的问题。

后世乃至当今临床仍有人偏面强调仅凭切脉，就可以定夺的说法。如清·周学霆撰《三指禅》，并说：“医理无穷，脉学难晓，会心人一旦豁然，全凭禅悟。”把脉诊神秘化。正如清·陈修园在《医医偶录》中说：“据脉定症，是欺人之说。”清·王燕昌《王氏医存》也说：“不须望、闻、问、切，但一诊脉，即能悉其病者，欺人语尔。”精读《内经》原旨，真相大白。

【原文】

夫脉者，血之府也。长则气治，短则气病；数则烦心，大则病进；上盛则气高，下盛则气胀；代则气衰，细则气少，涩则心痛；浑浑革至如涌泉，病进而色弊，绵绵其去如弦绝，死。

【解析】

这段原文讲述脉诊的原理及临床意义。“脉者，血之府”，意思是经脉为血与气的汇聚之处，脉象可反映气血的盛衰变化。李中梓注曰：“营行脉中，故为血府。然行是血者，是气为之司也。《逆顺》篇曰：‘脉之盛衰者，所以候血气之虚实。’则知此举一血而气在其中，即下文气治、气病，义益见矣”。因此，原文接着举例叙述长、短、数、大、上、下、代、细、涩、浑浑革至、绵绵其去等十余种脉象及其主病。

“长则气治”：长，指脉体首尾端直，超过本位。长与弦相类，弦脉带急，长脉带缓。气治，指气血平和无病。

“短则气病”：短，指脉体短，不及本位。气病，脉短有力主气郁，脉短无力主气不足。

“数则烦心”：脉数为热，热则心烦不安。“数”，一息超过5至，数为阳盛，邪热鼓动，脉行加速，故令数脉。阳盛发热，必数而有力；阴虚内热，必数而无力。无论实热、虚热，都可能出现心烦不安之症。但是临床中如心阳不振，心气亏虚者，也可能出现脉数心烦之症。故当参合其他证候综合辨析，方不致失误。

“大则病进”：大，指大脉，其象满指而大，为邪气有余之象，故表示病情将进一步发展。临床诊见大脉，当分虚实。脉大有力为实，如《伤寒论》阳明篇中“伤寒三日，阳明脉大”；脉大无力为虚，如《金匮要略》血痹虚劳篇中“男子平人，脉大为劳。”朱震亨《格致余论》说：“其病得之于内伤者，阴虚为阳所乘，故脉大当作虚治之；其病得之于外伤者，邪客于经，脉亦大，当作邪胜治之，合二者观之，皆病证方张之势也，谓之病进不亦宜乎。”

“上盛则气高，下盛则气胀”：上指寸口脉的近腕部。上盛者，邪壅于上也；气高者，喘满之谓。下指寸口脉的远腕部。下盛者，邪滞于下，故腹为胀满。另外一种说法，上、下指人体上下部位之脉。日人丹波元简说：“诸家以上下为寸尺义，而《内经》有寸口之称，无分三部而为寸关尺之说。乃以《难经》以降之见读斯经，并不可从。此言上下者，指上部下部之脉，详见《三部九候论》。”

“代则气衰”：代指代脉。脉来缓弱而有规则的间歇，《伤寒论》太阳篇：“脉来动而中止，不能自还，因而复动者，名曰代脉也。”主脏气衰弱，或脾气败绝之危候。临床风证、痛证、惊恐、妇女妊娠亦可见代脉，不可概作危候论。

“细则气少”：脉细如丝，主诸虚劳损，血气衰少。《素问·三部九候论》：“形盛脉细，少气不足以息者危。”

“涩则心痛”：指脉往来涩滞，如轻刀刮竹，主气滞血瘀，故现心痛之症，也可见于郁证、癥瘕等。

“浑浑革至如涌泉，病进而色弊”：“浑浑”同“滚滚”，形容水流盛大的样子。革，急也。《脉经》、《千金》“革”下并重“革”字，“至”字属下读。色弊，《脉经》、《千金》“色”作“危”，“弊”下并重“弊”字，属下读。弊弊，隐也，与下文绵绵义相属。这句话是形容脉来滚滚而急，如泉水急促上涌，盛于指下。

“绵绵其去如弦绝，死”：绵绵，指脉细微欲绝之象。王冰注：“绵绵，言微微似有，而不甚应手也。如弦绝者，言脉卒断，如弦之绝去也”。为脏气衰竭，生机已尽，故主死。

本段原文提示医生在脉诊时，一要注意脉动的频率快慢，如“数则烦心”。二要注意脉动的节律齐差，如“代则气衰”。三要注意脉象的体态，如上、下、长、短几种脉象是对脉位的论述，浑浑、绵绵、大脉是论脉势，细脉论脉体的阔狭，涩脉论脉中气血运行的流利程度。原文虽然不长，但是以举例来说明脉诊的诊断要点，对脉诊的应用起到了提纲挈领的作用。

【钩玄】

(1) 关于“夫脉者，血之府也”的解读：这段原文提出，“夫脉者，血之府也”，但接下来的论述是围绕“气”的病变，如气治、气病、气高、气胀、气衰、气少，连续讨论了6个气，何不言血只言气？这是古人写作手法的变化使然，其实脉为血之府，血在脉中运行须靠气来推动，“气为血之帅”，故下文言气而实质包含了血，血与气异名同类，故阅读下文“气”字必须要有“气血”的概念。《内经》中有许多地方有这种省文的现象，大家在学习《内经》的时候，要注意全面理解，避免遗漏甚至误解。

(2) 对真脏脉的认识：本节原文最后一句“浑浑革至如涌泉”，“绵绵其去如弦绝”，其实是《内经》对危重、临终脉象的描述，这两种脉象均属真脏脉。说明五脏真气败露，胃气衰败，再参以“色弊”，则诊断为死候无疑。这些内容都紧密地联系临床，故为中医脉诊的重要理论渊源。所谓“浑浑”、“革革”、“至如涌泉”、“绵绵”、“去如弦绝”，均说明脉来坚硬全无柔和之象，或绵绵欲绝，似有若无，为无胃气或胃气欲绝之象，属于凶候。

《内经》非常重视脉诊，除了《脉要精微论》中有真脏脉之论述，另外在《素问·平人气象论》中描述的“但弦”、“但钩”、“但代”、“但毛”、“但石”之毫无胃气的脉象，预后不佳，正是“所谓无胃气者，但得真藏脉，不得胃气也”。学习时可以互参。

【原文】

夫精明五色者，气之华也，赤欲如白裹朱，不欲如赭；白欲如鹅羽，不欲如盐；青欲如苍璧之泽，不欲如蓝；黄欲如罗裹雄黄，不欲如黄土；黑欲如重漆色，不欲如地苍。五色精微象见矣，其寿不久也。夫精明者，所以视万物，别白黑，审短长。以长为短，以白为黑，如是则精衰矣。

【解析】

本节原文讲望诊中的两个内容“望五色”和“视精明”，颜面五色和目之精光神气皆为脏腑精气的外在表现，因此，望色、察目可以了解脏腑精气的盛衰及其病变。

首先，原文以我们生活常见之物来进行对比，论述“五欲”、“五不欲”之色，提出望色的要点。望五色以光明润泽，隐然内含，如缟帛外裹为佳，表示脏腑精气充盛；反之如五色枯槁无华，显然外露出现白如枯骨，黑如地苍之色则表示脏腑精气亏损，为五色失神之象。由此可见，大凡色诊，皆以润泽光亮含蓄为善色，疾病预后良好；以晦暗枯槁外露为恶色，疾病预后不良。《四诊抉微》："气由脏发，色随气华"，"内含则气藏，外露则气泄。"喻嘉言有云："察色之妙，全在察神，血以养气，气以养神，病则交病，失睡之人，神有饥色，丧亡之子，神有呆色，气索自神失所养耳。"正如原文所说："五色精微象见矣，其寿不久。""见"音义同"现"。

学习时可结合《素问·五藏生成》中有关诊面色的论述，可加深理解："色见青如草兹者死，黄如枳实者死，黑如炲者死，赤如衃血者死，白如枯骨者死，此五色之见死也。青如翠羽者生，赤如鸡冠者生，黄如蟹腹者生，白如豕膏者生，黑如乌羽者生，此五色之见生也。生于心，如缟裹朱；生于肺，如以缟裹红；生于肝，如以缟裹柑；生于脾，如以缟裹栝蒌实；生于肾，如以缟裹紫。此五藏所生之外荣也。"

原文第二部分是关于望目的内容，从目的视觉、色觉及神气正常与否来论述。五脏六腑之精气上注于目，所以视力的好坏与全身的情况有一定的关系。

如果两目有神，视物清晰，辨色准确，为精气未衰；两目无神，视物大小相混，长短不分，黑白不辨，则为精气衰竭之征。这些论述对今天临床诊病仍然具有实践价值。

【钩玄】

(1) 色诊：《内经》望诊详于色诊，通过望色主要有以下作用：望五色之神气，可辨正气之盛衰；察五色之不同，可别阴阳之属性；观五色之分布，可知病位之所在；视五色之善恶，可断疾病之预后。

(2) 目诊：《灵枢·大惑》指出："五藏六府之精气皆上注于目而为之精"。说明目窍虽是局部器官，但与脏腑经络有密切联系。后世医家根据《内经》之意而发挥的"五轮"学说，是全息律思想的具体体现。如肉轮属脾，血轮属心，气轮属肺，风轮属肝，水轮属肾，说明目部是脏腑信息的集中反应点，根据其形色变化，可以诊察相应脏腑病变，如肉轮下垂，示脾气不足；血轮红赤，示心经火热。同时，《灵枢·大惑》还指出："目者，五藏六府之精也，营卫魂魄之所常营也，神气之所生也……是故瞳子黑睛法于阴，白眼赤脉法于阳也，故阴阳合传而精明也。目者，心使也。心者，神之舍也。"于此可见，从目的有神无神可以测知内脏精气的盛衰和阴阳二气的虚实状况。如精气充沛，则视觉清晰，谓之有神；精气衰少，则视觉昏糊，谓之少神；精气衰竭，则视觉错乱，谓之失神。久病、重病而眼神正常者，尚属可治；目无光彩，目不欲视，或眼神异常者，多属阳衰阴竭，危候立至。此外，《内经》还据目的色泽变化直接诊断脏腑病变，如《灵枢·论疾诊尺》中指出："目赤色者病在心，白在肺，青在肝，黄在脾，黑在肾。黄色不可名者，病在胸中。

诊目痛，赤脉从上下者，太阳病；从下上者，阳明病；从外走内者，少阳病……”，据此也可看出目诊的全息诊断价值。现已证实，人的虹膜是一种特殊的调节器，它能使光脉冲通过大脑中枢与人体内所有器官保持着各种复杂的联系，内脏所有器官、系统都在这小小的薄膜上有自己的代表区域，有自己严格固定的色赤细胞群。如果某一器官出现病情，就会通过神经冲动向大脑发出信号，大脑将这一信号转送到虹膜上相应区域的色赤细胞群，从而相应地发生形色变化。

【运用】

兹举我主编的《内经临证发微》中一则案例以说明。

张某，女，27岁，病历号：75753。会诊日期：1959年11月6日。

今年8月初曾感冒发烧，伴有偏头痛。15天后左眼视力急剧下降，5天后右眼视力相继减退，头痛绵绵，右眼胀痛，睡眠差，纳食减少，懒动少言。发病前工作紧张，有过度劳累史。检查：右眼视力0.5，近视力耶格表2；左眼视力0.7，近视力耶格表2。

双视乳头色泽全部苍白，边缘清楚，动脉细，动静脉比例为1∶2，其他大致正常。双眼周边视野色视标在20度以内，红色视标在10度以内；双眼中心视野约有10度比较暗点。脉细有力，舌体胖。辨证：脾虚气弱，中气不足，清阳下陷。清窍失养。治法：益气升阳为主，辅以清肝明目。方药：补中益气汤加味。

处方：柴胡3g，升麻2g，归身10g，白术10g，陈皮5g，党参12g，黄芪10g，炙甘草3g，蔓荆子3g，石决明15g（先煎），夜明砂12g（包煎），枸杞子12g，五味子5g，川芎3g。14剂。

11月20日（二诊）：服药后视力明显进步，暗影已不明显。检查：双眼视力1.0，双眼底大致同前。脉细，舌质淡，舌体稍胖。仍守前方加减。方药：补中益气汤加桑叶6g、石决明15g（先煎），枸杞子10g。7剂。

11月27日（来诊）：双眼视力已恢复正常，跟前暗影已消。检查：双眼视力1.2，双眼底大致同前。双眼周边视野已基本正常，中心暗点已消，停止治疗。（《韦文贵眼科临床经验选》）

按：本案因过度劳累，工作紧张后视力急剧下降，并伴脾虚气弱，中气不足之症，与《内经》“气脱者，目不明”的理论实相吻合，故治疗以补中益气汤加味，益气升阳而获治愈。

【原文】

五藏者，中之守也。中盛藏满，气胜伤恐者，声如从室中言，是中气之湿也；言而微，终日乃复言者，此夺气也；衣被不敛，言语善恶不避亲疏者，此神明之乱也。仓廪不藏者，是门户不要也。水泉不止者，是膀胱不藏也。得守者生，失守者死。

【解析】

“五藏者，中之守”，言五脏为精神藏舍之处，各司职守。人以五脏为本，五脏藏精舍神，在体内各有职守。如果病变就会出现众多的症状，我们可以根据病人的表现，如声音的清浊、语音的高低、语言的正常与否及二便情况等，来判断是什么病变，是哪里出了问题。

“中盛藏满，气胜伤恐者，声如从室中言，是中气之湿也”，中，指体内，内脏；盛，指邪气壅盛；藏满，指内脏之气胀满，即气机壅滞。这句话的意思是声音重浊，好像是从房间里讲话，这是中土壅滞，水湿不运，湿邪内蕴的原因，是脾脏失守。

“言而微，终日乃复言者，此夺气也”。讲话声音低微，断断续续的，是气被劫夺，肺脏失守的表现。《伤寒论》有“实则谵语，虚则郑声，郑声者重语也”之说。

“衣被不敛，言语善恶不避亲疏者，此神明之乱也”。病人如果衣被不敛，言语善恶不避亲疏，此乃神明之乱，多为心神失守的表现。

“仓廪不藏者，是门户不要也”。仓廪是指仓库，在此比喻肠胃。仓廪不藏，门户不要，为脾胃失守，在临床上可见到呕吐，泄泻等症状。

“水泉不止者，是膀胱不藏也”。水泉不止，是指遗尿、小便失禁，究其原因是膀胱失于约束，此乃肾脏失守之象。

因此，察五脏得守、失守，可从闻声问疾入手。

【钩玄】

五脏之气失守

临床诊察疾病可以通过闻诊与问诊了解五脏之气失守与否。五脏主贮藏精气而居守于人体内部，五脏精气充足，藏而不泻，则精神内守，语言、声音、二便均能维持正常的功能，不易为外邪所扰，或者说虽有疾病亦预后良好。若五脏精气衰惫，不能内藏而失守，如脾脏失守则水湿不运，肺脏失守则气被劫夺，心脏失守则神明错乱，脾胃失守则门户不固，肾脏失守则膀胱失约。出现五脏失守之象多属病情危重，预后不良。诚如《灵枢・本神》所说：“五藏主藏精者也，不可伤，伤则失守而阴虚，阴虚则无气，无气则死矣。”由此可知，五脏精气之内守是人体健康的根本。

【运用】

(1) 心神失守神明错乱案：数年前曾治一女性红斑狼疮伴发精神失常，呼天抢地，精神亢奋，妄言错语，不辨亲疏，狂奔躁扰，不欲睡眠。邀诊于余，视其来势凶猛，恐出意外，嘱去精神病院诊疗，家属执意相求，诚意难违。察患者面赤目红，舌苔焦黄有芒刺，舌质红绛，脉来弦数，此肝心火旺，神明失守，属狂证。方拟龙胆泻肝汤、黄连解毒汤、大承气汤三方参伍，另加牛黄清心丸每日 2 次，每次吞服一丸。一周后复诊，情绪稍平缓，继以前法消息，二周后精神平静，略有腼腆之色，舌苔焦黄，芒刺已去，质红绛依然。遂以养阴生津，清心柔肝进退，四周后精神完全恢复如常。后专以调治红斑狼疮。

按：《素问·脉要精微论》说："五藏者，中之守也……衣被不敛，言语善恶不避亲疏者，此神明之乱也。"心藏神，主神明。心为邪热侵扰，神明失守，发为狂证。药用清心泻肝，通便清腑，釜底抽薪，令邪热渐平，精神逐渐恢复正常。

（2）脾肾脏气失守大小便失禁案：数年前曾治一老翁，年 60 余，2 年前曾经有脑外伤史，并伴有高血压病，一直病休在家，近诉小便时或失禁，有时大便时也会带出小便，有时大便失控，纳可，睡眠好，舌淡苔薄，脉滑实。此脾肾两虚，不能固摄，治宜健脾补肾收敛。方用黄芪、党参、白术、茯苓、甘草、山药、米仁、川续断、巴戟天、菟丝子、覆盆子、桑螵蛸、金樱子、乌药、桂枝等，此方加减治疗 3 个月左右，大小便失禁已能控制，血压尚稳定。

按：《素问·脉要精微论》说："仓廪不藏者，是门户不要也。水泉不止者，是膀胱不藏也。"小便失禁，是肾虚"膀胱不藏"；大便失控，是脾虚"门户不要"。病由年高脾肾亏虚，加之久病迁延，脏气失守。经用健脾补肾法调治，脾肾之气逐渐得固，症情得以稳定。

【原文】

夫五藏者，身之强也，头者，精明之府，头倾视深，精神将夺矣；背者，胸中之府，背曲肩随，府将坏矣。腰者，肾之府，转摇不能，肾将惫矣。膝者，筋之府，屈伸不能，行则偻附，筋将惫矣；骨者，髓之府，不能久立，行则振掉，骨将惫矣。得强则生，失强则死。

【解析】

这段原文讲望形体诊病的原理及其要领，提出"得强则生，失强则死"的观点。

"头者，精明之府，头倾视深，精神将夺矣"。五脏六腑之精气皆上至头目而使，如头低垂不举，目陷无光，为五脏精气已衰，神气将失。

"背者，胸中之府，背曲肩随，府将坏矣"。随，就是下垂的意思；心肺居于胸中，而其输在肩背，故原文说"背为胸之府"；"背曲肩垂"，为心肺精气衰败，不能上营肩背。

"腰者，肾之府，转摇不能，肾将惫矣"。仅凭腰痛转侧困难，就断定肾气衰惫，理由并不充分，必有相关的严重肾虚症状，方能确定。

"膝者，筋之府，屈伸不能，行则偻附，筋将惫矣"。膝是众筋汇合的部位，如果关节屈伸不利，身体又弯曲不能直立，行则需依附于他物，这些都说明人的精气不足，不能滋养筋脉使然。

“骨者，髓之府，不能久立，行则振掉，骨将惫矣”。振掉，震颤摇摆之意。骨为髓之府，如果久立不支，走路摇摇晃晃，那可能是肾虚髓亏，这种现象多见于全身精气虚衰。但是，临床上也有因小脑疾病而出现肢体震颤的。

“得强则生，失强则死”，这是总结上文的话，中医藏象学说是以五脏为中心的，五脏强健则相应的肢体功能活动正常，反之肢体功能活动异常，常常是五脏之气虚弱的征象，严重的脏气虚衰往往预后不佳。

【钩玄】

望形体诊病的原理及其要领

中医学认为，人体是以五脏为中心的有机整体，人体各个部分的功能能否正常发挥与五脏的精气有着密切的关系。头、背、腰、膝、骨，是人躯体的五个标志部位，心、肺、肾等脏精气居聚之处，又便于观察，因此，通过观察诸府的动静状态，可以了解五脏的功能情况。此为“有诸内必形诸外”理论的具体应用。

大凡罹病，“有诸内必形诸于外”，外，即表现于外的症状和体征，医生治病即从这些症状、体征，通过审证求因，掌握其病理变化特征，然后进行立法、选方、议药。医生观察病人的症状愈精、愈细，则把握的疾病实质愈准，治疗才能中的。例如，目前糖尿病患者甚多，典型的糖尿病只要掌握“三多”（多饮、多食、多尿）“一少”（消瘦）诊断并不困难，而不典型的糖尿病诊断就未必那么简单。医者通过大量的临床实践观察总结，对以下几种情况当引起重视：食欲尚好，近阶段体重下降、消瘦；夜间口干，欲饮冷；妇人外阴皮肤瘙痒，男子不明原因的阳痿；视物模糊，或检查发现白内障；手指、脚趾端麻木；皮肤频发疖肿，此起彼伏；等等。发现上述情况，应去医院检查血糖，或作葡萄糖耐量试验，以确定是否有糖尿病。

【运用】

补益肝肾治疗脑梗后行动不灵活、小便失禁案

近来治一董姓患者，女，77岁。7年前曾“脑梗”，此后行动欠利索，近无明显诱因下，出现小便失禁，头晕耳鸣，口干，大便秘结。外院B超检查提示：尿潴留，膀胱、双肾、输尿管未见异常。有高血压史，服药后能控制，刻下血压正常（135/80mmHg），舌苔薄腻，质偏红，脉弦细。

处方：生熟地（各）15g，桑椹子15g，苁蓉15g，火麻仁30g，瓜蒌仁30g，当归15g，白芍15g，益智仁15g，覆盆子20g，煅龙牡（各）30g，五倍子12g，山茱萸12g，桑螵蛸15g，黄芪30g，炒白术12g，藿苏梗（各）12g，佛手9g。

上药服14剂后，下肢活动度较前增加，大便正常，但有时仍有小便失禁现

象。上方苁蓉、益智仁、覆盆子均改为30g，加石菖蒲15g，续服14剂。

治疗二次后，小便失禁现象已除，大便亦正常。但患者病来已久，且年事已高，故仍以补肝益肾法调理善后。

处方：黄芪30g，丹参30g，景天三七12g，山茱萸12g，桑螵蛸15g，覆盆子30g，火麻仁30g，柏子仁30g，炒白术12g，藿苏梗(各)15g，焦楂曲(各)12g，佛手9g，苁蓉15g，益智仁18g，煅龙牡(各)30g，大枣9g。

按：五脏之气强健是人身之本，本案患者有"脑梗"史，脑为精气元神之府，"脑梗"之后精气神明失强，加之年事已高，肾气亏虚，膀胱失约，故行走困难，小便失控。经用补益肝肾，收敛精气，药证相合，症状逐渐好转，目前仍在进一步治疗观察之中。

【原文】

帝曰：脉其四时动奈何？知病之所在奈何？知病之所变奈何？知病乍在内奈何？知病乍在外奈何？请问此五者，可得闻乎？岐伯曰：请言其与天运转大也。万物之外，六合之内，天地之变，阴阳之应，彼春之暖，为夏之暑，彼秋之忿，为冬之怒，四变之动，脉与之上下，以春应中规，夏应中矩，秋应中衡，冬应中权。是故冬至四十五日，阳气微上，阴气微下；夏至四十五日，阴气微上，阳气微下。阴阳有时，与脉为期。期而相失，知脉所分，分之有期，故知死时。微妙在脉，不可不察，察之有纪，从阴阳始，始之有经，从五行生，生之有度，四时为宜。补写勿失，与天地如一，得一之情，以知死生。是故声合五音，色合五行，脉合阴阳。

【解析】

这段原文的重点是"脉四时动"，即脉象与四时相应的机制及其意义。"知病之所在奈何？知病之所变奈何？"是说通过脉象的变化怎样了解疾病之所在及病变的具体情况？"知病乍在内奈何？知病乍在外奈何？"即怎样把握病邪或者在内，或者在外？自然界天地的运转，阴阳二气的消长决定了春、夏、秋、冬四时变化，而自然界阴阳的变化规律，以冬至和夏至为两个转折点，冬至一阳生，夏至一阴生，阴阳消长，四时更迭，从而有春温、夏暑、秋凉、冬寒的气候特征。"忿"，形容秋天的肃杀之气，"怒"，形容冬天的严寒凛冽。夏至，太阳直射在北半球北纬23°27′的北回归线上，此日是北半球白昼最长，黑夜最短的一天，故称阳至盛，此后则一阴生。冬至，太阳直射在南半球南纬23°27′的南回归线上，此日是北半球一年中白昼最短，黑夜最长的之日，故云阴至盛，此后则一阳生。

"四变之动，脉与之上下"，根据"人与天地相参"的观点，四时脉象也相应出现春规、夏矩、秋衡、冬权，随四时阴阳的变化规律而呈现出周期性的变化。春"规"，形容春天的脉象比较圆滑；夏"矩"，形容夏天的脉象方盛之状；秋"衡"形容秋天的脉象不上不下，平衡于中；冬“权”，形容冬天脉搏的沉伏之象。《素问识》云：“《淮南子·时则训》云：制度阴阳，大制有六度，天为绳、地为准，春为规，夏为衡，秋为矩，冬为权。虽与此有不同者，而以规矩权衡配四时，当时已有其说，不唯医经也。”说明“以规矩权衡配四时”在古代就有惯例，在此也是取象比类而已。凌耀星先生对此有不同的见解，认为这一句是互文，应该是春夏秋冬的变化是权衡规矩的，脉象的变化亦有规律，且与之相应。“规矩”，即规律；“权衡”，是调节适应的意思。据此按前后文意，说明自然界的变化，阴阳的消长相应，人之脉象随之上下浮沉。

“阴阳有时，与脉为期。期而相失，知脉所分，分之有期，故知死时”，意思是脉与四时阴阳变化相适应的为正常；若脉象与四时阴阳消长变化不能相应而出现错乱，即可通过错乱之脉而诊知发病的脏腑部位，并可根据五行生克规律进一步推测疾病的预后吉凶。因此，察时脉辨病，并进一步施治，必须把握天人如一的规律，因时制宜。

【钩玄】

四变之动，脉与之上下

《灵枢·邪客》说：“人与天地相应”。其基本精神是把人与整个自然界作为一个统一的整体来认识。人与天地相应的思想贯穿在中医学的各个方面，就脉诊而言，中医有春弦、夏钩、秋毛、冬石之分，《内经》还强调“四时百病，胃气为本”，对四时有胃气脉象作了详尽描述。《内经》中有多处论及四时平脉的内容。如《素问·玉机真藏论》曰：“春脉如弦……夏脉如钩……秋脉如浮……冬脉如营……”。这段原文对四时平脉之形态作了较为详细的描述。综观后世脉学，其说多宗于此。另外，《素问·平人气象论》也论述了平脉，其曰：“脉弱以滑，是有胃气。”四时脉必兼有弱而滑之象才有胃气，是谓平脉，故有“春胃微弦曰平”、“夏胃微钩曰平”、“秋胃微毛曰平”、“冬胃微石曰平”之说。根据《内经》之论，四时脉的形态，应该是春弦、夏钩、秋毛、冬石或者说春规、夏矩、秋衡、冬权，但都必须具有胃气，才为“平脉”。四时平脉是人体适应自然气候变化的反映，气血运行变化是四时平脉产生的内在机制。

张石顽还认为切脉必须结合地理环境来分析，“江南人之气薄，所以脉多不实，西北人习惯风寒，内外坚固，所以脉多沉实。清粤人表里疏豁，所以脉多微数，按之少实。”

【原文】

是知阴盛则梦涉大水恐惧，阳盛则梦大火燔灼，阴阳俱盛则梦相杀毁伤，上盛则梦飞，下盛则梦堕，甚饱则梦予，甚饥则梦取，肝气盛则梦怒，肺气盛则梦哭，短虫多则梦聚众，长虫多则梦相击毁伤。

【解析】

本节对梦的解读，作为中诊察疾病的内容之一。梦是体内脏腑经络、气血阴阳盛衰变化的反映，通过询问解析病人所述的不同梦境，可以判断人体脏腑功能之强弱、邪气的盛衰和病变的部位。如“阴盛则梦涉大水恐惧”，水为阴，故阴盛可能梦大水恐惧；“阳盛则梦大火燔灼”，火为阳，阳盛可能梦大火燔灼；“阴阳俱盛则梦相杀毁伤”，阴阳俱盛可能梦见争斗。肝气盛则梦怒，肺气盛则梦哭，上部盛则可能梦飞扬，下部盛则可能梦下堕。梦可能反映人体生理要求，如：“甚饱则梦予，甚饥则梦取”，即饥饿时可能梦索取（食物），吃饱时可能梦给予。“短虫”可能指蛲虫，“长虫”指蛔虫，寄生虫也能干扰梦境。

【钩玄】

关于梦的解读

古今以来，关于梦的解读，众说纷纭。《内经》中论及梦的除本篇以外，还有《素问·方盛衰论》及《灵枢·淫邪发梦》等，基本上都以梦境判断脏腑气血之虚实。至今对梦的认识仍然是一个谜，本节从无神论观点出发，提出梦境与阴阳盛衰和多种疾病的关系，说明了梦有其一定的生理病理学基础，临床可以通过了解病人梦境，作为测知人体脏腑阴阳盛衰的参考，这在当时的社会环境下是非常难能可贵的。张灿玾教授说：“关于‘梦景’的问题，在科学不发达的古代，大多是从离开形体永远不灭的精神——‘灵魂’去解释的，并附会以人事吉凶。所以长期以来，占梦不仅成为唯心主义的帮凶，而且成为封建统治者的工具。但是，《内经》对于‘梦景’的解释，却没有求助于鬼神的观念，而是从客观事物对人体的反应这一唯物主义观点去加以说明的。”（张灿玾．黄帝内经文献研究．上海：上海中医药大学出版社．2005：259）

《说文解字》：梦，“寐而有觉也”。现代医学认为，梦是一种特定的心理活动，是由睡眠时体内外各种刺激作用于大脑特定的皮质，包括残存于大脑里原有的兴奋痕迹所引起的。各种刺激，心理、生理、病理和环境因素，均能影响梦境的形成，如饥饱、便意、疼痛、缺氧、寄生虫活动以及情感思维活动等。每个人都会做梦，对大多数人来说做梦是健康的象征，只要第二天醒来没有不舒服的感觉即可。中医认为“恶梦兆病”，现代医学研究认为，梦有时能预告某些疾病的征兆。有资料证明，患有肺炎、胸膜炎、胸腔积液等疾病者，往往可能梦见胸部受到压迫；患心绞痛或心肌梗死疾病者，可能梦见自己从高处落入万丈深渊而不能自救的噩梦。当然仅凭梦境是不能诊断疾病的，但作为某些疾病的征兆，还是有一定参考价值的。

【原文】

是故持脉有道，虚静为保。春日浮，如鱼之游在波；夏日在肤，泛泛乎万物有余；秋日下肤，蛰虫将去；冬日在骨，蛰虫周密，君子居室。故曰：知内者按而纪之，知外者终而始之。此六者，持脉之大法。

【解析】

本节首先论述诊脉的基本要求，“持脉有道，虚静为保”，强调诊脉时医者、患者及环境要安静，与篇首提出的“诊法常以平旦”，意义相同。接着讨论诊脉的方法，指出四时的正常脉象特征，如春季阳气微上，脉轻虚而浮，“如鱼之游在波”，脉象显现部位较浅，用力稍轻。夏季阳气盛极，脉在肤表，“泛泛乎万物有余”，洪大滑数，如万物茂盛之状。秋季阳气微下，脉稍下肤表，“蛰虫将去”，脉浮散而轻，如虫将蛰伏。冬季阳气闭藏，脉如“蛰虫周密，君子居室”，脉位深沉，重按乃得。

最后讨论了诊脉以辨病位的问题，“知内者按而纪之，知外者终而始之”，这两句诸注不一，我认为是互文。诊脉就是为了知人体内外的情况，切脉时必须“按而纪之”和“终而始之”。这里的“知内”，指从人体本身；“知外”，与四时相适应的情况。全句意思是欲从脉象知晓人体本身及与四季相适应的情况，必须按脉记之（纪同记），“终而始之”，即自始至终，仔细推循，经脉起至循行有其规律，通过在经脉的起至循行部位进行切按诊察，便可了解病变所在的经脉脏腑部位。

“此六者，持脉之大法”，是说六种切脉的原则和方法。“六者”，指上文春、夏、秋、冬、内、外。张介宾注：“知此四时内外六者之法，则脉之动，病之所在，及病之或内或外，皆可得而知也，故为持脉之大法。”另外一种说法，是综合全篇的内容，包括诊法常以平旦，四诊合参，脉应四时，虚静为保，脉合阴阳，知内知外，以此六者为持脉之大法。从前后文意看，似以前说为熨贴。

【钩玄】

脉应四时问题

从“四变之动，脉与之上下”，“春应中规，夏应中矩，秋应中衡，冬应中权”，到“春日浮，如鱼之游在波；夏日在肤，泛泛乎万物有余；秋日下肤，蛰虫将去；冬日在骨，蛰虫周密，君子居室”，本篇多次强调脉应四时的问题，充分体现了《内经》“人与天地相参”的思想贯穿于始终。但对与四时脉象形态的描述各篇不完全统一，详可参见前文“钩玄”。从临床实际情况分析，诊察脉象还当结合人的体质、年龄、男女、过去的病史等相互参合，不可刻舟求剑。另外，脉象的顺逆除应考察与四时是否相应外，还应分析脉与症相应与否，脉是否有“缓弱以滑”的胃气之象，然后考虑从舍，确定顺逆。总之，脉象只是疾病表现的一个方面，因而要四诊合参，才能全面认识疾病的本质。

【原文】

尺内两傍，则季胁也，尺外以候肾，尺里以候腹。中附上，左外以候肝，内以候鬲；右外以候胃，内以候脾。上附上，右外以候肺，内以候胸中；左外以候心，内以候膻中。前以候前，後以候後。上竟上者，胸喉中事也；下竟下者，少腹腰股膝胫足中事也。

【解析】

本节是将尺肤划分为上、中、下三个部位，分别与脏腑相对应，即脏腑在尺肤的候诊部位。尺肤指前臂内侧从腕横纹至肘（尺泽）横纹间的皮肤。“尺内两傍”，指尺肤内外侧。“季胁”指第十二肋后的软肋部位。“尺外”，尺泽的外侧；“尺里”，尺泽的中间。将尺肤分为上中下三段，“中附上”，即指中段；“上附上”指上段；“上竟上”，指尺肤靠近腕侧以上部位；“下竟下”，指尺肤靠近肘横纹处。具体见附图。

尺肤诊法主要是通过观察、触按尺肤皮肉的大小、缓急、滑涩、坚脆及温度变化，了解疾病的寒热、虚实、表里及脏腑身形的病变，尤其是津液盈亏等。

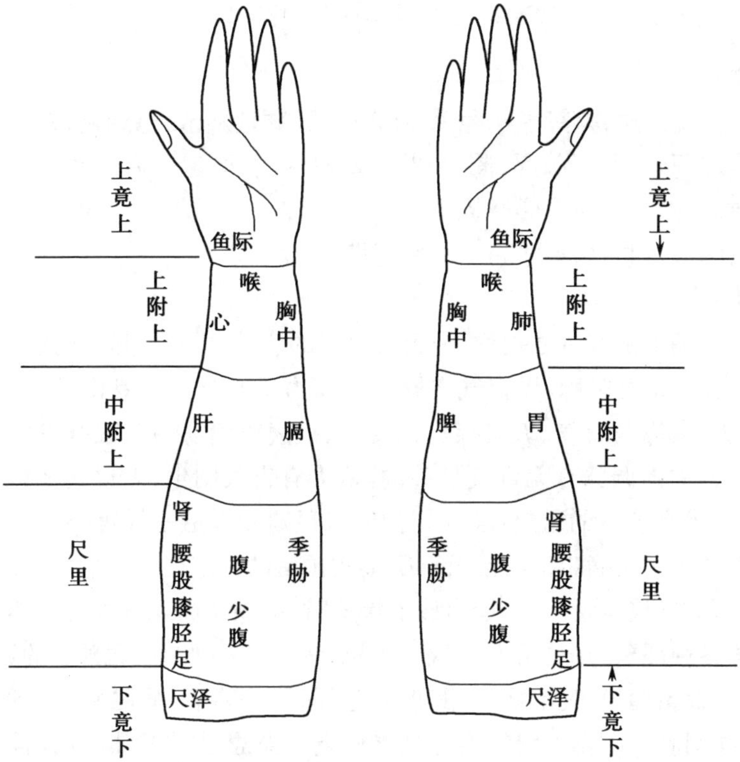

尺肤五脏六腑部位分布图

【钩玄】

"尺肤诊"的意义

"尺肤诊"在目前临床上应用不多，但并不是说没有用途。第一它方便，正像切脉为什么在寸口，现代临床上做青霉素皮试、结核菌素试验等也在手腕部位，因为方便所以有一定实用价值。第二观察尺部皮肤的冷热、润枯、滑涩、缓急等，对于测定患者气血津液的润枯、营养情况、是否有寒热等，有一定参考价值。

现代全息学认为，人体任何一个局部都是系统整体的一个缩影。《内经》发明的"尺肤诊"，同样可以了解机体内在不同脏腑的病变。《灵枢·论疾诊尺》详细论述了尺肤诊法在定性、定位方面的诊断学意义，如谓："审其尺之缓急、小大、滑涩、肉之坚脆，而病形定矣"。《内经》所发明的这种尺肤诊法，可以说明古人对"全息诊断"现象有一定的认识。有人认为这种以尺肤上下内外诊察脏腑病变的方法，与张颖清在其"穴位分布全息律"中所提出的前臂自远端分别对应整体"头、肺、肝、胃、腰、足"的说法十分相似，因而值得进一步从实验和临床角度进行深入研究，以揭示其可能包含着的更深刻的全息律本质。

素问·玉机真藏论(节选)

【原文】

黄帝曰：凡治病，察其形气色泽，脉之盛衰，病之新故，乃治之，无后其时。形气相得，谓之可治；色泽以浮，谓之易已；脉从四时，谓之可治；脉弱以滑，是有胃气，命曰易治，取之以时。形气相失，谓之难治；色夭不泽，谓之难已；脉实以坚，谓之益甚；脉逆四时，为不可治。必察四难，而明告之。

【解析】

玉机，原是玉衡璇玑之别称，为天文仪器的一种，可窥天道，在此处引申珍贵的意思。真藏，指真脏脉，无胃气之脉。本篇为研究脉诊的专论，讨论了五脏脉与四时的关系、脉与胃气、五脏疾病的传变、疾病难治易治及五脏虚实预后的判定等问题，其中强调脉有无胃气是关键，认为有胃气则生，无胃气之脉即真脏脉则死。为示辨真脏脉的重要性，就好像以玉玑窥测天道一样重要，故名"玉机真藏"。本篇节选了疾病难治易治及五脏虚实预后的判定之内容加以讲解。

这段原文从整体观出发，指出诊治疾病时，必须全面观察人的形体、神气、色泽、脉象等各种征象，并总结为"四难"和"四易"，作为判断疾病预后的重要依据。

原文一开始即说"凡治病，察其形气色泽，脉之盛衰，病之新故"，形，指人体形貌之肥瘦刚脆；气，言脏腑气血之功能强弱。意思是说但凡治病，首先要诊察病人的形气、色泽，以及脉的虚实，疾病的新旧。然后才进行治疗，且不可无缘无故地就给病人下药。接下来原文即以形、气、脉为观察对象，以简单扼要的语句总结了“四难”和“四易”。我们具体来分析如下：

原文指出：“四易”是指形气相得、色泽以浮、脉弱以滑、脉从四时。其中形气相得，医家马莳注解说：“气盛形盛，气虚形虚，谓之相得，其病可治。”色泽以浮，指颜色明润。泽，润泽。浮，明亮。这里一般指面色。脉从四时，即脉象顺从四时。王冰注曰：“脉春弦、夏钩、秋浮、冬石，谓顺四时；从，顺也。”脉弱以滑，指脉象柔和有力。此处的脉弱是相对于下文中“脉实”而言，是脉有胃气的一种表现，不要理解为脉象的虚弱。以上四者都还算可治、易治之症，但也要及时治疗，“取之以时”，根据不同时令选择不同的治法，切不可延误病期。

原文中“四难”是指形气相失、色夭不泽、脉实以坚、脉逆四时。其中形气相失，马莳注解曰：“形盛气虚，气盛形虚，谓之相失，则难治矣。”色夭不泽，指颜色的枯晦不润泽，王冰曰：“夭，谓不明而恶。不泽，谓枯燥也。”脉实以坚、脉逆四时，与上文的“四易”恰好相反，是难治的情况。医者一定要查明这四种难治之症，把现实情况告诉病人。

这段原文相对于临床实际情况是非常简单的，当然在实践中我们要观察的事项要复杂得多，但是学习这段原文重要的是把握其精神，即在诊疗疾病时，强调全面诊察、综合分析，从而判断病证预后和治疗的难易。对易治病证，要“取之以时”，及早采取相应的治疗措施，以免贻误病情，失去最佳治疗时机；对难治病证，要有实事求是态度，明确告之病家，以便取得医患更好地配合。

【钩玄】

形、气、脉之间的关系是判断疾病预后的重要依据

本节即从整体观念出发，指出在诊察疾病时，当仔细观察病人“形”与“气”之间的相应性，指出诊疗疾病需四诊合参，全面观察病人的形体、神气、色泽以及脉象等，并以此判断疾病的预后情况。

原文指出“脉”与“形”是否相得，也是判断预后的主要依据之一，除了本篇以外，在其他篇章中亦有所见，如《素问·三部九候论》说：“形盛脉细，少气不足以息者危；形瘦脉大，胸中多气者死。”至于“形肉已脱，九候虽调，犹死。”印之当今临床，晚期恶性肿瘤出现的“恶液质”病态，颇与本文描述相似。

本篇中论及的“脉弱以滑，是有胃气”，指出脉有胃气尤为重要。《灵枢·终始》：“谷气来也，徐而和。”有胃气的脉应是不疾不徐，从容和缓。戴启宗《脉诀刊误》说：“凡脉不大不细，不长不短，不浮不沉，不滑不涩，应手中和，意思欣欣，难以名状者，为胃气。”《素问·平人气象论》也说：“人以水谷为本，故人绝水谷则死。脉无胃气亦死。所谓无胃气者，但得真藏脉，不得胃气也。”可见，真脏脉在

《内经》中有颇为详尽的记述。在《素问·方盛衰论》里强调了脉之胃气的重要性："度事上下，脉事因格。是以形弱气虚，死；形气有余，脉气不足，死；脉气有余，形气不足，生。"说明只要脉气有余即是胃气不绝，生机不灭。反之脉虚则表示胃气不足，不论其形弱形强，皆属危亡之候。《内经》、《难经》二经中均有许多篇章直接用脉诊来判断预后。如"真藏脉"、"短期"、"损至脉"等论述，皆成为后世以脉诊决断死期的依据。

【运用】

兹选李中梓《医宗必读》"大实如羸状"案来说明"形气相得"理论之应用：

杜友韩茂远伤寒。九日以来，口不能言，目不能视，体不能动，四肢俱冷，众皆曰阴证。比余诊之，六脉皆无，以手按腹，两手护之，眉皱作楚。按其趺阳大而有力，乃知腹有燥屎也。……遂下之，得燥屎五、六枚，口能言，体能动矣。故握手不及足，何以救此垂绝之证耶？

按：此则医案中六脉虽无，但趺阳胃脉独旺，由此可见，非但胃气未绝，相反更是阳明痞满燥实之脉证。故治疗当机立断，急下存阴，治疗得法，虽凶险而预后佳也。我们在临床诊察疾病，需要全面判断"脉"与"形"是否相得。此案中人"形"虽出现羸状，但其脉乃大实之证。若医者犹豫不决，定然更耗其阴，幸舍证从脉，"取之以时"，遂下之，病人转危为安。

【原文】

黄帝曰：余闻虚实以决死生，愿闻其情。岐伯曰：五实死，五虚死。帝曰：愿闻五实五虚。岐伯曰：脉盛、皮热、腹胀、前后不通、闷瞀，此为五实；脉细、皮寒、气少、泄利前后、饮食不入，此为五虚。帝曰：其时有生者何也？岐伯曰：浆粥入胃，泄注止，则虚者活；身汗得后利，则实者活。此其候也。

【解析】

本段原文提出"虚实以决死生"的问题，具体讲述了五实证、五虚证的临床表现及其预后判断。

岐伯说"五实死，五虚死"，指出这两者都是预后不良的表现。具体是哪五实、哪五虚呢？

"脉盛、皮热、腹胀、前后不通、闷瞀，此为五实"。文中，"前后"，指大小便。"闷瞀"，指胸中郁闷，眼目昏花。这五个症状说明邪气亢盛，充斥五脏。对应具体的五脏，即：邪气于心则脉盛，盛于肺则皮热，盛于脾则腹胀，盛于肾则二便不通，盛于肝则闷瞀。五实证因邪气内盛于五脏，不得外泄而出，形成闭证，故曰五实死。若在临床看到这些症状，那么预示疾病预后不良，需要十分谨慎对待。

“脉细、皮寒、气少、泄利前后、饮食不入，此为五虚。”这五个症状与上文中的“五实”恰好相反，是五脏精气虚损欲竭的病证。同样对应具体五脏，即：心气虚则脉细，肺气虚则皮寒，肝气则气少乏力，肾气虚则二便不禁，脾气虚则不欲饮食。五虚证乃因五脏精气俱夺，“饮食不入”，精气无源；“泄利前后”精气耗损，有出无入，故曰五虚死。

但是，《内经》是辩证地看待预后情况的，也有“其时有生者”，原文随后指出“五实”与“五虚”之预后也未必是“死”。从实证来看，五实证若“身汗得后利，则实者活”，提示我们治疗实证当用泻法。身汗即解表邪，后利即去里邪，若邪有出路，则邪去正安，预示着五实证有好转之机。从虚证来看，“浆粥入胃，泄注止，则虚者活”。五虚是五脏精气虚竭之证，而五脏之气，全赖胃气资生，若“浆粥入胃”则胃气来复，同时“泄注止”则精气停止耗损，如此则正气有望恢复，故曰“浆粥入胃，泄注止，则虚者活”。

这段原文为现代临床救治虚证、实证提出了指导原则，即虚证重视补益脾肾、实证务使邪有出路。

【钩玄】

辨“五实”、“五虚”及其预后

本节讨论了辨“五实”、“五虚”问题，为临床虚证、实证的诊断预后指出方向。《素问·调经论》有“百病之生，皆有虚实”之说，通过虚实辨证，可以了解病体的虚实盛衰。《素问·通评虚实论》说：“邪气盛则实，精气夺则虚。”《景岳全书·传忠录》说：“虚实者，有余不足也。”五实证是五脏邪气亢盛的表现，《类经·疾病类》说：“凡外入之病多有余，如六气所感，饮食所伤之分也。”五实证的转机必须使邪有出路，可根据“实者泻之”的原则采用下法、汗法等祛邪外出；五虚证五脏精气耗夺，胃气衰败的表现，《类经·疾病类》说：“内出之病多不足，如七情伤气，劳倦伤精之类也。”五虚证的转机是脾胃功能的恢复，可根据“虚者补之”的原则采用补益脾肾的方法，且尤重补益后天之本脾胃，人得胃气则有生机。

【运用】

以“后利”法治肠梗阻案

数年前曾治一肠梗阻患者，男性，45 岁。十年前曾患肠癌做手术治疗，因化疗有反应，数年来坚持用中药调理，无非扶正、解毒、消癥、化瘀、散结之类方药，尚算平安无事。平常来诊主诉中经常有右下腹隐痛，大便不爽等，近一周来右下腹隐痛加剧，追问其一周未解大便，经用当归龙荟丸等通便未果。昨夜腹痛腹胀加剧去医院看急诊，经 X 腹部平片示，考虑肠梗阻，用西药处理后腹痛缓解，大便很少。来诊时仍有小腹作胀，隐隐作痛，大便少许伴有粘冻，舌苔厚腻，脉滑实。此粘连性肠梗阻，肠中热结未除，腑行不畅，气机郁滞，急宜承气法荡涤肠中热结。

方用：元明粉 9g（后下），生大黄 9g（后下），枳壳实各 12g，厚朴 9g，大腹皮 15g，黄连 6g，甘草 4.5g，麻仁 30g。2 剂后，大便 5 次，泻下水样粪便，继后有少许腥臭黏液，腹胀腹痛减，肠鸣基本正常。

继用方：炒白术 12g，焦米仁 30g，枳壳 12g，木香 9g，茯苓 15g，制香附 12g，黄连 6g，黄芩 12g，乌药 9g，麻仁 20g，甘草 4.5g，大枣 10 枚。7 剂后诸症悉平。嘱保持大便通畅，多食果蔬等粗纤维食品。继后又曾有 2 次发生类似情况，但证情较轻，每次均用中药清理肠中热结，胀痛便秘即平。

按：肠梗阻指肠内容物在肠道中通过受阻，为常见急腹症，若不及时治疗，可出现坏死、感染，甚至休克、死亡，预后不佳。此案患者有肠癌手术病史，肠道功能欠佳，此次发病时一周未解大便，考虑乃粪便阻塞肠道，引起肠梗阻。《素问·玉机真藏论》曰："身汗得后利，则实者活。"提示我们治疗实证的转机乃务使邪有出路。故以承气法荡涤肠中热结，行气通滞，2 剂而愈。愈后，亦以健脾理气清热为治，嘱病人保持大便通畅，以防再次梗阻。

第九单元

异法方宜

"异法方宜"，简单地说就是"因地制宜"。不同地域的地理环境不同，气候各异，人们的饮食习惯有很大差异，造就了人们的体质不一样，故所患常见病、多发病不同，当然治疗方法也就不同。"异法方宜"是《内经》防治疾病的重要特色之一。正如张志聪所说："治病之法，各有异同，五方之民，居处衣食，受病治疗，各有所宜。"

素问·异法方宜论

【原文】

黄帝问曰：医之治病也，一病而治各不同，皆愈何也？岐伯对曰：地势使然也。故东方之域，天地之所始生也。鱼盐之地，海滨傍水，其民食鱼而嗜咸，皆安其处，美其食。鱼者使人热中，盐者胜血，故其民皆黑色疏理，其病皆为痈疡，其治宜砭石。故砭石者，亦从东方来。

西方者，金玉之域，沙石之处，天地之所收引也。其民陵居而多风，水土刚强，其民不衣而褐荐，其民华食而脂肥，故邪不能伤其形体，其病生于内，其治宜毒药。故毒药者，亦从西方来。

北方者，天地所闭藏之域也。其地高陵居，风寒冰冽，其民乐野处而乳食，藏寒生满病，其治宜灸焫。故灸焫者，亦从北方来。

南方者，天地所长养，阳之所盛处也。其地下，水土弱，雾露之所聚也。其民嗜酸而食胕，故其民皆致理而赤色，其病挛痹，其治宜微针。故九针者，亦从南方来。

中央者，其地平以湿，天地所以生万物也众。其民食杂而不劳，故其病多痿厥寒热，其治宜导引按跻。故导引按跻者，亦从中央出也。

故圣人杂合以治，各得其所宜。故治所以异而病皆愈者，得病之情，知治之大体也。

【解析】

原文开篇明确指出："医之治病也，一病而治各不同，皆愈何也？""一病而治各不同"，此即"同病异治"的观点，"治各不同"，指各种不同的治法，张介宾注曰："治各不同。如下文砭石、毒药、灸焫、九针、导引按跻之类。"岐伯肯定地回答说：

“地势使然也”。地势包含了下文中所论述的气候、水土、生活习惯及身体素质等内容，地势不同则疾病有别，故治法亦不相同。

经文接下来即从东方、西方、北方、南方、中央五个方位分别讲述地理环境、饮食习惯、居民体质以及发病特点、相应的治疗措施。我们来具体讲解。

东方之域，“天地之所始生也”，张介宾注：“天地之气，自东而升，为阳生之始，故发生之气，始于东方，而在时则为春。”东方气候温和，是出产鱼盐之地，由于近海临水，当地居民有食鱼嗜咸的生活习惯，他们久居此地，故能“安其处，美其食”。但是，鱼吃多了，“使人热中”，会滞留肠胃而易化热；饮食过咸，“盐者胜血”，会使血脉凝滞，营血不通与湿热相合则生痈疡。“盐者胜血”，从五行关系而言，盐味咸，入肾，属水。心主血，属火。此即言水克火。《灵枢·五味》中也指出：“咸走血，多食之令人渴”。《素问·生气通天论》说：“高梁之变，足生大丁，受如持虚。”又说：“营气不从，逆于肉理，乃生痈肿。”《灵枢·痈疽》也说：“血泣则不通，不通则卫气归之，不得反复，故痈肿。”由此可见，饮食甘肥，过食鱼盐，是形成痈疡的内因，而环境潮湿是其外因，内外因结合，故发痈疡。东方之大都皮肤色黑，肌理松疏。治疗上，适合用砭石，因此说，砭石疗法，是从东方传来的。

西方之地，是盛产金玉的地区，遍地砂石，故称“金玉之域，沙石之处”。“天地之所收引”，根据张介宾的注解：“天地之气，自西而降，故为天地之收引，而在时则应秋。”西方的居民都是依丘陵而居，多风沙，水土性质刚强。由于气候寒冷，当地居民的生活，在衣物上不穿丝绵，多用毛皮和草席。在饮食上，多吃鲜美肉脂甘肥的东西，人多肥胖。这样，虽然不易受到外邪侵犯，但可由于饮食、情志等因素病由内起。在治疗上，就需要用药物。此处的“毒药”指治病的药物。因此说，药物疗法，是从西方传来的。

北方，乃“天地所闭藏之域”，是自然界封闭固藏之气所在的地区。张介宾注曰：“天之阴在北，故其气闭藏，而在时则应冬。”北方多为高峻的地方，经常受到严寒酷冷的侵袭，那里的人们居住在旷野之地，并以乳食为主。地气寒，乳性亦寒，故令人脏寒。寒性凝滞，故易生胀满一类的疾病，适宜用灸焫治之。所以灸焫法，是从北方传来的。

南方，“天地所长养，阳之所盛处也”，南方阳光充足，适宜于万物生长。其地理特点是，地势低洼，水土湿润，雾露多。该地的居民喜欢吃酸类和经过发酵制成的鱼肉、豉酱类的食物，此处“胕”，通腐。由于长期暴露在阳光之下，人们的皮肤腠理致密而且偏赤，这里经常发生拘挛湿痹等病。究其原因，乃南方湿热之地，湿性粘滞，阻碍气机，则血脉易痹阻不通；人民嗜酸，而酸性收引，易发挛急。

内外相合，故致"挛痹"。在治疗上，当使用毫针，即针刺疗法。古代用以治病的针具称为"九针"，即《灵枢·九针十二原》所载之镵针、员针、鍉针、锋针、铍针、员利针、毫针、长针、大针。因此说，针刺疗法，是从南方传来的。

中央之地，地势平坦多湿，物产最为丰富。张介宾注云："土体平，土性湿，土旺于四方之中，而为万物之母，故其生物也众。"因此，中央之人的食物种类繁多，却较少劳作。当地之人发生的疾病，多为痿厥寒热等病。从外因来看，中央地区湿盛，而湿邪最易困脾，导致脾不主四肢，故发痿厥。中央，四季交替，冬有严寒，夏有酷热，气候寒热交错，故易生寒厥或热厥。从内因来看，"其民食杂而不劳"，由于缺乏运动，气血凝滞不畅，为痿之内因也。所以说，中央地区，其民多发痿厥。在治疗上，应该运用导引按跻，具体如运动肢体、调解呼吸、按摩等。因此说，导引按跻疗法，是从中央地区传来的。

"故圣人杂合以治"，文章借"圣人"二字突出"杂合以治"的重要性，突出应当根据五方病人的身体素质及其所患疾病的特点，综合采用各种不同的治疗手段或方法进行治疗。所以疗法尽管不同，疾病却能痊愈，具体回答了开篇所提的问题"一病而治各不同，皆愈"。这是因为能够了解病情，并掌握治病的基本法则。

【钩玄】

（1）"一病而治各不同"：同病异治："一病而治各不同，皆愈"的原因是"地势使然"。此提出了"同病异治"的观点。《素问·五常政大论》："西北之气散而寒之，东南之气收而温之，所谓同病异治也。"现代对"同病异治"的解释是同一病证，因时、因地、因人不同，或由于病情进展程度、病机变化，以及用药过程中正邪消长等差异，治疗上应相应采取不同治法。同病异治，是中医学的重要特点之一，其实质是同样的病，由于地域不同人们的体质有差异，因此表现各异，故治疗方法不同。可见，同病异治的基础是同病异质。所以《素问·气交变大论》要求医者必须"上知天文，下知地理，中知人事"，注意全面分析外在环境与内在整体的有机联系，治疗才能有的放矢。

（2）"异法方宜"：朴素的医学地理学思想："异法方宜"不仅体现了"同病异治"的道理，而且蕴含了朴素的医学地理学思想。生态学研究认为，生物体中所存在的全部化学物质，都来自土壤、空气和水。由于不同地区之地壳中所含的化学成分不同，因此水质与植物成分也随之不同，动物与人的体质因而不同。早在《内经》时代就已经认识到地理环境与疾病的发生有密切关系，而且其内容涉及病因病机、病证、治疗，内容之丰富，让人不得不佩服古代学者对事物观察的敏锐度。

现代医学地理学是指专门研究人体生理、病理及治疗与地理环境之间关系的一门科学。值得注意的是,《素问·异法方宜论》所论内容与近代气候区划思想、医学地理学思想,有许多通应之处。即使在医学、科学如此发达的现代,《内经》的这些理论并不过时。可以这样说,《内经》为我们揭示了朴素的医学地理学思想,这是非常难能可贵的。

《素问·五常政大论》说:"圣人治病,必知天地阴阳,四时经纪。"在此思想指导下,《内经》列举了许多治疗方法,如:"气寒气凉,治以寒凉,行水渍之。气温气热,治以温热,强其内守。必同其气,可使平也,假者反之"(《素问·五常政大论》)。意思是我国西北地区地势高而寒冷少雨,病多燥寒,治疗用药宜辛润;东南地区地势低而多雨,病多湿热,治疗用药宜清化。后世许多著作亦宗经旨,而有同样的认识,如《医学源流论》说:"人禀天地之气以生,故其气随地不同。西北之人气深而厚,凡受风寒难于透出,宜用疏通重剂;东南之人气浮而薄,凡遇风寒,易于疏泄,宜用疏通轻剂;至交广之地,则汗出无度,亡阳尤易,附桂为常用之品。若中州之卑湿,山峡之高燥,皆当随地制宜"。张锡纯在《医学衷中参西录》中说得更细致:"如大江以南之人,其地气候温暖,人之生于其地者,其肌肤浅薄,麻黄至一钱即可出汗,故南方所出医书不过一钱之语;至黄河南北,用麻黄约可以三钱为率;至东三省人,因生长于严寒之地,其肌肤颇强厚,须于三钱之外再将麻黄加重始能得汗,此因地也。"

【运用】

我曾在京城求学,师从著名中医专家方药中教授,先生系四川成都人,用方遣药很有特色。侍诊期间,见先生治慢性肾病甚多,针对其中脾肾阳虚者,辄用附、桂之类,其附子常用达15～30g,且持续数月乃至经年,收效甚佳。及学成返沪工作,在平素诊疗中,亦以方师经验付诸实践,动辄以附子15g佐方中,谁知竟有数位病人或鼻衄,或牙龈痛、咽痛,或口干便秘,自忖乃附子过量之故。反思京沪两地人体质有别,对辛热之品耐受性有异,遂日减其量,火烛小心。读《异法方宜论》"医之治病也,一病而治各不同",今一药而量不同,何也？地势使然,体质使然。

按:本案中同样剂量的附子在京沪两地的患者身上出现截然不同的反应,此即《素问·异法方宜论》中所谓地势不同也。因此在治疗上我们当特别注意因地、因人制宜的重要性,即"一病而治各不同"。就像临床常见的风寒外感的治疗,北方医生习用麻、桂、细辛之类,且用量较大,而南方医生有的虽也有麻、桂,但用量一般较轻。所以学习本篇后,深刻明白了因人因地制宜的治疗原则,也再次领会人与自然密切相关的整体思想。

素问·阴阳应象大论(节选)

【原文】

故曰:病之始起也,可刺而已,其盛,可待衰而已。故因其轻而扬之,因其重而减之,因其衰而彰之。形不足者,温之以气;精不足者,补之以味。其高者,因而越之,其下者,引而竭之;中满者,写之于内;其有邪者,渍形以为汗;其在皮者,汗而发之;其慓悍者,按而收之;其实者,散而写之。审其阴阳,以别柔刚。阳病治阴,阴病治阳,定其血气,各守其乡,血实宜决之,气虚宜掣引之。

【解析】

这段原文讲述以阴阳理论来确定治疗原则。

“病之始起也,可刺而已,其盛,可待衰而已”。主要指疟病的治疗。《素问·疟论》提出:“夫疟者之寒,汤火不能温也,及其热,冰水不能寒也……当此之时,良工不能止,必须(待)其自衰乃刺之……无刺熇熇之热,无刺浑浑之脉,无刺漉漉之汗……方其盛时必毁,因其衰也,事必大昌,此之谓也”。《灵枢·逆顺》论针刺治病之大约云:“气有逆顺,脉有盛衰,刺有大约……刺之大约者,必明知病之可刺,与其未可刺,与其已不可刺也”。并引《兵法》曰:“无迎逢逢之气,无击堂堂之阵”。《刺法》曰:“无刺熇熇之热,无刺漉漉之汗,无刺浑浑之脉,无刺病与脉相逆者”。《灵枢·逆顺》还说:“方其盛也,勿敢毁伤,刺其已衰,事必大昌”。由此可见,针刺治疗一定要掌握时机才能取得理想的疗效,其实,不仅对于针刺,对其他疗法也是要注意这一点。

“因其轻而扬之,因其重而减之”,治病要辨别病之轻重,分别采用宣散解表、攻下逐邪之法。如风热型感冒,可用银翘散、桑菊饮之类,疏风散热,即“扬之”。若疾病进一步发展,入里变为肺炎,邪热壅肺,甚至表现为肺胃热盛或兼肠胃热结,则当清泄肺胃邪热,可用白虎汤、宣白承气汤之类,“减之”,祛减其邪,即祛邪疗法。

“因其衰而彰之。形不足者,温之以气;精不足者,补之以味”,辨别形虚和精亏,选择温补阳气或填补真精的治法。“衰”,为正气衰弱。气衰则生命活力不能彰显。《素问·生气通天论》说:“阳气者,若天与日,失其所则折寿而不彰。”人之阳气如天上的太阳,如天运失调,自然界万物得不到阳光的沐浴,万物就没有说明的活力。正气衰弱者必须用补法治疗,使正气恢复生命的活力。“形不足者,温之以气”,形能生气,气能生形,气充则形丰。“精不足者,补之以味”,味厚者诸如血肉有情之品,有滋阴填精作用。

“其高者,因而越之,其下者,引而竭之;中满者,写之于内”,辨别病在上、中、下的不同部位，运用因势利导的治则，分别采用涌吐、消导、攻泻等方法。如《金匮要略》所谓“食宿在上脘，当吐之，宜瓜蒂散”；阳明腑实证，治用下法，可用大承气汤之类；“中满”是邪气内结，或兼痰饮、宿食停滞，治当祛邪导滞，或兼以祛痰、逐饮、消食等，“泻”有通泻导下之意，不同于单纯攻下治法。

“其有邪者，渍形以为汗”，是指外有客邪，当用汤液浸渍、熏蒸形体肌肤，使其出汗，祛邪外出。临床上常用于皮肤病、肢体痹证一类疾病的治疗。

“其在皮者，汗而发之；其慓悍者，按而收之；其实者，散而写之”。辨别邪实的不同情况，在表用汗法，入里用泻法，急而猛者宜及时制伏病势。

“阳病治阴，阴病治阳”，辨别病之阴阳不同，如“善用针者，从阴引阳，从阳引阴，以右治左，以左治右”。在临床上可以灵活地运用，如阴中求阳，阳中求阴；气虚补血，血瘀行气；育阴潜阳，滋阴降火，引火归原，温阳散寒；脏病治腑，腑病治脏等等。

“定其血气，各守其乡”、“血实宜决之，气虚宜掣引之”，气血为人身之本，气血的运行有一定规律，气血运行失调是疾病的标志，治疗就是使气血运行恢复常道，即“各守其乡”。具体必须辨别气血之虚实，“血实宜决之”，血气壅实者治以放血疗法。“气虚宜掣引之”，气虚下陷者用升提补气法治之。

经文提示，《内经》时代不仅治则灵活多样，内容丰富，而且治疗手段亦有不少，如药物、熏浴、按摩、针刺、放血等等，这对后世的医学理论和临床实践产生了较大的影响和指导意义。

【钩玄】

(1)“审其阴阳，以别柔刚”：《素问·阴阳应象大论》一开始就说“阴阳者，天地之道也”，接着说“治病必求于本”，此“本”即指阴阳。本节提出“审其阴阳，以别柔刚”，既是以阴阳理论指导治疗的总纲，也是“治病必求于本”的最终归宿。本篇前文所说：“善用针者，从阴引阳，从阳引阴，以右治左，以左治右”，是治阴阳的具体方法。

(2)因势利导治则：《内经》没有明确记载“因势利导”四字，但在论述治则治法时蕴含了丰富的因势利导的治病思想。如《灵枢·逆顺肥瘦》就指出：“临深决水，不用功力，而水可竭也，循掘决冲，而经可通也。此言气之滑涩，血之清浊，行之逆顺也。”经文生动的把治病比作从堤坝最深处开掘，不费功力而水皆放尽；并比类循着地下孔穴开挖水渠的工作，乘其势而方便省力，效果显著，表明了因势利导法的经济性和有效性。

所谓“因势利导”，其本意是顺应事物发展的自然趋势，而加以引导推动，可以达到事半功倍的效果。《史记·孙子吴起列传》说：“善战者，因其势而利导之。”本节所记载的治法主要有三：①因病势轻重而利导：如“因其轻而扬之，因其重而减之，因其衰而彰之”；“其有邪者，渍形以为汗”；“其慓悍者，按而收之”；②因病邪部位而利导：如“其高者因而越之；其下者引而竭之；中满者泻之于内”，“其在皮者，汗而发之”；③因病变起伏而利导：“其盛，可待衰而已”。

在现代临床上，这一思想也愈来愈受到医家们的重视，它不仅指导中医学确立了众多具体的临床基本治法，如发散、涌吐、攻下、收敛、镇摄、升举法等，还发展了许多精辟理论。它所具有的临床思维形式和方法论内涵，启发了一代医家救危证，起沉疴，对促进中医疗效的提高有很好的学术价值。

【运用】

(1)“精不足者补之以味”：治慢性肾功能不全案

患者杨某，男，65岁。患者素体康健，以教师为职业，起居有序，养生有道，平生无大病。然2年前因不明原因持续高热不退，而住某医院，曾用多种大剂量抗生素治疗，热虽平而出现肾损害，查肌酐、尿素氮增高。出院时病情稳定，但肾功能未全康复，叠经中西药治疗，肾功能无明显改善。病延2年余，来诊时，面色不华，贫血貌，腰酸神疲乏力，尿有少许泡沫，纳少，舌质淡，苔薄，脉沉细无力。尿检：蛋白(++)，血清肌酐210μmol/L，尿素氮20mmol/L。此药害所伤，脾肾两亏，气血不足，加之蛋白流失，肾精不固。《内经》云：“阴成形”，“精不足者，补之以味”。治宜脾肾两补，气血并治，滋阴填精，益气生血。

处方：黄芪30g，太子参15g，炒白术12g，土茯苓15g，甘草4.5g，黄精12g，熟地黄12g，当归12g，山茱萸12g，枸杞子15g，芡实30g，巴戟天12g，菟丝子15g，鸡血藤30g，大枣7枚，制大黄9g。

上方加减过程中曾用过川续断、杜仲、阿胶、女贞子、制首乌、潼蒺藜、泽泻、苏叶等药物，2个月后复查尿蛋白(+)，血清肌酐150μmol/L，尿素氮14mmol/L，腰酸神疲好转，气色有华而渐现润泽，纳可。再以前法消息，治疗4月后，尿检(-)，血清肌酐、尿素氮接近正常，目前仍继续在治疗观察之中。

按：张介宾在《治形论》中说：“凡欲治病者必以形体为主，欲治形者必以精血为先，此医家之大门路也”。其在立方施治中常以熟地、当归、枸杞等味补益精血，尤以熟地为首选，这是张介宾治病的特点。本案宗《内经》“阳化气，阴成形”理论，对药害所伤，久病脾肾而损案，仿张氏经验，用补气滋阴填精徐图功效，证情渐入佳境，化验明显好转，目前仍守方守法继续治疗，以竟全功。

(2)“气虚宜掣引之”：胃下垂治案

某女，素体颀长，年届不惑，常年为胃病困扰，形消骨立，夜寐不馨，食不知味，未冬先冷，肢体倦怠，多食则脘腹作胀，大便数日一解。经钡餐X光摄胃片，示胃下垂4cm，久治少效。

来诊时以食后痞胀为主诉，常年服用多潘立酮之类，略为缓解。前医曾用健脾消导方药，证情或轻、或重，时有反复。思此乃脾胃气虚，升降失调，脾阳不振，火不生土，火衰不能熟谷，《内经》有“非升降，则无生长化收藏”，“少火之气壮”之说，当用补气升阳，补火生土法徐图。

处方：黄芪30g，太子参15g，炒白术12g，茯苓15g，熟附片9g，肉桂3g，补骨脂15g，肉苁蓉15g，炒枳壳15g，香橼皮15g，木茴香（各）9g，焦楂曲（各）12g，佛手9g，大枣7枚。

上方加减调治匝月，食欲稍振，脘胀减轻，大便2日一解，神倦肢怠减轻。

以上方为基础，加减方曾用过：仙灵脾、麻仁、当归、大腹皮、炮姜、炙鸡金、枸橘李等，4个月后，诸症基本消失，食欲增，形体渐丰，胀气偶有，大便1～2日一次。改用中成药补中益气丸合保和丸、附子理中丸善后。一年后复查B超示胃下垂2cm。以后仍用上述中成药维持。

按：《素问·阴阳应象大论》说：“气虚宜掣引之。”《类经·论治类》：“气虚者，无气之渐，无气则死矣。故当挽回其气而引之使复也。如上气虚者升而举之；下气虚者，纳而归之；中气虚者，温而补之，是皆掣引之义。”本案脾胃气虚下陷致胃下垂。“脾宜升则健；胃宜降则和”（叶天士语）。脾升胃降概括了整个消化系统的功能活动，脾主升清，胃主降浊，两者协调平衡，维持人体消化系统的新陈代谢。脾气的升举，还具有防止人体内脏下垂的生理作用。

胃下垂常发生于长期脾胃虚弱，中气不足而下陷，这种患者往往身体颀长，呈“无力体型”。本案患者除了上述特点以外，尚有脾阳不足之征。故治疗用补气升阳，补火生土法徐图，佐以理气药调畅气机。守法守方，持之以恒。同时，嘱患者坚持腹部按摩和仰卧起坐等锻炼办法。另外，这些病人往往吃得很清淡，不喜欢吃油腻荤腥，加之吸收功能较差，因此十分消瘦。治疗过程中要求病人改善营养，适当增加荤腥食物，让其增加体重，有助于改善内脏下垂。本案患者经过近半年的治疗，体重明显增加，胃下垂上升2cm。

素问·汤液醪醴论（节选）

【原文】

上古圣人作汤液醪醴，为而不用，何也？岐伯曰：自古圣人之作汤液醪醴者，以为备耳。夫上古作汤液，故为而弗服也。中古之世，道德稍衰，邪气时至，服之万全。帝曰：今之世不必已，何也？岐伯曰：当今之世，必齐毒药攻其中，镵石针艾治其外也。

帝曰：形弊血尽而功不立者何？岐伯曰：神不使也。帝曰：何谓神不使？岐伯曰：针石，道也。精神不进，志意不治，故病不可愈。今精坏神去，营卫不可复收。何者？嗜欲无穷，而忧患不止，精气弛坏，营泣卫除，故神去之而病不愈也。

帝曰：夫病之始生也，极微极精，必先入结于皮肤。今良工皆称曰病成，名曰逆，则针石不能治，良药不能及也。今良工皆得其法，守其数，亲戚兄弟远近音声日闻于耳，五色日见于目，而病不愈者，亦何暇不早乎？岐伯曰：病为本，工为标，标本不得，邪气不服，此之谓也。

【解析】

本节从“上古圣人作汤液醪醴，为而不用，何也？”的问题引出治疗方法的发展和疗效问题。这里汤液指的是清稀的酒；醪醴指的是稠厚的酒。

以上古、中古、今时之世的对比，说明医学是在不断发展的，由一开始的米汤到后来的酒、药物以至于方剂、外治法等等，治疗手段逐渐丰富。但事实上，治疗方法的发展，也还不能解决临床上的许多问题，因为任何治疗方法只是外部的因素，要有好的疗效，还必须依靠人体内在对治疗方法的呼应。而且，内在的因素起着决定性的作用。如当“形弊血尽”的状态出现时，就会出现而“功不立”的结果，这里的“形弊血尽”指形体败坏，血气竭尽。

进一步探讨“功不立”的机制，原文则概括为“神不使”。“神”这里指的是人体的神机，即人体对内外环境改变的自我调节能力和反应能力。使，即发挥作用。此句意为人体脏腑气血的功能不能对治疗作出反应。因此，作者总结：“针石，道也。精神不进，志意不治，故病不可愈。今精坏神去，营卫不可复收。何者？嗜欲无穷，而忧患不止，精气弛坏，营泣卫除，故神去之而病不愈也。”道，这里指的是治疗疾病的工具和方法。

另外，“精神不进，志意不治，故病不可愈”一句，《太素》无三个“不”字。在此我们取此解，其与下文“病不愈”是相对而言的，联系《灵枢·本藏》：“志意和，则精神专直，魂魄不散，悔怒不起，五藏不受邪矣。”包括人的精神状态，也包括了内脏活动和抗病能力，倘若“精坏神去，营卫不可复”，则所有的治疗措施都不能对人体发生作用，则“病不愈也”。张介宾对此段的理解非常精辟，他说：“凡治病之道，攻邪在乎针药，行药在乎神气。故施治于外，则神应于中，使之升则升，使之降则降，是其神之可使也。若以药剂治其内，而藏气不应，针艾治其外，而藏气不应，此神气已去，而无可使矣，虽竭力治之，终成虚废而已，是即所谓神不使也”。

治疗取效涉及许多方面，诊断是否明确，辨证是否恰当，医患关系是否处理得好等，而且每个方面有时候是缺一不可。而在本节，主要讲了另外两个方面，一是有病早诊断早治疗，最好做到不治已病治未病；二是标本相应。

对于早诊早治实际在临床上，并不是每个人都能做到，如果"病之始生也，极微极精，必先入结于皮肤"的时候给予及时的诊治，必然会取得比较好的疗效。但现在所谓的"良工"大多属于病已成而后治之，故说"今良工皆称曰病成，名曰逆，则针石不能治，良药不能及也"。但光凭早诊早治，还是不够的，刚才说了，取效有时候是相关各方面共同作用的结果，所以原文说"今良工皆得其法，守其数，亲戚兄弟远近音声日闻于耳，五色日见于目，而病不愈者，亦何暇不早乎？"良工皆遵守了正确的治疗法则，且体察入微，对待病人如兄弟一般体贴照顾，能够做到早诊早治，然而为何仍未取效呢？这里给我们设了一个悬念。

"病为本，工为标，标本不得，邪气不服，此之谓也"，此句为本段的重点，讲了标和本的问题，《内经》有多处论及标本问题，稍后我们会详细展开。此处"本"指的是患者及其病情，"标"指的是医工及其治疗措施。即医生的治疗措施和患者的病情要相得，才能取得疗效，也就是说明治疗要有针对性，引申的话，可以扩大到医患关系的相得，也是治疗取效重要方面。

【钩玄】

(1) 关于神不使："神不使"指的是神机衰败不能使治疗工具和方法到达病所发挥治疗作用。此处之"神"指的是神机：是以人体血气营卫、精气为物质基础的生命功能，它关系到人的精神活动、抗病能力，以及针药的治疗效应等。而汤液、醪醴、毒药、针石、艾灸等只是医疗的手段、工具和方法，是否产生治疗作用，关键是患病机体神的作用状态，即"神机"。所以，《灵枢·本神》强调"凡刺之法，先必本于神"。并阐明其道理谓："是故用针者，察观病人之态，以知精神魂魄之存亡，得失之意，五者已伤，针不可以治之也"。与本节经文："精神不进，志意不治"是一个意思。人失去神机就会死亡，有了神机才能维持生命，强调神机在生命活动中的重要性。神机是生命功能活动的概括，是脏腑气血功能活动和精神活动的高度体现，因此神机的得失决定着人体生命的存亡。故在疾病诊察中，察神机之得失，是诊断疾病推测预后的重要内容。在疾病治疗中，神机的状况也将影响治疗效果。因此在临床上，尤须关注病者的精神状态及神气之存亡。《内经》有"得神者昌，失神者亡"之明训。

(2)《内经》的标本问题：标本的最初含义是，"凡草木之根皆曰本"，"标，木末也；后起者为标，原始者为本"(《辞源》)。"标"指树木之枝末，本指树木之根。《内经》则引申其义，运用范围甚广，所指不一。

1) 本文对于标本的认识：病为本，工为标。对其含义，历代注家不一。王冰："言医与病不相得"，然对"医"与"病"之所指犹未明了。杨上善指"风寒暑湿所生之病为本也，工之所用针石汤药以为标也"。即视病因为本，治疗措施为标。

后世亦有将“病”释为“病邪”或“病势”者，乍看似是，实尚未达意。观该篇原文有“形弊血尽而功不立者何？岐伯曰：神不使也。帝曰：何谓神不使？岐伯曰：针石，道也。精神不进，志意不治，故病不可愈。”经文提示：针石是治病的手段，但若病人的精神志意散越，乃至形体敝败，血气枯竭时，纵有良药终将不治；而其根本原因是“神不使”。神，指神机，是人体生命功能包括抗病能力的综合概括。神机丧失，针药则不能发挥效应。据此，“病”当指病人之神机，“工”当指医生的治疗措施，前者为本，后者属标。临床实践也证明，医生的治疗措施是通过机体本身的功能才能发挥作用，否则，纵然辨证准确，立方遣药周全，未必都能应手。诚如元代滑寿《读素问钞》云：“药非正气不能运行，针非正气不能驱使，故曰针石之道，精神进，志意治，则病可愈，若精神越，志意散，虽用针石，病亦不愈。”所谓“标本相得，邪气乃服”，“标本不得，邪气不服”，即是斯理。

2）标本的其他含义：《内经》谈标本问题的篇章甚多，除本篇之外，尚有多种不同的含义。①就水肿病而言。《素问·水热穴论》：“水肿病，其本在肾，其标在肺”。此分析水肿病病机，以肾为本，以肺为末。“末”即标也。肾为牝藏，属阴中之阴，故曰“至阴”；肾主水，应北方之气，故称“盛水”；少阴为肾脉，四时应冬。肾为水脏，又主一身之气化，全身水液代谢均与肾之气化功能有关，一有失调，水停为肿，故云其本在肾。肺主通调水道，若肺失宣肃，同样令水液气化受阻，积水为病，故谓其标在肺。②先病为本，后病为标。《素问·标本病传论》说：“病有标本”，“先病而后逆者治其本，先逆而后病者治其本……先热而后生中满者治其标，先病而后泄者治其本。”此标本乃指发病之先后，先病为本，后病为标。王冰注：“本，先病；标，后病。”确定标本先后，旨在指导治疗，然总的原则不外乎急则治标，缓者治本。另外，一般病轻者，也可考虑标本兼治；病重者则区别标本缓急情况，或治标，或治本。此即“间者并行，甚者独行”之义。可见，掌握病变之先后标本，对确定治疗原则不可或缺。③里病为本，表病为标。《灵枢·师传》说：“春夏先治其标，后治其本；秋冬先治其本，后治其标。”此指治病必须顺应春夏秋冬四时阴阳之气消长特点而确定标本先后。标本属相对之词，一般认为，表、外可属标；里、内可属本。春夏人体阳气疏泄，外邪易入侵，故多表病、外病；秋冬人体阳气闭藏，易患内伤之病。故多里病、内病。但非绝对，故原文有“先治”、“后治”之说。据此，表病为标，里病为本。④六气为本，三阴三阳为标。《素问·天元纪大论》说：“厥阴之上，风气主之；少阴之上，热气主之；太阴之上，湿气主之；少阳之上，相火主之；阳明之上，燥气主之；太阳之上，寒气主之。所谓本也，是谓六元。”提示风寒热湿燥火六气为本，厥阴、少阴、太阴、少阳、阳明、太阳为标。所谓“六元”，即六种气候变化之本源，而三阴三阳为六气之标象。具体来说，即风化厥阴、热化少阴、湿化太阴、火化少阳、燥化阳明、寒化太阳。运气学说就是通过六气的气化来说明气候变化的规律以及气候变化对生物影响的。《素问·六微旨大论》指出:“本标不同,气应异象。”由于标本气化的不同情况,可以出现各种不同的气候现象;对人体而言,由于气候变化的影响,可相应地发生各种病候。⑤经脉所起为本,所出为标。《灵枢·卫气》载:“足太阳之本,在跟以上五寸中,标在两络命门。命门者,目也。……手心主之本,在掌后两筋之间二寸中,标在腋下三寸也。”手足六经各有本部和标部。“本”指根本,为经气之所起;标指末梢,为经气之所出。梢与根的位置有高下之分,“标”在上,“本”在下。人体十二经脉之标都在头面胸背等上部,而本则在四肢下部。经络学说中以“标本”来说明经气集中和扩散的部位,即“本”是经气汇聚的中心,“标”是经气扩散的区域,以此来阐明四肢与躯干头面各部之间气血运行上下内外相应的原理,并成为临床辨证选穴,如“上病下取”、“下病上取”等的理论依据。

综上,《内经》关于标本的含义甚多,应用的范围很广。它既可表示相互对立的两种事物,也可表示一事物内部存在的两种相对的属性。大凡具有根本的、主要的、内在的、本质的、开始的、中心的等特性多属于“本”;而具有次要的、外在的、枝节的、现象的、后起的、终极的、周围的等特性多属于“标”。据此,后世也有广泛应用,如以天地言,天为本,地为标;以人身言,脏腑经络为本,体窍为标;以病理言,病因为本,症状为标;以病证言,先病为本,后病为标;以治疗言,治法为本,方药为标;以药物言,气味为本,形色为标……。《素问·至真要大论》称“标本之道,要而博,小而大”,正说明标本理论可以作为多种事物的抽象属性,具有一定的普遍意义。但《内经》运用标本理论的根本目的,不仅是为了解释某些病理现象,更主要的是立足于指导治疗原则的确定。标本所代表的对立的双方,必有一方是主要的、本质的,而另一方是次要的、现象的。因而在治疗时必须根据标本的缓急、病变的轻重、发病的环境条件、体质的特性等具体情况,确立或先标后本,或先本后标或标本兼治等治疗原则。这在临床上面对纷繁复杂的病情,有助于医生能执简驭繁,把握疾病的本质,并据此进行有效的治疗。故《素问·标本病传论》说:“知标本者,万举万当,不知标本,是谓妄行。”

【运用】

(1) 汤液醪醴的运用:汤液指的是清稀的酒;醪醴指的是稠厚的酒。酒在古人的生活、医疗中占有非常重要的地位。中国的酿酒历史源远流长,古时酒不仅可供饮用,而且还可入药,如《内经》就有多处谈及酒的药用:①鸡矢醴:鼓胀病《素问·腹中论》,在《杏轩医案》中就载有一则程杏轩以荡下湿热法治疗鼓胀的案例。“某,初患腹胀,二便不利,予用胃苓汤之属少效,渠欲求速功,更医曰为脏寒生满病，进桂、附、姜、萸胀甚，腹如抱瓮，脐突口干，溲滴如墨。揣无生理，其兄同来，代为恳治。予谓某曰：尔病由湿热内蕴，致成单（腹）胀，复被狠药吃坏，似非草木可疗。吾有妙药，汝勿嫌秽可乎？某泣曰：我今只图愈疾，焉敢嫌秽。令取干鸡矢一升，炒研为末，分作数次，每次加大黄一钱，五更清酒煎服，有效再商。某归依法制就，初服肠鸣便泻数行，腹胀稍舒；再服腹软胀宽，又服数日，十愈六七，更用理脾末药而瘳。众以为奇，不知此本内经方法，何奇之有？予治此证，每用此法，效者颇多。视禹功神佑诸方，其功相出远矣。"本案用方，以《素问》鸡矢醴方加大黄，鸡矢利水泄热，大黄荡下湿浊，药虽两味而效力颇专。尤其五更服药，取其空腹，更能充分发挥药物作用，故疗效卓著。②左角发酒：尸厥病（《素问·缪刺论》）。③马膏膏法：季春痹（《灵枢·经筋》）马膏膏法由白酒、桂、桑枝、马膏组成。④寒痹熨法：寒痹病（《灵枢·寿夭刚柔》）用"淳酒、蜀椒、干姜、桂心"熨。后世如张仲景的瓜蒌薤白白酒汤、红蓝花酒以及李时珍的五加皮酒、当归酒、虎骨酒、枸杞子酒等等方剂中均用到了酒。其中有一些方剂至今临床运用仍十分广泛。

(2)"神不使"临床运用一则：曾遇一癌证患者，本来素体康健，平时很少跑医院，即使举家感冒，自己却安然无恙，不料单位体检发现肠癌，顿时大墙倾倒，身心惧悴，无奈硬着头皮完成手术，折腾 2 个月，体重锐减 15 千克，形消骨立，似脱胎换骨状。稍事休息，即行化疗。2 次化疗后，反应甚剧，纳少神疲，彻夜不能安睡，无法继续完成化疗，遂停药。此后，进入急病乱投医的艰难历程，听说什么地方能治，不顾旅途劳顿，倾家奉陪前往，一两次后又即更医，另从小单方到保健品，从抗癌秘方到治癌圣手，遍尝百草之甜酸苦辣。尤其是精神状态极差，昼夜不眠，梦中常与阎王爷对话云云，心头沉重阴影无法抹去，食欲很差，抵抗力江河日下。前后迁延年余，终因神去而机息，撒手人寰。

思考该患者因素体康健，突然发现患有恶性肿瘤，遂精神防线崩溃，恐惧、焦虑、紧张，使"精神不进，志意不治"。即为《内经》所谓的"神不使也"。何谓"神不使"？简言之，即神机衰败，无力抗邪，也不能使医生的治疗措施发挥作用。诚如滑寿《读素问钞》云："药非正气不能运行，针非正气不能驱使，故曰针石之道，精神进，志意治则病可愈；若精神越，志意散，虽用针石，病亦不愈"。现代心身医学认为：社会心理因素除诱使肿瘤发生外，还明显地影响肿瘤的发展过程。良好的心理情绪反映应有的社会支持，可起到调整机体平衡，增强免疫功能，有利于肿瘤向好的方向转归，可使肿瘤处于"自限状态"，甚至自然消退；相反，恶劣的情绪进一步降低了机体抵抗能力，可促使病情恶化。其实临床所见，不仅恶性肿瘤的发生发展与心理因素关系密切，几乎所有的疾病无不随心境的好坏而变化。故

《内经》强调治病首要“治神”，因为“神者，正气也”，神气衰则正气败，神气昌则正气壮，为医者不可不知。

素问·至真要大论(节选)

【原文】

寒者热之，热者寒之，微者逆之，甚者从之，坚者削之，客者除之，劳者温之，结者散之，留者攻之，燥者濡之，急者缓之，散者收之，损者温之，逸者行之，惊者平之，上之下之，摩之浴之，薄之劫之，开之发之，适事为故。

帝曰：何谓逆从？岐伯曰：逆者正治，从者反治，从少从多，观其事也。帝曰：反治何谓？岐伯曰：热因寒用，寒因热用，塞因塞用，通因通用。必伏其所主，而先其所因。其始则同，其终则异。可使破积，可使溃坚，可使气和，可使必已。

帝曰：善。气调而得者何如？岐伯曰：逆之从之，逆而从之，从而逆之，疏气令调，则其道也。

帝曰：善。病之中外何如？岐伯曰：从内之外者调其内；从外之内者治其外；从内之外而盛于外者，先调其内而后治其外；从外之内而盛于内者，先治其外而后调其内；中外不相及则治主病。

帝曰：论言治寒以热，治热以寒，而方士不能废绳墨而更其道也。有病热者，寒之而热，有病寒者，热之而寒，二者皆在，新病复起，奈何治？岐伯曰：诸寒之而热者取之阴，热之而寒者取之阳，所谓求其属也。

【解析】

串讲原文以前，先要明确两个概念，逆治法（或称正治法）和从治法（或称反治法）。逆治法指的是逆疾病证象而治，即所选药物的属性与疾病的性质相反。适用于病情轻浅而单纯无假象的疾病。从治法指的是顺从疾病假象而治。适用于病势较重、病情复杂并出现假象的疾病。

原文第一段的所有治法中全部讲的是逆治法，然而只有“甚者从之”例外，讲的是从治法。

接下来我们将一一论述，第一段主要讲的是逆治法，第二段则是讲从治法。

逆治法即“微者逆之”，适用于病情较轻或是病证比较单纯不复杂的病证。此处不仅小病轻病称为“微”，若是病重但没有出现假象的也称为“微”。

“寒者热之，热者寒之”，即寒病用热药，热病用寒药。中药具有寒热温凉的偏性，而其之所以能治病，正是以其偏性来纠正人体脏腑阴阳寒热虚实之偏，从而使人体的气血阴阳恢复协调平衡，达到治病的目的，所谓“阳盛则热，阴盛则寒”，故而用温热的药物治疗阴盛的寒证，以寒凉的药物治疗阳盛的热证。

"甚者从之"稍后我们结合第二段的从治法来阐释。

"坚者削之",坚指的是有坚实之证,如癥瘕痞块,应当用药攻削它。例如瘀血阻滞体内,腹中产生积块,则须"破瘀消癥,软坚散结"药,逐渐攻削,使之消失。后文"结者散之",与此句意思差不多,指郁结之病当以散结之法治疗。

"客者除之",客乃是与主相对而言,凡指外来邪气客于人体所致的病证,如六淫、疫疠、饮食、积滞等,均应驱除。可酌用疏风、散寒、清暑、祛湿、消导、化痰等法。后文"留者攻之"与此句意思相类,指邪气停留之证,当以攻下法治疗。

"劳者温之",虚劳一类病证,用温补法治疗。后文又提到"损者温之",即虚损一类病证,也可以用温补法治疗。正如《素问·举痛论》说:"劳则气耗",劳倦太过往往可致虚损,故而劳倦和虚损往往不可截然分开,均可采用温补的方法,所谓"少火生气","少火之气壮"即是此意。

"燥者濡之,急者缓之,散者收之",津液枯燥的,可用滋润药。急指的是拘急一类的病证,指对拘急强直之证如口噤难开、颈项强直、手足拘挛等,应使其舒展缓弛,采用疏肝缓急止痉之法。所谓"肝苦急,急食甘以缓之"。散指精气耗散一类的病证,此时当用收敛固涩的方法治疗。

"逸者行之,惊者平之,上之下之,摩之浴之",逸指安逸,由于过于安逸造成气脉凝滞、运动障碍之类的病证,可用行气活血通络的方法,使其通畅。惊悸不安、精神亢奋一类病证,可以镇静安神法平抑之。上之,病邪在上则要用涌吐或是升举的方法;下之,病邪在下则要用通泄法治疗。另外,在配合按摩、汤液浸渍洗浴治病的方法。

"薄之劫之,开之发之",用具有侵蚀作用的方药治病谓"薄之",比如用硫黄浴治疗疥疮等;以作用峻猛的方药劫夺邪气的治病方法谓"劫之",如砒霜之用于截疟,罂粟壳之用于止泻等。开,这里指的是开窍法;发,意为透邪的方法。

接下来,第二段主要讲的是从治法,即"甚者从之",适用于病情较重或是病证比较复杂甚至出现某些假象的病证。此处不仅病情重,病变复杂,而且出现某些证候与病机不一致的病证,如真寒假热、真热假寒等,采用顺从其假象的方治疗。

"逆者正治,从者反治,从少从多,观其事也",逆者指逆治法。正治,指正治法。所谓"逆者正治",就是说逆治法就是正治法。后一句即谓从治法就是反治法。"从少从多,观其事也",李中梓的解释很好:"从少谓一从二逆,从多谓二从一逆也。事即病也,观其病之轻重,而为之多少也。"也就是说反佐药用多用少,取决于疾病的轻重情况。

"热因寒用,寒因热用",按此句之意,热药因为寒证而应用,寒药因为热证而应用，属正治。但是此文乃回答“反治何谓?”因此疑为“热因热用，寒因寒用”之误，且下文“塞因塞用，通因通用”也是讲的反治法，故而改之。热因热用，前一热字是指热性药物。后一热字，是指热性的症状，然而此处的热性症状乃是假象，实为真寒假热证；寒因寒用，则是用寒性药物治疗真热假寒证。

“塞因塞用，通因通用”，运用补益固涩的方药治疗正虚所致的胀满闭塞不畅病证，运用通利泻下的方药治疗结实下利病证。临床上某些因脾胃气虚失于运化而引起的胀满，表现为饥饿时腹胀，进食后减轻，可以采用健脾补气的方法治疗，即是“塞因塞用”；伤寒热结胃肠，出现腹痛下利之症，可以采用清肠通便的方药治疗，即是“通因通用”。

“必伏其所主，而先其所因”，“主”即指疾病的本质，“因”即病因。此一句乃是对上文的总结，说明反治法的关键在于抓住疾病的本质，寻找到致病因素，才能很好的治疗疾病。

“其始则同，其终则异。可使破积，可使溃坚，可使气和，可使必已”，治疗过程中，虽然一开始好像药性和病情(疾病的假象)相同，然而到最后，假象消失真象显现则证情和药性就不同了。通过这样一系列的治疗，就可以达到治疗疾病的目的，可以破瘀消积，溃坚散结，并且调畅紊乱的气机。

“逆之从之，逆而从之，从而逆之，疏气令调，则其道也”，此一句可理解为对上述治疗法则的总结，指出根据病人具体的病情，或用逆治法、或用从治法、或主药逆治而佐药采取从治法、或主药从治而佐药采取逆治法等等，然而要遵循的总则是调畅气机，使病人气血通畅和顺。

下一段将根据病位的不同所采取相应的治疗法则：

“从内之外者调其内；从外之内者治其外；从内之外而盛于外者，先调其内而后治其外；从外之内而盛于内者，先治其外而后调其内；中外不相及则治主病”，若疾病先从内生而传至于外则先调治内部之病，若疾病先从外生而传至于内则先调治外部之病；疾病先从内生而表现为外部症情偏盛则先调治内病再治外病，若疾病先从外生而表现为内部症情偏盛则先调治外病再治内病；若不同病位病证无直接联系的，就先治主要的病证。提出治病要先以原发病为主，倘若继发病比较重，则应该在治疗原发病的同时，治疗继发病。

接下来的一段是承上文引出另一种反治法，即虚寒虚热的治疗方法。

“论言治寒以热，治热以寒，而方士不能废绳墨而更其道也”，“绳墨”本来意思指木工制作木器用的墨线，在这里引申为规矩标准之意。此句讲一般的医生治病只是知道墨守成规，寒病用热药，热病用寒药，这种治法本身也没什么错误，但是只适用于按一般正常情况发展的病证，然而临床上疾病是复杂多变的，如果遇到异常的情况，就行不通了。下文就以举例的形式说了两种情况。

“有病热者，寒之而热，有病寒者，热之而寒，二者皆在，新病复起，奈何治?”比如有些发热证用寒凉的药物，或者有些寒证用热药，不仅没有取效，反倒又增添新的病变，这是何故呢？这里就涉及到治疗疾病的知常达变的问题。

“诸寒之而热者取之阴”，热证用寒药无效说明此处所表现的热象并非实证乃是虚热，是因阴虚所导致的病证，因此属阴虚阳亢之证，故而要用滋阴之法达到降火的目的，即取之阴。

“热之而寒者取之阳，所谓求其属也。”寒证用热药无效说明此处所表现的寒象并非实证乃是虚寒，是因阳虚所导致的病证，因此属阳虚阴盛之证，故而要用益火补阳之法治疗，即取之阳。这样的治疗方法才是探求疾病本质的属性，治病求本的正确法则。

【钩玄】

(1) 关于适事为故：《内经知要》注：“适事为故，犹云中病为度，适可而止，毋太过以伤正，毋不及以留邪也。”“适事为故”，中医治病之第一准则，诚能做到，谈何容易。当今治癌，方法甚多，或化疗，或放疗，或介入疗法，药虽可抗病，但正气每每戕伤，因而能坚持始终者不是太多。愿望虽好，药也中病，但后果尚不尽如人意。中医治病，虽有许多长处和优势，如注重整体治疗，副作用较小等，但并不是所有的方药都没有毒副作用。中医文献中有“药邪”一词，足证古人已经认识到误治致病的危害性。《内经》称药皆为“毒药”。且分为大毒、小毒、常毒及无毒，此“毒”字含义虽与现代所称不尽相同，但已蕴示不可滥用。故《五常政大论》明示：“大毒治病，十去其六；常毒治病，十去其七；小毒治病，十去其八；无毒治病，十去其九。谷肉果菜，食养尽之，无使过之，伤其正也。不尽，行复如法。”这段经文是对“适事为故”的最好注脚。说明用“毒药”治病不可使尽，以防损伤正气，强调用谷肉果菜等食疗方法以扶助正气，如尚不能克邪，原法重复使用，可见古人用药十分审慎。

曾治一晚期肝癌，出现腹水，黄疸等症，初投五皮饮，茵陈五苓散等不应，家属颇为焦急，病人之子系余老友，效不应手，自觉惭愧，遂改拟峻下攻逐水饮之舟车丸法，三剂后，水泻日行七八次，患者腹部略有宽松感，颇有谢忱之意。但再诊时察其形神憔悴，面色黧黑无华，皮肤松弛，全无弹性，此水泻过度有脱水状。旋即改拟健脾扶胃气法，惜乎为时已晚，正气已伤，神气将去，不几日而去。反思治病之全过程，患者虽罹绝证，但求生之望寄托于医工，医工未能审慎，药过病所，以致回天乏术。教训殊为深刻，令终生难忘。

当前中医所治之病，大多为慢性疾患，迭经“三素”挞伐，病未去而正气削伐，抗病力渐减，这给医生治病增加了难度。鉴此，尤不可急功近利，缓病当以缓图，否则欲速则不达也。笔者的体会是：不治之症，先扶胃气；久病正虚邪恋，先以扶正；数脏兼病，先调气血；药不应手，兼以神养、食养。

（2）先病而后逆者治其本：《内经》论标本者，含义颇多，所指不一。《素问·标本病传论》所云"病有标本"，将先病为本，后病为标。根据标本缓急，或本而标之，或标而本之。其理似简，然真要达到"正行无问"者，实非易事。

一壮年，笃好笔耕，青灯黄卷，焚膏继晷，复遇风寒，终于病倒。3 日来寒热不退，头痛如裂，查白细胞正常，医以庆大霉素静滴，2 日后体温渐趋正常，而左耳突然失聪。赴五官科医院检查，云属抗生素中毒，恐难逆转，经用辅酶 A 等治而少效。听力测定左耳为零，右耳基本正常。患者惊诧，更医数家，众口一词。后经同事介绍，转诊于余。来诊时诉有鼻塞、咽痛，不思纳谷，微咳无痰，左耳有堵闷感，舌苔薄黄。细询病史，庆大霉素仅用 2 天，均属正常治疗剂量，断言药物中毒，颇可商榷。余以为此系触冒风热，邪阻络脉，清窍不和所致。《标本病传论》云："先病而后逆者治其本。"此风热袭肺为本，窍闭耳聋为标。治宜疏散风热，宣泄肺气，佐以通窍。药用：桑叶、滁菊花、桔梗、连翘、光杏仁、薄荷、山豆根、细辛、石菖蒲、甘草，先进 5 剂。药后风热证减，左耳听力略改善。原方加蝉衣、玄参，续服 7 剂，听力大有进步。再进旬余，听力恢复正常。

【运用】

（1）"惊者平之"的临床运用：语出《素问·至真要大论》。对此句大多解释为：惊悸不安一类病证，以镇静安神法平抑之。唯张子和在《儒门事亲》中有独到的见解："平谓平常也，夫惊以其忽然而遇之也，使习见习闻则不惊矣"。从而明确提出"惟习可以治惊"，巧妙地把治病之因转化成治疗手段，并将其应用于临床。

案例：卫德新之妻，旅中宿于楼上，夜值盗劫人烧舍，惊堕床下。自后每闻有响，则惊倒不知人。家人辈蹑足而行，莫敢冒触有声，岁余不痊。诸医作心病治之，人参、珍珠及定志丸皆无效。戴人见而断之曰：惊者为阳，从外入也；恐者为阴，从内出也。惊者，为自不知故也；恐者，自知也。足少阳胆经属肝木，胆者敢也，惊怕则胆伤也。乃命二侍女执其两手，按高椅之上，当面前下置一小几，戴人曰：娘子当视此。一木猛击之，其妇大惊。戴人曰：《内经》云惊者平之，平者，常也，平常见之，必无惊。是夜使人击其门窗，自夕达曙。夫惊者，神上越也，从下击几，使之下视，所以收神也。一、二日虽闻雷亦不惊。德新素不喜戴人，至是终身厌服，如有人言戴人不知医者，执戈以逐之。（《儒门事亲》）

按：此案对"惊者平之"提出了独到的诠释，别有见地。按现代医学心理学的观点，此法类似行为疗法中的脱敏法。适用于一些恐怖症病人，其有明确的焦虑恐怖的诱因，这种焦虑又可引起适应不良性行为者，就可以采用脱敏疗法。

(2)“逸者行之”的临床运用：中医治病的一个重要原则是“因势利导”，诸如上者越之，下者导之，中满者泻之于内等。这是治病的一个重要规律。所谓“逸者行之”，含义深广。气血逸滞，活血以行之；形体过于安逸，引致肥胖病等，行之可减肥；既病之后形体活动不利，不能恢复形体功能，甚则肌肉萎削，当加强锻炼，行之则有助于恢复形体功能；有形实邪，滞留于机体，攻之、逐之、利之、导之、行之，邪去则正安……

举凡人体任何器官的生理功能都遵循着“用进废退”的规律。即使是一个健康的人，如果长期卧床，其生理功能也可能衰退。而由疾病原因所致的某一器官的功能废用，必然会出现“不进则退”的现象。如肢体不用，可出现肌肉萎弱，关节粘连，功能减退；消化器官由长期鼻饲而不用，令食欲全无；长期用导尿管的，可影响膀胱本身的气化功能，导致遗溺、无尿，或感染等情况；生殖器官或因患者自恃有病而惧怕伤身忌房事，结果出现阳痿、阴冷，一蹶不振。

总之，人体本身存在着一个自我调控系统，这个系统的功能具有很大的可塑性，“用”则灵，“逸”则废，或导致种种失调。医生的治疗，尤其是中药的治疗，旨在调节人体的调控系统，令“逸者行之”，恢复其自调功能。

曾治一阳痿患者，年届不惑，自诉阳痿已二三年，由此而夫妻不睦，患者甚是郁闷。久寻良方，均无进步，其中不乏花费重金购买人参、鹿茸、龟甲、阿胶、牛鞭、海狗肾等补肾壮阳之品。患者对治疗已几近丧失信心，以致形容憔悴，未老先衰。来诊时，仔细追询病史，云患者几年前曾患“乙型肝炎”，病程迁延三四年，几经反复，当时医生嘱忌房事，患者恪守不渝。后经精心调治，肝病已基本康复。但因前车之鉴，患者不免杯弓蛇影，加之自己经常翻阅医书，云房劳所伤肾精，对人体有害，故而戒备有加，逐渐阳痿不举。此乃心理障碍所致，属功能性阳痿。遂进行心理疗法，剖析疑议，陈明吉凶，指出“用进废退”的道理，适可而止，无伤心身。患者终于解除心头阴影，走出误区。无大用药，而阳痿可举。思此，《内经》所谓“逸者行之”，此属一例。

(3)“塞因塞用”的临床运用：塞因塞用是反治法之一种。其含义是指因虚致塞者可用补益法通其塞。该文又指出“诸寒之而热者取之阴，诸热之而寒者取之阳”，皆是针对阴虚、阳虚而设的治本之法。根据这一文字体例，同样可以提出“诸通之而塞者取之虚”，即针对因虚致塞的证候，用通法不解或加重的病证，应取补虚法治疗。这样似可扩大“塞因塞用”的应用范围。

所谓因虚致塞，大致有以下几种情况：一是因体虚而受邪；二是因虚而致气、血、痰、水等停滞。临床治疗此类病证，一般采用先补虚后祛邪，或先祛邪后扶正，或扶正祛邪并举，这是常法，无可非议。但也有某些因虚而致邪滞的病证，误用通法而不效，或更伤其正者，当改用补虚法治。这种情况在临床上也屡见不鲜，因此，“诸通之而塞者取之虚”的提法，有一定实用价值。

笔者近为治疗某些脘腹胀症而困惑，大凡胀病，诚如张介宾所言，实胀多而虚胀少，寒胀多而热胀少。故治疗每以行气导滞除胀为常法，但取效者除一些轻证外，不少难以为功，后采用补中益气法、建中法、理中法及甘草泻心法，反建奇功。此亦应验了“诸通之而塞者取之虚”的道理。治病之法，无非扶正、祛邪两端，但调遣之法自有变态万千，运筹之妙存乎一心。《内经》的经旨，值得我们运用于临床，玩味再三，反复体验，始得悟其一二。

下篇

专题讲座

一、《内经》病机十九条的临床启示

中医文献中有关病机的论述甚多，比较突出并能示人以规矩的，当首推《素问·至真要大论》中的病机十九条。十九条病机虽不能包罗万象，但它给后人的启迪决非限于其内容的本身，兹将一得之见请教于贤达。

（一）辨证的关键是辨病机

《素问·至真要大论》指出，一般医生虽然熟谙六气致病之理，亦掌握"盛者泻之，虚者补之"的大法，为何不能取效十全？其原因就是未能"审察病机"。

所谓病机，即"病之机括"，是"病变所由出也"。病机的概念应包括病因、病理、病性、病位等内容。它概括地反映了人体内部阴阳失调、正邪交争或升降失常等一系列的矛盾运动，较为深刻地揭示了疾病阶段层次的本质，是中医认识疾病的主要着眼点。从辨证施治的内容看，应包括理、法、方、药四个方面内容，其中"理"置于第一位，所谓"理"，就是指病因病理，即辨析病机。中医治病，并不注重病名诊断，真正对施治起指导作用的是病机诊断，它是立法选方的理论依据。《神农本草经》："欲疗病，先察其源，先候病机。"从辨证施治的全过程来说，辨析病机是辨证的关键。

（二）主症是辨析病机的主要依据

病机十九条罗列了三十余个常见的主要症状，分别叙述了这些症状与病机之间的内在联系，作为分析症状，审察病机的范例。这些都是古代医家长期实践经验的总结，它启示我们，每一个症状都与病机有一定关系，症状是审察病机的媒介。以患者外部的症状来推断病机的方法，是中医认识病变的重要途径。《素问·痹论》云："痛者，寒气多也，有寒故痛也。"寒邪侵犯人体可引起疼痛，于是反过来确定疼痛的病机往往与寒有关。肝病可出现肢体振摇、眩晕这一类有似自然界中风木摇动的症状，就此有"风气通于肝"的论点，于是把"掉眩"的病机归属于肝。这种从患者表现的症状来判别病变的内部机制，为我们提供了示范。

诚然，疾病的临床表现是千姿百态的，一个病或一种病机，可以表现出一系列的症状，是不是只要抓住任何一个症状都可能确定其属于何种病机呢？

病机十九条往往抓住数个或一类有特异性、代表性的主症，作为辨析病机的依据。如"诸躁狂越，皆属于火"。以临床实际情况分析，躁动不安、狂妄错语、登高而歌、弃衣而走等症状常出现于两种情况：一是伤寒阳明腑实或温热病里热亢盛，热盛神昏，神不守舍；一是五志郁结化火，火灼痰聚，上扰神明。这两种情况皆属于“火”的病机，而躁、狂、越是这一病机的代表性主症。又如“诸逆冲上，皆属于火”。所谓“诸逆冲上”，包括了呃逆、呕吐、气喘、咯血、吐血等一类症状，如果单抓住其中任何一个症状都很难断定它的病机一定属于火。我们仔细体味“逆”和“冲上”，除含有气机上逆的表现外，还有来势急、发病快的特点，才能将其与“火”的病机挂上钩。因此，“逆”和“冲上”是反映一定特异性症状的概括描述。病机十九条所记载的三十多个症状，确然是临床中与所主病机有直接关联的主症。它启示我们在临床辨证时，善于从扑朔迷离的各种症状中，抓住主症，来分析病机，避免以偏赅全。

（三）病机与症状联系的多元性

病机的变化是极其复杂的，它与症状之间的联系是多元的。病机十九条告诉我们，不同的症状有不同的病机，相同的症状可以有不同的病机，而不同的症状也可有相同的病机。

例如：“诸风掉眩”的“掉”，“诸寒收引”的“收引”，“诸痉项强”的“痉”，“诸暴强直”的“强直”，“诸转反戾”的“反戾”，“诸热瞀瘛”的“瘛”，“诸禁鼓慄”的“禁”，都属于颈项强急、肢体振摇、拘挛、抽搐、角弓反张、牙关紧闭等一类筋脉为病的临床表现。然而这些类同的症状各由不同的病机所导致，病位或在肝，或在肾；病性或风，或湿，或热，或火等数端。这是症同而病机异。

又如：“诸热瞀瘛”、“诸禁鼓慄，如丧神守”、“诸逆冲上”、“诸躁狂越”、“诸病胕肿，疼酸惊骇”，五条症状各异，但都来源于同一病机“火”。这是症异而病机同。

那么，为什么会产生症同病机异，症异病机同的情况呢？

外部的症状固然是内在病机的反映，但病机变化是一个极其复杂的矛盾运动，症状与病机的关系不是单一的，病机是体内外各种矛盾的综合，同一性质的病机，由于发病部位、病变所处的阶段、机体的体质反映，以及性别、年龄、职业、地域、气候环境等情况不同，所表现的症状也不尽相同。同是火热病机为患，邪火炽盛，表现为高热，阳盛格阴则寒栗；邪火扰乱神明则烦躁、发狂、神志昏蒙；热盛动风，液枯筋燥，则口噤抽搐；邪火上冲，气血逆乱，则呕逆、咳吐血；邪火侵犯局部肌腠，血脉瘀滞，则局部红肿热痛，等等。所以相同的病机，可出现不同的症状。另一方面，不同性质的致病因素作用于相同的部位，可以产生类同的症状。《景岳全书·杂证谟》载：“凡杂证之呃，虽由气逆，然有兼寒者，有兼热者，有因食滞而逆者，有因气滞而逆者，有因中气虚而逆者，有因阴气虚而逆者。”大凡虚实寒热只要影响到胃气逆乱，皆可引起呃逆之证。还有，人体是一个有机的统一体，脏腑之间的病理变化可以相互影响，“五藏相通，移皆有次”。《素问·咳论》

有“五藏六府皆令人咳，非独肺也”之说，五脏六腑的病理变化一旦影响到肺，皆可致咳，这就是症状相同，病机却各异。

《千金方·论大医精诚》说“病有内同而外异，亦有内异而外同”，病机与症状之间这种复杂多元的联系，为异病同治、同病异治奠定了理论基础，也为症状鉴别诊断学提供了最早的雏形。

（四）辨析病机的纲要

十九条病机可分为五脏病机和六气病机两类，它提示我们辨析病机要从五脏定病位，从六气定病因；下文有“有者求之，无者求之，盛者责之，虚者责之”，即通过求有无、责虚实，以确定病变的性质；还要求“无失气宜”，“必先五胜”，即应结合运气的盛衰来辨析病机。这些均扼要地为我们提供了辨析病机的纲要。

1. 辨五脏以定位 确定疾病发生的部位，是辨析病机的重要一环。每一脏腑由于其所在部位及生理功能各不相同，当发生病变时，其临床表现亦各具特点，因此辨病位时要抓住这些主症的特点，通过求其所属，以“逆推”的方法推求，即能确定病属何脏。肺主气，司呼吸，位于上焦，“肺者气之主，肺气降则诸气皆降”，若肺失宣肃，则气机失调，可出现胸中满闷、呼吸不利等症状。于是逆而推之，“诸气膹郁”，可定位在肺，属于肺病。五脏病、六腑病、经络病皆可以此法定位。

2. 审六气以定因 六气作为病因概念，名曰六淫，指外邪。病机十九条中的六气，是以六淫致病的认识为基础，通过分析机体对病邪反映的结果来确定的病因概念，故有更深广的含义。六气致病各有特点，“风胜则动，热胜则肿，燥胜则干，寒胜则泻，湿胜则濡泻”（《素问·阴阳应象大论》）。审察六气病机的方法，就是以六淫致病的临床表现特点为依据，通过审症以求因。如风为春令，其性主动，与肝木相通应，肝主筋，若风邪入侵筋脉，可以出现肢体强直，活动不利等症。于是，临床上不管何种原因（或外邪入侵，或肝风内动）所导致的肢体强直，都归属于风，所谓“诸暴强直，皆属于风”。这种“审症求因”的方法是中医辨析病机的特色。

3. 责虚实以定性 原文云“盛者责之，虚者责之”。虚实反映了人体邪正斗争的消长情况，是确定病变态势和性质的纲领，指导施治的立法前提。如“诸风掉眩，皆属于肝”，肝经热极，肝风内动所致的“掉眩”属实；肝血不足，血虚生风所引起的“掉眩”属虚。《内经》时代尚未有“八纲”之论，仅以虚实为纲定病性，但责虚实在辨病机中的重要性亦为后世瞩目。《景岳全书》说：“人之疾病，无过表、里、寒、热、虚、实，只此六字，业已尽之。然六者之中，又推虚实二字为最要。盖凡以表证、里证、寒证、热证，无不皆有虚实，能知表里寒热，而复能以虚实二字决之，则千病万病，可以一贯矣。”

4. 谨候运气盛衰 病机十九条强调“谨候病机，无失气宜”，即启示我们在分析病机时要结合运气的盛衰，时时注意气候变化因素对病机转归的影响，全面分析外在环境与内在整体之间的有机联系。这一点常为我们今天辨证施治时所疏忽。《内经》一贯认为，“圣人治病，必知天地阴阳，四时经纪”，强调“不知年之所加，气之盛衰，虚实之所起，不可以为工矣”。现代医学气象学认为，各种气象因素，包括气温、气压、湿度、风速等对人体病理过程都有一定影响。《素问·至真要大论》提出的“谨候气宜”，应作为临床辨证施治的借鉴。

综上分析可见，对病机十九条的理解决不能局限于条文本身的含义，十九条病机甚至不足以概括《内经》时代的认识水平，更何况自《内经》以降，人们逐渐认识到病机的丰富多彩和复杂多样。但《内经》为我们展示了辨析病机的内容、方法、纲领，对我们今天不无启迪。

（五）学病机做临床举隅

1. 谨守病机，各司其属 所谓病机，就是疾病发生、发展与变化的机制，内容包括病因、病理、病性、病位、病势等。它概括反映了人体内部阴阳失调、邪正交争、升降失常等一系矛盾运动，是中医认识疾病的主要着眼点。从辨证施治的内容看，应包括理、法、方、药四个方面，其中“理”是第一位的，所谓“理”就是指病因病理，即辨析病机，它是立法、选方、议药的依据。《神农本草经》说：“欲疗病，先察其源，先候病机”。既然掌握病机如此重要，所以要“谨守病机”，不可有丝毫差错。那么该如何辨析病机呢？本节提出“各司其属”，也即掌握各种病象的病机归属。病机十九条认为，不同症状有不同病机，相同的症状也有不同的病机，不同症状也可能有相同的病机。掌握症状与病机之间的隶属关系，是辨证的关键。临床主要是根据藏象理论五脏六腑的特性、生理功能等，运用类比的方法，辨识病象，探求其发生的原因、病变部位与性质等。如肝为风木之脏，其病多风，而风气属阳，性动，故肢体动摇，头目眩晕等病象类风而确定病机多属于肝。有如火邪属阳，其性炎上、急迫，有亢张、灼物、耗液等特点，故其为病多致高热、伤神而神昏、狂乱，伤筋而拘挛抽搐，伤营血、筋肉而生痈肿，病象多向上冲逆急暴等。

案例：沈女，46 岁，江苏太仓市人。患胃病 5 年余，诉食后饱胀、痞满，嗳气，无泛酸腰酸，久立尤甚，大便秘结，3 日一解。患者形体瘦长，长期从事缝纫工作，平素活动少，因食后易胀，故进食不多，尤不喜食油腻，常以素食为主。来诊时形容憔悴，舌质淡苔薄，脉细濡。根据症状及瘦长体形，考虑胃下垂可能，嘱作钡餐 X 胃片，结果提示：胃下垂 5cm，伴慢性胃炎。此中气不足，脾失健运，胃失腐熟功能，用补中益气汤方加枳壳、鸡金、木香、焦山楂等。先后治疗 6 个月，同时嘱食荤腥，并作仰卧起坐及腹部按摩等运动。复查示胃下垂 2cm。继用前法调治，症状消失，纳便均调，胃中和。

按：患者患胃下垂，辨证时抓住瘦长体形（体质学中属无力型）及胃排空功能障碍的临床表现，确定其病机乃中气下陷所致，病位在脾胃，病性属虚，坚持用补气升清、消补兼施之法，收效满意。中医所称辨证施治，实质是病机治疗，而分析病机的关键是抓住主症与病机间的隶属关系。

2. 诸寒收引，皆属于肾　在运气学说中，肾主寒水之气，主温煦蒸腾气化，若肾阳不足，失其温化之职，气血凝敛，筋脉失养，故经脉拘挛，关节屈伸不利。《伤寒论·辨太阳病脉证并治》："太阳病，发汗，汗出不解，其人仍发热，心下悸，头眩，身瞤动，振振欲擗地者，真武汤主之"。刘渡舟教授认为此少阴阳虚，虚阳外浮，阳虚失于温养，水气浸渍四肢经脉，故见身瞤动，振振欲擗地等。诚如经云"诸寒收引，皆属于肾"。用真武汤温阳利水，标本兼治。

案例：钱某，男，43 岁，某酒厂锅炉工，1996 年 1 月 9 日来诊。

自述 2 月前开始出现双上肢震颤，始以为劳累使然而未及时就医，后震颤逐渐加重，有时端杯饮水亦致水晃溢出，曾在某省级医院作多种检查，均未明确诊断。患者要求中医治疗而来诊。诊见：双上肢震颤，脉诊时亦然，稍用力固定方止，面色㿠白似肿，按之不凹陷，吐灰色痰（可能与职业有关），大小便尚属正常，舌质淡，苔白润，脉细弱。治以真武汤方：附片 12g（先煎 20 分钟），白术 15g，茯苓 20g，生姜 10g，芍药 15g。嘱服 3 剂。二诊时病人自述服药后感觉舒服，但笔者观之双上肢震颤并无明显减弱，他症及舌脉同前。因病人服药后自觉舒服，又无其他不良反应，故嘱原方再进 3 剂。三诊时病人自述震颤偶尔有停止之时，脉诊时亦无需再用力固定，舌脉同前。说明方已对证，再进 3 剂。四诊时，震颤已明显减弱，端杯饮水已不外溢，面色始转荣，已无似肿之感，脉也较前有力，再进 3 剂。五诊时，震颤偶作极微，需仔细观察方觉，其他症状也明显改善。咳吐灰痰同前。病已十去八九，再进 3 剂以巩固疗效。（彭雪红《江苏中医》1998 年第 7 期）

按：症以上肢震颤为主诉，考其病因，未经发汗误治，观脉证面色㿠白似肿，舌淡，苔白润，为少阴阳虚，寒水之气浸淫经脉，"诸寒收引，皆属于肾"。取真武汤温阳散水气，为治本之举，虽未用解痉止颤之药，病得缓解。

3. 诸病胕肿，疼酸惊骇，皆属于火　胕，通腐。火毒之邪流淫，灼营血，腐肌肤，故腐肿而疼痛酸楚，惊骇不已。此病类似于丹毒流火病，常发于小腿足部，局部红肿热痛，色如涂丹。恙由素体血分有热，复有肌肤被损，湿热火毒之邪乘隙侵入，郁阻肌肤而发。

曾治一青壮年男性患者，近2周来右下肢皮肤红肿成片，色如涂丹，去某医院外科用青霉素治疗一周，疼痛缓解，红肿依然如故。遂求治中医，经友人介绍来诊。查右下肢皮肤红肿，按之热感，稍疼痛，行走困难。患者素体尚健，阳气偏旺，嗜食膏粱厚味，形体肥胖，有高血脂、高血压、糖尿病史。诊舌干少津，舌苔微黄厚腻，质红，脉弦实。此素体湿热内蕴于血分，近日工作忙碌，频繁走路，促发流火，但否认过去有流火病史。治宜清热凉血解毒，内外合治。内服方：丹皮12g，赤芍15g，连翘12g，银花12g，红藤30g，败酱草30g，蚤休30g，黄花地丁30g，紫花地丁30g，生甘草6g。14剂。外用金黄散调敷患处，每日一次。2周后红肿减，按之灼热感好转，不痛，可以行走。药已对症，不必更章，仍以原方内外兼治，再2周，完全康复，随访3年未见复发。

4. 诸胀腹大，皆属于热　胀是一种自觉症状，腹大则是形态显膨隆，胀而腹大，属胀满。《素问·玉机真藏论》有“脉盛，皮热，腹胀，前后不通，闷瞀，此为五实”之记载。此“腹胀大”且病机属热，当是实胀。由邪热内结肠胃，气机郁滞，腑行不畅，而为胀满。《丹溪心法》认为蓄血、食积、大怒、外寒、内热等都能引起腹胀，同时还指出：“七情内伤，六淫外侵，饮食不节，房劳致虚，脾土之阴受伤，转运之官失职，胃虽受谷，不能运化，故阳自升，阴自降，而成天地不交之否，清浊相混，坠道壅塞，郁而为热，热留为湿，湿热相生，遂成胀满”。丹溪所析颇全面，但从临床实际看，在杂病中大抵寒胀多而热胀少。在外感病中一般热胀多而寒胀少。

案例：五年前曾治一肠梗阻患者，男性，45岁。10年前曾患肠癌做手术治疗，因化疗有反应，5年中坚持用中药调理，无非扶正、解毒、消癥、化瘀、散结之类方药，尚算平安无事。平常来诊主诉中经常有右下腹隐痛，大便不爽等，近一周来右下腹隐痛加剧，追问其一周未解大便，经用当归龙荟丸等通便未果。昨夜腹痛腹胀加剧去医院看急诊，经X腹部平片示，考虑肠梗阻，用西药处理后腹痛缓解，大便很少。来诊时仍有小腹作胀，隐隐作痛，大便少许伴有黏冻，舌苔厚腻，脉滑实。此粘连性肠梗阻，肠中热结未除，腑行不畅，气机郁滞，急宜承气法荡涤肠中热结。方用：元明粉9g(后下)，生大黄9g(后下)，枳壳实(各)12g，厚朴9g，大腹皮15g，黄连6g，甘草4.5g，麻仁30g。2剂后，大便5次，泻下水样粪便，继后有少许腥臭黏液，腹胀腹痛减，肠鸣基本正常。继用方：炒白术12g，焦米仁30g，枳壳12g，木香9g，茯苓15g，制香附12g，黄连6g，黄芩12g，乌药9g，麻仁20g，甘草4.5g，大枣10枚。7剂后诸症悉平。嘱保持大便通畅，多食果蔬等粗纤维食品。继后5年中又有2次发生类似情况，但证情较轻，每次均用中药清理肠中热结，胀痛便秘即平。

5. 诸病水液，澄澈清冷，皆属于寒　本条辨析病机的着眼点是水液的澄澈清冷，其中水液的概念，包含范围甚广，诸如痰液、尿液、脓液、鼻涕、汗液、大便性状、带下的性状等。澄澈清冷，是稀薄、清冷、透明之意，这是确定寒性病机的要点，此正与另一条病机中“水液浑浊，皆属于热”相对应。从临床实际看，水液的性状确然是诊察寒热的关键所在。说明《内经》所示，皆为临床实践经验的总结。例如，咳痰清稀者，多属寒痰，宜温化；小便清长者，多肾阳不足，宜温补肾阳；外科疮疡中，脓液清稀者，多属阴证，宜补气温阳托疮；妇科中白带清稀者，多属寒证，或寒湿下注，或脾肾阳虚，治当温散寒湿，或健脾温肾；鼻涕清稀者，多为寒邪侵窍，治宜祛风散寒辟浊；腹泻大便清稀如水，或如鹜溏者，多属寒邪侵犯胃肠，或脾阳不振，虚寒内生，治宜温散寒邪，或健脾温中。所以从水液性状来辨证寒热，实乃临床重要法门。

案例：某女性患者，70 岁，有老年性慢性支气管炎史 10 余年，常遇秋冬而发，近因天气骤冷，诱发感冒，继则慢支发作，曾屡用抗生素及平喘止咳化痰药，证情稍减，但仍未平息。刻诊：咳嗽气促，走路时喘促尤甚，夜间尚能平卧，咳痰色白，清稀，如泡沫状，量多，昼夜约有 300ml，无明显寒热，但怕冷肢倦，精神不振，食欲减退，大便少，舌苔白腻，脉弦滑。此久咳经年，肺脾肾皆虚，寒从内生，复感时邪，内外交困，痰气交阻。治先拟小青龙汤合三子养亲汤化裁，待标症稍缓，再以图本。生麻黄 12g，桂枝 12g，干姜 9g，制半夏 12g，细辛 6g，五味子 9g，莱菔子 15g，白芥子 12g，炙苏子 12g，光杏仁 12g，葶苈子 12g，白前胡（各）12g，厚朴 6g，枳壳实（各）12g，甘草 4.5g。14 剂后，咳喘略缓，咳痰量减少，食欲增加，苔白脉滑，走路依然喘促。宿痰根深蒂固，饮邪未尽，当再以祛邪为主，上方加炙紫菀 15g，百部 12g，继服 14 剂。证情进一步缓解，咳痰转稠，色白，量少，咳稀，大便通润，纳谷转馨。改拟标本并治方：黄芪 30g，党参 15g，炒白术 12g，茯苓 15g，甘草 4.5g，白前胡（各）12g，制半夏 12g，陈皮 9g，炙苏子 12g，炙紫菀 12g，百部 12g，黄芩 12g，枳壳 12 克。此方加减调治匝月，诸证悉平，唯夜间尚有轻咳，痰少，纳便均调，行路喘息明显减轻。

按：中医辨寒证，一从患者的主观感受怕冷、肢寒；二从医生的望诊，患者精神委顿，精神倦怠，面色、舌色淡白等；三从病人的分泌物、排泄物观察，大多有淡白、清稀、湿润、透明等性状。该患者咳痰色白，如泡沫状，量多，属寒痰无疑。遂循仲景“病痰饮者，当以温药和之”的原则，用干姜、细辛、桂枝、半夏、陈皮等温化寒痰，往往收效满意。因此，辨痰液在本案辨治中具有重要意义。

6. 诸转反戾，水液浑浊，皆属于热　“转反戾”皆属筋脉转筋、角弓反张、拘挛为患，从病机十九条看，筋脉拘急痉挛的病机有风伤筋脉、寒客筋脉、湿滞筋脉、火热煎灼筋脉等原因，但若伴有“水液浑浊”者，那么病机必然属于热无疑。可见，本条着眼水液的性状，是确定寒热病机的关键。在理解时可与另一条病机“诸病水液，澄澈清冷，皆属于寒”对勘。水液的范围亦包括病人排出的痰、涕、便、溺、呕吐物等。“浑浊”正与“澄澈清冷”相反，一般指黄赤、混浊、略稠、腥臭等性状。如咳喘病中，痰液黄稠，多属热痰，为肺热；鼻涕黄稠，腥臭，属鼻渊中的热邪侵窍；妇科带下黄赤、混浊、腥臭，多属湿热下注；外科疮疡溃破流出黄浊脓液者，多属热毒为患；小便黄赤、混浊者，属湿热下注；腹泻大便黄赤、黏稠者，为湿热痢等。

案例：10 年前曾治一大叶性肺炎患者，男性，30 余岁，因劳作时淋阵雨而出现胸痛，咳嗽，咯出少许铁锈色痰，伴畏寒怕冷发热，两天后体温升至 39℃，遂送医院急诊，经 X 线胸片示：右下大叶性肺炎。用西药抗生素等治疗后热退，唯咳嗽胸痛减而未尽，遂要求中医同时治疗。刻下诊舌苔黄厚腻，追问咳痰色薄黄，粘稠，量不多，咯之不爽，右侧胸痛隐隐，咳嗽时作，纳不多，脉滑带数。此邪热壅肺，痰热交结，治拟清肺化痰止咳。芦根 15g，桃杏仁（各）12g，薏苡仁 30g，瓜蒌皮 12g，黄芩 20g，百部 12g，白前 12g，鱼腥草 30g，七叶一枝花 30g，川贝母 12g，甘草 4.5g。5 剂后，上述诸症明显改善，咳减，痰少，舌腻改善，觉口干。痰热渐退，上方去薏苡仁，加天麦冬（各）12g。7 剂后，诸症悉平，继以补气养阴润肺善后，再 2 周后痊愈出院。

按：本案咯铁锈色痰，乃大叶性肺炎的典型主症，也是中医辨证痰热的着眼点，病势急，取效迅速，经随访 1 个月均好。

7. 诸气膹郁，皆属于肺 肺主气，司呼吸，外邪入侵，肺失宣肃，气壅郁肺金，或胸闷，或气急喘促；或外邪久恋，病久肺气虚衰，宣发和肃降无能，亦可导致胸闷窒塞，气逆喘促诸症。前者属实，后者属虚，但总归于肺。《景岳全书》的描述颇为周详：“实喘者有邪，邪气实也；虚喘者无邪，元气虚也。实喘者气长而有余；虚喘者气短而不续。实喘者胸胀气粗，声高息涌，膨膨然若不能容，惟呼出为快也；虚喘者，慌张气怯，声低息短，皇皇然若气欲绝，提之若不能升，吞之若不相及，劳动则甚，而惟急促似喘，但得引长一息为快也”。所以张景岳把实喘称为“真喘”，虚喘称为“似喘”，“真”与“似”是相对而言，临床所见，往往实中有虚，虚中有实。

案例：谢君，男，59 岁。就诊日期：1970 年 2 月 23 日。

主诉：咳嗽气促 1 周。

现病史：哮喘反复发作已有 2 年余，近 1 周来咳嗽气逆，哮吼痰鸣，咳甚则痰中带血，痰多呈稀薄，经夜作咳，不能平卧，口稍渴，大便时见溏薄，服土霉素及氨茶碱疗效不显。今由友人介绍来裘氏处诊治。苔薄腻，脉濡滑。

诊治：脾肾阳虚，不运精微，水湿逗留，又感表邪，引动内饮，上迫于肺，肺气不降，发为咳喘。治当先予化痰止咳，肃肺平喘。

处方：第一方：淡黄芩 12g，葶苈子 9g，北细辛 3g，天竺子 12g，川贝粉（分吞）3g，净麻黄 9g，大生地 30g，炙百部 12g，炙紫菀 9g，生甘草 9g，嫩白前 9g。3 帖。

第二方：龙胆草 9g，诃子肉 12g，天竺子 12g，生百部 12g，淡黄芩 15g，大熟地 24g，净麻黄 9g，淡干姜 9g，炙兜铃 9g，生甘草 3g。3 帖。

效果：服第一方 3 帖后，咳嗽大见减轻，痰中夹血已止，哮喘减轻，仍服上方 10 帖，夜间已能平卧，但喉中仍可闻及痰鸣音。后改服第二方，服药 3 帖后，哮喘基本已平，咳嗽白天不显，夜间咳嗽稍见，仍服第二方 7 帖，咳消，痰去，喘平。

按：支气管哮喘发作期，系痰阻气道，肺失肃降。经云"诸气膹郁，皆属于肺"，"肺为气之市"。气因邪阻，宣肃失职，喘咳俱作，治当豁痰宣肺，降气平喘。裘氏用麻黄、干姜、细辛温肺平喘；以葶苈子、白前肃肺平喘；以天竺子、川贝粉、紫菀化痰止咳；因痰中带血，故以生地、黄芩凉血清热，痰血即止，咳痰、气促明显改善。患者年近六旬，肾气已亏，脾虚湿重，裘氏用熟地、诃子肉补肾纳气以平喘，标本兼治，邪去而正安，喘咳渐平。（《裘沛然医案百例》）

8. 诸厥固泄，皆属于下　《灵枢·本神》："肾气虚则厥"。《素问·厥论》："阳气衰于下则为寒厥，阴气衰于下则为热厥"。此阳气、阴气当指肾阳、肾阴。肾阳虚则生内寒，四末不温则厥冷；肾阴虚则生内热，手足心热为热厥。肾司二便，肾阳虚则尿频，甚则不禁，气化失司则癃闭；肾阳虚可致五更泄泻，甚则失禁，阳虚气闭也可导致便闭。肾阴虚则燥结内生而便秘，或尿涩不畅等。此"下"概括内容较广，但主要关乎肾。

案例一：陈某。脾肾之阳素亏，醉饱之日过勤，腹痛拒按，自汗如雨，大便三日未行，舌苔垢腻，脉行数实。此由湿热食滞团结于内，非下不通，而涉及阳虚之体，非温不动。许学士温下法原从仲圣大实痛之例化出，今当宗之。制附子五分，淡干姜五分，炒枳实钱半，上肉桂四分，制川朴八分，生大黄（后下）三钱。

复诊：大腑畅行，痛止汗收，神思面倦而脉转虚细，拟养胃和中。北沙参三钱，生甘草三分，焦扁豆三钱，炒白芍一钱，粉丹皮钱半，橘白一钱，加川石斛四钱。（《凤氏医案》）

按：便秘分寒秘与热秘，实秘与虚秘。此案脾肾之阳素虚，"诸厥固泄，皆属于下"，阳虚不能温润，腑行无力而为寒秘。患者腹痛拒按，舌苔垢腻，乃虚中夹实之象，故方中用附、桂、姜温化治本的同时，复伍小承气法荡涤实邪，标本兼顾。

得效后，法随证变，改投养胃和中收功。用药标本缓急法度井然，堪为师表。

案例二：吴君，男，43 岁。就诊日期：1977 年 1 月 17 日。

主诉：腹痛、腹泻反复发作 16 年。

现病史：1961 年因腹痛腹泻伴红白粘冻，外院诊断为“慢性菌痢”，对症处理后好转，1968 年再次复发，先后在本市六院、三院治疗，应用多种抗生素及复方苯乙胍啶等药物，仍时发时止，泄泻时伴有剧烈腹痛，甚则需注射吗啡方能缓解。现经朋友介绍来裘氏处诊治。就诊时患者面色萎黄，口稍渴，胃纳不佳，腹部非胀即痛，大便呈水状，日行 4～5 次，伴里急后重，偶有大便失禁。苔薄根稍腻，脉濡软而细。

诊治：脾虚运化失司，湿热留滞下焦，日久伤肾，肾气摄纳无权。治当清化湿热，佐以补益脾肾。

处方：第一方：淡干姜 9g，川连 3g，龙胆草 9g，诃子肉 15g，木茴香（各）9g，全当归 12g，西潞党 12g，生白术 12g，生甘草 9g，煨肉果 6g，补骨脂 15g。7 帖。

第二方：生白术 15g，生白芍 30g，青防风 15g，生甘草 9g，陈广皮 6g，补骨脂 15g，煨肉果 9g，木茴香（各）9g，川连 3g，乌梅丸（分吞）9g，半硫丸（分吞）6g。7 帖。

第三方：伏龙肝（包煎）30g，熟附子 9g，川连 3g，补骨脂 15g，肉豆蔻 9g，赤石脂（先煎）30g，生白术 12g，淡黄芩 9g，西潞党 12g，淡干姜 9g，淡吴萸 4.5g，怀山药 30g。7 帖。

效果：服第一方 7 帖后，大便呈黏腻状，但大便次数增多，日行 7～8 次，再进第一方去龙胆草、当归，加伏龙肝（包煎）30g、怀山药 30g、蛇含石 15g。再服 7 帖后，腹泻减至 1～3 次，大便基本成形，但腹胀较甚，再加入砂仁 3g，继服 7 帖，收效不大，改服第二方。服完 7 帖后腹胀明显改善，但大便次数增多，又转为日行 7～8 次，再改服第三方。服完 7 帖后，腹胀大减，腹痛消失，大便成形，日行 2～3 次，便后有少量黏液，再予第三方改川连 6g，连服 14 帖后，病告痊愈。（《裘沛然医案百例》）

按：患者患痢疾迁延十余载，病情十分复杂，概括起来不外寒热错杂，虚实互见，既有肾阳虚惫，摄纳失司，又有脾运失健，湿热留驻于肠。裘氏先以祛邪，继以扶正，消补兼施，通涩并用，寒温共投，用方取黄芩汤、黄土汤、四神丸、桃花汤等古方意，师其法补不泥其方，进退有序，动静结合，终乃告愈。经云“诸厥固泄，皆属于下”，《医方集解》云：“久泻皆由命门火衰，不能专责脾胃”。临床所见，久痢者，属纯虚纯实，纯寒纯热者少，当详审证情，燮理阴阳，标本缓急，从容应付，方可如愿。

9. 诸呕吐酸，暴注下迫，皆属于热 此由胆热犯胃，或食积化热，胃失和降而上逆，则呕吐酸腐；热走肠间，传化失常，则泄泻；热性阳动，来势急迫，故其特点为暴泻如注，势如喷射；湿热交结肠道，气机阻滞，故见里急后重，粪便秽臭。此古代称为"热泻"。《症因脉治》："中热泻之因，热淫以胜，湿火炎蒸，积热之人，又中邪热，则中热泄泻矣"。《医宗必读》称"火泄"。"火泄者，腹痛泻水，肠鸣，痛一阵，泻一阵，火也"。伤食、酒积也可导致类似病证。《症因脉治》："食积泻之因，饮食自倍，膏粱纵口，损伤脾胃，不能消化，则成食积泄泻之症"。"酒积泻之因，其人浩饮失度，或饮冷酒，伤其肠胃，湿热之气，蒸酿于中，积湿成热"。治疗方面，如系热泻，可用黄芩汤加柴胡、葛根等。秦景明治外感中热泻，分热在表者用柴葛芩连汤，热在里者用枳壳黄连汤。若伤寒阳明腑实，燥屎内结，亦可见下利清水，为热结旁流之象，治宜攻下燥结，方用大、小承气汤或调胃承气汤化裁。伤食泻可用保和丸、枳术丸，如食滞较重，泻之不畅者，可因势利导，采用通因通用法，以枳实导滞丸，以推荡积滞为主，食积去而泻自止。倘若系酒积致泻，宜清化湿热，佐以解酒毒，药用黄连、厚朴、葛花、枳壳、山楂、麦芽、陈皮、木通、甘草等。葛花解醒汤、平胃四苓散等也可随症化裁。

案例：蔡某，男，36 岁，1967 年 7 月。

主诉：腰痛腹泻，伴里急后重 1 个月。

病史：患者素嗜酒，时值酷暑，劳作于烈阳，汗出甚多，既饥又渴，暴饮冰冷啤酒 2 瓶，复以海鲜佐食，夜卧露天。次日即吞酸吐呕，吐出酸腐难闻，午后又起泄泻，初如水样，伴腹痛，继以如败卵及不消化食物，里急后重，舌黄苔垢腻，脉滑而数。送当地卫生院急诊，经西医药处理后好转，唯腹痛腹泻，伴里急后重症不减，大便 4 次/日，有少许黏冻，大便化验阴性，遂求诊中医。此酒、食、热、寒交织为患，加之素嗜酒，湿热内蕴，下注肠道，传化失职。拟木香槟榔丸法出入：木香 9g，槟榔 12g，青陈皮（各）9g，葛根 30g，川连 6g，黄芩 15g，马齿苋 30g，延胡索 12g，炒白术芍（各）12g，甘草 4.5g，7 帖后诸症若失。再以上方加减善后：炒白术 12g，焦米仁 15g，藿佩兰（各）12g，制半夏 12g，川连 4.5g，茯苓 15g，木香 6g，青陈皮（各）9g，黄芩 12g，焦楂曲（各）12g。7 帖，告愈。

10. 诸痉项强，皆属于湿 湿为阴邪，其性黏腻，且易伤阳气，筋脉得不到温煦，可见筋脉拘急，而见项强不舒，屈颈不利。《素问·生气通天论》云"阳气者，精则养神，柔则养筋"。筋脉必赖肝血之滋养，但也离不开阳气之温煦，方能屈伸自如。类似记载在《生气通天论》还有："湿热不攘，大筋软短，小筋弛长，软短为拘，弛长为痿。"湿邪浸淫筋脉可致筋脉拘挛或迟缓。这在临床上十分常见。

曾治一中年女性，来诊诉颈项牵强不利，头抬不起来，项背部板滞难受，手臂发麻。经X颈椎正侧位片示：颈部4～6椎体增生，伴退行性变化。追问病史，平素常伏案工作，前天曾淋大雨，天气炎热，复以电扇吹头发及衣服，当夜即颈项强急不利，转侧困难。舌苔白腻脉缓滑。此寒湿侵犯筋脉，阳气不得舒展，筋脉拘急痉挛，拟羌活胜湿汤化裁，药用：羌独活（各）12g，川芎15g，蔓荆子12g，川藁本12g，防风12g，米仁30g，葛根20g，炙地龙15g，桂枝9g，丹参15g，延胡索12g，秦艽12g，木瓜12g，桑枝15g，甘草4.5g。嘱热敷局部，转侧颈部。七剂后证情明显好转，再十四剂，证情基本消失。

此证，原有颈椎病，复淋冷雨，吹冷风，风寒湿三气杂至，合而为痹，营血痹阻，筋脉失养，诸症纷至。用祛风、散寒、化湿法以活血通络，寒湿散、营血行，痹痛得以缓解。

二 《内经》消渴证治及临床运用

（一）关于消渴的病名及概念

《素问·奇病论》载“消渴”、“脾瘅”；《素问·阴阳别论》载“消”、“风消”；《素问·脉要精微论》、《灵枢·五邪》载“热中”；《素问·气厥论》载“食亦”、“鬲消”、“肺消”；《灵枢·邪气藏府病形》、《灵枢·五变》载“消瘅”；《素问·腹中论》载“消中”、“热中”。

《内经》中“消”，有三层意义：①消谷（善饥）；②消肌肉（消瘦）；③消津液（消渴）。《内经》中的“风消”，指阴精耗损，虚热生风，消烁肌肉以至形体枯瘦之病。《素问·阴阳别论》：“二阳之病发心脾，有不得隐曲，女子不月；其传为风消。”“肺消”，因寒邪传于肺，见多饮、多尿症状；“鬲消”，由心热传肺，膈中有热。肺消、鬲消均属上消。《素问·气厥论》：“心移寒于肺，肺消”，“心移热于肺，传为鬲消。”《素问·气厥论》：“肺消者，饮一溲二。”“脾瘅”和“消中”为同一类，即后世所称“脾消”、“中消”。是由于脾经燥热，饮食入胃，如汤沃雪，随小便而出。《灵枢·五邪》：“邪在脾胃，阳气有余，阴气不足，则热中善饥。”《灵枢·大惑论》：“精气并于脾，热气留于胃，胃热则消谷，谷消故善饥。”“食亦”，即消谷善饥，而身体消瘦无力，是大肠移热于胃，胃移热于胆所致，类似中消证。《素问·气厥论》：“大肠移热于胃，善食而瘦人，谓之食亦。胃移热于胆，亦曰食亦。”《灵枢·邪气藏府病形》：“肾脉……微小为消瘅。”此消瘅以肾之阴阳受损为主，症见以小便频数，饮一溲一等，即为下消之证。《灵枢·五变》：“五藏皆柔弱者，善病消瘅。……薄皮肤，而目坚固以深者，长冲直扬，其心刚，刚则多怒，怒则气上逆。胸中蓄积，血气逆留，䐜皮充肌，血脉不行，转而为热，热则消肌肤，故为消瘅。”凡体弱性刚之人，多怒气逆，积而为热，乃至热盛伤津，消灼肌肉，便为消瘅。

（二）消渴的主要症状

1. 多食《素问·气厥论》：“大肠移热于胃，善食而瘦人”；《灵枢·师传》：“夫中热消瘅，胃中热则消谷，令人悬心善饥。”因脾胃积热，消烁水谷，故多食善饥。

2. 口渴、口甘 因胃中燥热，消灼津液，或因火热之邪耗伤肾水，故见口渴欲饮；过食肥甘厚味，酿生湿热，脾运化失司，湿浊泛溢于口而生甜味。《素问·奇病论》：“病有口甘者，病名为何？……名曰脾瘅”。

3. 多尿 《素问·气厥论》：“心移寒于肺，肺消，肺消者饮一溲二，死不治。”心移寒与肺，治节失职，水不化津，直趋于下；或下元虚惫，肾失固摄，精微下注，可见多尿，小便混浊如脂膏。

4. 消瘦 由热邪亢盛，耗伤津血，消烁津液，筋骨肌肉失养，皮毛焦枯，故形体消瘦。《素问·皮部论》云：“热多则筋弛骨消，肉烁䐃破，毛直而败。”

（三）消渴的病因病机

1. 素食甘美多肥 《素问·奇病论》：“此肥美之所发也，此人必数食甘美而多肥也，肥者令人内热，甘者令人中满，故其气上溢，转为消渴。”《素问·通评虚实论》：“凡治消瘅仆击……肥贵人，则高梁之疾也。”元代朱丹溪在《脉因症治》中说：“膏粱甘味之变，则阳脉盛矣，阳脉太甚则阴气不得营也，津液不足，结而不润，皆燥热为病也。”《景岳全书·三消干渴篇》也说：“消渴虽有数者之不同，其为病之肇端，则皆膏粱肥甘之变，酒色劳伤之过，皆富贵人病之，而贫贱者鲜有也。”长期偏嗜膏粱厚味，阳热内生，消耗津液，阴液亏损，致生消渴。现代糖尿病（类属古代消渴病）的发病原因一般认为是与长期饮食失调而引起胰岛素绝对或相对不足致糖、脂肪等代谢紊乱为主要表现的内分泌代谢疾病。

2. 五脏柔弱 《灵枢·五变》指出：“五藏皆柔弱者，善病消瘅。”《灵枢·邪气藏府病形》：“肝脉……小甚为多饮，微小为消瘅”，“肺脉……微小为消瘅”、“脾脉……微小为消瘅”，“肾脉……微小为消瘅”，“心脉……微小为消瘅，滑甚为善渴”。张志聪说：“盖五脏主藏精者也，五脏皆柔弱，则津液竭而善病消瘅矣”。引起“五藏皆柔弱”的原因很多，先天禀赋不足，或后天多病而致五脏气血亏虚气化失司，气血津液运营失调，湿浊、瘀热内生，形成消渴。现代糖尿病发生的原因，常与先天遗传因素及人体自身免疫（包括细胞免疫和体液免疫）能力有关。

3. 情志失调 《灵枢·五变》：“此人薄皮肤而目坚固以深者，长冲直扬，其心刚，刚则多怒，怒则气上逆，胸中蓄积，血气逆留，䐜皮充肌，血脉不行，转而为热，热则消肌肤，故为消瘅。”“百疾之始期也，必生于风雨寒暑，循毫毛而入腠理，……或为消瘅。”长期过度的情志刺激，致气机郁结，化火伤阴，引发消渴。刘完素说：“消渴者……耗乱精神，过违其度，而燥热郁盛之所成也。”《临指南医案》指出：“心境愁郁，内火自燃，乃消症大病。”现代心身医学认为，糖尿病属于心身疾病，其形成除了遗传、自身免疫、环境感染等因素外，与社会心理因素密切相关。临床研究发现，情绪高度紧张，可以出现高血糖现象，强烈的精神刺激及情绪反应，可使糖尿病人的血糖升高；约20%的抑郁症患者尿糖呈阳性，恢复期随之消失。生活事件对患者的反复刺激，能破坏机体防御反应，削弱其重新调节适应和稳定内环境的能力，处于一种耗竭殆尽的状态。这种状态反过来又会加重患者精神紧张、焦虑、激动、易怒、抑郁等负性情绪反应，进一步导致胰岛功能减退和葡萄糖利用能力降低。

后世文献记载消渴病的发生与房劳过度、药石损伤也有关系。如《千金方》载：“盛壮之时，不知慎惜，快情纵欲，极意房中，稍至年长，肾气衰竭……此皆由房室不节之所致也。”“年少虑不能房，多服石散，真气既尽，石气孤立，唯有虚耗，唇口干焦，精液自泄……。”

（四）消渴的治疗

关于消渴的治疗，《内经》详于针刺，略于方药。《灵枢·经脉》记载：“其有余于胃，则消谷善饥，……盛则泻之，虚则补之，热则疾之，寒则留之。”根据《针灸学》讲义，宜取足少阴、足太阴经穴及相应的背输穴为主，主穴：肺俞、脾俞、肾俞、肝俞、三阴交、太溪，上消配太渊、少府，中消配内庭、地机，下消配复溜、太冲，等等。针灸对糖尿病并发症的防治也有一定效果。又《灵枢·五邪》说：“阳气有余，阴气不足，则热中善饥，……皆调于三里。”中焦热盛，消谷善饥，治疗取足阳明胃经的合穴三里。现代有报道以当归或黄芪注射液，或用小剂量的胰岛素进行穴位注射，治疗糖尿病。

对于消渴的药物治疗，《内经》记载较少。《素问·奇病论》：“治之以兰，除陈气也。”兰，即佩兰，气味芳香，能醒脾化湿，清暑辟浊，可去脾胃的湿浊之气。后世医家有报道用芳香化湿、除痰瘀浊邪法，治疗肥胖型痰湿内盛的消渴，取得一定疗效。

另外，《素问·腹中论》曰：“夫子数言热中、消中，不可服高梁、芳草、石药。”膏粱厚味易生内热，芳香药多辛香走窜，金石药多猛悍伤阴，消渴患者多内热阴亏，故忌服膏粱、芳香、金石等，避“虚虚之戒”。

（五）消渴的预后

《素问·气厥论》云：“心移寒于肺，肺消……饮一溲二，死不治。”消渴病至心移寒于肺，心阳虚衰，肺失温煦，津液下泄，元气日竭者，预后不佳。马莳注："肺消者，饮虽止于一分，而溲则倍之，入少出多，精气耗散。"临床糖尿病患者后期并发糖尿病性心脏病，心阳式微，肺失温煦，元气日竭者，预后堪虑。《素问·通评虚实论》又有："消瘅虚实何如？岐伯曰：脉实大，病久可治，脉悬小坚，病久不可治。"此脉实大，即脉形洪大，浮沉有力，乃实脉阳脉，为气血未虚，正伤不重，虽病久，而预后良好；脉悬小坚，系脉细欲绝而有坚实之象，乃精气已衰，正气不支，阳气外浮，脉证相逆之候，其病程较长，正气已衰，故预后凶逆。

（六）对现代糖尿病治疗的启示

1. 目前中医认为，糖尿病的病机是阴虚为本，燥热为标　主要有肺燥、胃热、肾虚，尤以肾虚为核心。从文献分析，肾消一证，当有阴阳之分，一为阴虚肾消，系水虚不能制火。如《丹台玉案·三消》说："肾水一虚，则无以制余火。火旺不能扑灭，煎熬脏腑，火因水竭而益烈，水因火烈而益干。"见口燥咽干，口渴尿多，小便黄赤或浑浊如膏脂，腰膝酸软，五心烦热，舌红脉细数等。治宜滋补肾水，用六味地黄丸，或加五味子、肉桂，或知柏地黄丸、左归丸等。二为阴阳两虚肾消，系阴损及阳，阳不化气，气不摄津。《景岳全书》说："阳不化气，则水精不布……而饮一溲二，以致泉源不滋，天壤枯涸者，是皆真阳不足，水亏不下之消症也。"见饮一溲二，面色黧黑，形瘦耳焦，腰膝酸软，舌淡脉细等。治宜温肾补气，用金匮肾气丸、右归丸等。

《内经》中肺消的病机为"心移寒于肺"。张介宾注："心移寒于肺者，君火之衰耳。心火不足则不能温养肺金，肺气不温则不能行化津液。"病在心肺，系心肺阳气不足，不能行化水津，致水津降而不升，出现饮一溲二之虚证。本证的治法，刘完素提出"补肺平心，用黄芪汤"，戴元礼提出"专补肺气，用黄芪饮"。今人王进全《内经类证论治》提出"温肺益气法，用甘草干姜汤"。根据肺消的病机及"饮一溲二"的症状，若以温肺之甘草干姜汤，再加益气之黄芪饮，或再合固气生津之生脉散，则似更为妥当。

2. 现代医学认为糖尿病是代谢性疾病，从中医角度看病机属于脾失转输，清浊失理　《素问·经脉别论》："饮入于胃，游溢精气，上输于脾。脾气散精，上归于肺，通调水道，下输膀胱。水精四布，五精并行。"糖尿病的糖代谢紊乱与脾失运化、脾气不能散精有关。过食肥甘厚味，则酿生湿热，湿热困脾，运化失司，湿浊泛溢于口，故口甘；脾胃积热，故消谷善饥；消烁津液，故口干；脾主肌肉，脾虚不能散精，肌肉失养故消瘦；脾肾亏虚，失于固摄，水谷精微下注，临床可见多尿，小便混浊如脂膏。治疗以健脾补气摄精，或清利脾胃湿热。《素问·奇病论》："治之以兰，除陈气也。"脾瘅转则为消渴，当系消渴的前兆病证，观王冰所注，脾瘅属脾之湿热证。叶天士《温热论·热论》并谓："舌上白苔黏腻，吐出浊厚涎沫，口必甜味也，为脾瘅病。乃湿热气聚，与谷气相搏，土有余也。"现代临床多见于肥胖痰湿内阻型糖尿病者，常合并冠心病、高血压、高脂血症。此类患者胰岛素并不缺乏，而是周围组织对胰岛素的敏感性、反应性降低，血糖利用率减少。可用甘露消毒丹、三仁汤、藿香正气丸等清化痰湿之品。

3. 糖尿病的病因尚未完全清楚，但常常与自身免疫因素有关 《灵枢·五变》指出："五藏皆柔弱者，善病消瘅。"因此，通过中医药的整体辨证治疗虽然不能尽快降低血糖，但对预防并发症的发生有一定帮助。现代研究认为，糖尿病属于心身疾病，因此治疗中消除病人的紧张、恐惧、忧虑、烦恼、愤怒等情志因素刺激，调整病人情志，对疾病治疗甚有帮助。《素问·汤液醪醴论》指出："精神不进，志意不治，故病不可愈。"

（七）读《内经》治消渴临床举隅

1."二阳结，谓之消" 曾治一男性中年患者，日饮水六热水瓶，每天小便二三十次，形体日瘦，苦不堪言，恙起半年余。经某西医医院住院检查一月余，排除糖尿病、甲亢、尿崩症等病变，以口渴尿频待查出院。患者在当地医院某中医迭服中药 80 余剂，收效不显。药有补气、敛津、养阴、清胃、益肾等。邀诊后，遍览前方，余亦技穷，后追询病史发现，患者饮食必欲经冰箱之冷食、冷饮而为快，大便干结，察舌质红，苔根黄。此二阳结热，胃、肠热盛。前医虽曾投石膏、知母之类，恐病深药轻，不足以克邪。

遂投生石膏 90g，知母、寒水石各 30g，甘草 6g，乌梅 12g，生大黄 9g（后下）。嘱先用粳米 60g 煮汤后，再用米汤煎上方。

14 剂后，饮水、尿量逐渐减少，大便通调。前方续有增损，其中生石膏曾经用至 120g，加减中用生地、玄参、白芍、山楂等等，饮水、尿量进一步减少，调治 2 月余，诸症皆除，照常工作。

按：《内经》时代已有消渴病的记载，病因归咎于"数食甘美而多肥，肥者令人内热，甘者令人中满，故其气上溢，转为消渴"（《素问·奇病论》），病位涉及五脏，但对消渴病机的最佳概括则首推《素问·阴阳别论》的"二阳结，谓之消"句。

二阳，指阳明之胃与大肠，肠胃结热，津液枯涸，口渴善饥，发为消渴。后世治消渴有滋阴、润燥、降火等，疗效不一。笔者体会，清胃与大肠之热，滋胃与大肠之阴，是取效的关键。

此案来诊前，已经中医用过补气、敛津、养阴、清胃、益肾等方法，其中也用过生石膏、知母等白虎法，笔者认为，从辨证分析，证属二阳热结无疑，为何效果不理想？可能剂量偏小，不足以制阳明之热，我加大剂量取大剂白虎直折火势，再伍大黄通阳明之腑，釜底抽薪。另外，不可以忽视的是仿仲景法，用粳米60克煮汤后，再用米汤煎上方，取养和胃气。结果较短时间内热撤渴平。

2.“消渴，治之以兰” 阮某，男，48岁。素体肥胖，体重指数约在28左右，平素身体尚好，偶有血压偏高，用药后即缓解，未能坚持服药，近单位体检发现，胆固醇7.8mmol/L，甘油三酯2.1mmol/L，空腹血糖8.1mmol/L。家族中其母有糖尿病史，因长期服用西药降糖药，后并发糖尿病性肾病，导致慢性肾衰竭。故患者情绪较紧张，尤其害怕西药的副作用。遂来请中医诊治，诊其体型肥胖，舌体胖苔薄，舌边有齿痕，血压基本正常，脉濡滑，目前基本无明显自觉症状。辨证属痰湿之体，治拟芳香化浊，淡渗利湿。

处方：苍术15g，米仁30g，制半夏12g，茯苓15g，藿佩兰(各)15g，砂蔻仁(各)4.5g(包煎)，通草3g，滑石30g，陈皮6g，竹茹6g，枳实9g，车前子30g(包煎)，泽泻12g。

此方加减中曾用黄连、连翘、汉防己、茵陈、葛根等，治疗一个月后复查空腹血糖6.8mmol/L，胆固醇6.4mmol/L，甘油三酯1.8mmol/L，还是无自觉症状，舌腻明显改善。继进一个月后，再次复查空腹血糖、餐后血糖均正常范围，胆固醇6.5mmol/L，甘油三酯1.6mmol/L。嘱注意饮食控制，适当运动，遂停药，目前仍在随访之中。

按：《素问·奇病论》：“帝曰：有病口甘者，病名为何？何以得之？岐伯曰：此五气之溢也，名曰脾瘅。夫五味入口，藏于胃，脾为之行其精气，津液在脾，故令人口甘也，此肥美之所发也，此人必数食甘美而多肥也，肥者令人内热，甘者令人中满，故其气上溢，转为消渴，治之以兰，除陈气也”。经文提示以下意义：一脾瘅是以口甘为主要特征的病，瘅者热也，脾瘅即是脾热；二脾瘅是由嗜食甘美多肥的食品所引起；三脾瘅可以转化为消渴，或者说脾瘅是消渴之先兆病症；四消渴可用佩兰治疗，以祛浊清热。古之消渴病类似今之糖尿病(当然消渴不完全等同于糖尿病)，考糖尿病的形成除与遗传因素及自身免疫有关外，与长期嗜食甘美肥脂食品有一定关系，而这些食品可令湿浊内生，郁而化热，故《内经》作者提出“治之以兰”。

查目前中医药治疗糖尿病大多采用清热润肺、补气养阴、清胃泻火、滋阴补肾、活血化瘀等方法，而芳香化湿、淡渗利湿之法被人们忽略了。诚然，糖尿病辨证属虚、属热者居多，但属痰湿内盛，湿浊化热者其实并不少见。据查痰湿内阻型糖尿病，多见于肥胖型非胰岛素依赖型糖尿病，此类患者胰岛素并不缺乏，而是周围组织对胰岛素的敏感性、反应性降低，血糖利用率减少。此型糖尿病常合并冠心病、高血压、高脂血症(又名代谢综合征)。实践证明，经临床辨证确属痰湿内阻型者，可采用芳香化痰湿之方药，如苍术、陈皮、藿香、佩兰、竹茹、枳实、茯苓、米仁、通草等，不仅对控制血糖，而且对改善肥胖、高脂血症等有较好疗效。

3.“高梁之变，足生大丁” 语出《素问·生气通天论》，对本句的理解，争议之处在一个“足”字。目前教材通行的观点是：高，通膏，即指脂膏类食物。梁，通粱，即精细的食物。变，灾变，害处。足，胡澍注：“足，当作是字之误也。是犹则也”。丁，通疔。是说过食膏粱厚味，就会使人发生疔疮。吴崑注：“膏粱之人，内多滞热，故其病变，能生大疔”。（《内经选读》五版教材）另一种观点，以王冰为代表，他说：“膏粱之人，内多滞热，皮厚肉密，故内变为疔矣”，“所以丁生于足者，四支为诸阳之本也，以其甚费于下，邪毒袭虚故尔”。王冰为次注《素问》的一代大家，其学术贡献厥功甚伟。但对本句的注释，致成后世讥讽其诟病。如《新校正》云：“按丁生之处，不常于足，盖谓膏粱之变，饶生大丁，非偏着足也”。《素问经注节解》注云：“热毒伤人，无处不到，岂必在足？注言丁生于足，误矣”。

余读经不深，对《内经选读》五版教材关于本句的注解深信不疑，但随着临证日久，发现临床中由过食膏粱厚味，诱发糖尿病者甚多，而糖尿病的重要并发症——糖尿病足，十分常见，则又反思王冰之所注，似乎也颇合情理。也许王冰当年也观察到久食膏粱厚味，内热蓄积，致成消渴，继而并发脱疽（即糖尿病足），故有此注语。考《素问·奇病论》载：“此人必数食甘美而多肥也，肥者令人内热，甘者令人中满，故其气上溢，转为消渴”。《灵枢·痈疽》也载：“发于足趾，名脱疽，其状赤黑，死不治”。后世《卫生宝鉴》消渴篇云：“消渴病人，足膝发恶疮，至死不救”。可见，古代医家对糖尿病足（中医称“消渴脱疽”）有很深的了解。查《内经》所载，有的反映了生命现象的普遍规律，有的则是医家观察和积累的关于病理变化的局部经验，也有的可能距今年代久远，用今天的眼光来看未必完全正确，甚至有些荒唐。我们不能对古人求全责备，这也是大凡经典总会引起后世争议的道理。但这无碍我们对其的学习、研究、发挥。如王冰所注未必全合经意，但从局部的临床现象分析，也不无道理，我们尽可循此思路发其奥微。

近曾治一位远亲，患糖尿病足求诊于余。患者65岁，素嗜甘美肥厚之品，有高血压7～8年，3年前发现糖尿病，长期用西药维持血糖，近4个月来发现右足中趾疼痛，渐渐不能屈伸，行步困难，曾用西药内服外治，竟无寸效。遂要求中医治疗。诊患趾皮肤凉，呈紫褐色，伴有麻木、灼痛、感觉迟钝，不能屈曲，皮肤无破损。经云“高梁之变，足生大丁”。当先控制原发病，节制甘美肥厚食品。处方以清热凉血、活血行瘀为法：丹皮12g，赤芍15g，川芎15g，红花9g，水蛭9g，莪棱术（各）15g，木瓜12g，炙地龙15g，红藤30g，连翘12g，生甘草4.5g，川牛膝12g。水煎，日服2次，第3次加较大量水煎透后，去药渣，浸患足，每天1次，每次30

分钟。以上方加减化裁治疗4个月，患足趾皮肤转红，不痛，可以屈伸，症状基本消失，目前仍在巩固疗效继续治疗中。

三 《内经》头痛证治及临床运用

（一）关于病名

头痛是一个十分常见的病症。无论内伤、外感疾病均可出现。《内经》中有关头痛的病名有多种说法。《素问·风论》："风气循风府而上，则为脑风"；"新沐中风，则为首风"。《灵枢·厥病》由脏腑经络气逆所致则称"厥头痛"；若头痛剧烈而致四肢寒冷者，称作"真头痛"；若头痛偏于一侧者，称为"头半寒痛"。《灵枢·经脉》由邪气上冲而见头目、项脊疼痛者，称"冲头痛"。《素问·奇病论》对脑逆头痛，齿亦病者叫"厥逆"。

后世有关头痛记载，如头痛经久不愈叫"头风"（《诸病源候论》）；头痛急起伴发肿块，并有鸣响者叫"雷头风"（《素问病机气宜保命集》）；偏于一侧头痛叫偏头风，头痛于巅顶者叫巅顶痛（《兰室秘藏》）；头痛隐隐，反复发作不愈者，叫"久头痛"（《丹溪心法附余》），等等。

（二）头痛的分类及辨治

《内经》对于头痛的分类主要有三种，一是按病邪分类，如《素问·风论》的伤风头痛、《素问·热论》的伤寒头痛、《素问·生气通天论》的伤湿头痛、《素问·刺热论》的热郁头痛、《素问·至真要大论》的伤暑头痛、《灵枢·厥病》的瘀血头痛。二是根据头痛发生的部位分类，如《素问·热论》的太阳头痛、《灵枢·厥病》的阳明头痛、少阳头痛、太阴头痛、少阴头痛、厥阴头痛。三是根据临床特征或病机分类，如厥头痛、真头痛、偏头痛等。

《内经》有关头痛的治疗主要采用针刺方法，以祛邪调经为治疗原则，针法中有缪刺法、刺血法；选穴常以头部局部取穴与相关经脉取穴相配合，表里经脉相配合，手足经脉相配合的方法。如对太阳头痛，可针刺风府穴；或先刺至阴穴，再刺金门穴，左取右，右取左；或先取天柱，后取足太阳腧穴。对阳明头痛，可取足阳明、太阴表里两经腧穴，或针刺取足阳明人迎穴以泻热降逆。治疗少阳头痛，则先放血以泻火热，后取少阳胆经有关穴位进行调理。治疗太阴头痛，先取头面左右的足阳明经穴，以泄其邪；然后取足太阴经穴以调理经气。治疗少阴头痛，可先取头部穴位，以散厥逆"上实"之邪，再取手足少阴经穴以调补"下虚"之气。对于厥阴头痛，亦先在头部刺尽去血，然后调足厥阴肝经。对于头半寒痛者，采用相应少阳阳明手足经脉穴位配合的方法，先取手少阳、阳明，后取足少阳、阳明。

现结合后世文献及个人临床体会，分述如下。

1. 按病邪分类

(1) 伤风头痛:《素问·太阴阳明论》:“伤于风者，上先受之。”《素问·风论》:“头面多汗恶风，当先风一日则病甚，头痛不可以出内。”该篇所记载的“首风”、“脑风”都因伤于风邪所引起。临床表现头痛随风而起，或者宿疾遇风即发，或者沐浴受风所发，常伴恶风、颈项痛、汗出等症。如《素问·骨空论》说:“风从外入，令人振寒，汗出，头痛，身重，恶寒”。《内经》未出示治疗方法，一般临床用宣散风邪法，可选用川芎茶调散加减。我曾经治疗一位经年头痛患者，病起五年左右，偏左头痛，遇风而发。患者系驾驶员，开车不敢打开左侧车窗，因其怕风邪侵袭头部而复发。常年服用西药止痛片，以致胃病渐起。辨证此宿疾遇外风辄发，治宜表里同治。处方:川芎、细辛、甘菊花、白芷、防风、羌活、葛根、丹参、延胡索、全蝎、天麻、僵蚕、藿苏梗等，加减治疗3月，头痛未再发作。

(2) 伤寒头痛:《素问·热论》:“伤寒一日，巨阳受之，故头项痛，腰脊强。”《素问·五藏生成》:“得之寒湿，……腰痛足清头痛。”寒主收引，其性凝滞，临床寒与风邪常相伴为病，我主张以川芎茶调散合麻黄附子细辛汤加减，例如，麻黄、乌头、川芎、细辛、甘菊花、蔓荆子、白芷、防风、延胡索、全蝎、天麻、僵蚕等，收效较好。

(3) 伤湿头痛:《素问·生气通天论》:“因于湿，首如裹……。”《素问·至真要大论》:“太阴之复，湿变乃举，……头顶痛重。”湿性黏腻重着，故常常出现“首如裹”、“头顶痛重”等症状。湿邪常与寒邪或风邪相伴为病。《医林绳墨》:“寒湿头痛，首如裹，面如蒙，恶风恶寒，拘急不仁，斯因雾露之所中，山岚之所冒，治宜苍术二陈，加紫苏。”我常用羌活胜湿汤加减，取效满意。我曾治一渔民，常年在清晨雾露之中外出打鱼，触犯寒湿，头痛经年不愈，治而少效。我拟方:羌活、川芎、蔓荆子、防风、桂枝、荆芥、米仁、苍术、陈皮、制半夏、藁本、白芷、延胡索等，加减治疗一月痊愈。

(4) 伤热头痛:《素问·刺热论》:“肝热病者……其逆则头痛员员，脉引冲头也。”《灵枢·热病》:“热病头痛，颞目脉痛，善衄，厥热病也。”几乎所有热病过程中都有可能出现头痛，由热邪伤及头部脉络而致头痛，临床可见头痛较剧，伴有发热、尿赤、舌苔黄等热实之症。《医林绳墨》:“诸火头痛，非黄芩、山栀不能驱”。《景岳全书·头痛》:“欲治阳明之火，无如白虎汤加泽泻、木通、生地、麦冬之类以抑其至高之势，其效最速。至若他经之火，则芍药、天麻、菊花、黄芩、黄连、黄柏、知母、龙胆草、山栀之类，可择而用之。”我认为，热邪头痛，当明辨在表在里，在何脏何腑，以及是否伤及阴分等，各方权衡，辨别轻重，然而施方拟药，方克有效。如表热头痛可用芎芷石膏汤（生石膏、菊花、川芎、白芷、藁本、羌活、牛蒡子、黄芩、连翘、当归）加减；里热头痛可用白虎汤加芍药、天麻、菊花、黄芩等；若伴有腑实热结者加调胃承气汤等。

（5）瘀血头痛：瘀血阻络而致头痛，多由外伤或堕仆所致，现代临床部分患者由脑部手术后引起。《灵枢·厥病》曰：“头痛不可取于腧者，有所击堕，恶血在于内”。其特点为疼痛持久不愈，痛点固定，呈刺痛或隐痛，或夜间痛甚，舌质暗滞或有瘀斑。治宜王清任通窍活血汤加全蝎、地龙、僵蚕、炙地鳖虫等。方中麝香可以用石菖蒲代。我曾治一由脑外伤引起的左侧偏头痛，迁延数年，治而少效。诊其舌下有瘀斑，面色不华，睡眠不馨。方用丹参、菊花、川芎、藁本、红花、赤白芍、桃仁、石菖蒲、当归、全蝎、炙地鳖虫、延胡索等，加减治疗3个月偏左头痛控制未发。

2. 按照证候经络部位分类

（1）太阳头痛：太阳头痛以后头部下连于项疼痛为特点，多属外感风寒、足太阳膀胱经气厥逆所致。如《灵枢·厥病》云：“厥头痛，项先痛，腰脊为应”。《素问·缪刺论》言：“邪客于足太阳之络，令人头项肩痛”。《灵枢·经脉》又说：“膀胱足太阳之脉，……是动则病冲头痛，目似脱，项似拔，脊痛，腰似折”。由于足太阳经脉从巅入络脑，下项，循人身之背，夹脊抵腰中。故风寒客于太阳经，则见后头部连项背腰脊部疼痛，并兼恶寒发热表证。

在现代临床一些内伤杂病中，颈椎病、肩周炎、颈肩综合征、椎动脉型的颈椎病，以及枕神经痛等，每可以出现类似太阳经头痛的特征，其特点是疲劳、受寒或体位不当引起上述病症的发生。治疗重点是调理太阳经脉之气血，药用羌活、藁本、丹参、川芎、红花、赤白芍、葛根、当归、蔓荆子、延胡索等，由受寒所致者，可加紫苏叶、姜黄等；如伴咽喉疼痛者，加银花、连翘、薄荷、牛蒡子等；伴眩晕者加天麻、菊花、钩藤等，有很好的疗效。

（2）阳明头痛：阳明头痛以前额、面颊及眉棱等处疼痛为特点，甚则兼见齿痛、面肿、心烦。《灵枢·厥病》云：“厥头痛，面若肿起而烦心”。由于阳明经脉起于鼻根部，上循目内眦，下两颊入上齿中，故邪气侵犯于阳明经脉，经气逆乱，上冲于头，则见头额痛。

在现代临床一些因五官科疾病也可以出现类似阳明经头痛的特征，如眼源性头痛，眼疲劳、青光眼、视神经炎、虹膜炎、屈光不正等，表现为眼眶及前额疼痛；鼻源性头痛，鼻炎、鼻窦炎疼痛在前额及鼻根，清晨加重，白昼减轻，鼻腔有分泌物;还有齿源性头痛、三叉神经痛等疾病。治疗当先控制原发病,在此基础上加入疏理阳明经气血的药物,如白芷、葛根、川芎等。

我曾经治疗一个头痛型癫痫,表现为头痛突然发生,以前额、眼眶及颞侧为主,伴呕吐、面色苍白、出汗等自主神经功能紊乱的症状,脑电图呈癫痫波型,用西药未能控制,改用中医药治疗。药用白芷、葛根、川芎、白芍、细辛、石菖蒲、全蝎、炙地龙、延胡索、天麻、钩藤等,治疗 8 个月,头痛型癫痫基本控制发作。

(3) 少阳头痛:少阳经脉循头两侧,耳之前后,故其疼痛多在头之两侧及耳前后,可伴有颔痛、目锐眦痛。《灵枢·厥病》说:"厥头痛,头痛甚,耳前后脉涌有热。"

在现代临床一些偏头痛、中耳炎、乳突炎等疾病也可以出现类似少阳经头痛的特征,疼痛往往在耳前后,痛连头角或颞侧部,局部可能有压痛;部分鼻咽癌引起的头痛,往往表现在颞侧部、额部,初起呈间歇性,以后可呈持续性,伴面部发麻,鼻咽部造影、颅底 X 线摄片可以明确诊断。

前年曾治一乳突炎患者,头痛波及左耳后和颞侧部,左耳后局部有压痛,微红,诊断为乳突炎。治用小柴胡汤加减,药用柴胡、黄芩、半夏、蒲公英、草河车、赤芍、连翘、生甘草、延胡索、川芎等,治疗 2 周完全康复。

(4) 太阴头痛:《灵枢·厥病》说:"厥头痛,意善忘,按之不得。"临床多见头痛如蒙而重,痰多身重而困,腹胀满,舌苔腻,脉濡滑,证属痰浊蒙蔽清窍,清阳不升,发为头痛。治疗可用半夏白术天麻汤加减。

(5) 少阴头痛:《素问·五藏生成》云:"头痛巅疾,下虚上实,过在足少阴、巨阳,甚则入肾"。少阴头痛多属少阴精气虚于下而太阳经气实于上。临床由寒邪侵犯少阴经者,用麻黄附子细辛汤加减;若由少阴君火偏旺所致者,可用知柏地黄丸、玉女煎、左归饮等。

(6) 厥阴头痛:《灵枢·厥病》:"厥头痛,头脉痛,心悲善泣,视头动脉反盛者,刺尽去血,后调足厥阴。"《素问·藏气法时论》:"肝病者,……气逆则头痛"。厥阴经脉属肝络胆,上连于目,与督脉会于巅顶,故其头痛多痛在巅顶,呈搏动性疼痛,或内连目系,常伴有情绪的异常变化。如或因肝失疏泄,肝气上逆;或肝郁化火,气火上逆;或肝肾阴虚,肝阳亢逆于上;或厥阴寒气上攻等,皆能引起头痛。由肝郁化火者,用丹栀逍遥散加减;肝肾阴虚阳亢者,用杞菊地黄丸、知柏地黄丸;由厥阴寒气上攻所致者,用吴茱萸汤加减。

头痛辨治,一要辨证,二要辨部位。辨证一要辨内伤、外感,二要辨气血、阴阳、虚实。明·王肯堂关于头痛的病因病机有过精辟的论述:"头象天,三阳六府清阳之气,皆会于此;三阴五藏精华之血,亦皆注于此。于是天气所发,六淫之邪，人气所变，五贼之逆，皆能相害。或蔽覆其清明，或瘀塞其经络，因与其气相搏，郁而成热脉满，满则痛。”我在临床中，无论何种头痛，都加用川芎一味。川芎人称“治头痛第一要药”，“上行头目，下行血海”，为“血中之气药”，行气活血，走窜经脉，有升有降，用治各种头痛均有良效。诚如李杲所说：“头痛必用川芎。若不愈，加各引经药：太阳羌活，阳明白芷，少阳柴胡，太阴苍术，厥阴吴茱萸，少阴细辛是也。”现代药理研究提示，川芎嗪可以扩张脑血管，降低血管阻力，增加脑血流量，对脑血管功能有保护作用。《丹溪心法·头痛》还提出根据体质辨治头痛的观点，如肥人头痛，是痰湿，宜半夏、苍术；如瘦人，是热，宜酒制黄芩、防风；如形瘦苍黑之人头痛，乃是血虚，宜当归、川芎、酒制黄芩。是对《内经》肥瘦体质分类在头痛辨治上的灵活运用。

另外，《内经》还提出“真头痛”一病。《灵枢·厥病》：“真头痛，头痛甚，脑尽痛，手足寒至节，死不治”。由于寒邪直中于脑，清阳之气被遏，脉凝不通，故“头痛甚，脑尽痛”。阴寒太甚，阳气损伤，不温四末，故“手足寒至节”。张介宾谓真头痛为“元阳败竭，阴邪直中髓海，故最为凶兆”。临床上若见头痛固定不移，且进行性加剧，常规的药物不能控制，伴有恶心欲吐，复视，视野缺损等症状者，应该进一步检查，排除占位性病变。现代临床中的高血压危象、硬膜下出血以及脑肿瘤致颅内压增高而引起的头痛，大致属于“真头痛”之类，应引起足够的重视。若不及时诊断、治疗、抢救，可迅速死亡。

（三）读《内经》治头痛临床举隅

偏头痛多属内伤头痛，其病机复杂，且常与情绪、疲劳、气象等因素有关，治疗颇棘手，疗效亦不稳定。

1. 清阳不升　益气聪明奏效　王某，男，45岁。1987年秋诊。偏头痛断续发作半年余，每作经旬，辄伴眩晕、呕恶，痛苦莫名。此次发作时测得血压140/100mmHg，旋用复降片，血压恢复正常，而头痛、眩晕如故。追询病史，头痛每随劳顿发作，尤其不耐脑力劳动。查脑血流图示：脑血管紧张度增高。诊脉细濡，舌苔薄。此气虚清阳不升所致，拟益气聪明汤加味：炙黄芪15g，党参10g，甘草4.5g，升麻4.5g，葛根15g，蔓荆子12g，炒白芍15g，丹参30g，川芎10g。上方煎服2帖后，觉头胀如蒙，两颞侧血管搏动。患者疑药不对症，医嘱再服之，头胀、头痛渐轻。原方去升麻加当归10g，调治匝月，头痛眩晕迄未再作，血压稳定。

按：张景岳治头痛分久暂，久痛多属元气亏虚。其头痛绵绵，且常因疲劳而发，为辨证眼目。现代研究提示偏头痛80%因于脑供血不稳定。王清任云：“元气既虚，必不能达于血管，血管无气，必停留而瘀。”清阳不升，血管无气，诸阳之会无以滋荣，遂致脑供血不足，是以头痛必于劳顿而诱发。益气聪明汤出《东垣试效方》。我院吴敦序氏实验证明此方有“增加脑供血量，提高脑代谢和兴奋大脑皮质的功能”，故对气虚型偏头痛，尤其经脑血流检查证实脑血供不足者，尤为得宜。

2. 肝经郁火　丹栀逍遥应手　蒋某，女，48 岁。1985 年 4 月初诊。患者为家务琐事而夫妻龃龉不断，郁郁寡欢，胸宇不舒，得叹息而为快。每逢月事来潮前 3～4 天起必头痛如裂，尤以巅顶处为甚，恶心欲吐，心烦恼怒，百无如意，非卧床不可，迨至经净，渐次轻缓。恙延十载余，遍服中西诸止痛剂，剂量益增，而无寸效。此情志怫郁，木郁化火，火扰清空使然。拟丹栀逍遥散增减：柴胡 9g，当归 9g，炒白芍 30g，薄荷 3g，甘草 4.5g，朱茯苓 15g，炒丹皮 9g，焦山栀 10g，甘菊花 12g，生石决明 30g，夏枯草 15g。嘱每次临经前 7 天始服，连服 10 帖即停。如此 3 月，临经已无头痛，胸宇亦觉坦然。

按：女子以肝为先天，本案素有肝郁，但无头痛，经前则郁火上冲，故为巅顶作痛。女子偏头痛每多在经前发作或加重，病情顽固不易奏效。有认为此与血浆中雌二醇水平的变化有关。《内经》治肝有三法，辛以散之，酸以敛之，甘以缓之。逍遥散融三法于一方，伍丹栀苦降，泄其郁火。其中重用白芍至 30g，且佐以甘草，乃取芍药甘草汤缓急止痛，加石决明、夏枯草、甘菊，旨在平肝潜降，以清头目。

3. 痰瘀阻络　安颅镇痛获愈　张某，女，32 岁。1987 年底初诊。患偏头痛 5 年余，初起无固定部位，以后逐渐倾向于偏左头痛，时亦波及巅顶，发作时左颞侧可扪及血管搏动，严重时如针扎样疼痛，常用麦角胶咖啡因遏制，方得宽舒。诊舌黯瘀滞，苔白腻，脉弦。脑血流图示：两侧波幅不对称。证属痰瘀阻络，治以化痰祛瘀，通络定痛。生铁落 60g，生南星 12g，制半夏 12g，川芎 9g，丹参 15g，僵蚕 12g，钩藤 12g，白附子 9g，白蒺藜 12g，苦丁茶 9g，炙地龙 9g。另用蝎蜈片，一日二次，每次 5 片，口服。上方煎服 14 帖，症无进退，夜寐较前能安睡，精神似爽。二诊原方加赤白芍各 15g、甘草 4.5g。头痛缓解，嘱停用麦角胶咖啡因等镇痛药。上方加减服用 2 月余，头痛基本控制，偶在临经前轻痛。

按：偏头痛病久入络，“瘀塞经络，与气相搏，脉满而痛。”（《证治汇补》）。怪病多痰，痰瘀交结，络脉痹阻，故难速效。上方系学习胡建华教授经验方（“安颅镇痛煎”）基础上增减而成。旨在祛瘀化痰，熄风定痛。方中重用生南星化痰、散结、祛风，对顽固偏头痛有痰浊见症者有一定疗效，经多年临床观察未发现有副作用。另用全蝎、蜈蚣、地龙、僵蚕等虫类药，对久痛不愈者与祛瘀活血通络之品相伍，每能应手。《临证指南医案》云：“气血瘀痹而为头痛者，用虫蚁搜逐血络。”

确属经验之谈。

4. 心肾不交　黄连阿胶收功　肖某，男，26岁。头痛迁延半载，心烦懊侬，莫可名状，坐立不安，夜不入眠，咽干欲饮，常半夜起床喝水，大便二、三日一解，昼来头目昏沉，精神萎靡，偶有遗精。恙由工种分配不如愿，耿耿于怀，劳伤心神，五志化火，心阴暗耗，虚火妄动，上见头痛，下有遗泄。拟黄连阿胶汤变通：黄连3g，阿胶（化冲）9g，黄芩12g，白芍15g，知母12g，生地12g，菖蒲9g，远志6g，酸枣仁9g，砵麦冬10g。上方煎汤兑入鸡子黄。7帖后头痛稍缓，余无大减。继服7帖，精神稍振。上方加莲子芯12g、玄参12g，头痛大减。守法续服一月，头痛止，未发现遗精，口干舌红均除，夜眠趋安。

按：黄连阿胶汤原为少阴病心烦不寐而设。本证头痛与心火上炎不能下交肾水有关，故借其意，融滋水降火于一炉，俾水火互济，阴平阳秘，神定寐安，不治头痛而头痛自除。

四　从《素问·风论》谈顽病不妨治风

"顽病"，即顽固、顽难之疾病。一般指病机错杂，病程迁延，久治少效，证情反复的病证，临床治疗颇为棘手。笔者通过学习《素问·风论》及有关文献，结合临床实践的多年探索，试从治风角度着手，佐以辨证，常常获得意外疗效，兹不揣浅陋，提出来以便引起进一步研究。

（一）风的概念及致病特点

《内经》中有关风的概念甚多，概括起来有以下几种：①指正常的自然气候；②指能致病的反常气候，称为风邪；③指病证，如疠风、偏风等；④指气，《灵枢·百病始生》说："虚邪之风，与其身形，两虚相得，乃客其形。"《广雅·释言》："风，气也。"总的来说，《内经》的风是指风邪（当时风尚无内外之分）。《素问·风论》中虽有"内风"一词，实指"入房汗出中风"，所中的还是风邪，非指近代所说的由脏腑功能失调，气血逆乱，筋脉失养，出现眩晕、抽搐、昏仆及口眼㖞斜、两目上视等症状的"内风"。

中医学中的六淫病因虽然包含着六种气候因素的意义，但在临床过程中主要是依据症状证候，即人体对病邪的整体反应，也就是通过"审证求因"来确定何种病邪致病。这里的六淫，从其主要方面来看，"它是标示能够使人体产生六类证候症状的病因的符号"（刘长林《内经的哲学和中医学的方法》）。例如关于风，《素问·风论》说："风之伤人也，或为寒热，或为热中，或为寒中，或为疠风，或为偏枯，或为风也”，“风者，善行而数变”，“故风者，百病之长也，至其变化，乃为他病，无常方，然致有风气也。”《内经》认为许多病与风有关，而且由风引起的病一般都有善动不居，变化无定的特点。于是它就把凡是具有游走多变特点的病证的病因统归为风邪，而不管它们在发病前是否真的受了作为气候因素的风的影响。这一点正是我们治疗某些内伤杂病也可从祛风着手的立论依据。

风邪致病的特点：①风邪致病，发病急，变化快，病位不定；②风性主动，见筋脉、肢体抽搐、拘挛、震颤或头目眩晕等；③风邪袭人多犯阳位，如上焦头面诸窍，病多疏泄汗出。④风为百病之长，为多种疾病的先导。

（二）顽病治风的病理基础

《内经》有风为百病之长，善行而数变之说，前句说明了风邪致病的普遍性，后句肯定了风病易动善变的特点。《素问·风论》提出了首风、脑风、目风、漏风及五脏风等概念，提示风邪致病无所不到。前已述及，《内经》所述的风主要指外风。金代刘河间提出了“脏腑之气”的卓越观点，他指出“一身之内，寒、暑、燥、湿、风、火六气，浑而为一，两停则和平，一兴一衰病以生也”。即由人体脏腑虚实而内生六气。那么，风邪不仅来自自然界的不正之气，也可因人体本身脏腑气血阴阳的异常变动而滋生。对于“顽病”来说，因其病理演变复杂，或寒热错杂，或虚实相类，或新邪宿恙相兼，其气血阴阳，脏腑功能严重失调或受损，故内生风邪的可能性更大。兹举例说明如下：

1. 阴虚生风　导致阴虚的原因甚多，在外感病中多因外邪久羁、煎灼真阴而虚风内动；在内伤病中，“五志过极皆为热甚”，也可由久病、失血、伤津，或攻伐不当、香燥过用等原因，精血亏损，筋脉失于荣润而出现肌肉瞤动，或手足震颤，或口眼㖞斜等。此即缪希雍所说的“内虚暗风”。所谓“内虚”，是指阴虚。

2. 阳化内风　即如叶桂所说的由“身中阳气之动变”而导致“内风动越”的一种病理现象。多由肝肾阴亏，精血不足，或热病劫烁真阴，木乏滋养，厥阴化火；或机体阴阳俱损，气血衰惫，阳浮风动；或中土虚亏，土衰木横，“气愈伤，阳愈动”，阳气动变，内风由生。出现眩晕、头胀耳鸣、心悸失眠、肢麻、咽喉不利、肢体痿躄、瘛疭、㖞斜等症状。不过叶桂所说的“阳化内风”，并非囿于中风一证，就《临证指南医案》所见，几乎散见于各科病证之中。从临床实践看，“阳化内风”现象，具有广泛的病理意义。

3. 血虚生风　“血主濡之”，肝主藏血，血虚则肝脉失养，木气不和，故令生风。多由久病邪正相争，血气受戕；或由病损络脉，血不循常道而妄行，出现诸失血证；或因高年肝血不足，筋脉失养，而滋生内风。出现面色无华，眩晕眼花，两目干涩，爪甲失荣，皮肤干燥无泽，皮肤瘙痒，手足麻木，筋骨活动不利，或拘挛，或蠕动，或震颤等。临床上“血燥生风”，大抵亦归属此类。

4. 蕴热生风 在外感温热病中，热极生风十分常见。在慢性病中较少见热极现象，但蕴热也可能生风。如慢性肾炎中湿热内蕴，出现面目浮肿、高血压、眩晕、蛋白尿等，可以认为是动风的表现。

5. 液枯生风 多因病变耗液，或饮水不足，或高年肝肾亏损，阴液不足，液枯则皮肤筋脉失于滋润，见皮肤干劲皴揭而瘙痒，筋脉拘挛瘛疭。

6. 肝逆动风 肝主疏泄，为将军之官。或因情志失和，肝失疏泄；或土壅木郁而横逆；或因痰火扰动，肝气厥逆。肝为风脏，肝气失和，最易动风。

7. 脾虚生风 多见于小儿因禀赋不足或后天失调以致脾胃素亏，或病后饮食失调，日久损伤脾胃，或者吐泻日久，脾气受戕，导致严重的脾胃气虚，甚至脾阳不振。脾虚则肝旺，肝旺则生风，从而出现面黄神萎，嗜睡，露睛，头痛呕吐，便溏，项强抽搐，甚则昏迷、四肢逆冷等脾虚生风证。

8. 蕴毒生风 中医病因学中毒的概念除了直接有毒性作用的有害物质外，往往把气盛而危害峻烈的病邪也称为毒，如疫毒、热毒、火毒、湿毒、寒毒等。在一些顽难痼疾中，邪气盘踞，根深蒂固，日久酿毒，毒邪弥漫，滋生内风，出现眩晕、瘛疭、神昏、惊惕肉瞤，甚至昏迷等症状。如肾衰竭、肝功能衰竭、肺心脑病等后期往往出现动风证候，除了正气乏竭之外，邪毒内蕴而生风是重要病理表现。

9. 瘀结生风 血瘀是许多疾病的病理基础，已引起学术界的重视，但瘀结可以生风，常被医家所忽略。根据笔者临证观察，许多顽证每因病而瘀，由瘀阻络，络脉失养，虚风内生，如中风患者，无论出血性中风或缺血性中风，皆有瘀血存在，特别是缺血性中风，往往无明显肝风内动征象，倒是先有瘀阻，继而生风，故见口眼㖞斜、半身不遂，或手足挛急、震颤等，此为明征。其他疾病亦不乏其例。

10. 痰阻生风 痰与风两个病理因素常交织为患，风煽而痰升，痰阻而生风。如痰迷心窍，而神昏抽搐，痰阻络脉而半身不遂、口眼㖞斜等，均是因痰阻而生风的临床表现。

（三）顽病治风临床举隅

1. 补脾益肾祛风法治顽固蛋白尿 前年曾治一慢性肾炎肾病型患者，迭经激素及中药等治疗，奏效不显，病情迁延三年余，目前浮肿、蛋白尿长期反复发作。来诊时诉神疲肢软乏力，腰酸，小便有泡沫，尚顺畅，夜尿较多，面目及下肢经常浮肿，纳谷不馨。诊面色㿠白不华，下肢皮肤凹陷性水肿（＋＋），舌体胖苔白水滑。尿检蛋白（＋＋），肾功能化验属正常范围，血压 130/80mmHg。目前用泼尼松每日 40mg，分次服用。查前医诸方曾用过补气健脾，益肾利水活血等方药。思浮肿一证，因大多由肺、脾、肾、三焦失调所致，但《内经》有“面肿曰风”的记载。《素问·水热穴论》说：“勇而劳甚，则肾汗出，肾汗出逢于风，内不得入于脏腑，外不得越于皮肤，客于玄府，行于皮里，传为水肿，本在于肾，名曰风水。”《素问·风论》亦载：“肾风之状，多汗恶风，面痝然浮肿，脊痛，不能正立，其色炲，隐曲不利。”狂飙起而水势逆行，发为浮肿。遂改投补脾益肾祛风法治之，药用黄芪30g、太子参15g、茯苓15g、炒白术15g、甘草4.5g、川怀牛膝各15g、巴戟天15g、菟丝子12g、蝉衣9g(捣)、防风12g、炙僵蚕12g、苍耳子15g、仙灵脾15g、河白草12g。以此方加减治疗2个月，浮肿渐退，尿蛋白基本控制在±～+，24小时尿蛋白定量在100～200mg之间，肾功能正常。自觉症状基本消失，激素已完全停用。

按：《素问·平人气象论》说：“面肿曰风。”马莳注：“面为诸阳之会，风属阳，上先受之。故感于风者，面必先肿，不可误以为止水也。”临床每见坐卧当风者，出现眼胞浮肿即是一例。现代医学认为，肾炎系变态反应性疾病，而许多祛风药经实验及临床实践证明有抗变态反应作用，故祛风药在肾炎治疗中有特异性意义。

2. 清肠祛风法治疗慢性结肠炎　某女，患慢性结肠炎6年余，迁延发作，时作时息，受凉或饮食不当即随时发作，遍药不应。发作时腹痛欲泄，大便伴黏冻样，或泻出黏膜，一日五六次，有时有里急后重。精神疲乏，形体消瘦，纳谷不振，舌苔根部厚腻，脉来濡细。此木土失和，肝气失于条达，脾胃衰弱不振，拟调肝健脾，清肠祛风。药用黄芪20g、炒白术芍各15g、党参18g、甘草6g、木香15g、葛根15g、川连9g、黄芩15g、秦皮15g、防风15g、枳壳15g、炙地龙12g、炙全蝎4.5g。以此方为基础，随证进退而加减，曾用过白蒺藜、乌梅、蝉衣、苍耳子及石榴皮、米仁、诃子、香附、乌药等药物。并嘱患者忌食冰柜中食物，粗纤维食物亦适量控制。调治半年左右，证情基本控制，有时饮食不当，偶亦反复，但投药后每能及时止泻，纳谷渐馨，形体渐丰。

按：结肠炎是一种原因不明的结肠非特异性炎症，属中医“肠风”、“休息痢”范畴。《素问·风论》有“久风入中，则为肠风飧泄”之说。《三因极一病证方论》称为“风痢”，多因外风入客或内风下乘所致。故慢性结肠炎用祛风药完全符合其病机。根据笔者观察，结肠炎与患者的过敏体质有关，祛风剂有抗组胺样作用；另一方面，古代文献有载，“风者，气也”。祛风药有利气的作用，慢性结肠炎常伴有腹胀腹痛，此为气机不调之征，用祛风药入肝经，可调畅气机。再佐以健脾清肠法合用，收效尚满意。

3. 祛风清咽治顽咳　某男，每逢春秋季节辄患咳嗽，今年又起呛咳不止，恙延3月余，治不应手。来诊时细询病史，云其咽中奇痒难忍，稍有刺激即阵阵呛咳，两胁作痛，咽中略干，咳痰不多，此即南京干祖望先生所谓“喉源性咳嗽”。病不在气管而在于咽，因不在寒热而在于风。治拟祛风清咽法，处方：桔梗4.5g、甘草6g、荆防风各12g、牛蒡子15g、薄荷4.5g、蝉衣9g、白蒺藜12g、乌梅12g、苍耳子15g、桑白皮15g、北沙参12g、玄参15g、黄芪15g。7剂后，咳减大半，再调治2周，诸证均平。

按：中医辨证中凡出现“痒”症，大多与风有关，不囿病在何部，均可考虑用祛风法治，咽痒亦然。此类患者往往有慢性咽炎，体质也较过敏，或于风寒，或于酸辣，或于烟熏等均易罹病，故在给药的同时，对上述诸因素尽可能回避。我用清咽祛风法治疗久治不愈的顽咳及哮喘，均获得较理想的疗效。

4. 补气祛风法治疗久喘 某女，有哮喘病史30余年，每逢摘棉花季节，走过棉花地，或经过晒棉花的场地，即发哮喘，每年该季节都要住院月余，有时一年二三次，苦不堪言。来诊时形体羸瘦，面色不华，爬楼梯后气促不平。发作时伴有阵阵呛咳，无痰，不发热。此属支气管哮喘，与患者对棉花过敏有关。拟投补气祛风法治之。药用生麻黄15g、炙地龙15g、蝉衣12g（捣）、乌梅15g、防风12g、葶苈子12g、炙僵蚕12g、黄芪30g、党参20g、五味子9g、甘草9g、光杏仁12g、薄荷4.5g。此方加减，前后服20剂后，症状消失，又服15帖后因经济问题不再续服。随访2年未发。现在不仅经过棉花地不发，而且自己摘棉花也无恙，病告愈。

按：支气管哮喘的发作，现代医学认为与变态反应，β-肾上腺素能受体功能低下和迷走神经感受器易感性增高等有关。证情顽固，不易根治。我用补气祛风法，一以扶正，提高其抗病能力；一以祛邪，以减轻机体对过敏因素的应激反应，起到抗变态反应作用。该病例以后是否复发，尚待时日验证。但我用此法，取效者不乏其例。

5. 温阳活血祛风法治疗中风后遗症 某男，患脑梗死后半年，经功能锻炼及中西药治疗后好转，但左侧肢体功能尚未完全康复，左上肢活动尚可，左下肢跛行，行走维艰，说话齿欠清楚，进食尚好，舌苔薄腻，脉弦缓。观前医用方，不凡补阳还五汤法消息进退，改拟温阳活血祛风法试投。药用生麻黄12g、桂枝12g、细辛6g、炙地龙12g、乌梢蛇、大蜈蚣1条、丹参30g、留行子12g、泽兰叶12g、水蛭6g、川怀牛膝各15g、桑枝15g、千年健12g、甘草6g，在处方加减过程中曾用天麻、钩藤、姜黄、红花、桃仁、木瓜、川断、制狗脊等。调治3个月，证情明显缓解，血压正常，血粘度正常（原来血粘度偏高），下肢活动大有进步，可以丢掉拐杖自行走路，下肢麻木消失，谈话口齿转清。嘱继续加强功能训练。

按：中风后遗症一般6个月后，证情已基本定型，肢体功能要进步比较困难。笔者体会，此类病者发病时可能与“阳化内风”有关，但既病之后，肢体偏瘫，静而生阴，阳气渐衰，阳气不和，血行受阻，肢体痹阻，虚风内生。故治疗应用温阳活血祛风法。取阳和汤意，和其阳，运其血，祛其风，则证情可望改善。其中祛风药以虫类搜剔之品为主，一可解痉祛风，一可降血压、降血粘度，一举双得，有肯定疗效。

五 用《内经》阴阳消长理论辨治失眠症

睡眠是机体的生理现象，是避免大脑过度疲劳导致衰竭的一种保护性反应，人体通过睡眠得到休整，精神和体力充分恢复；睡眠时人体还进行着一系列“养息”的生理过程，以维系人的身心健康发展。当前，睡眠学已经发展成为医学的专门学科，受到学术界的广泛关注。

中医学经典《黄帝内经》曾经采用“天人相应”及“阴阳消长”理论对睡眠的生理、失眠等睡眠障碍病证作了较为详细的阐述，用今天的眼光来看，这些论述不仅具有一定的科学涵义，而且对临床实践仍然具有指导价值。

（一）人体阴阳之气的消长出入是形成正常睡眠—觉醒节律的生理基础

1. “天人相应”与睡眠—觉醒节律 人体中存在的最明显的节律是“睡眠—觉醒”循环。这一生物节律的形成和发展与大自然的昼夜交替、四时更迭密切相关。是人类在长期进化过程中主动适应自然的结果。中医“天人相应”理论是“睡眠—觉醒”节律的认识基础。

《内经》认为，人是自然界阴阳之气相互作用的产物。《素问·宝命全形论》说：“人生于地，悬命于天，天地合气，命之曰人。”《灵枢·本神》说：“天之在我者德也，地之在我者气也，德流气薄而生者也。”生物体的发生，需要天地间的“德”和“气”——自然界的阴阳精气的交感相应才能产生。人作为天地万物之一，与自然界遵循着同一规律，“天地之大纪，人神之通应也”（《素问·至真要大论》），人只有顺应自然界阴阳消长规律，才能维护人与自然的和谐，从而维护人体的健康。“人与天地相应，与日月相应也”（《灵枢·岁露论》）。

自然界的阴阳变化有昼夜的节律，人体阴阳消长与其相应，也存在着昼夜节律。《素问·金匮真言论》曰：“平旦至日中，天之阳，阳中之阳也；日中至黄昏，天之阳，阳中之阴也；鸡鸣至平旦，天之阴，阴中之阳也。故人亦应之。”正是这种“天人相应”的理念是诠释人体睡眠—觉醒节律最好的注脚。

《灵枢·营卫生会》所描述的壮年人“昼精而夜瞑”的生理活动规律是对人体“觉醒—睡眠”节律的生动写照。该篇认为,壮年人能正常维护“昼精而夜瞑”节律的原因是气血盛并运行正常,但《内经》又认为人体的气血运行与昼夜阴阳之气的消长升降有关。《素问·生气通天论》说:“阳气者,一日而主外,平旦人气生,日中而阳气隆,日西而阳气已虚,气门乃闭。是故暮而收拒,无扰筋骨,无见雾露,反此三时,形乃困薄。”人体阳气随昼夜变化而升降,阳升阴降则醒,阳降阴升则眠,如果违背了这一节律,则导致“形乃困薄”——出现睡眠障碍等情况。

2. 卫气运行与睡眠—觉醒节律 《内经》认为,人体的睡眠—觉醒节律与卫气运行密切相关。《灵枢·口问》说:“卫气昼日行于阳,夜半则行于阴。阴者主夜,夜者卧,……阳气尽,阴气盛,则目瞑;阴气尽而阳气盛则寤矣。”同样的记载还可见于《灵枢·大惑论》:“夫卫气者,昼日行于阳,夜行于阴,故阳气尽则卧,阴气尽则寤。”

在“天人相应”理论指导下,《内经》认为人体卫气的运行存在着昼夜循环往复的变化节律,白昼卫气运行于阳气,人体阳气盛于外,人处于醒寤状态;夜间卫气运行于阴经与五脏,阳气潜降,阴气主事,人入寐。《灵枢·卫气行》说:“阳主昼,阴主夜。故卫气之行,一日一夜五十周于身,昼日行于阳二十五周于身,夜行于阴二十五周,周于五藏。”可见,卫气的昼夜阴阳出入,导致机体生理的阴阳之气交替盛衰,是睡眠—觉醒循环节律机制之所在。如清喻嘉言在《医门法律》中说,卫气出入经络则寤寐分,且少阴为卫气出入之门户。卫气出,从肾脏行于少阴之分,由太阳、阳跷上注于目,则目张而寤矣,然后行于阳经,而五官为之用;行于手经,而手为之用;行于足经,而足为之用;间行于脏,而慧生;间行于腑,而饮食入。此卫气之出,而为寤也。卫气入,从太阳、阳跷而下走阴跷,由少阴之分,而注于肾,则目合而寐矣。喻氏强调卫气的出入是寤寐循环交节的关键所在。

3. 阳跷阴跷脉盛衰与睡眠—觉醒节律 《内经》认为,阳跷、阴跷脉的盛衰在卫气运行的基础上对睡眠—觉醒节律也具有调节作用。《灵枢·寒热病》说:“足太阳有通项入于脑者,……在项中两筋间,入脑乃别阴跷、阳跷,阴阳相交,阳入阴出,阴阳交于目锐眦,阳气盛则瞋目,阴气盛则瞑目。”经文提示,卫气昼日行于阳经,从足太阳膀胱经开始,阳跷脉为膀胱经之别,阳跷脉气盛,使人目开而寤;卫气夜行于阴经,从足少阴肾经开始,阴跷脉为肾经之别,阴跷脉气盛,使人目合而寐。所谓“阳气盛则瞋目,阴气盛则瞑目”,从本质上讲,与卫气运行和睡眠—觉醒节律的关系是同一意义。因此当阳跷、阴跷脉功能失调,可以直接影响睡眠—觉醒节律。如《灵枢·大惑论》说:“卫气不得入于阴,常留于阳。留于阳则阳气满,阳气满则阳跷盛,不得入于阴则阴气虚,故目不瞑矣。”

要之，中医采用“天人相应”、卫气运行、阳跷阴跷脉盛衰等学术观点，阐释了阴阳消长出入理论与人体睡眠—觉醒节律的内在联系，人体的这种睡眠—觉醒节律，是人类长期适应自然界阴阳昼夜节律的结果，也是人类生存必不可少的条件。《素问·四气调神大论》强调人对于自然界的阴阳消长必须顺“从其根”，若“逆其根，则伐其本，坏其真矣”。元代朱丹溪说：人身之气“阳往阴来，阴往阳来，一升一降，无有穷已”。现代研究表明，机体具有主动适应夜间环境变化的睡眠能力，而睡眠—觉醒节律的变化主要依靠神经递质、神经肽、激素、体温等许多内源性生理节律的时相活动维系，因此机体内多种生理、生化指标存在昼夜的差异。如5-羟色胺(5-HT)、多巴胺、去甲肾上腺素等神经递质以及人体神经系统活动均存在昼夜节律的变化，从而确保睡眠—觉醒节律的正常循环。现代睡眠学认为，人的脑部存在着两个系统，一个促进睡眠，一个促进觉醒，称为睡眠与觉醒系统。如果把前者称为阴，后者称为阳，那么阴阳协调则睡眠—觉醒循环正常，阴阳失调则产生睡眠障碍，可见，中西医关于睡眠—觉醒节律的理解，有异曲同工之妙。

（二）阴阳消长失常与失眠证治

通过上述分析可知，睡眠可以看做是阴阳消长平衡的一个过程。阳气入于阴便睡眠，阳气出于阴则是觉醒。《类证治裁·不寐》云：“阳气自动而之静，则寐；阴气自静而之动，则寤。不寐者，病在阳不交阴也。”“阳不交阴”是引起失眠的根本机制。如《灵枢·大惑论》说：“卫气不得入于阴，常留于阳，留于阳则阳气满，阳气满则阳跷盛，不得入于阴则阴气虚，故目不瞑矣。”

“阳不交阴”又可分为阴虚不能纳阳，或阳盛不得入阴两大类。阴不足无以敛阳，导致卫气常行于外，故失眠；阳盛致阴气相对不足，阳浮于外而失眠。具体来说又可细分为心肾阴阳水火不济、肝肾乙癸失涵、肝胆阴阳不和、脾胃阴阳升降失常、肾中阴阳失调等诸种病理情况。而治疗失眠的总则无非是交泰阴阳。

1. 心肾阴阳水火不济 心主火属阳，肾主水属阴。在正常情况下，肾水上济心火，以防心阳过亢；心阳下济肾水以促其气化蒸腾，阴阳水火既济，则阴平阳秘。朱丹溪说：“心为火居上，肾为水居下，水能升而火能降，一升一降，无有穷已。”在病理情况下，心火旺盛，不能下交于肾水，或肾水不足，不能上济于心火，均可导致心肾不交，出现失眠、心烦、多梦、怔忡、心悸、遗精等症。《罗氏会约医镜》说：“无邪而不寐者，由于心肾两经之亏虚也。盖人之神，寤则栖心，寐则归肾，心虚则无血以养心，自神不守舍，而不能归藏于肾，故不寐；肾虚不能藏纳心神于中，故寐而不能沉，并不能久。”

对因心火旺不能下交肾水所致失眠者，临床多见失眠心悸、多梦纷扰、心烦焦躁、口干舌燥、坐卧不安、舌尖红少津、脉来细数或弦数。我常用黄连、琥珀、朱麦冬、焦山栀、灯芯、柏子仁、生地、龙骨、牡蛎、远志、莲子芯等，成药可用朱砂安神者，严重者可用牛黄清心丸，有很好的疗效。

对因肾水亏虚不能上济心火所致失眠者，往往多见失眠时间较长、五心烦热、头晕耳鸣、腰膝酸软、梦遗滑精、舌根红少苔、脉沉细数等。我常用知母、黄柏、生熟地、山茱萸、石莲子、泽泻、龟甲、鳖甲、女贞子、制首乌、五味子、酸枣仁等。成药有知柏地黄丸、左归丸等。

对心肾水火不济患者，尚须嘱患者淡泊心志、节欲保精、忌辛热食物等。

2. 肝肾乙癸失涵 肝属乙木，肾属癸水，肝肾藏精血，内寄相火，按五行学说，癸水生乙木，肾精可以滋生肝血，而相火源于命门，肝肾两者在生理上密切相关，病理上互相影响。《医宗必读》说："东方之木，无虚不可补，补肾即所以补肝；北方之水，无实不可泻，泻肝即所以泻肾。"木主升发，水主润下，肾为阴中之阴，肝为阴中之阳。升发与润下，构成一对阴阳矛盾。通过临床长期观察和治疗实践，我认为中老年人大多"肝常有余，肾常不足"。丹溪有阴精难成易亏之说，肾水不足，水不涵木，木升无制，出现肾虚肝旺之象，肝不藏魂，可见失眠多梦、眩晕目花、视物不清、腰酸耳鸣、遗精、舌红少津、脉细弦等症。名老中医王翘楚先生提出"失眠从肝论治"的观点，确有见地，从临床实际看，中老年失眠患者属肾虚肝旺者不在少数，用滋水涵木法及平肝安神法治疗，效果甚好。我常用羚羊角粉、天麻、钩藤、甘菊花、石决明、珍珠母、夏枯草、女贞子、山萸肉、熟地、黄芩、柏子仁等，肝火旺者可选用龙胆草、焦山栀等。俾肾水旺则肝木平，"肝藏血，血舍魂"(《灵枢·本神》)，魂归于肝则夜寐安宁。

3. 肝胆阴阳不和 肝胆属木，肝为乙木属阴。胆为甲木属阳。肝木主升散，胆木主和降。叶天士《临证指南医案》云："肝和脾升，胆和胃降。"黄元御《四圣心源》云："肝随脾升，胆随胃降。"说明肝胆阴阳升降功能可影响脾胃的升降功能。肝主谋虑，胆主决断，两者的功能皆关乎人的精神意志。《景岳全书》说："胆禀刚果之气，故为中正之官，而决断所出。胆附于肝，相为表里，肝气虽强，非胆不断。肝胆相济，勇敢乃成。"

肝胆功能失和也可引起失眠。如肝气疏泄失职，胆气郁滞化热，扰乱心神致夜不安寐；肝郁化火，胆热液泄，出现心烦失眠、口苦舌干、胸闷叹息、动而多怒、目眩、舌质偏红、苔黄、脉滑数等症。我常用丹皮、山栀、柴胡、当归、白芍、郁金、珍珠母、茯神、制香附、合欢皮、八月扎、苏噜子等。偏胆热扰心者，用黄连、竹茹、半夏、枳实、全瓜蒌、磁石、灯芯、连翘、莲子芯、茯苓神、陈皮等。成药有当归龙荟丸、龙胆泻肝丸等。

4. 脾胃阴阳升降失常 脾胃同属土，脾为戊土属阴，胃属己土属阳。脾主升，胃主降，为人身气机升降之枢纽。叶天士《临证指南医案》云："脾宜升则健，胃宜降则和。"脾胃阴阳升降失和与睡寐障碍密切相关。脾胃不和则脾气不升，胃气不降。脾不升运则痰湿内生，胃气不降则痰浊之气反升而上扰神明，遂生夜卧不宁及失眠之症。《素问·逆调论》说："阳明者胃脉也，胃者六腑之海，其气亦下行，阳明逆不得从其道，故不得卧。《下经》曰：胃不和则卧不安，此之谓也。"临床可见失眠、夜卧不宁，兼见腹中不舒、饮食不化、脘腹痞闷、甚或胀痛、嗳气或腐臭、大便泄泻或不畅、舌苔厚腻、脉滑或滑数。治宜调和脾胃，协调升降。可用苍白术、薏苡仁、制半夏、青陈皮、茯苓神、焦楂曲、莱菔子、枳壳、北秫米、郁金、石菖蒲、苏梗、藿佩兰等。便干者加大黄，泄泻者加山药、扁豆，有热象者加黄连、黄芩，食欲不振者加谷麦芽、佛手等。俾脾胃调和，"阴阳已通，其卧立至"。

5. 肾中阴阳失调 肾为水火之宅，内藏元阴元阳，连系着命门之气，故肾又为阴阳之宅，肾中阴阳盛衰主宰着人身的阴阳消长。肾中阴阳谐调与否和睡眠有着密切的关系。如肾阴不足，孤阳浮越，扰乱神明，可致失眠、五心烦热、面赤升火、耳鸣眩晕、腰酸神疲、遗精滑泄等症，药用知母、黄柏、龟甲、鳖甲、生熟地、女贞子、珍珠母、金樱子、麦冬、芡实、酸枣仁、煨益智等。肾精亏虚，髓海空虚，精不养神，出现失眠眩晕、脑转耳鸣、记忆力降低、腰膝酸软、脉沉而细等症，药用熟地、制首乌、黄精、阿胶、龟甲胶、山茱萸、枸杞、川断、杜仲、狗脊、女贞子、远志、灵芝等。肾阳有余，阴不制阳，相火过亢，龙雷之火升腾，神明不能安宁，出现失眠、兴奋烦热、性欲亢进、遗精梦交、舌红、脉弦实。药用黄柏、山栀、龙胆草、丹皮、泽泻、生熟地、珍珠母、远志等。中成药有知柏地黄丸、龙胆泻肝丸等。

（三）读《内经》治失眠临床举隅

1. 肾虚肝旺失眠案 张某，男，55岁，干部。长期睡眠质量欠佳，近2个月来因公事烦心，工作压力大，而心绪不宁，难以入寐。用地西泮等每晚仅能入睡3～4小时，且杂梦纷纭，昼则头目眩晕，时有左侧偏头痛，工作效率下降，腰膝酸软，神疲乏力，性欲下降。素有高血压史，近因睡眠不佳，血压波动，口干舌苦，大便2～3日一解。来诊时面稍赤，舌边尖偏红，苔少津，脉来弦实。此肾虚肝旺，水不涵木，肝旺魂不宁。治宜滋水涵木，平肝安神。

处方：羚羊角粉0.6g×2支（早晚冲服），天麻12g，钩藤15g，黄芩15g，石决明30g，甘菊花12g，生熟地（各）15g，山萸肉12g，柏子仁30g，麻仁30g，夏枯草15g，远志9g，珍珠母30g，女贞子15g，酸枣仁15g。

14剂后，证无进退，继用原方守治14剂，同时嘱患者自行工作及心理论减负，临睡前散步或适量运动，放松心绪。1个月后，睡眠有进步，可以入睡5小时左右,但仍不能撤用西药,血压基本稳定。仍以上方加减,养阴加朱麦冬、炙龟甲、制首乌等;大便不爽加瓜蒌仁、枳实;腰酸加川续断、杜仲、制狗脊;胸闷加郁金、八月札等。调治3个月后,睡眠有较大进步,基本保证每晚入睡6小时左右,夜梦减少,大便通畅,眩晕消失,腰酸明显改善,西药全部停用,工作效率明显提高。继用六味地黄丸,每次6g,每日2次,维持善后。

按:现代社会充满竞争,不少人工作压力大,生活无规律,又缺乏锻炼;物欲横流,又不懂得节欲保精。思虑过度,阴精暗耗;欲壑难填,肾精亏虚。肾水不足,无以制约肝气妄动,或失眠,或眩晕,或腰膝酸软,或性事无能。故人到中年,"肝常有余,肾常不足"。肾水不能涵木,肝不藏魂而妄动,魂不宁则梦多纷扰,寐难安宁。肾虚肝旺所致的失眠,临床十分常见。治宜滋肾水,平肝逆,持之以平衡,常能收到满意疗效。治疗时嘱患者应调整生活方式,自觉减轻心理压力,节欲保精,适当进行体育锻炼,不滥用安眠药,这几项与药物治疗同等重要,可以提高疗效。

2. 脾胃升降不和失眠案 张某,女,45岁。诉近2个月来夜不安寐,原因是几乎每天晚上入睡后2小时左右,胃中嘈杂,隐隐作痛,辗转反侧,难以入眠,进食后或服奥克等制酸剂后,得以缓解,方能逐渐入睡。白天有时也有烧心感,或胸骨后隐痛,嗳气,心下痞满,时或有泛酸现象。经外院胃镜检查拟诊:胃食管反流病,炎症(++),活动性(++)。先经西医治疗有好转,近因饮食不慎,又连续发作,以夜间发作为主,难以安睡。诊舌苔薄腻,脉来微弦。此脾胃升降失和,经所谓"胃不和则卧不安"。治拟半夏泻心汤合半夏秫米汤化裁。

处方:制半夏12g,黄连6g,黄芩12g,炒白术芍(各)12g,枳壳15g,木茴香(各)9g,枸橘李12g,藿苏梗(各)12g,煅瓦楞(先煎)30g,海螵蛸30g,北秫米(包)30g,夜交藤30g,石菖蒲12g,郁金12g,炮姜6g,甘草4.5g。14剂。嘱忌辛、甘、酸味食品,少食油炸及糯米食品,保持大便通畅,不进食过饱。中药一剂煎2次,一次白天饭后1～2时服,一次临睡前服。

药后胃中逐渐宽舒,继续以上方为主加减,嗳气甚加丁香、竹茹、代赭石、旋覆花等;脘胀甚加香橼皮、炙鸡金;胃痛加五灵脂、延胡索;胃热加蒲公英、芙蓉叶;口干加川石斛、玉竹;便秘加制大黄、麻仁;睡眠不好加远志、酸枣仁等。连续治疗4个月,诸症悉平,睡眠安稳,胃病控制未发,二便通调。胃镜复查:慢性胃窦炎,炎症(+),活动性(+)。

按:有云"胃肠是情绪变化的晴雨表"。脾胃的升降功能可影响人体的睡眠—觉醒节律。《内经》所说"胃不和则卧不安",确实临床经验的总结。由"胃不和"所致的失眠,当先和其胃。对于胃食管反流病来说,我常用仲景半夏泻心汤合半夏秫米汤消息，取其辛开苦降，和调阴阳。方中集和胃降逆，消痞理气，制酸健运，和中安神诸法于一炉，俾升降调，阴阳和，神自安，夜能眠。此实标本兼顾之法，一般连续服用4～6个月复查胃镜，不仅睡眠及胃的症状得以控制，而且病理检查均会有明显改善，屡试不爽。

3. 肝郁胆热失眠案 王某，女，48岁。诉失眠3～4个月，潮热汗出，神疲乏力，情绪忧郁焦躁，思虑多疑，胸闷叹息，或有心中怵惕不安，经常为些小事，辗转难寐，口干舌苦，胁肋时痛，大便不爽，月经紊乱或一月二至，淋漓不净，或二月一潮，主诉较多，浑身不舒坦，骨节或痛或酸，神情懒散，怀疑自己得了抑郁症。来诊时舌质稍红，苔薄黄腻。脉来细数。此更年期郁证，肝失条达，气机郁滞，肝郁化火，胆热液泄，故口干舌苦，治拟疏肝解郁，清泄胆热，佐以安神定志。自拟“知柏逍遥散”加减。

处方：知柏（各）12g，柴胡12g，当归12g，白芍12g，茯苓神（各）15g，煅龙牡（各）30g，郁金12g，八月札15g，苏噜子12g，麦冬12g，灯芯3g，远志9g，路路通15g，炒白术12g，甘草4.5g。

14帖后证无进退，诉睡眠不佳，头目昏沉，潮热汗出，大便不畅，口苦，主诉多，舌质偏红苔薄，脉细数。上法合黄连温胆汤法化裁。

处方：知柏（各）12g，煅龙牡（各）30g，柴胡12g，川连6g，枳实15g，竹茹6g，黄芩12g，制半夏12g，茯神15g，柏子仁30g，制军12g，枸橘李15g，酸枣仁30g，制香附12g。

14帖后症状明显改善，潮热减轻，汗出少，睡眠好转较多，胁胀口苦缓解，大便通。法已对症，继以疏肝清胆热，调升降，畅气机为大法。口干加川石斛、玉竹、花粉、芦根；便秘加芦荟、麻仁；胁痛加川楝子、延胡索；胸闷纳差加佛手、炒谷麦芽、郁金；眠差加珍珠母、夜交藤、合欢皮等。前后调治4个月左右，诸症稳定，睡眠基本正常，月经已尽，情绪平复。

按：《内经》有云“妇人有余于气，不足于血”。更年期妇女尤多肝气郁滞，潮热汗出，焦虑烦躁，失眠不安，情绪乖戾，《金匮》称之为“脏躁”症，主张用甘草小麦大枣汤治疗。笔者认为，此类病者的病机不在心脾两虚，故用甘麦大枣汤治疗临床效果不太理想。病机应在肝胆，由肝郁化火，胆热扰神所致，故治疗应疏肝解郁，清泄胆经郁热为大法。我常用知柏加逍遥散，或知柏加黄连温胆汤加减，守法守方，坚持治疗。同时对患者进行心理安抚，“告之以败，语之以其善，导之以其所便，开之以其所苦”（《灵枢·师传》）。大多数患者在调整心态，辨证用药的基础上，失眠及其更年期症状是可以康复的。

参考文献

[1] 黄晖，张立，刘艳骄．夜生理状态[J]．中国中医基础医学杂志，2002，8(12)：51．

[2] 高荣林，徐凌云．中医睡眠学说及其科学内涵．中国中医基础医学杂志，1995，1(1)：16．

六 从《灵枢·五变》谈体质学说及其临床运用

在讨论什么是体质问题之前，先让我们回顾在生活和医疗实践中值得深思的一些现象和问题：为什么有人喝酒后脸色发白，而有人满脸通红？有人喝酒后兴奋歌咏，有人却悲伤欲哭？为什么同样受寒，有人得病，有人什么事儿也没有？同样受寒，有人得感冒，有人发关节炎，有人胃痛，有人腹泻？为什么同样感冒，有人表现为风寒型感冒，有人表现为风热型感冒，有人表现为气虚型感冒，有人表现为阴虚型感冒，有人表现为阳虚型感冒？为什么北方人感冒，用麻黄汤易愈，而南方人感冒只需要用桑菊饮、银翘散即可？为什么伤寒有按六经传变，有越经传变，有直中三阴，还有合病、并病？少阴病为什么有寒化、热化之分？……无数事实告诉我们，在这些现象和问题的背后，体质起到了"杠杆"的作用。令人惊奇的是2000余年前的《内经》对人体体质问题已经有了较为深入的了解，本讲座即以《内经》为蓝本，旁及后世中西医学文献，并联系临床实践作一专题讨论。

《内经》关于体质的记载很多，其中最精辟者莫过于《灵枢·五变》，该篇说："黄帝曰：一时遇风，同时得病，其病各异，愿闻其故。少俞曰：善乎哉问！请论以比匠人。匠人磨斧斤，砺刀削，斫材木。木之阴阳，尚有坚脆，坚者不入，脆者皮弛，至其交节，而缺斤斧焉。夫一木之中，坚脆不同，坚者则刚，脆者易伤，况其材木之不同，皮之厚薄，汁之多少，而各异耶？夫木之蚤花先生叶者，遇春霜烈风，则花落而叶萎；久曝大旱，则脆木薄皮者，枝条汁少而叶萎；久阴淫雨，则薄皮多汁者，皮溃而漉；卒风暴起，则刚脆之木，枝折杌伤；秋霜疾风，则刚脆之木，根摇而叶落。凡此五者，各有所伤，况于人乎？黄帝曰：以人应木奈何？少俞答曰：木之所伤也，皆伤其枝，枝之刚脆而坚，未成伤也。人之有常病也，亦因其骨节、皮肤、腠理之不坚固者，邪之所舍也，故常为病也。"

本篇先述树木质地有差异，其抗灾害能力不同的自然现象，而后"援物比类”，以树喻人，树木质脆者易伤，人之质弱者易病，说明人的体质有强弱之别，受邪发病的能力也有不同。于是回答了“同时得病，或病此，或病彼”的问题。其中体质起到了“杠杆”的作用。其后则以此为指导，分析善病风厥漉汗、消瘅、寒热、痹、肠中积聚患者的体质特点以求证，结论是“人之有常病也，亦因其骨节、皮肤、腠理之不坚固者，邪之所舍也，故常为病也”。这一论点，在《内经》体质理论中偏重于形质差异，故篇中有“因形而生病”的论断，对于中医临床诊治有重要指导意义。体质学说命题的提出，丰富了藏象学说内容，并成为中医学论病、论治的理论基础之一。

近年来关于体质学说的研究成为学术界的热点之一，匡调元先生说：“就西方医学而言，人体体质学是继 Virchow 细胞病理学学说、巴甫洛夫高级神经活动学说和 Hans Selye 应激学说等问世后的一种新学说；就中医学而言，则为明清温病学派以后形成的一个新学派。这个新学派预示着医学将在整体化和个体化原则上迈进一大步，将使人类更好地认识自己，把握自己，从而改善自己。”[1]实践证明体质学说的研究是中医学基础研究和临床研究的桥梁和重要突破口，对于中医学术发展具有深远意义。

（一）关于体质的概念

《内经》虽然有许多篇章记载了有关体质的问题，但全书未见“体质”两字。关于体质的概念，《内经》没有明确的阐述。《素问·厥论》有“此人者质壮”，《灵枢·逆顺肥瘦》说“年质壮大，血气充盛”，此“质”实指体质。《素问·脉要精微论》云“五藏者，身之强也”，此“身”的含义是指身体素质。《灵枢·寿夭刚柔》说“形与气相任则寿，不相任则夭”，《灵枢·阴阳二十五人》“愿闻二十五人之形”，《灵枢·通天》“凡五人者，其态不同，其筋骨气血各不等”，此“形”、“态”实指人体的体质状态。可见体质是人体的一种素质和状态。

自《内经》以降，后世中医文献有称之为“禀质”、“资质”、“气质”、“气体”等。据学者考证，“体质”名称最早见于《景岳全书·杂证谟》：“体质贵贱尤有不同，凡黎藿壮夫，及新暴之病，自宜消伐。”体质无“贵贱”之分，只有强弱的区别。“凡黎藿壮夫，及新暴之病”，都因体质的不同表现各异。

后世关于体质的概念鲜有详解，近年来也众说纷纭，其中匡调元先生在《人体体质学·导论》中说得比较中肯：“人类体质是人群及人群中的个体在遗传的基础上，在环境的影响下，在生长、发育和衰老的过程中形成的功能、结构和代谢上相对稳定的特殊状态。这种状态往往决定着他的生理反应的特异性及其对某种致病因子的易感性和所产生病变类型的倾向性。”[1]此定义指出了体质是由遗传、环境的影响及在生长、发育和衰老的过程中逐渐形成的；体质的内容包括功能、结构和代谢三方面“相对稳定的特殊状态”;体质表现于人体生理反应的特异性、对某种致病因子的易感性、病变类型的倾向性三个方面。

说到体质的概念,必然涉及到“气质”的问题。气质的形成也与先后天因素有关,但体质偏于生理结构功能,气质偏于心理特征。两者密切相关,但属于不同的概念,匡先生赞成体质与气质统一的观点,反对二元论,但不主张用体质概括气质,主张用边缘学科“气质体质学”加以论述[1]。

近年出版的由王琦教授主编的全国高等中医药院校创新教材《中医体质学》关于体质概念是这样表述的:体质“是指人体生命过程中,在先天禀赋和后天获得的基础上所形成的形态结构、生理功能和心理状态方面综合的、相对稳定的固有特质,是人类在生长、发育过程中所形成的与自然、社会环境相适应的人体个性特征。”[2]此概念的特点是立足于中医“天人合一”、“形神合一”学术思想基础之上,在体质的内涵中融入了相对稳定的心理特质内容,在体质的形成中加入了“与自然、社会环境相适应的人体个性特征”的内容,彰显了中医体质学与西方体质学的区别。

《内经》的作者认识到人体体质与先天的禀赋密切相关。《灵枢·天年》说:“人之始生……以母为基,以父为楯。”指出人的禀赋是有差异的。《灵枢·寿夭刚柔》:“人之有生,有刚有柔,有弱有强,有短有长,有阴有阳。”《灵枢·论勇》:“筋骨之强弱,肌肉之坚脆,皮肤之厚薄,腠理之疏密各不同……”。体质差异、个体体质的形成在很大程度上是由遗传所决定的,不同个体的特征分别具有不同的遗传背景,这种由遗传背景所决定的体质差异,是维持个体体质特征相对稳定的重要条件。但是人体的体质不是一成不变的,《素问·上古天真论》记载了人体在生长壮老衰的生命过程中体质演变的规律。根据《内经》“人与天地相应”的思想,体质的演变与自然界的变化息息相关,遵循“与天地同纪”,因此可以认为体质是人体“与自然、社会环境相适应”的个性特征。根据《内经》“形与神俱”的观点,形神不可分割,“形者神之体,神者形之用,无神则形不可活,无形则神无以生”(张介宾《类经》)。所以体质的内涵应该包括形与神两个方面,《内经》在描述体质特征时充分体现了这一思想。例如《灵枢·阴阳二十五人》记载:“土形之人……其为人,黄色,圆面,大头,美肩背,大腹,美股胫,小手足,多肉,上下相称,行安地,举足浮,安心,好利人,不喜权势,善附人也。能秋冬不能春夏……”文中“黄色,圆面,大头,美肩背,大腹,美股胫,小手足,多肉,上下相称”,是描述“土形之人”的形态特征;“能秋冬不能春夏”,是描述“土形之人”的生理功能特点;“安心,好利人,不喜权势,善附人”,是描述“土形之人”的心理特征。因此“土形之人”的体质特征是形态、功能和心理活动的综合表现,《中医体质学》关于体质概念的表述符合《内经》的本意。《内经》中类似这样的记载很多。

体质是人类生命现象的一种重要表现形式，不仅人类有体质问题，凡是有生命的活体都有体质倾向，包括动物和植物。正像世界上没有一片树叶是相同的那样，每个人的体质也各不相同。从体质学说角度来说，世界上每个人都是独一无二的。个体在整个生命活动过程中无非处于两种状态，即健康状态和疾病状态。所以体质的表现形式也主要表现在两个方面：一是生理状态下的反应性，二是病理状态下的病变倾向性。

（二）体质的分类

既然每个人的体质都不相同，何来体质分类？辩证法的原理告诉我们，人类认识世界上的事物，总是通过相互比较来进行的，同与不同是相对而言，往往相同之中有不同之点，不同之中有相同之处。通过对事物不断深入的研究和比较，对事物本质认识就越来越清楚。同理，《内经》的作者为了掌握不同个体的差异性，通过对人体生理、病理、心理活动等长期的观察，运用中医学理论从不同角度对人体体质作了若干分类。

《灵枢·阴阳二十五人》运用阴阳五行理论，结合人体肤色、体形结构、生理功能、心理活动、对自然界的适应能力等诸方面的特征，将人体分为金、木、水、火、土五种体质类型，又根据五音太少、阴阳属性和手足三阳经的左右上下、气血多少之差异，每一型再分为五种亚型，合计二十五种体质类型。这一分型虽有一定可取之处，但离临床实践较远，故后世沿用者较少。《灵枢·通天》从人体阴阳之气的多少将体质分为太阴、少阴、太阳、少阳、阴阳和平的“阴阳五态人”，并指出“古之善用针艾者，视人五态乃治之，盛者泻之，虚者补之”。这一分型着重从个体生理功能、心理行为特征进行分类，比较贴近临床实际，所以后世及现代运用者不乏其人，有较好的实践价值。另外，《灵枢·论勇》从人的心理勇怯差异分为勇、怯两种体质类型；《素问·血气形志》从形志苦乐分为形乐志乐、形苦志乐、形苦志苦、形乐志苦、形数惊恐五种体质类型；《灵枢·逆顺肥瘦》、《灵枢·卫气失常》从人体形态特征分为肥人、瘦人、常人和壮人四种体质类型。这些分类从不同的角度对体质进行分类，有一定可取之处，自《内经》以降关于体质的分类记载甚少。

新中国成立以后，1977 年匡调元先生提出燥红质、迟冷质、倦㿠质、腻滞质、晦涩质五种病理体质及正常质的分型方法。匡先生所倡导的“病理体质学”，是专门“研究体质因素在疾病发生发展过程中的规律”，“是医学体质学的一个重要组成部分”[1]。其后，体质学说研究成为热点，关于体质的分类仁智互见。2009 年 4 月我国第一部指导和规范中医体质研究及应用的文件《中医体质分类与判定》标准发布，该标准将体质分为平和质、气虚质、阳虚质、阴虚质、痰湿质、湿热质、血瘀质、气郁质、特禀质九个类型[2][3]，并在“治未病”的医疗实践中推广试用。

（三）体质学说的临床运用

1. 邪之所凑，体质必虚 《素问·评热病论》有一个著名的论点：“邪之所凑，其气必虚”。此“气”指正气，实际指人体的体质，正气是体质的集中体现，体质虚弱是“邪之所凑”的前提。《灵枢·五变》说：“人之有常病也，亦因其骨节皮肤腠理之不坚固者，邪之所舍也，故常为病也。”《素问·八正神明论》：“以身之虚，而逢天之虚，两虚相感，其气至骨，入则伤五藏。”经文提示了“同气相求”的道理。“逢天之虚”，指天气变化异常，产生致人于病的虚邪；加之体质虚弱，“两虚”相遇，疾病由生。外界致病因子能否侵入人体、个体是否发病，很大程度上决定于个体体质；由于个体体质的特异性，导致个体对某些致病因子有着易感性，或对某些疾病有着易罹性、倾向性。《素问·咳论》说：“五藏各以其时受病，非其时各传以与之。”“乘秋则肺先受邪，乘春则肝先受之，乘夏则心先受之，乘至阴则脾先受之，乘冬则肾先受之。”例如，临床上特禀质（过敏体质）的人，有些人对寒邪有易感受性，发为鼻炎、哮喘等；有些人对海鲜等敏感，易产生结肠炎、哮喘等疾病。气郁质的人，容易为生活中的些微事情而导致肝气郁滞，进而引起郁证、癫病等。痰湿质的人，容易感染某些外邪或者饮食不当而助痰生湿，衍生出种种病证。脾胃气虚体质的人，容易感染幽门螺旋杆菌，发为胃、十二指肠溃疡、胃炎等。

2. 邪之所入，从体质而化 《灵枢·五变》说：“黄帝曰：一时遇风，同时得病，其病各异，愿闻其故。少俞曰：善乎哉问！请论以比匠人。匠人磨斧斤，砺刀削，斫材木。木之阴阳，尚有坚脆，坚者不入，脆者皮弛，至其交节，而缺斤斧焉。夫一木之中，坚脆不同，坚者则刚，脆者易伤，况其材木之不同，皮之厚薄，汁之多少，而各异耶？”同样感受风邪而得病，为什么“其病各异”？原因是“材木之不同，皮之厚薄，汁之多少，而各异耶”。由于体质的差异，邪之所入，随体质而变化，所以发病各异。《伤寒论》原文第七条说：“病有发热恶寒者，发于阳也；无热恶寒者，发于阴也。”对此条的解释，众说纷纭，其中日人丹波元坚在《伤寒今释》中解释最为中肯，他说：“邪既乘入也，随其人阳气之盛衰化而为病，于是有寒热之分焉。阳盛之人，邪从阳化，以为表热，此为发于阳之义也；阳衰之人，邪从阴化，以为表寒，此为发于阴之义也。”同是伤于寒邪，由于体质阳盛、阳衰的不同，有化热、化寒的区别，然而有表热、表寒之差异。匡调元先生提出“质化”的概念，即从体质而化的意思[1]。中医古代文献有“从化”、“类化”之说，其理相同。《医宗金鉴·伤寒心法要诀》：“六淫为病尽伤寒，气同病异岂期然？推其形脏原非一，因从类化故多端。”又说：“人感受邪气虽一，因其形藏不同，或从寒化，或从热化，或从虚化，或从实化，故多偏不齐也。”病证的寒热虚实，很大程度上取决于体质的偏颇。《医门棒喝》说得更直白：“六气之邪，有阴阳不同，其伤人也，又随人身阴阳强弱变化而为病。”《医源》则从另一侧面强调体质与证候的关系：“六气伤人，因人而化，阴虚体质最易化燥，燥因为燥，即湿亦化为燥；阳虚体质最易化湿，湿因为湿，即燥亦必夹湿。”这些记载完全是临床实践经验的总结，入木三分。这也回答了前面提出的为什么伤寒少阴病有寒化、热化之别、伤寒传变有六经传变、越经传变、直中三阴等不同的问题。

例如，临床上一些时令感冒，过去教科书记载，感受风寒之邪，表现为风寒型感冒；感受风热之邪，表现为风热型感冒。这样的情况的确存在，但若在同样的气候环境条件下，表现为风寒型感冒或风热型感冒，该作何解释呢？那只能按石寿棠所说的“六气伤人，因人而化”来解读。即阳盛者多表现为风热型感冒，阳衰者多表现为风寒型感冒，气虚者多表现为气虚型感冒，阴虚者多表现为阴虚型感冒等。再如，2003 年流行的“非典”(SARS)，虽是“疫毒时邪”为病，传染性强、发病快、变化多、危害性大，但临床表现轻重差异大相径庭。轻则如风热感冒，稍重如肺热炽盛，甚则肺功能衰竭，更严重的表现为多脏器功能衰竭，终至不治。感染的病毒相似，病变表现、预后差异很大，什么原因？我想体质因素起到了重要作用。

中医辨证论治的关键首先在于辨证的正确，而辨证的关键主要在于两端：一是审症求因，二是辨明体质。中医所谓的“证”，实质就是致病因素作用于人体体质的综合反应，是“因”与“质”的复合产物。而治疗无非是在辨证的基础上祛除病因和改善体质，也即祛邪、扶正，祛邪在很大程度上亦依仗体质，真是“医道虽繁，可一言以蔽之”。

3. 因人制宜，因体质制宜　有人说，未来医学的发展趋势将从群体治疗转化为个性化治疗。中国传统中医学历来强调“因人制宜”，其实质就是个性化治疗，而辨证论治就是个性化治疗的集中体现。所谓“因人制宜”，实际就是因体质制宜。

徐灵胎在《医学源流论》中说：“天下有同此一病，而治此则效，治彼则不效，且不唯无效，而反有大害者，何也？则以病同而人异也。夫七情六淫之感不殊，而受感之人各殊，或身体有强弱，质性有阴阳，生长有南北，性情有刚柔，筋骨有坚脆，肢体有劳逸，年龄有老少，奉养有膏粱藜藿之殊，心境有忧劳和乐之别，更加天时有寒温之不同，受病有深浅之各异，一概施治，则病情虽中，而于人之体质迥乎相反，则利益亦相反矣。故医者必细审其人之种种不同，而后轻重、缓急、大小、先后之法因之而定。"徐氏关于"因人制宜"的内涵阐发得淋漓尽致，这是中医治疗学的精粹，他最后归结到"人之体质迥乎相反，则利益亦相反"。叶天士在《临证指南医案》中曾经提出木火体质、阴虚体质、阳虚体质、水土体质、血虚体质、气虚体质、正常体质等七种体质分类，在其治案中十分重视辨质论治，如邵新甫说："揣先生之用意，以分其体质之阴阳为要领，上、中、下见证为着想，传变之先后为生死断决。若逐节推求，一一有核荄可考，非泛泛然而凑用几味药，漫言为治也。"疾病是千变万化的，人体体质又是"独一无二"的，所以对于疾病的治疗应该"因人体体质制宜"，这是提高治疗效果的根本方法。随着体质学说的不断发展，现代医学也逐步认识到群体治疗的缺陷，强调个性化的治疗，例如，高血压病现代归属于心身疾病，其发生、发展与遗传因素及个体体质、气质的特异性密切相关，现代流行病学调查发现，不同人体的高血压病基因有一定差异，现已发现高血压基因有数千种，因此强调临床治疗高血压病应该"一个病人，一个治疗方案"，有利于提高治疗效果。

4. 治疗效应，随体质变异　个体的体质差异对于治疗的反应性不同，《内经》对此有了初步的认识。《灵枢·论痛》说："胃厚色黑大骨及肥者，皆胜毒；故其瘦而薄胃者，皆不胜毒也。"《内经》把能治病的药物皆称为"毒药"，所谓"胜毒"，即能够达到治疗效应，没有毒副反应；"不胜毒"即不能达到治疗效应，可能产生毒副反应。即以大黄为例，有人 6g 即泻，有人 30g 无动于衷；有人用龙胆泻肝丸会产生肾中毒反应，有人则但用无碍。《内经》强调"大毒治病，十去其六"，就是因为当尚未弄明白病体对药物的反应性时，应该谨慎从事，以免误伤正气。徐灵胎在《五方论治》中说："人禀天地之气以生，故其气体随地不同。西北之人，气深而厚，凡受风寒，难于透出，宜用疏通重剂；东南之人气浮而薄，凡遇风寒，易于疏泄，宜用疏通轻剂，……"地域不同，造就了体质差异，对于药物的耐受性不同，用药当因人因地制宜。但推求"因地制宜"的实质，仍然是因人的体质制宜。

《灵枢·论痛》还对不同体质对针刺治疗的反应性作了描述："人之骨强筋弱肉缓皮肤厚者耐痛，其与针石之痛，火焫亦然"，"坚肉皮薄者，不耐针石之痛，于火焫亦然"。个体的体质差异对于针刺治疗的反应也不同。临床针刺时，有些患者容易"得气"，有些患者不容易"得气"，有些"不耐痛"的患者容易"晕针"。现代针刺麻醉实施过程中，有些患者麻醉效果理想，手术可以顺利进行，有的则必须同时加用麻醉药物，都说明了同一观点。

《灵枢·论痛》还对不同体质的预后作了记载："同时而伤，其身多热者易已，多寒者难已。""其身多热者"体质偏于阳盛，抗病力强，预后好；其身"多寒者"体质偏于阳衰，抗病力弱，预后差。现代临床中肺炎患者，体质偏于阳盛者，患大叶性肺炎多，抗病力强，预后好，康复快；体质偏于阳衰者，患支气管肺炎多，抗病力弱，容易发生中毒性肺炎，预后差。

(四) 体质学说研究的意义

1. 当前医学模式正在从生物医学模式向生物—社会—心理的整体医学模式转变，从以疾病为中心的群体医学向以人为中心的个体医学转变。人体生命过程中的特殊规律以及人群中个体差异性受到越来越多的关注[2]。体质学说为人类生老病死的过程设计了一个个性化模式。一般医学研究生命活动的普遍规律，体质医学研究个体生命活动规律，这种个性与共性的结合，是一种全新的医学观[1]。

2. 笔者认为，当前中医学术发展缓慢的重要原因是理论发展滞后，而中医理论发展滞后的主要原因之一，是找不到研究的突破口。关于体质学说的研究是中医基础理论研究和临床研究的重要桥梁，也是中医学术发展的重要突破口，展示了良好的发展前景。

3. 体质研究为临床诊疗个体化提供了理论依据和治疗措施，直接为提高临床诊疗水平服务，代表了未来临床医学的发展方向。

4. 现代有关研究证明，人类基因多态性在阐明人体对致病因素的易感性与耐受性、疾病临床表现的多样性以及对药物治疗的反应性上都起着重要的作用，随着以功能基因组学和蛋白质组学为核心的后基因组时代的到来，人们越来越关注个体体质与疾病的关系。深入了解基因与体质的相关性，将基因研究引入中医体质研究，必将把中医体质研究推向一个更高的层次，开创新的局面。

参考文献

[1] 匡调元．人体体质学——中医学个性化诊疗原理．上海：上海科学技术出版社，2003.

[2] 王琦．中医体质学．北京：人民卫生出版社，2005.

[3] 中医体质分类与判定．中国中医药报·学术与临床，2009.

七 《内经》心身理论及其临床运用

随着时代的进步、社会的发展，人类的疾病谱也在不断地发生变化。在当今世界，快速的节奏、剧烈的竞争、复杂的人际关系和各种利益的驱使和诱惑，给人类带来了空前的心理压力和社会适应问题，由此而引发的各种心身疾病逐步增多。于是，一门主要从精神和躯体的相互关系即心身相关的立场来研究人类健康和疾病的基本规律和防治方法的新兴科学——心身医学，应运而生。心身医学体系自确立至今，虽然不过六十年左右，但在国际上发展迅速，被公认为是近代医学带头学科之一，具有广阔的发展前景。

其实，在先秦时期就有情志致病的记载，如《管子·内业篇》："忧郁生疾，疾困乃死。"《内经》不仅提出"喜怒不节"能致病，而且在"形神合一"思想指导下对心身相关理论进行了深入的阐述，还提出了祝由、开导劝慰、情志相胜等精神治疗的方法，养生中始终把养神置于首位。这些论述对后世医学的发展影响深远。

（一）心身医学的概念

"心身"一词，是由 Heinroth JCA（1818 年）首先使用；"心身医学"则是由 Deutsch P（1922 年）提出；而"心身疾病"的概念出现更晚些，是由 Halliday JL（1943 年）特别是 Alexander F（1950 年）大力提倡的。心身医学概念的形成，是基于众多学者在心理、躯体、社会文化，以及神经心理和心理生理等多方面研究的结晶。

人是一个有机的整体，精神和躯体（心和身）在这个统一的生命系统里共同起着作用，影响着人体健康与疾病。心身医学就是研究精神与躯体相互关系的一个医学科学分支，它是专门研究由社会心理因素引起的躯体疾病的病因病理、诊断以及防治的知识体系。它强调的是心身统一和心身相互作用，并运用医学的统一或整体观来研究健康与疾病。

心身医学是现代医学中一个重要的领域，而且正在越来越受到重视。现代心身医学是研究心理、社会和生物因素对健康和疾病的作用和相互作用。它的主要任务是阐明这些因素在维持健康、促使疾病发生和病程演变中的作用，并研究特殊的生理变化对正常和异常心理功能的影响。心身问题既是一个古老的命题，又是一个要求人们不断深入探索、以期对人类自身的认识得以日趋完善的重大现实课题。心身医学是个"舶来语"，中医学术体系中并无对应之词，然而，与之相关的内容却十分丰富，《内经》集中体现了身心相关的心身医学思想，对心身相关的观点、内容有着丰富的记载，对后世医学的发展影响深远。

（二）《内经》对心身关系的基本认识

人的精神活动，《内经》以"神志"、"情志"作为概括，分为五神（神、魂、魄、意、志）和七情（喜、怒、忧、思、悲、恐、惊），包括现代心理学中的意识、感觉、认知、思维、情绪活动等等。人的精神活动是以脏腑气血的功能活动为生理基础的，人的情志活动太过，超过了机体的耐受能力，就可以导致脏腑气血的功能的紊乱，甚至损伤脏腑组织。反之，脏腑气血的病变也可以影响人的情志活动。概括起来有以下三方面的基本认识：

1. 心身关系的理论基础：天地人三才一体医学模式 《素问·宝命全形论》说："人以天地之气生，四时之法成。"人生活在天地之间，时空之内，人的生命活动不可避免地受到周围环境（自然环境和社会环境）的影响。《灵枢·岁露论》提出："人与天地相参也，与日月相应也。"因此，置人于自然、社会环境的变化中，以分析考虑其功能状态，结合环境变化的各种因素进行诊断、治疗、预防等一系列医学实践活动，是中医学的基本原则。《素问·至真要大论》说："天地之大纪，人神之通应也。"人的身心活动受到自然界变化的影响与制约，心身本身也具有适应自然变化的能力。《内经》发现社会环境对人的心身有着不可低估的影响，所以要求医生必须"上知天文，下知地理，中知人事。"(《素问·气交变大论》)所谓"人事"，泛指社会人际诸事，包括社会政治、经济文化以及人际关系等变化，均可涉及心身活动。天地人三才一体说不仅是古代哲学的重要命题，也是心身相关问题的理论基础。近代心身医学强调指出，人具有生物性和社会性的双重特征，人类疾病和健康是生物—心理—社会因素，机体内外环境相互作用的综合结果。这一观点与《内经》中天地人三才一体说相当吻合。

2. 心身关系的本质：形神合一 心身问题的本质就是形神关系，形神问题肇端于中国古代哲学，中医学的发展又使这一哲学命题得以充实和完善。形神合一论是《内经》心身相关理论的核心和基本内容，是中医学心理与生理，精神与躯体关系的最准确、最精辟的学说。这一理论长期有效地指导历代医学家的临床实践，是中医整体观的重要体现。重视心理现象与心身疾病的相关性及整体观念、辨证论治、形神合一，是中医学理论的主要特点。

形与神，即身与心、生理与心理的关系，这既是哲学的一个重要命题，也是中医学的一个根本问题。先秦哲学中就有形神合一的论述，《管子·内业》说"形全则神全"，认为神是由形体产生的，形健神乃全；同时《管子·七观》又指出"百体从心"，意谓人的形骸皆受心神的支配。形与神的关系，从哲学上讲是物质与运动的关系，世界上没有不运动的物质，也没有离开物质的运动；从医学上讲，形与神的关系就是肉体与精神、心理与生理的关系。

《灵枢·天年》说："血气已和，营卫已通，五藏已成，神气舍心，魂魄力毕具，乃成为人。"先有血气脏腑等形体，继具神气魂魄，形神合一才能成为一个有生命活力的人。《内经》认为，神附于形，形依于神，每个有生命活动的人，他的形态与神志、生理活动与心理活动，是相互依存、相互为用、密切联系、不可分割的统一体。"形"包括脏腑经络、气血津液等；"神"包括精神活动和脏腑生理功能。人的生命（神）本于父母两精（形）的结合，形神俱备乃成为人。人是形神相偕的统一体，神不能脱离形体而超然物外，形没有神的依附就徒存躯壳而已。《类经·针刺类》中指出，“形者神之体；神者形之用。无神则形不可活；无形则神无以生”。

高濂在《遵生八笺·延年却病笺》中也指出：“人之所生，神依于形，形依于气。气存则荣，气死则灭。形气相须，全在摄养。识使形无所依，神无所主，则致殂谢为命尽，岂知命者哉”。

可见，形体离不开精神而存在，精神也离不开形体而存在。没有精神活动的形体和没有形体的精神活动都是不存在的。“形神相扶而得终始”，故《素问·上古天真论》强调“形与神俱”才能“尽终其天年，度百岁乃去”。形神的和谐是健康的象征，形神的失调是疾病的标志。形神合一的观点是《内经》的生命观，也是心身统一论的主要理论基础。心身医学存在的价值和意义，就是对现代医学根深蒂固的心身分离观念和单纯生物医学模式的一种挑战，它促使人们用整体的医学观点，去认识生命、健康和疾病的本质。

《内经》认为，心理活动是以脏腑的功能活动为基础的，特定的心理活动的产生归于特定的脏腑。《素问·调经论》指出“心藏神，肺藏气，肝藏血，脾藏肉，肾藏志，而此成形，志意通达，内连骨髓，而成身形五藏”，此即“五神藏说”。《素问·宣明五气》指出“心藏神，肺藏魄，肝藏魂，脾藏意，肾藏志，是谓五藏所藏”，《灵枢·本神》亦指出“心藏神，脉舍神”，“肺藏气，气舍魄”，“肝藏血，血舍魂”，“脾藏营，营舍意”，“肾藏精，精舍志”。心、肺、肝、脾、肾、气、血、精、肉、骨髓、营卫、身形，都是人体生理活动的物质基础；神、魂、魄、意、志是人的心理现象。只有具备了人的形体结构之后，才会产生“神、魂、魄、意、志”的精神心理活动。

心志喜，肺志忧，脾志思，肝志怒，肾志恐，此即五脏主五志说。这里并非将五脏直接作为心理活动的器官，而是提出了心理源于生理的观点。《素问·阴阳应象大论》说：“人有五藏化五气，以生喜怒悲忧恐”。说明神志的活动是以五脏精气作为物质基础，神、志活动是脏腑功能活动的一种表现。《内经》用神志概念概括了人的精神活动，精神活动是在全部生命功能的基础上产生出来的更为高级的功能活动。《内经》在肯定脏腑气血决定人的心理活动的同时，强调精神活动反过来又对脏腑气血的功能发生重要影响。积极的精神活动可以起到调节脏腑气机的作用，如喜能使气血条达，营卫通利，心气舒畅；适度的怒，可使肝气疏泄条达。但剧烈或持久的精神刺激，也要影响气机活动，损伤脏腑，发生精神及躯体疾病。

3.《内经》心身观的特点：心总统形神　人类的生命活动有两大类，即生理性活动和心理性活动，而主导人体生理、心理活动的是心。《素问·灵兰秘典论》说：“心者君主之官，神明出焉”；《灵枢·口问》：“心者，五藏六府之大主，精神之所舍也”。张介宾诠释得很清楚:“心为一身之君主,禀虚灵而涵造化,具一理以应万机,脏腑百骸,惟所命,聪明智慧,莫不由之,故曰神明出焉。”中医所说的“心”,与现代解剖学中心的概念迥异,它包括“血脉之心”和“神明之心”,并概括了脑的功能。心在整个人体心身活动中起到主宰作用,所谓“神明”,是进行心理活动和统率全身生理功能的特殊能力。“故主明则下安”,“主不明则十二官危”(《素问·灵兰秘典论》)。中医将心作为调节心理、生理活动的最高统帅,又将心理、生理整合成统一的整体,充分体现了形神合一的思想。

(三)心身相关疾病的发病机制

《内经》记载了不少由精神因素引起的疾病,但无“心身疾病”之说。何谓心身相关疾病,现代学术界颇有争议,目前还没有一个统一的说法。综合各家之言,概括起来说是心理因素起重要作用的躯体疾病。心身疾病又称为心理生理疾患,其判定一般应具备三个基本病理特征:①明确的器质性病理过程伴发的躯体症状;②明确的心理因素作为重要的致病因素;③具有人格缺陷的易患素质。心身疾病必须与神经症或精神病相区别。如果用中医学术语来表述:所谓心身相关疾病,是指由精神情志因素所致的各种脏腑气血病变,属于“神伤形”的范畴(《心身医学概论·心身疾病的概念》)。心身相关疾病的发病机制是以上述心身相关原理为基本依据的。心身相关疾病的发病原因主要有社会心理因素和人格缺陷等易患素质两大方面。

心理因素是心身疾病的主要致病因素,没有心理因素的心身疾病是不存在的。《内经》将七情所伤作为内伤的主要致病因素,在正常情况下七情是不会致病的,《礼记·中庸》有云:“喜怒哀乐之未发谓之中,发而皆中节谓之和。”当七情过用、社会动荡变迁、境遇变异、生活中的意外事件、人际关系不和谐、紧张操劳、欲求未遂等诸方面,强烈而持久超过了人身调控能力时,就可能成为致病因素。而情志因素能否致病常与个体的体质、人格特点及调节耐受能力密切相关。个体的体质、人格特点往往决定了情志病变是否发生以及病变的类型和具体脏器。中医学认为生理活动与心理活动也是相互作用、相互制约的。一方面,一个人精神状态的好坏,可以影响到生理功能的盛衰,另一方面,反过来形体的盛衰也可以直接影响到一个人的精神(心理)活动,所谓“形盛则神旺,形衰则神惫”,如张仲景在《伤寒论》所讲“厥身已毙,神明受败”。在《内经》中就认为“得神者昌,失神者亡”(《素问·移精变气论》),“失神者死,得神者生”(《灵枢·天年》),“精神内伤,身必败亡”(《素问·疏五过论》)。一个人形体(生理)上患病以后,可以直接影响他的情感、意志、性格、思维、记忆和感知觉等心理活动。如《素问·藏气法时论》提出:“肝病者,两胁下痛引少腹,令人善怒,虚则目䀮无所见,耳无所闻,善恐，如人将捕之”；“精气并于心则喜，并于肺则悲，并于肝则忧，并于脾则畏，并于肾则恐”(《素问·宣明五气》)；“肝气虚则恐，实则怒……心气虚则悲，实则笑不休”(《灵枢·本神》)。《伤寒论·辨太阳病脉证并治》也指出：“太阳病不解，热结膀胱，其人如狂”；“其人喜忘者，必有蓄血”。“目无所见，耳无所闻”是疾病影响了感知觉的感受能力；喜忘是病变影响到记忆力减退的表现；发狂是躯体病变导致的思维活动的异常；喜怒、喜恐、喜笑，悲，畏，如人将捕之，都是由躯体病变造成的情感、意志和性格等心理变化。另一方面，不良的、消极的心理状态，持久不断地刺激，也可以引起生理的种种病变。如《素问·阴阳应象大论》所说：“喜伤心，怒伤肝，忧伤肺，思伤脾，恐伤肾”；“人有五藏化五气，以生喜怒悲忧恐。故喜怒伤气，寒暑伤形。暴怒伤阴，暴喜伤阳……喜怒不节，寒暑过度，生乃不固”。《灵枢·本神》具体地指出：“心怵惕思虑则伤神，神伤则恐惧自失。破䐃脱肉，毛悴色夭”，“脾愁忧不解则伤意，意伤则悗乱，四支不举，毛悴色夭”，“肝悲哀动中则伤魂，魂伤则狂忘不精，不精则不正，当人阴缩而挛筋，两胁骨不举，毛悴色夭”，“肺喜乐无极则伤魄，魄伤则狂，狂者意不存人，皮革焦，毛悴色夭”，“肾盛怒而不止则伤志，志伤则喜忘其前言，腰脊不可以俛仰屈伸，毛悴色夭”。

以上可见，躯体疾病本身可以作为一种心理刺激因素，加重或诱发心身疾病，形成恶性循环。此即中医“因郁致病”、“因病致郁”的观点。

人格缺陷是使心理矛盾冲突诱发心身障碍的重要内在基础，是心身疾病易患素质中最主要的因素。《内经》中的人格体质理论不仅记载了不同人格体质对某些致病因素的易感性，而且描述了不同人格体质发病的类型和倾向的差异(见“《内经》体质理论发微”)。精神病学专家夏镇夷指出，患者的性格特征往往比引起此病的病因更能决定疾病的临床表现，病人常常依据其性格特征来体验疾病，并建立一定的应激反应形式。临床观察证实，A型行为类型的人中冠心病和心肌梗死的患病率以及死亡率明显高于非A型人，而C型行为类型的人中癌症的患病率相对比较高。

归纳《内经》心身相关疾病的发病机制大抵有以下四种情况：

(1) 情志因素先伤气机继伤脏腑：不同情志的刺激造成气机失调的病理各不相同，如怒则气上，喜则气缓，恐则气下，悲则气消，惊则气乱，思则气结(《素问·举痛论》)。由气滞进而导致血瘀，气郁化火而伤精，气逆而血妄行溢于脉外，气聚而生痰流溢肌肤脏腑，气衰而血虚，凡此种种衍生的病理变化，最终伤及脏腑而引发心身疾病。《灵枢·寿夭刚柔》说：“忧恐忿怒伤气，气伤藏，乃病藏。”充分说明了心身疾病的病机由情志因素先伤气机继伤脏腑。

(2) 情志因素也可直接损伤五脏：如怒伤肝，喜伤心，悲忧伤肺，思伤脾，恐伤肾等(《素问·阴阳应象大论》),从而直接引发心身疾病。诚然,从临床实践看,情志损伤脏腑是个极其复杂的过程,并非如此机械。但国外有学者提出"器官选择性"理论,认为早期受到伤害的器官,是发育较弱的器官(即器官弱化),具有很强的易感性。

(3)情志因素先伤心而损及五脏六腑:《灵枢·口问》云:"心者,五藏六府之主也,……故悲哀愁忧则心动,心动则五藏六府皆摇。"心主神明,统率五脏六腑,情志伤及神明,引起全身脏腑的功能失调。

(4)情志因素伤及精气再伤及形体:《素问·疏五过论》曰:"暴乐暴苦,始乐后苦,皆伤精气,精气竭绝,形体毁沮。"精气为人身之本,情志过用,先伤精气,继而波及形体,最终导致心身疾病。现代心身医学研究证明,社会心理因素的应激刺激超出机体耐受阈值,则引致免疫系统与激素分泌系统功能异常,神经调节功能失衡,作用于靶器官产生病理变化。最先崩溃的是个体平时最虚弱的器官组织,这些薄弱的器官组织和靶器官产生各种病理变化,并与心理因素交叉作用,形成心身疾病。疾病一经形成又成为新的刺激源,加之人格缺陷使机体敏感性增加,从而加重心身疾病的病理过程,这乃是心身疾病何以不易痊愈的重要原因。

(四)心身相关疾病的防治原则

自《内经》以降,历代医家对心身相关问题多有发展,尤其在临床治疗方面积累了宝贵的经验。东汉末年,张仲景进一步完善了心身相关疾病的临床辨证施治,在《金匮要略》中,对百合病、脏躁、惊悸、不眠等常见心身相关病证制定了相应的理、法、方、药,如对"虚劳、虚烦不得眠",以酸枣仁汤治之。其理为虚劳致损、阴亏不寐;立法为滋阴降火,养心安神;从原则到具体方药仍为今天临床医生所遵循。在杂病辨证中,仲景重视心理因素如"奔豚病从少腹起,上冲咽喉,发作欲死,复还止,皆从惊恐得之"(《金匮要略·奔豚气病脉证治第八》)。在辨证中他也留心心理病机的分析,如"邪哭使魂不安者,血气少也,血气少者属于心,心气虚者,其人则畏,合目欲眠,梦远行而精神离散,魂魄妄行,阴气衰者为癫,阳气衰者为狂。"(《金匮要略·五脏风寒积聚》)这里分析了哭啼、恐惧睡梦、癫狂等证的病机。张介宾是明代一位极端重视心身关系的医家,在《类经》中他对人的精神本质,七情损伤与疾病的关系,社会因素在七情损伤中所起的作用,七情损伤与诊治活动的关系,如何进行心理治疗,以及保持心理保健对预防疾病的积极作用等方面,都做了系统的阐述。如《类经·会通类》中专设情志病一节,详细论述了许多心身病症,包括诸如诈病瘾症的病因病机及其诊治特点。

1. 心身相关疾病的预防 《内经》养生主张形神兼养,养神为上。《素问·

四气调神论》曰："是故圣人不治已病治未病，不治已乱治未乱。"《灵枢·逆顺》载："故曰：上工治未病，不治已病，此之谓也。""治未病"是《内经》的一个重要的思想，有关养生的内容甚为丰富，归根到底不外乎养神与养形两端，但养神和养形不是等量齐观的。在养生中古人主张精神情志的调摄重于形体的保养，即养神重于养形。

人的精神、意识和思维活动由心所主宰，即所谓"心者君主之官"，在心神的统率下，五脏六腑所有组织器官才能进行正常活动。"神清者，嗜欲弗能乱。精神已越于外，而事复返之，是失之于本，而求之于末也"。所以"养生必先养心"，故王冰在注《黄帝内经素问》时提出"神安则寿延，神去则形弊，故不可不谨养也"，所以"治身，太上养神；其次养形。"

养神首先要求"是故圣人内修其体，而不外饰其末。保其精神，偃其智故，漠然无为而无不为也，憺然无治也而无不治也。"自《素问·上古天真论》提出"恬憺虚无，精神内守"以来，历代养生家无不恪守其法。李杲在《脾胃论·远欲》中对之作了发挥"安于淡薄，少思寡欲，省语以养气，不妄作劳以养形，虚心以维神，寿夭得失，安之于数。得丧既轻，血气自然谓和。邪无所容，病安增剧？尚能持此，亦庶几十道，可谓得其真趣矣"。

其次，《灵枢·本藏》提出："志意和则精神专直，魂魄不散，悔怒不起，五脏不受邪矣"。《素问·上古天真论》提出"内无思想之患，以恬愉为务"，就是要驾驭自己的情感，保持乐观安静、心平气和的精神状态，对于那些难以避免的精神刺激，要通过平时修养增强自我控制调节情志反应的能力，创造良好的心境。七情是人体正常的情绪活动，若要保持健康无病，人的情志活动必须控制在一定范围内，既不可过度宣泄，也不可过度压抑，而应遵循节宣有度的原则。因此，调节情志，使之节宣有度，是调神的重要内容。孙思邈在《千金要方·养性》中"莫忧思，莫大怒，莫悲愁，莫大惧……莫大笑，勿汲汲于所欲，勿涓涓怀忿恨……若能不犯者，则得长生也"的描述具有相当的指导作用。

归纳《内经》的养神要领有四：①"四气调神"，即顺应春夏秋冬四时之气的生息规律来调摄精神；②"呼吸精气，独立守神"，这是气功调神的基本原则，即通过能动地运用有意识的意念活动，控制和调节人体内部生理病理过程，达到心身平衡；③"积精全神"，精是神活动的物质基础，通过节欲保精，以保全神；④"恬憺虚无，精神内守"，强调通过自律，修身养心以宁神。总之，与西医学的预防保健强调环境卫生和食品卫生的措施相比，"养生必先养心"是《内经》养生之道的特色所在。现代心身医学主张培养健全的人格、锻炼应对能力、建立良好的人际关系，作为预防心身疾病的措施，中医则比较侧重于个人自身人格修养，以提高适应自然和社会环境的能力，从本质上讲比现代心身医学的观点更为深刻。

2. 心身相关疾病的治疗　中医心身相关理论把人体的形和神、躯体与心理视作统一的整体。治形指以调整脏腑气血功能为目的的中药、针灸、推拿等疗法，治神指以调节精神活动及心身和谐为目的的心理疗法，两者在具体运用时既相辅相成又互相促进，故对心身相关疾病的治疗应该形神兼治，也可以通过调神以治形，或者治形以疗神，或者心身同治。

(1) 调神以治形：即通过心理治疗为先导，继而顾及躯体病变。《内经》中记载了许多精神治疗方法，如祝由、劝导、以情胜情、移精变气、顺情从欲、行为疗法等等。

祝由：《灵枢·贼风》："黄帝曰：其祝而已者，其故何也？岐伯曰：先巫者，因知百病之胜，先知其病之所从生者，可祝而已也。"可见祝由治疗疾病的原因在于巫医事先了解到患者发病的原因，而后再以法胜之。张介宾认为祝由是"求其致病之由，而释去其心中之鬼"。日本矢数道明认为祝由移精变气的实质是精神疗法，是一种"心机一转的妙术"。古代祝由疗法如果剥去其神秘的外衣，实际是一种暗示治疗法。

劝导法：《灵枢·师传》："人之情，莫不恶死而乐生，告之以其败，语之以其善，导之以其所便，开之以其所苦，虽有无道之人，恶有不听者乎？"经文提出了一种言语劝导的心理疗法。分为四个步骤：一是"告之以其败"，即指出疾病的危害，引起患者对疾病的注意，正确对待疾病；二是"语之以其善"，指出这个疾病经过积极治疗是可以恢复健康的；三是"导之以其所便"，告诉病人如何进行调养生息；四是"开之以其所苦"，解除病人的消极情绪，唤起患者的积极情绪。这是临床极为常用的心理疗法。

以情胜情法：《素问·阴阳应象大论》指出，怒伤肝，悲胜怒；喜伤心，恐胜喜；思伤脾，怒胜思；忧伤肺，喜胜忧；恐伤肾，思胜恐。以情胜情法的基本精神，就是有意识地采用一种情志活动去控制另一种情志活动，从而使情志和谐。这是《内经》独创的一种心理疗法。正如《医方考·情志门》所说："情志过极，非药可愈，须以情胜，《内经》一言，百代宗之，是无形之药也。"诚然，五志与五脏相合，其中不免有五行机械推衍的成分，但是用一种情志活动去控制另一种情志活动，化消极情绪为积极情绪，是有其临床意义的。

移精变气法：《素问·移精变气论》曰："古之治病，唯其移精变气，可祝由而已"，"闭户塞牖，系之病者，数问其情，以从其意。得神者昌，失神者亡。"王冰注："移，谓移易，变谓变改，皆使邪不伤正，精神复强而内守也"。通过言语开导，改变患者的情绪，避免精气郁滞，使气机畅达，协调脏腑气血运行，促进疾病痊愈的目的。所谓“得神”，使精神得以抚慰，神气恢复正常。

顺情从欲法：顺从病人的意志，满足病人的心理需要，此即顺情从欲法。大凡情志之病，欲望未遂，往往心绪郁结，难以解开。“心病还用心药医”，最好的办法就是设法顺从病人的意愿，满足病人的心理需要，所谓“解铃还需系铃人”。《灵枢·师传》：“未有逆而能治之也，夫唯顺而已矣……百姓人民皆欲顺其志也。”《素问·上古天真论》：“各从其欲，皆得所愿，故美其食，任其服，乐其俗。”张介宾说：“以情为病者，非情不解，其在女子，必得愿遂而后可释”，“若思虑不解而致病者，非得情舒愿遂，多难取效。”

（2）治形以疗神：神的活动以形体为基础，形体的病变可以产生情绪障碍，因此临床上可以通过治疗躯体疾病来改善心理活动。五脏是精神情志活动的基础，只有在脏腑功能活动正常时，人的情志活动才能正常。反之，当脏腑有病时，往往会出现神志异常的情况。《灵枢·本神》说：“肝气虚则恐，实则怒”，“心气虚则悲，实则笑不休”。张介宾注：“肝藏血，血舍魂，肝气虚则恐，实则怒。……心藏脉，脉舍神，心气虚则悲，实则笑不休”，此处肝气、心气之虚实指二脏的气血失调，恐、怒、悲、喜皆与心、肝二脏气血功能失常有关。张氏又说“邪客于足少阴之络，令人无故善怒”，此处“善怒”缘于足少阴经络受到邪扰。由此可见，中医心理学在重视外来刺激产生情绪、情感的同时，也注重体内脏腑气血功能状态变化对情感过程的影响。

一个人形体（生理）上患病以后，可以直接影响他的情感、意志、性格、思维、记忆等心理活动，张介宾称为“凡五气之郁，则诸病皆有，此因病而郁也”。因病致郁的情况临床也不鲜见。在躯体疾病中，由于疾病本身就是一类刺激，可引起患者剧烈的心理反应，使之处于强烈持久的恐惧、忧郁、焦虑、颓废等消极情感状态中，并产生失落感、不安全感等。因此，临床上躯体疾病的病人伴随精神障碍者不在少数。现代心身医学将心理因素引起的躯体疾病称为心身疾病，把躯体疾病引起的心理异常称为身心疾病，故前者着重调心以治身，后者主要调身以疗心。

（五）心身相关理论的研究前景

《内经》心身合一说不仅在理论上建立了一整套体系，而且始终贯穿在诊断、治疗、预防和养生实践的各个领域。《内经》强调一个人的健康或病变，乃是每一个有生命活动的人心与身共同活动的结果，强调既要观察人的生理活动，又要观察人的心理活动，尤其要从二者的相互作用之中全面地认识人的健康和病变。深入进行《内经》心身相关理论的研究，从其学术发展的前景来看，不可等闲视之。

1. 发扬中医特色和优势 我国的社会文化在历史沿革、文化传统、社会结构、经济条件、价值观念、生活习俗等方面，与西方均有诸多不同；中国人的人格特点、心理状态等，与西方人差别也很明显，产生了中国人所特有的心理问题和心理疾患。心身相关理论体现了中医学的整体观、形神合一观，其核心思想是尊重病人、关心病人，强调人类健康和疾病不仅应从生物学变量来测定，而且更应结合社会心理因素来开展诊治研究。这些医学指导思想是中医学的特色和优势所在，也是未来医学发展的趋势。

2. 完善病因病机学 《内经》心身疾病的病因病机研究应根据"五脏情志论"、"中医体质学说"和"三因论"等中医理论结合现代心身医学的认识来进行。《内经》认为，情志活动是人体各脏腑功能活动的一种体现，情志过极就会影响人体气机的条畅，使其升降出入的功能发生紊乱，气乱则五脏六腑不安而产生各种疾病。《内经》同时认为，七情可直接内伤脏腑，但六淫与饮食劳倦在心身疾病的形成中也起一定的促发作用；脏腑的阴阳、气血、津液的盈亏状态与先天禀赋及后天生长发育基础上所表现出来的相对稳定特征及心身疾病的易患性有密切关系，也就是说与气质（人格）密切相关。现代心身医学对人格或行为模式和疾病的关系很多都是借鉴于中医的学说。病因病机学研究强调情志因素与疾病发生发展的关系，并进而深入研究其内在机制及其演变规律，以了解疾病的本质，可以完善中医病因病机学。

3. 提高诊治疗效 由于心身研究涉及到心理与生理，人和社会、自然环境间多因素的相互联系和影响，同时，任何药物的治疗并不是万能的，因此在明确心身相关的反应特征的前提下，必须重视躯体和心理治疗相结合的综合防治原则，提高诊治疗效，最大限度地减轻患者病痛，为患者早日康复提供合理的医疗方案。《内经》理论体系宏观调整或提高人体自控和潜在能力以矫正修复疾病所造成损害的整体观念，又体现了个体化治疗特点。治疗中，对患病的躯体强调调节心理（精神）和躯体平衡，从身心两方面进行治疗，从而达到整体治疗的目的，长期以来形成了气功保健、饮食疗法、药物治疗、针灸治疗等一系列治疗方法。目前，中医学肾虚的研究，治疗中关于阴阳平衡的调节，现已被证明的某些中药或方剂良好的免疫促进和免疫调节作用，以及针灸调整人体功能的作用等，如能与心身医学发病的中介机制联系在一起，再结合现代心理疗法，心理疏导、暗示疗法、催眠疗法、音乐疗法等去除不良因子，会大大提高心身疾病的疗效，促进心身健康。

4. 增强心理保健意识 WHO 提倡人的健康必须包括躯体和精神方面的完好状态与良好的社会适应性。现代医学更充分认识到社会、心理因素在人体疾病过程中的重要作用，认为健康不仅要求人体不存在虚弱和疾病，更要求个体处于生理、心理、社会适应的健全状态。也就是说，人不仅作为单纯的生物学意义上的自然人，而且是具有特殊精神心理状态的社会人；人的健康不仅是足够的营养和各个系统功能状态的正常运作，还应有一个良好的社会生活氛围和正常的精神心理状态。加强心理保健意识，可以减少心身疾病的发病率，提高人的心理素质和适应自然和社会的能力。我们要由被动的治病疗患以适于生存，发展到追求心身健康。《内经》为我们建立了一整套精神养生的原则和方法，我们应该进行宣传和推广，使其在维护人类身心健康中发挥作用。

(六)《内经》心理疗法的临床运用

美国学者墨菲曾经说过："世界心理学的第一个故乡是中国。"诞生于两千余年以前的《黄帝内经》，不仅是中医学理论的渊薮，而且也是最早记载医学心理学的论著。《内经》已经认识到人的心理因素与疾病的发生、发展及其预后密切相关；在治疗方面，"针石毒药"等治疗手段必须通过病人的神气才能发挥治疗效应。如果人至"精神不进，志意不治"的地步，纵有灵丹妙方也难得心应手。笔者在临床实践中发现，不仅大多数精神系统疾患和心理因素存在着密切的联系，而且许多躯体病变的发病也和心理因素有关。由心理因素引起的疾病仅赖"一张方"治疗往往不能取效十全。"情欲之感，非药能愈，七情之病，当以情治"(《理瀹骈文》)。而采用心理疗法并酌情配合中药治疗，不仅对心理因素引起的疾病可获良效，而且对非心理因素为直接原因的病变也有一定疗效。兹举数则根据《内经》心理疗法的精神治疗的案例并谈一些体会。

1. 郁证(心理障碍) 陈某，女，23岁，某医科大学三年级学生。患者三年前就读于高中时，有男生致信求爱，本属一相情愿之事，不意东窗事发，被老师批评，少女之心受屈，终日耿耿于怀，情绪低沉，以后凡见到男生即窘迫万分。入大学后，环境有所改变，一年级尚安然，但过去的事情总不能忘怀，渐渐越发不愿合群，形单影孤，连与女同学也不愿为伍，与人相处，便觉精神高度紧张，遇事总往坏处猜测，自卑自怨。夜不酣眠，杂梦纷纭，昼则头目昏沉，神情惶惶，记忆力锐减，听课心猿意马，学习成绩逐步下降，终于不能再胜任学习而休学。精神病医院诊为"抑郁症"，患者惧西药之副作用而改投中医诊疗。来诊时，沉默少言，欲言又止，疑虑重重，言语间流露出轻生的意念。患者形容消瘦，精神不振，饮食甚少，胸宇不舒，苔薄脉细。

患者素来性格内向，多愁善感，造就其忧郁脆弱的性格。又值青春期，对恋爱、友谊、与异性交往等问题缺少正确引导，遂产生心理障碍，病属郁证。非仅药物所能奏功，当以心理疗法为主。主要措施：①诱导疏泄：以诚恳的态度，取得病人的信任，反复耐心地诱导病人将自己全部抑郁之情倾诉，一吐为快，令情感疏泄，取得心理平衡。②教育：详细分析疾病引起的原因（包括家庭环境、学校、个人性格），科学地解释疾病发展的趋向和预后，坦诚相告掌握心理卫生的要领，以坚强的毅力克服性格上的局限性，增强对生活、前途以及疾病治疗的信心。③改变生活方式：针对患者不愿合群，不善交往的缺陷，鼓励患者参加各种社交活动，寻找同窗好友倾吐自己的喜怒哀乐，改善人际关系。④中药：以甘麦大枣汤加石菖蒲、郁金、合欢皮、白蒺藜、远志等。上法治疗2个月余，精神渐振，表情活跃，饮食增加，夜寐亦安，对生活学习也有信心，不久则复学，随访半年，学习成绩中等，精神生活均安。

2. 不寐（神经衰弱） 马某某，女，35岁，某夜大学生。患者值求学年龄正逢“文革”，参加工作后为夺回损失，报考夜大，刻意苦读，颇为勤奋。奈何原来基础较差，加之白昼还得参加厂里体力劳动，复有家务困扰，疲惫不堪。一年之后，日渐难于应付。健忘失眠、耳鸣头昏、精神萎靡，动则眼冒金星，学业日废，体力不支。初起借助于安眠剂尚能安睡四五小时，继则剂量渐增，或屡屡更药，而无济于事，每夜似眠非眠，或噩梦连绵，跌宕惊险。恙起近三载，被迫辍学。刻诊：神情委顿，眼圈灰黑，面色无华，眉宇郁结，焦躁不安，主诉：唠叨，慨叹前程黯然。诊舌边尖稍红，舌苔薄腻，脉细带数。

证属劳心过度，弛张失调，阴精暗耗，心火内生，扰动神明。《内经》云“心动则五藏六府皆摇”，故全身体力日削。先投朱砂安神丸不应，继改知柏地黄汤亦无效。旋改用心理疗法配合药物治疗。①开导：分析患者病情由劳逸失调，用心过度所致，并解除患者对长期失眠的恐惧心理。指出“没有一个人是因为缺乏睡眠而死去的；为失眠而忧虑对你的损害，远远超过了失眠的本身”（美·卡耐基《人性的优点》）。使患者产生一种安全感。②调整劳逸：白天尽可能参加体力劳动使身体疲倦，夜晚设法令全身神经、肌肉放松。嘱患者临睡前回顾往事中某件愉快的事情，想喜不想忧。③暗示：处方以药价较昂贵且带补的药物（如太子参、党参、当归、阿胶、琥珀、山茱萸等），提示为高效安神剂。经过上述方法坚持治疗3个月余，云已能入睡五六小时，噩梦减少，精神转爽，气色渐佳，已能胜任日常工作。

3. 脏躁（更年期综合征） 李某某，女，47岁，农民。患者素体强盛，能胜任重体力劳动。近3年来自觉脾气日渐急躁，动辄恼怒，经常为些微琐事与邻居或家人拌嘴，无端猜疑丈夫不忠，子女不孝，或哭或笑，情绪极不稳定。一有小惊或心存芥蒂，即觉浑身轰热，面部升火，夜不成眠，不欲衣被。昼则疲乏不堪，不能参加劳动。经来量多，且淋漓不尽，或先期而至。血压不稳定，在130～

150/80～100mmHg之间。心电图示：窦性心动过速，左心室肥大。舌红少苔，脉弦而数。

此为脏躁证，恙由年届绝经期脏气虚衰，复因七情所伤，出现非常复杂的生理、心理功能失调的现象，临床表现变幻多端。多数表现为阴虚阳亢，心肾不交，或肝脾不和的证候。但单纯服药，奏效不够理想，必须结合心理疗法。①帮助病人认识自己：说明更年期是人生从生长发育成熟转向衰退的转折时期，生理功能的减退，必然影响到心理活动的异常，重要的并不是病变的本身，应以良好的心理素质迎接或安然度过这一艰难时期。通过解释，患者如释重负。②做好家属工作：也让家属了解病情演变规律，尽可能谅解患者，顺其心，随其便，多同情，勤安慰。③适当对症治疗：以甘麦大枣汤、百合地黄汤、百合知母汤等方剂加成治疗，改善症状。上法二诊时症情减轻，精神舒坦，与医生很合作，睡眠亦佳，神情转爽，纳谷也香。一年后随访，诸症均好，偶有不适，调理即安。

4. 心悸怔忡(神经官能症) 赵某某，男，45岁，某校教师。患者父亲于半年前因冠心病急性心肌梗死而猝死，悲痛欲绝，神情沮丧。又道听冠心病往往有遗传性，于是心中惕然不宁，一日忽觉左胸窒闷，刺然作痛，旋怀疑自己罹患"心肌梗死"而要求医生作心电图检查，结果(一)。患者又闻某些冠心病早期心电图不易查见，遂又作心音图、验血脂等，均无异常发现。但患者终日耿耿于怀，不能自拔，一月之中竟查五次心电图，仍不死心，以后逐渐出现心悸怔忡，胸闷发热感，有攻窜作痛，忽肩背，忽脐腹部，失眠头昏，健忘，终于病休。邀诊时，心神憔悴，肢软乏力，面色灰暗无华，胸闷纳呆，大便干结，数日一解，心痛如前，常无固定部位。神情恍惚，莫可名状。诊舌干燥少津，中有少许裂纹，脉来濡细。

患者个性比较偏执，主观性极强。其父不幸猝死，强烈的精神创伤，激发其极端情绪，加之对疾病的一知半解，对医生存一种不信任感。曾经多方求医，遍服中西药后，不得如愿。证属神经官能症。细审病史以及各项检查情况，确无器质性病变，拟以心理疗法为主治疗。①保证：考虑患者既往的诊治情况，采用一般的劝慰已无济于事，反而产生一种逆反心理。于是详细分析大量的理化检查数据均无异常发现，长期服用扩张冠状动脉药物无缓解作用，以及冠心病有遗传性的说法不可靠等，以上事实可以充分证明诊断"心肌梗死"没有任何依据，并以坚定的语调担保，愿意承担医疗责任，以消除患者长期的焦虑，同时指出，长期的焦虑所造成的后果并不比冠心病好多少。②承认患者目前患有功能性疾患，也必须认真治疗。并提供过去治疗此类疾患的成功先例，以进一步建立患者对医生的信任，对治疗的信心。暗示所处方药曾经取得良好疗效，只要持之以恒，恢复健康指日可待。③移情易性：指导患者不要老是将注意力集中在心前区的感觉上。鼓励患者从事一件感兴趣的爱好，如种花、养鸟、练书法等以怡情养性，令其寝馈其中，使其转移情感，取得心理平衡。以上法治疗二次，复诊时已面带笑容，自诉大有好转，胸宇泰然，睡寐亦较前安稳。不可懈怠，再以鼓励，巩固疗效。1个月后云心前区已不觉疼痛，患者原有慢性胃炎，要求重点治胃。近期已重赴讲台。

5. 几点体会

（1）医生与病人标本相得，建立真诚的医患关系：《素问·汤液醪醴论》提出："病为本，工为标，标本不得，邪气不服。"所谓"病为本"，即病人为本，疾病发生在病人身上，医生（即"工"）的各种治疗措施能否发挥作用，取决于病人的心身状态。所调"工为标"，即医生为标，即医生只能按照病情发展的客观规律实行辨证施治，为病人恢复健康提供客观可能。我将此意移用于此，似可引申为心理疗法中要建立，真诚的医患关系。即通过医工的心理疗法，让病人树立起战胜自我、战胜疾病的信心，从而发挥"本"的作用，达到减轻或治愈疾病的目的。

1）医护人员必须诚恳、热情、耐心地对待病人，表现强烈的关切和友善，乐于帮助病人解决痛苦，才能博得病人的尊重和信任，在这个基础上进行开导和劝慰。《灵枢·师传》说："人之情，莫不恶死而乐生，告之以其败，语之以其善，导之以其所便，开之以其所苦。"通过医生的指导、安慰劝解，帮助病人认识发病的原因，解除思想顾虑及紧张情绪，增强治疗信心，减轻或消除疾病的痛苦，促进恢复健康。

2）科学地分析病情，合理地解释各种心理表现及临床症状，熟练地使用心理治疗的技巧，使患者心悦诚服，从而有效地发挥心理治疗的效应。《内经》有"祝由"一法，即祝说病之由来，分析病情，使病人改变不良的心理状态，调整气机之紊乱。清代名医吴鞠通说："吾谓凡治内伤者，必先祝由，详告以病之所由来，使病人知之，而不敢再犯，又必细体变风变雅，曲察劳人思妇之隐情，婉言以开导之，重言以振惊之，危言以悚惧之，必使之心悦诚服，而后可以奏效如神。"（《温病条辨》）现代科学研究证明，良好的心理状态可以激发机体内在的抗病能力，从而可以改变机体的某些异常变化。

（2）因人制宜，有的放矢地采用心理疗法：俗话说"一把钥匙开一把锁"，对心理因素引起的病变来说，这一点尤其重要。如《素问·血气形志》说："形乐志苦，病生于脉，治之以灸刺；形乐志乐，病生于肉，治之以针石；形苦志乐，病生于筋，治之以熨引；形苦志苦，病生于咽嗌，治之以百药；形数惊恐，经络不通，病生于不仁，治之以按摩醪药。是谓五形志也。"这段经文的基本精神是根据不同的心身失调引起的疾病，须采取不同的治疗手段。据此，以下两方面应予重视。

1）掌握不同年龄的心理活动特点以及与疾病的关系：如青年时期多见恋爱、婚姻方面的心理异常；更年期尤多更年期综合征及伴随的心理变态；老年期常见老年性心理变态，甚至出现老年性精神病等。针对不同年龄采用不同语言方式进行心理治疗。

2）根据不同病证和患者心理气质特征采用相应的心理治疗措施：性格内向忧郁者，易患抑郁症，要多鼓励树立生活的信念，采用疏泄的方法，令其倾吐积郁，纠正不良性格。性格外向偏于躁狂者，感情多起伏，易激惹，应告诫其凡事要“三思而后行”。易恼怒者，学林则徐挂“制怒”作座右铭，等等。总之，心理疗法实际无固定程式，必须抓住患者心理偏倚要领，灵活施治。

（3）心理疗法必须与药物等治疗配合使用：按照病员的一般心理，只诊病不开方，仅仅晓之以理，常常难以满足患者的心理需求。因此，在详尽剖析病情，告之以心理卫生知识的同时，配以方药或其他疗法仍然十分必要。而且也可利用患者对灵验方药的渴求心理，认真处方，仔细分析治疗的目的，以及服药的方法和医嘱禁忌等，同样使病人得到莫大的慰藉，这不仅可改善某些症情，一定程度上发挥药物的心理效应，属于不是心理治疗的心理疗法。

参考文献

[1] 徐斌，王校道，刘士林．心身医学——心理生理医学基础与临床．北京：中国科学技术出版社，2000.

[2] 朱志先，梁虹．现代心身疾病治疗学．北京：人民军医出版社，2002.

[3] 刘增垣，何裕民．心身医学．上海：上海科技教育出版社，2000.

[4] 张介宾．张景岳医学全书．北京：中国中医药出版社，1999：363.

[5] 陈广中．淮南子译注．长春：吉林文史出版社，1990：61.

[6] 阎丽．董子春、秋繁露译注．哈尔滨：黑龙江人民出版社，2003：293.

[7] 李杲．李杲医学文集．天津：天津科学技术出版社，1999：600.

[8] 刘德桓．中医心身医学研究中的问题与发展趋势．中医药学刊，2003，21(3)：379-380.

八　从《灵枢·终始》用甘药谈学习仲景用甘草的临床体会

《灵枢·终始》说：“阴阳俱不足，补阳则阴竭，泻阴则阳脱。如是者，可将以甘药，不可饮以至剂。”所谓“甘药”，即味甘性平之药物。如人参、甘草之属。甘者能补、能和、能缓，具有补益、和中、调和药性和缓急止痛之功。其中甘草一味，集补益、和中、祛痰止咳、缓急止痛、解毒及调和药性之功。《本草正》说：“味至甘，得中和之性，有调补之功，故毒药得之解其毒，刚药得之和其性……助参芪成气虚之功。”而用甘草者则当以仲景为范例，兹以学习仲景应用甘草的体会为例，略述一二，以求正于高明。

据统计[1]，仲景用甘草方计 124 方(《伤寒论》70 方，《金匮要略》54 方)。其中以甘草为君的方有甘草汤、甘草干姜汤、甘草泻心汤、炙甘草汤、甘草附子汤等 10 方，以甘草为臣的方有芍药甘草汤、桂枝甘草汤、茯苓甘草汤、桔梗汤、栀子甘草豉汤等 11 方。可见甘草之功绝非仅“调和诸药”而已，作为君药或臣药自有其独特功效，不可等闲视之。

(一) 和中补虚治胃食管反流病

《伤寒论》158 条对表证误下损伤中气，外邪乘虚内陷，致寒热结于心下，气机痞塞，升降逆乱，遂成痞证，出现下利，腹中雷鸣，心下痞鞕而满，干呕心烦不安等症，用甘草泻心汤，方中重用炙甘草甘温补中以治本，芩、连、姜、夏辛开苦降，寒热并调以治痞，组方极为精当缜密。我在临床上惯用半夏泻心汤加减治疗胃食管反流病取得满意疗效。而对于偏于中气虚损而出现诸种胃痞症状者，改用甘草泻心汤即以甘草为君，佐以苦辛，以协调升降，中气得运，胃痞得化。

病例：李某，男，48 岁。诉素有胃病史多年，时发时止，未能很好检查和治疗。近 5 月来，饭后胃脘痞满，胀气，嗳气，时或泛酸，食欲尚可，但食之即饱，稍多食则心下痞满不畅，大便或秘或溏，没有规律。胃肠钡透示：慢性胃炎，胃下垂。他医治疗 3 月症情时缓时剧，未能控制病情，怀疑是否病情恶化。近在外院做胃镜检查：胃窦炎伴轻度反流性食管炎。来诊时脉微缓弱，舌苔薄腻。此中气虚损，脾胃升降失常。拟甘草泻心汤化裁：

甘草 30g、制半夏 12g、川连 6g、黄芩 12g、炒白术 12g、炮姜 4.5g、党参 12g、藿苏梗(各)12g、枳壳 12g、木茴香(各)6g、煅瓦楞 30g、制香附 12g、佛手 6g、姜竹茹 6g。

2 周后，心下痞改善，仍有嗳气，多食则胀感等，以后治疗加减仍用仲师甘草泻心法。原则：健脾加黄芪、茯苓、米仁；泛酸甚加乌贼骨，白螺蛳壳；胃痛加五灵脂，延胡索，九香虫；嗳气加旋覆花、代赭石、郁金；胃寒加吴萸、桂枝；胃热加蒲公英、芙蓉叶等。上法调治半年，症状消失，胃镜复查示：慢性浅表性胃炎。

按：古代文献有“中满腹胀忌甘草”之说。此心下痞满而用甘草为君，似有悖常理。陈士铎在《本草新编》中说：“中满忌甘，非忌甘草，用甘草性缓，缓则入于胃，而不即入于脾，胃气既虚，得甘草之補……故中满之症又宜用甘草。”仲景甘草泻心汤主治中气虚损，外邪乘虚内陷，致气机痞塞。查临床胃痞既久往往本虚标实，因中气虚而不能运化，故气停、食滞，或积寒热交结，用甘草扶中州、促健运，辅以苦辛而协调升降，标本兼顾，诸症可平。

（二）缓急止痛治腹型癫痫

仲景用芍药甘草汤治伤寒汗出伤阴出现脚挛急之症，酸甘化阴，柔筋缓急。后世临床用此方缓急止痛，可运用于多种痛证及筋脉拘挛诸症。我在临床上常用于胃痛、三叉神经痛、头痛及腹痛型癫痫等，有很好的疗效。

病例：李某，女，8岁。3个月前开始阵发性腹痛，恶心呕吐，泄泻，每日2～3次，曾拟诊“急性肠胃炎”，服药后好转。1周后又出现脐周腹痛，诊为“蛔虫病”，给服驱虫剂，未见虫下。以后腹痛继续发生，时在上腹部，或脐下，或两胁，但以脐周为主，诊为“胆道蛔虫症”，“胆囊炎”，“胰腺炎”等，屡治无效。后经某儿童医院脑电图检查，2次发现癫痫波型。乃诊为“腹型癫痫”。经用苯巴比妥等抗惊厥药物治疗，仍时有腹痛阵作。迁延2月余，遂改服中药。症见阵发性脐周腹痛，持续半小时，自行缓解，发作时神志迷糊，中止后肢软乏力，嗜睡1小时后即如常人。舌苔薄脉细。治疗初拟平肝熄风，化痰定痫法，药用全蝎、蜈蚣、石菖蒲、钩藤、制半夏、陈皮、远志等，14剂后病无进退，腹痛仍2～3日一作。遂改用芍药甘草汤合柴胡桂枝汤意组方：

柴胡9g、制半夏9g、黄芩9g、白芍15g、桂枝4.5g、制香附9g、党参9g、甘草6g、生姜2片、大枣5枚。14剂后诊，2周来腹痛仅作2次，症状也较前轻缓，继用上方，白芍改20g。原方续进32剂，1个月来未见腹痛，食欲增加。为巩固疗效，嘱用上方每2日服1剂，2个月后每3日服1剂。半年后停药，随访2年腹痛未发，复查脑电图基本正常。

按：腹型癫痫临床较少见，初起极易误诊。过去据日本报道用柴胡桂枝汤治癫痫，有很好的治疗效果，但我用之效果不太理想。本案用此方治腹型癫痫，加重方中芍药甘草剂量，取效满意，取其缓急止痛之功。

（三）清热解毒治喉痹

据《本草要略》载：甘草“生用性寒，能泻胃火，解热毒，诸痈疽疮疡，红肿而未溃者宜用。”仲景立甘草桔梗汤治“少阴病，二三日，咽痛者”，为后世治疗咽喉肿痛方之鼻祖。《金匮要略》有升麻鳖甲汤重用甘草2两，治阳毒发斑，咽喉痛等。

病例：张某某，女，51岁。有慢性咽炎病史3年左右，未曾介意，近2个月来发现声音嘶哑，越来越重，经五官科医院检查诊断为：身带充血，有小息肉，慢性咽炎。询问其咽干欲饮，饮而不多，夜间稍甚，咽中如有物梗，但进食顺利。曾用西药治疗，无明显好转，患者怀疑食道癌，曾作吞钡X线检查无异常。但情绪仍然紧张，忧心忡忡，胸闷胸痛，夜不成寐，舌边尖微红，苔薄腻，脉细弦微数。此中医称之为“喉痹”，拟育阴清咽，清心安神，取桔梗汤为宗加减：

桔梗9g、生甘草6g、玄参12g、山豆根9g、生地12g、麦冬12g、山茱萸12g、玉蝴蝶3g、川连6g、连翘12g、蛤壳30g、远志9g、生龙牡(各)30g。

上药服28剂后，声嘶明显好转，咽干改善，精神见爽。再以此方化裁：清热解毒加银花、草河车、挂金灯；化痰加川贝母、海浮石、瓜蒌皮；清咽加薄荷、牛蒡子、凤凰衣；育阴加玉竹、天花粉、川石斛；活血散结加莪术、三棱、炮山甲；安神加酸枣仁、灵芝；理气开郁加郁金、八月札、制香附等。调理4个月，症状消失，精神振作，经五官科检查：声带息肉及咽部炎症消失。

按：《素问·阴阳别论》说：“一阴一阳结，谓之喉痹”。一阴谓心主之脉，一阳为三焦之脉。三焦心主脉并络喉，气热内结，故为喉痹。临床凡症见咽喉肿痛，声音嘶哑，吞咽困难等统称为喉痹。喉痹种类颇多，此阴分亏虚，痰热互结，故治疗以仲景桔梗汤为基本方，佐以养阴清热，化痰活血软坚散结，衡心调治，辅以心理劝慰，证入坦途，诸症安平。

（四）补气复脉治心肌炎后脉结代

《伤寒论》177条：“伤寒脉结代，心动悸，炙甘草汤主之。”外感病出现脉结代，系外邪累及心，炙甘草汤用治屡试不爽。清·喻嘉言：“炙甘草汤，仲景伤寒门治邪虚多、脉结代之圣方也。”方取炙甘草为君，有补气复脉之功，故此方又名“复脉汤”。现代岳美中先生云：“仲景炙甘草汤以炙甘草为名，显然是以甘草为君。乃后世各注家都不深究仲景制方之旨，意退甘草于附庸地位……不知甘草具‘通经脉，利血气’之功能，载在陶弘景《名医别录》。”可见炙甘草汤立意甚深，气血、阴阳两顾，取阳生阴长，通阳复脉，滋阴养血，故功效卓著。

病例：庄某，女，16岁。平素体弱，频多感冒，或发热，或咳嗽，或咽痛，此次感冒发热后3周，出现胸闷气短，时有心悸不宁，夜来盗汗，衣衫尽湿。当地医院作心电检查：频发室性期前收缩。拟诊“病毒性心肌炎后遗症”，用一段时间西药后心律不齐稍微改善，但仍有期前收缩出现。诊舌质略淡，边尖微红，苔薄，脉结代。宗仲景炙甘草汤法：

炙甘草15g、太子参12g、生地12g、桂枝6g、麦冬12g、阿胶9g(烊冲)、大枣10枚、黄芪15g、五味子9g、柏子仁9g、煅龙牡(各)30g、麻黄根9g、川连6g。

服上药14剂后，盗汗明显改善，精神好转。脉结代仍有。继上方加减：盗汗止，去麻黄根、煅龙牡；养血加丹参、当归、鸡血藤；心律不齐加甘松、苦参、磁石、茯苓；气虚加党参、加重炙甘草剂量至 15～30g；感冒加荆芥、防风、银花、连翘、柴胡等。调治 4 个月左右，脉结代诸证消失，心电图复查正常，随访 2 年未见异常。

按：仲景炙甘草汤是现代治疗各种心律失常之经典名方。实验研究证明，其对多种原因所致的动物实验性心律失常均有显著的抑制作用。临床实践证明，其对病毒性心肌炎后的心律失常效果尤佳。是才补气养血、育阴扶阳，通心脉，利血气，立意深邃周详，尤其炙甘草一味，性纯正，"治伤寒脉结代，紧防其脱，全赖甘草坐镇不移之力"。（吴鞠通《医医病书》）足见仲景独到心验，具有很大的临床价值。

（五）止咳祛痰治喉源性咳嗽

仲景用甘草治咳嗽的方剂甚多，如甘草干姜汤治"肺痿吐涎沫"，麦门冬汤治"火逆上气、咽喉不利"，麻黄杏仁甘草石膏汤治邪热壅肺咳逆气急，小青龙汤治外寒内饮之咳喘，麻黄汤治太阳伤寒表实之咳喘等。后世有《局方》三拗汤、二陈汤，《温病条辨》有桑菊饮、沙参麦冬汤等，皆续仲景之绪余。现代实验研究证实，甘草中含有甘草次酸、甘草黄酮均有镇咳化痰作用。

病例：韩某，女，36 岁。秋来气候多变，似热忽寒，燥气袭人，患咳嗽月余，无明显发热，干咳无痰，阵阵呛咳，尤其闻油烟味后呛咳不休。曾经 X 胸片除肺纹理略微增深外，无异常发现。用多种抗生素及化痰止咳剂均无寸效。追询过去无慢性支气管炎史，细审其咳皆由咽痒而咳，咽干无痰，吹冷风，闻油烟咳剧，过去有过敏性鼻炎史。查咽部微红，苔薄黄，脉细数。此干祖望先生所谓"喉源性咳嗽"，病在咽喉，不在支气管，因由风邪所致，我的经验是"风胜则痒"，多发生于过敏体质之人。拟清咽祛风止咳法治：

桔梗 9g、生甘草 9g、防风 12g、桑叶皮（各）12g、薄荷 4.5g、蝉衣 6g、牛蒡子 12g、玄参 12g、甘菊花 12g、款冬花 6g、黄芩 12g、天麦冬（各）12g。

上方服 7 剂后，咳减大半，再 7 剂咳止。

按：鼻和咽喉是人体与外界交换的重要窗口，也是外邪入侵人体的第一道屏障，外邪、尘埃、油烟等生物及理化因素干犯人体往往都从鼻咽部而入，对于素来过敏体质者，最易在鼻咽部引发过敏性炎症。中医辨证大都属于风邪为患，故治疗重点是清咽祛风佐以止咳。其中甘草既有清热之功，又能止咳，尤其对咳嗽咳痰不爽者，甘草可助痰易咳出之功。我用此法曾经治疗许多此类咳嗽患者，疗效满意。

参考文献

[1] 林乾良，王贵淼．经方中药研究集成．北京：中医古籍出版社，1992.

九 《内经》的养生理念

目前有一个奇怪的现象——物质文明提高了，为何有些疾病反而增多了？根据我国医学界调查，当前心脑血管病、恶性肿瘤、糖尿病等的发生率逐年上升，已经与发达国家接近，恶性肿瘤、脑血管病、心血管病已占总病死数的61%，至于亚健康状态的人占整个人群的60%左右，严重影响了国人的健康水平。有人说，都是因为经济发达了，生活富裕造成的。中国古代有"仓廪实而知礼节，衣食足而知荣辱"之训。物质文明提高了，精神文明应该相应地提高。人们应该有条件接受包括健康教育在内的精神文明教育，让人们掌握必要的卫生知识，提高自我保健意识，疾病的发生率应该减少。

现代社会人们越来越重视养生，因为人的生命是有限的，人们追求健康长寿，正说明生命的美好，这表达了人们对活着的依恋；既然生命是有限的，我们无法延长生命的长度，但我们可以增加生命的宽度，提高生命的质量，使这有限人生旅途更有意义。中医学的养生是一种文化，养生的本质是提高生命的质量。我们每个人应该把养生理念内化为"善待生命"的价值需要，同时外化为科学健康的生活习惯。《黄帝内经》中的养生理念植根于中国传统文化，它不仅含有深刻的生命哲学意义，而且对今天提高人们的心身素质具有现实意义。

如果说《内经》所制定的理论原则，是我们诊治疾病的准绳，那么《内经》所倡导的"治未病"思想以及丰富的养生理论和经验，乃是我们发展预防医学、康复医学、老年医学等的宝贵财富。

《内经》凡一百六十二篇，其中关于养生方面的记载内容宏富，其开卷第二篇即提出"圣人不治已病治未病"，喻之以"上工"，这一思想贯穿全篇始终。现从《内经》养生理论的思想渊源、基本特点、主要内容及其指导价值等方面进行较系统的探讨。

（一）《内经》养生理论的思想渊源

任何理论的形成总离不开时代的左右，《内经》理论体系的形成，除了集当时医学家们的临床医学经验以外，重要的是受先秦时期唯物主义哲学思想的渗透和影响，使医疗经验得以升华成系统的理论。《内经》养生理论是其理论体系的重要组成部分，它的形成与当时哲学思想的关系尤为密切。

先秦哲学家在探索宇宙万物起源的同时，对人类生命的起源，保存生命和延长生命的方法也作了探讨，这些皆直接或间接地成为确立《内经》养生观的氛围。例如，道家学派的创始人老子，提出“人法地，地法天，天法道，道法自然”的论点。这种法天则地，顺乎自然的观点在一定程度上启发了《内经》的作者，于是倡言“人与天地相参也，与日月相应也”的整体论，强调养生要“法则天地，象似日月，辨列星辰，逆从阴阳，分别四时”，才能达到“益寿而有极时”的境地。老子从“无为而治”的思想出发，提出了“清静无为”，“归真返朴”的观点。虽然一方面反映了当时贵族领主政治上的消极无为思想，但从另一方面却对于养生来说具有一定的积极作用，他极力主张要“致虚极，守静笃”，要求人们排除杂念，心灵空虚为一，神气清静不躁。庄子继承了老子的衣钵，强调静神以颐养天年。这些思想虽然带有神秘色彩，但其“静神”思想的合理部分被《内经》所吸收。《庄子·天道》中的“虚静恬惔，寂寞无为”的论述，成为《素问·上古天真论》中“恬惔虚无，精神内守”说得最好注解。《素问·痹论》指出：“静则神藏，躁则消亡。”身心清静，精神内守潜藏，反之，身心躁动，神气外驰，甚则消亡。至于《老子》“见素抱朴，少私寡欲”，“甘其食，美其服，安其居，乐其俗”的说法，直接被《内经》所引用。如《素问·上古天真论》说：“是以志闲而少欲，心安而不惧，……故美其食，任其服，乐其俗，高下不相慕，其民故曰朴。”认为这种养生的方法是“合于道”的做法。《庄子》养神大法中指出“动而以天行”，即身心的活动要依照自然界变化的规律进行。《内经》则有“四气调神”的专论，强调养身调神当以春夏秋冬四季的生长收藏规律为准绳，保持人与自然的协调。

《管子》在宋、尹精气学说思想影响下，认为“精”是一生命之源泉，“精存自生，其外安荣，内脏以为泉源”，这种存精以养生的观点与《内经》节欲保肾精的养生思想是一脉相承的。《吕氏春秋》立“情欲”专篇，认为情欲当有节制，精要“知早涩”。《素问·上古天真论》则严词批判了“醉以入房，以欲竭其精，以耗散其真，不知持满”的行为，指出这是导致早衰夭折的根本原因。节欲保精的养生思想贯穿于《内经》全篇，成为其一大特点，但追溯其本源，则与先秦哲学家的养生主张是如出一辙的。

先秦时代导引吐纳颇为盛行，养生家主张以动养形，尤以《吕氏春秋》最为倡导，所谓“流水不腐，户枢不蠹，动也。形气亦然，形不动则精不流，精不流则气郁”（《尽数》）。主张动形则精气流畅，不致抑郁为病。《内经》认为神宜静，形宜动。故既要“独立守神”，又要“形劳而不倦”，主张“导引按跻”，“呼吸精气”，“广步于庭”，以达“疏其血气，令其调达，而致和平”的目的。即通过各种形体锻炼，维护气血通行条达，才能健身防病。《素问·上古天真论》所说的"天寿过度，气脉常通"，说明了长寿的根本原因是气血经常保持通畅之故。

以上简括地说明了《内经》的许多养生观受先秦哲学思想的影响和渗透。《内经》作者汲取了当时诸子养生防病的原理和经验，结合其切身的医疗实践体验，形成了一套养生基本观点，并对后世养生学的发展具有较高的指导价值。

(二)《内经》养生理论的基本特点

《内经》关于养生的记述很多，从内容归纳其基本特点有三。

1. 基于"天人合一"的顺时养生 《内经》把人与自然看做是一个不可分割的统一整体，人的生命现象是自然现象的一部分，人与自然息息相通。人必须依赖大自然而生存，"人以天地之气生，四时之法成"(《素问·宝命全形论》)。人必须不断地从大自然中获取人类赖以生存的物质才能维持生命。"天食人以五气，地食人以五味，五气入鼻，藏于心肺，上使五色修明，音声能彰。五味入口，藏于肠胃，味有所藏，以养五气，气和而生，津液相成，神乃自生"(《素问·六节藏象论》)。既然人离不开大自然，就会受大自然的制约，所以，自然界的各种变化必然要影响于人，"天地之大纪，人神之通应也"(《素问·至真要大论》)。自然界的变化规律与人体生命活动规律是相适应的。另外，人在长期的生存过程中，也产生了一种适应自然的能力。《灵枢·五癃津液别》篇说："天暑衣厚则腠理开，故汗出，……天寒则腠理闭，气湿不行，水下留(流)于膀胱，则为溺与气。"人体天暑出汗，天寒少汗多尿的调节功能，是人对自然界的适应。因此，人体要保持健康无病，必须维持人与自然的协调统一，这是《内经》养生的基本准则，也是主要特点。自然界有春温、夏热、秋凉、冬寒的气候运转规律，生物在此影响下，有春生、夏长、秋收、冬藏等相应变化，人亦应根据这一规律，安排生活作息，调摄精神活动，以适应其不同的改变。所谓"和于阴阳，调于四时"，"处天地之和，从八风之理"(《素问·上古天真论》)，旨在强调养生要与天地四时阴阳的变化相适应，"从之则苛疾不起"，健康长寿；反之，违背了自然规律，"逆之则灾害生"，轻则为病，重则危及生命。

2. 基于"形神合一"的形神兼养 形，指形体，包括脏腑、经络、五官九窍、皮肉筋骨、精血津液等有形质可循的组织器官与物质；神，广义的神，指人体的生命功能活动及其外在的表现，狭义的神，指精神情志活动。形和神是一对既对立又统一的概念。

神本于形而生。《灵枢·本神》说："故生之来谓之精，两精相搏谓之神。"张介宾注曰："两精者，阴阳之精也，……故人之生也，必合阴阳之气，父母之精，两精相搏，形神乃成。"(《类经·藏象类》)这是从广义的角度，把神作为一个新的生命，以阐明神来源于先天父母之精。人出生以后，神的活动也以精为物质基础。“故神者，水谷之精气也”（《灵枢·决气》）。“血气者，人之神”（《素问·八正神明论》）。水谷精微及其所化生的气血，周流全身，濡养五脏六腑，四肢百骸，五官九窍，维持了各脏腑组织器官正常功能活动的进行，从而产生了神的活动。精为形之基，为神之本。精充形健而神足，反之，精亏形弱而神衰。

神不能离开形体而独立存在，神依附于形而存。形体康健则神的功能可以正常行使。《素问·上古天真论》说“形体不敝，精神不散”。张介宾亦称形为“神明之宅”（《景岳全书·治形论》）。

总之，形为神之宅，神乃形之主，无形则神无以附，无神则形无以存。两者相互依附，相互统一。这是健康的象征。所以，《内经》强调“形与神俱”，可以“尽终其天年”。形神分离，纵然形骸尚存，但生命已经完结。“百岁，五脏皆虚，神气皆去，形骸独居而终矣”（《素问·上古天真论》）。对养生来说，不仅要注意形体的保养，更要注意神的调摄，否则形伤则脏病，脏病则神乱。形神养生的原则是形宜动，神宜静。形动，旨在流通气血，原则是“动而中节”，“形劳而不倦”；神静，关键是“恬淡虚无，精神内守”。

3. 强调保养肾精和气血畅通 《素问·上古天真论》：“帝曰：有其年已老而有子者何也？岐伯曰：此其天寿过度，气脉常通，而肾气有余也。”原文阐述了年已老尚有生殖能力的原因，我们从中可以悟出健康长寿的原因是由于：天寿过度——先天长寿基因；气脉常通——气血流动畅通；肾气有余——人体元气旺盛。所以大凡养生最重要的是保养肾气和保持气血畅通。

《内经》指出：“夫精者，身之本也。”精是构成人体和维持生命活动最根本的物质，肾所藏之精气主持人体生长、发育、生殖、衰老的一系列生理变化，人之生死寿夭莫不关由。《素问·金匮真言论》强调：“藏于精者，春不病温。”同时又指出：“冬不藏精，春必病温。”精为生之本，人生元阴、元阳皆以精为基。人能使阴精内藏，不虞匮乏，不但春不病温，而且机体结实，行动矫健，精神爽慧，年老不衰，《内经》尤其注意节欲以保肾精，在多篇经文中，屡屡述及。张介宾识契《内经》真要，注曰：“盖精能生气，气能生神，营卫一身，莫大乎此。故善养生者，必宝其精，精盈则气盛，气盛则神全，神全则身健，身健则病少，神气坚强，老而益壮，皆本乎精也。”因此，养生之道，旨在保养“天真”——肾精，这对于益寿延年具有重要意义。另外，人以气血为本，人体的生理活动以气血畅通为贵。张子和说，一部《内经》唯以气血流通为贵。一般患病的原因都是因内外致病因素侵扰而导致气血运行失调，引起种种病变，许多老年病每多气滞血瘀为患。故凡养生当以保证人体气血畅通为要务。

(三)《内经》养生理论的主要内容

1. 顺应自然,维护天人和谐　自然界是人类生命的源泉,人类赖大自然而生存,并受自然界的变化而制约。故《内经》养生首重顺应自然。其代表作是《素问·四气调神大论》。强调"阴阳四时者,万物之终始也,死生之本也"。能够顺应四时阴阳消长变化的规律,则谓之"得道"。四时气候有春温、夏热、秋凉、冬寒之变,生化有"发陈"、"蕃秀"、"容平"、"闭藏"之别,人体也应该有"养生"、"养长"、"养收"、"养藏"之道,具体措施是:春季宜"夜卧早起,广步于庭"、"以使志生";夏季宜"夜卧早起,无厌于日"、"使志无怒";秋季宜"早卧早起,与鸡俱兴"、"使志安宁";冬季宜"早卧晚起,必待日光"、"使志若伏若匿"。其基本精神是从生活起居到精神情绪皆保持与四季生、长、收、藏的生化规律相适应。该篇还提出"春夏养阳,秋冬养阴"的养生方法。春夏二季,自然界阳气旺盛,而人体的阳气亦盛于外而虚于内,故应保养体内阳气,不使宣泄太过,否则就会使阳气虚损而腹泻诸证变生;秋冬二季,自然界气候寒冷,阴气旺盛,人体阴气外盛而内虚,故秋冬养阴而不伤精,以适应来春生气的宣发作用。

昼夜之中也有阴阳消长之变,《灵枢·一日分为四时》将一日分为四时,朝则为春,日中为夏,日入为秋,夜半为冬。养生也要根据昼夜阴阳消长规律,来调节起居作息。如《素问·生气通天论》所说:"是故暮而收拒,无扰筋骨,无见雾露,反此三时,形乃困薄。"日暮为阳气敛藏入内之时,不宜劳作而扰动筋骨,更不宜风餐露宿,以免受雾露之邪而损伤形体。

《内经》认识到地理环境与人体生理活动有一定关系。《素问·异法方宜论》认为东南西北四方,地势有卑高之殊,人民饮食习俗皆不相同。故凡养生亦当顺应地土方宜,要"美其食,任其服,乐其俗",适应民风民俗,才能维持健康。否则,"水土不服",也会影响健康的。

2. 调畅情志,保障形神和谐　《内经》非常重视人的精神情志活动与身体健康的关系。健康的情志活动,有助于五脏六腑功能的协调;过度的情绪刺激,可以致人于病。因此,如何调畅情志,保持精神健康,是养生防病的重要一环。

《素问·上古天真论》提出:"恬惔虚无","精神内守","志闲而少欲,心安而不惧。"要求人们排除私心杂念,不患得患失,不贪求妄想,情绪宁静安定。诚然,要求人完全无欲无求,这不现实。其基本精神是告诫人们不追求非分的要求,保持心安理得,有较高的道德修养,乐观愉快,恬愉自得,使情志畅达。

《素问·四气调神大论》要求人们的情志活动与四时变化相适应,春天应舒畅,夏天当充实,秋天要安定内敛,冬天应伏藏而不露,保持与自然界的协调,才能使人体真元之气充盛不衰。

《灵枢·本神》指出“智者之养生”要注意“和喜怒”。喜怒本是人之常情，是人对客观事物的反映，但喜怒无制，对健康不利，“暴喜伤阳”，“大怒伤肝”。“和喜怒”，就是要求人们的喜怒忧思悲恐惊七情和调，不超常度。《素问·举痛论》提出“百病生于气”的观点，七情所伤，尤可导致气机紊乱而患病。这又从另一个侧面告诫我们“和喜怒”之重要。

3. 食饮有节，做到“谨和五味” 《内经》的作者认为，上古之人之所以能“尽终其天年，度百岁乃去”，其经验之一就是“食饮有节”。饮食物固然是人体赖以生存的源泉，《灵枢·五味》说：“谷不入，半日则气衰，一日则气少矣。”但食饮不节可损伤脾胃，影响整个机体的生理活动。

《素问·痹论》说：“饮食自倍，肠胃乃伤。”饮食过量，肠胃受伤，轻则可致消化不良，进而还使气血流通失常，筋脉郁滞，发生下利、痔疮等病证。如《素问·生气通天论》说：“因而饱食，筋脉横解，肠澼为痔。”多食膏粱厚味，脾胃积热，热毒内生，可患疮疡疔毒。所谓“高梁之变，足生大丁”。

食饮有节还包括忌偏嗜，五味入胃，各归所喜，对相应的脏腑活动产生营养作用，这乃是“物化之常”；倘若偏嗜偏食，不仅营养成分失之偏颇，久而久之还会引起多种疾病，甚至影响寿命。《素问·生气通天论》总结说：“阴之所生，本在五味，阴之五宫，伤在五味。”并对五味太过所导致的病理现象作了描述，告诫我们要“谨和五味”，则可以“长有天命”。可见，合理调配饮食五味，保证各种营养物质的比例均衡，对于维持健康具有重要意义。

《灵枢·师传》还提出：“食饮者，热无灼灼，寒无沧沧。寒温中适，故气将持，乃不致邪僻也。”要求饮食时应寒温适中，不寒不热，可助脾胃吸收消化，以将养元气，寒热痰湿之邪不生。

4. 起居有常，四气调神 《内经》认为，为什么有些人会年“半百而衰”呢？其原因之一是“起居无节”，强调生活起居作息要有一定的规律，是抗老延寿的一个方面。

《素问·四气调神大论》要求人的起居作息应与四时阴阳消长相应。《素问·生气通天论》指示一天之中的劳作，休息也要与阳气的消长相应。其基本精神是：人的生活节律与自然界的节律应该是同步的。

起居有常还应包括劳逸适度。《内经》明确指出“形劳而不倦，气从以顺”，主张有劳有逸，不过度劳累与闲逸，告诫人们“久视伤血，久卧伤气，久坐伤肉，久立伤骨，久行伤筋”（《素问·宣明五气》）。此外，注意居处环境的宜人，也是养生的内容。

5. 谨戒房劳，欲不可纵 肾精是人体赖以生长、发育、生殖的物质基础；房事是人体生长发育到一定阶段的必然欲望，也是天癸成熟的标志；房劳即指过度的性生活，《灵枢·邪气脏腑病形》说："若房劳过度则伤肾。"房事过度，耗散肾精，斫伤肾气，就从根本上削弱了生命力，从而影响人体的生长衰老过程，甚则发生早夭。《素问·上古天真论》严词批评了不知节制情欲，不知宝精而热散真元之气，结果导致"半百而衰"的现象。强调寡欲念，戒房劳，"积精全神"，才能颐养天年。这是《内经》养生观中一大要素。后世文献记载："欲不可绝，也不可纵。"值得借鉴。

6. 气功导引，调心调身调息　《内经》无"气功"两字，但《素问·上古大真论》有"呼吸精气，独立守神，肌肉若一"之说。提示了调节呼吸，宁心调神，放松肌肉等气功最基本的修炼方法。《素问·遗篇刺法论》所记载的"寅时面向南，净神不乱思，闭气不息七遍，以引颈咽气顺之，如咽甚硬物，如此七遍后，饵舌下津无数"，则是吐纳导引的养生方法。《素问·异法方宜论》所说的"导引按跻"，也是一种技巧健身法。可见《内经》时代已盛行多种体育锻炼的方法，对养生保健有一定帮助。

综上所述，《内经》所记载的养生内容极为丰富，它广泛地总结和汲取了先秦的养生经验，提出了"治未病"的养生原则，以及养形神，葆精气，适四时的综合养生法则，奠定了中医养生学的基础，对我们今天研究预防医学、老年医学、康复医学具有重要的参考价值。

十　《内经》运气学说的启示

运气，是五运六气的简称。它是中国古代研究气象气候变化的规律，以及这些变化对生物影响的一种学说。《素问》运气七篇大论构建了运气理论的框架和基本内容，其中包含有天文、气象、气候、历法、物候等多学科的知识，蕴含有古代医学气象学和生态医学思想，值得我们深入研究。

（一）运气的概念

运气理论是中医学在古代探讨气象运动变化规律与人体健康、疾病关系的一种专门理论。它以人与天地相应论为指导思想，以阴阳五行为理论框架，以天干地支为演绎符号，探讨了气象、气候、天文、地理变化与疾病发生及防治的关系。

（二）运气学说形成的基础

运气理论不是古人臆测的，是古代劳动人民在长期的实践中，通过对天体的运行、时间的推移，以及与此相应的气候、物候、病候变化作了长期的、反复的观察和研究，认识到自然界的气候随着时间的推移而表现出有规律的循环变更，以及包括人体在内的各种物化特征。

1. 干支甲子的产生 早在“古六历”（即黄帝、颛顼、夏、殷、周、鲁六种历的合称）时代，历法就已经运用干支来计日了，如早在公元前16～11世纪的殷商时期，很多甲骨卜辞上就有“己丑卜，庚雨”，“乙卯卜，今昔其雨”等，说明此时人们已经开始运用干支纪日了。关于干支纪月法，据考古发现，距今7000～8000年前的新石器时代，就已经有了“月”的概念。正月建寅可追溯至夏朝，商朝正月建丑，周朝正月建子，春秋时期与夏朝同，自此以后再无变更。郭沫若在《释支干》一文里，考究了十二支的起源，认为十二支是在观察天象基础上诞生的，十二支的起源，来自十二个朔望月。干支是我国古代历法的骨架，不仅是记录年、月、日、时的符号，它本身也具有丰富和深刻的天文学意义。东汉章帝元和二年（公元85年）颁布的四分历，就已开始使用甲子纪年，说明东汉时期对于干支甲子的运用已经相当娴熟了。

依据《史记·律书》及《汉书·律历志》的解释，不论是天干，还是地支，它的次第顺序都不是仅指数字的排列，而是包含有生物生、长、化、收、藏，以及再生长的含义在里面。因而古代人们把它运用在医学上，就与季节、方位、脏腑性能、治疗方法紧密联系起来。例如“肝主春，足厥阴少阳主治，其日甲乙，肝苦急，急食甘以缓之。心主夏，手少阴太阳主治，其日丙丁，心苦缓，急食酸以收之”（《素问·藏气法时论》），即是其例。

2. 古代气象气候经验的积累 先人们在长期的生活、生产实践中观察到人们的衣食住行同天气的寒暑阴晴变化密切相关，所以远在三千年以前，我们的祖先就已经积累了许多气象学的经验传为诗歌。如“如彼雨雪，先集维霰”，这是指冬天大雪之前，必定先飞雪珠，先下雨雪的气象特点；“朝隮于西，崇朝其雨”，言早晨太阳东升时看见西方有彩虹，不久就要下雨了。这些都是很明显的气象变化征兆，说明《诗经》时代对于四时气候变化、自然现象已经有着深入的观察并予以详细的描述。从西汉以来，气象知识逐渐积累丰富，很多以歌谣、谚语的形式流传下来，如“瑞雪兆丰年”、“朝霞不出门，暮霞行千里”等等。在史书和各地方志上，有关古代气象、气候的丰富记录，是世界其他国家所不能比拟的。如《史记》就有关于天文现象的记载，此后的《汉书》开始就有了《天文志》和《五行志》介绍和收录天文地理知识的专篇，在《后汉书》、《旧唐书》、《新唐书》等书中也大都有天文气象的记载。

古人还发明了很多气象测量仪器来观测气象、气候的变化，如《三辅黄图》、

《述征记》中所记载的铜凤凰、相风铜鸟等均为测风的仪器。河北磁县湾漳北朝壁画墓是一座规格很高的墓葬，而墓葬壁画所显示出来的仪仗立有相风鸟和测风旗，可以知道我国最早的相风鸟图形，甚为珍贵。古代对于空气湿度的描述，最早当首推《淮南子·说山训》，认为“悬羽与炭而知燥湿之气”，“燥故炭轻，湿故炭重”，因炭吸湿性强，也易蒸发，可随空气湿度含量多少而重量发生变化，由此而可测空气湿度。另外还有用律琯(相当一种地温表)测定季节变化。这些气象测量仪器的发明，为古人更好的观察天象四时变化提供了有利的条件。

人们通过观察和总结气象、气候的经验，逐渐认识到气象、气候的变化呈现着周期性的规律，人体的某些疾病和天气的变化密切相关，同样具有一定的周期性，这为运气理论的形成奠定了一定的基础。

3. 二十四节气的确立和对物候现象的长期观察 我国是农业发达最早的文明古国之一，与农业生产关系密切的节气和物候的制定，以及对物候的观测也是最早的。古人根据生活、生产的需要，通过长期对天象和物候的观察，逐步认识时间规律，总结出我国最早的古“四分历”。《尚书·尧典》中，就有关于二至二分的记载，“日中星鸟，以殷仲春；日永星火，以正仲夏；夜中星虚，以殷仲秋；日短星昴，以正仲冬”。一般认为，其中的仲春、仲夏、仲秋、仲冬四者，就是春分、夏至、秋分、冬至四气。这应当是二十四气形成的初始阶段。《吕氏春秋·十二月纪》和《礼记·月令》则有了二分、二至和四立八个节气，到《淮南子·天文训》，二十四气的命名已经完备。从战国魏安厘王墓中发现的《逸周书·时训解》中，二十四气不但齐全，每气还分为三候，五日为一候(此正与《素问·六节藏象论》的内容相合)，和现代气象科学的节候划分法完全一致，而且物候的描述又十分细致。《逸周书·时训解》虽有人疑为后人所托，但是战国时代二十四气已经全部形成还是可信的。这为运气理论主气、客气理论的形成奠定了基础，同时为各时气候变化特点提供了一定的依据。

物候学，是研究气象和生物之间关系的一门科学。对自然现象的物候记录早在殷代的甲骨文中就已经出现。《夏小正》中提及了鸟兽鱼虫及非生物等68种物候现象，还按月别记录了7种气候现象，11种农事及畜牧现象。这种基于翔实的物候观测基础上归纳而成的物候著作在世界上也是罕见的。在《诗经》的“七月”等篇章中就详细记载了农作物的播种、采集、收获日期，并用这些经验指导农林牧副渔等各项生产活动。《尚书·尧典》中亦分别根据仲春、仲夏、仲秋、仲冬的昼夜长短，黄昏中的星象等天文现象观察鸟兽的活动，制定了春播、作物成长、田间管理、秋收及冬藏等农事生产周期。在《素问》运气七篇中，系统地记述了物候变化的规律、物候季的划分和物候变化的周期、物候变化的地区差异及影响物候变化的因素等。这些都为运气理论的形成奠定了一定的基础。

4. 天文、地理等多学科知识的积累 早在殷墟的甲骨文中就有许多观测天象的资料,如日食、月食;火星、新星、彗星、日饵等天文现象都有记载。东汉时期,张衡认为大地是圆球,宇宙是无限的,月食是由于地球遮住月光而形成,这些观点都是科学的,其发明的浑天仪,可以说是后来天文钟的前身。还有用漏刻来观察天体位置,确定四时气象差异;土圭法测量日影等。《汉书·地理志》是西汉班固所撰,按区域讲述全国各地的地理风俗,是我国最早以地理命名的著作。同时期桑钦撰的《水经》则是我国第一部记载全国河道水系的专著,记载了 137 条河道、源流和吐纳情况。这些天文地理等知识的积累,都为运气理论中关于天象与疾病的关系,以及因地理高下不同而治则亦殊等方面的知识的产生,奠定了一定的基础。

5. 长期的临床观察 古人在长期的生活实践和临床观察中,注意到四时气候暑往寒来的一般特点,逐渐认识到各种流行疾病与季节之间的密切关系。所谓"四时之气,各不相同,百病之起,皆有所生"(《灵枢·四时气》),也注意到各个年份在气候上、疾病上的共同点和不同点,并结合阴阳五行干支作为工具,建立了一套那个时代的气象医学体系。如其将气候变化分为风、火、湿、燥、寒等的不同,认为不同的气候特点,人体的易发病证也有所不同,如风气偏盛之时可出现耳鸣、头眩、昏仆、腹胀、泄泻、四肢抽搐等症状;热(火)气偏盛之时可出现皮肤生疮、心烦,甚至出血性病证;湿气偏盛之时可有头痛、骨节疼痛、浮肿、痹证等;燥气偏盛之时可出现皮肤皲裂、清窍不利、泄泻等症。寒气偏盛之时可出现浮肿、经络筋脉痛、骨节拘急、屈伸不利等临床表现。长期的临床经验的积累,为探讨气象、气候变化与疾病发生之间的关系积累了可贵的资料。

(三)运气学说的启示

运气理论是先人们长期观察与实践的经验总结,其反映的是秦汉时期的医学成就,那么其在今天有什么学术价值呢?一段时期以来,对运气理论的认识存在一个误区,就是仅仅根据年干支推断气候与疾病流行,其结果与当时、当地的情况是否相符作为判定运气是否科学的依据。《内经》运气理论主要讨论的是自然变化中的阴阳五行规律,这个规律是极其复杂的,是多因素综合作用的、动态的变化结果,仅凭六十年干支的简单循环推算某年某月的气候、病候流行情况,显然是违背《内经》基本精神的。《素问·五运行大论》强调:"不以数推,以象之谓也。"自然的变化有常有变,《内经》介绍的是运气的"常位",不知常位,就无法分析出现的气候是常气还是异气。所谓知常才能达变。对于《素问》运气七篇的学习研究,重要的是透过运气推算的表象探讨其中的科学意义。

1. 构建了自然界气候—物候—病候一体化的生态模型 运气理论是以人与天地相应的观点为指导，以阴阳五行学说为理论框架，以天干地支为符号，为我们勾画了自然界气候、物候、病候有规律变化的结构模型。它把宇宙的气象变化分为五运和六气两个大系统，每个大系统又包含若干子系统，如五运系统中包括岁运、主运和客运，六气系统中赅括主气、客气和客主加临等，每个系统的运动都是周而复始的循环。气象变化有常有变，一年一个小周期，六十年一个大周期。在一个甲子周期内，各年的气象变化有一定的差异，反常的气候会带来灾变，对万物的生化及人体的健康带来影响。

"运气七篇"将气候、物候、病候的变化，纳入"五运"和"六气"两大系统，从时间和空间的统一整体上考虑和研究二者之间的相互关系。认为运气有太过不及、胜复、郁发等具体变化，气候、物候、病候也会发生相应的变化。如木运太过，出现大风流行，天上云物飞动，地上草木动摇不宁，甚至倒偃摇落，人体易得肝病；木运不及之年，出现燥气流行，肃杀之气太甚，生发之气不能应时而至，草木不荣，谷物不能成熟，人易得肺病(《素问·气交变大论》)。六气中司天在泉之气分司上半年和下半年的气候变化，六气不同司化，气候、物候、病候发生相应的变化。

这些描述说明，人和天地有着统一的本原和属性，人的生命活动与自然界遵循着同一变化规律，"天地之大纪，人神之通应也"。不能否认"运气七篇"所揭示的气候、物候、病候的变化规律含有机械推演的成分，对照今天的实际情况未必完全相符。但从其所记载的内容分析，大多来自对自然界及人类生命活动的长期观察和经验积累。可以通过这些直观的观测和记载中，发现更深层次的含义。从认识论而言，它对人的生理病理活动的研究并不囿于人体本身的变化，而是将人置于整个自然界的时空环境下加以考察和研究，从人与事物之间的相互联系中加以分析和把握，可以认为运气理论是中国古代的生态医学，它对今天研究医学具有深刻的启迪意义。

2. 气化是运气理论的基本原理 气化是运气理论的基本原理。所谓气化，就是由气的运动所产生的变化。运气理论就是专门研究自然界中气的升降出入运动所引起的气候、物候、病候变化规律。《素问·天元纪大论》："太虚寥廓，肇基化元，万物资始，五运终天，布气真灵，总统坤元，九星悬朗，七曜周旋，曰阴曰阳，曰柔曰刚，幽显既位，寒暑弛张，生生化化，品物咸章"。"在天为气，在地成形，形气相感而化生万物矣……气有多少，形有盛衰，上下相召而损益彰矣。"经文意思是，天空无限辽阔，真气布满宇宙，统率着整个天地乾坤。而气这种物质有阴阳之分，刚柔之别，幽显之异，还有多少、盛衰的不同。"差异就是矛盾"，"矛盾即是运动”。所谓“形气相感”“上下相召”就是这种矛盾运动的表现，正是这些矛盾运动产生了自然界千差万别的事物。“运气七篇”描述了自然界的气化过程以及由于气化所产生的各种事物和现象，即所谓“生生化化，品物咸章”之意。《素问·六微旨大论》：“气之升降，天地之更用也”。“天气下降，气流于地；地气上升，气腾于天。故高下相召，升降相因，而变作矣。”此处肯定了升降出入是气化的主要形式。气的升降出入运动是“变作”的关键。由“变作”而生万物，如果气的升降出入一旦停息，则自然界的生机就将灭息，万物的生长收藏也随之完竭。“出入废则神机化灭，升降息则气立孤危，故非出入无以生长壮老已；非升降无以生长化收藏”“上下之位，气交之中，人之居也……气交之分，人气从之”(《素问·六微旨大论》)。此处不但肯定了人类处于天地之气的交变之中，人体必然会随着天地之气的交变而变化。还明确了类生命过程和其他物种一样，自始至终都是在气的升降出入矛盾运动之中进行的。

人身一如小天地，人体的生理活动离不开气化，升降出入也是人体气化活动的主要形式。升降是机体上下气机的交会，出入是机体与自然环境之间的交流，唯以升降出入维系着机体内外环境的协调，从而维护着人体的生命活动。鉴此，气化不仅是运气理论的基本原理，也是中医学理论体系的核心。为医者不识气化，开口动手便错。

历代不少医家以升降出入气化理论为圭臬，结合临床实践而创新说，如刘完素倡“玄府水火升降出入”论，张元素以药性的升降出入阐发药物的作用，李东垣以脾胃为升降之枢纽，创补脾升阳之大法，朱丹溪以水火升降论心肾相关，颇多建树。

3. 自然界存在一种亢害承制的自稳调节机制 《内经》认为，自然界中普遍存在着生化和制约现象，从而保证万物之间的协调平衡。“相火之下，水气承之；水位之下，土气承之；土位之下，风气承之……亢则害，承乃制，制则生化，外列盛衰，害则败乱，生化大病”(《素问·六微旨大论》)。

《内经》把五行看做宇宙的普遍规律，自然界万事万物的循环运动并非杂乱无章，各行其是，而是步调相应，井然有序。而维持这种动态的有序的运动是由于自然界内部有一种生化和制约并存的自稳调节机制。一年之中六气的变化受五行的制约，六气不亢是由于受到下承者的制约，有制约才有正常的生化，如果亢而无制则“生化大病”，必引起灾变，病害丛生。张介宾在《类经图翼·运气上》中说得更清楚：“造化之机，不可无生，亦不可无制。无生则发育无由，无制则亢而为害，必须生中有制，制中有生，才能运行不息，相反相成”。天地间万事万物的运动变化始终离不开这种相互协调、相互制约的调节机制，才能保持自然界的动态平衡。

天地如此，人体也复如此。人体的生命活动也离不开生化和制约并存的调节机制。中医认为，人体的生理活动是以五脏为中心的五大系统之间相互联系、相互作用，维持着动态的协调平衡。裘沛然先生认为，人体自身具有自我防御、自我抗病、自我修复、自我调节四大功能，人体依靠这些自稳调节功能维系着生命活动的有序进行(《裘沛然选集》)。诚如《素问·天元纪大论》所说："形有盛衰，谓五行之治，各有太过不及也。故其始也，有余而往，不足随之，不足而往，有余从之。"《素问·气交变大论》也说："夫五运之政，犹权衡也，高者抑之，下者举之，化者应之，变者复之，此生长化成收藏之理，气之常也。"所谓"权衡"就是调节，依靠自我调节维持"气之常也"。

元代医家王履对亢害承制理论阐发尤深，认为"亢则害，承乃制"是"造化之枢纽"，并引申至人体。若"亢而自制"则使"五脏更相平"，即一脏不平，所不胜之脏更相平之，平则生化不息；如"亢而不能自制"则发而为病，故用汤液、针石、导引之法以助之，制其亢，除其害。以此理论指导临床颇有见地。

4. "气相得则和，不相得则病"的病理观 《素问》"运气七篇"认为自然界一切气候现象都是由"五运"和"六气"两个气象要素系统交错叠加，经过自然的综合而形成的。这种运气交错叠加有着相对的稳定性和变动性。如果运气和时序主岁大致相合则气候谐和，风调雨顺，反之则时序错乱导致灾变。故有"上下相遘，寒暑相临，气相得则和，不相得则病"，"从其气则和，逆其气则病"(《素问·五运行大论》)之说。宋·沈括《梦溪笔谈·象数一》中有一段极好的记述："大凡物理，有常有变。运气所主者，常也；异气所主者，皆变也。常则如本气，变则无所不至，而各有所占。故其候有从、逆、淫、郁、胜、复、太过、不及之变，其发皆不同。""气相得则和，不相得则病"，概括地说明了自然界气运的协调与否和气候、病候的常变密切相关。明·张介宾对此句有进一步的发挥，认为"气之在人，和者为正气，不和则为邪气，凡表里、虚实、逆顺、缓急，无不因气所致"，"故其在外有六气之候，在内有九气之乱，而凡病之为虚为实，为热为寒……盖气有不调之处，即病本所在之地也"(《景岳全书·运气类》)。他从自然界气运的变化联系到人体的气化。如果六气的太过、不及，即成致病之六淫，七情内伤令气机失调，邪从内生。张氏以临床医学家的睿智视角，诠释了"七篇大论"中的气化理论和"百病生于气"(《素问·举痛论》)的学术立场，十分深刻地揭示了中医病因理论的微言大义。

针对上述病因理论，故《素问·至真要大论》立"疏其血气，令其调达，而至和平"的治疗大法。如何疏调血气？张介宾的阐释尤其入微，"夫所谓调者，调其不调之谓。凡气有不正皆赖调和。如邪在表，散即调也；邪在里，行即调也；寒邪壅滞，泻即调也；虚羸困惫，补即调也；由是类推，则凡寒之、热之、温之、清之……皆调气之大法也。"无怪乎张子和认为"《内经》一书，惟以气血流通为贵"，此论入木三分。

5．"审察病机，无失气宜"，分析病机的示范 《素问·至真要大论》提出了著名的病机十九条，强调掌握病机的重要性，并揭示了分析病机的方法。所谓"审察病机，无失气宜"，"谨候气宜，无失病机"，即审察病机时应务必要考察季节气候对病机转归的影响，要把气候变化和人体疾病联系起来，这是中医理论的重要特点，而这一点常被现代中医所忽视。"谨守病机，各司其属，有者求之，无者求之，盛者责之，虚者责之，必先五胜"（《素问·至真要大论》）。强调了分析病机的具体方法，要求临床医生在审察病机时，既要把握主症与病机之间的隶属关系，对号入座；又要"有者求之，无者求之"，即从实际出发，对临床出现的症状，应当同中求异、异中求同、异同互证，以与病机相契合。如筋脉拘挛之症，病机有属肝、属肾，因风、因湿、因寒、因火热的不同，这是症同而病机不同；另外同属"火"的病机，可出现"热瞀瘛"，"禁鼓慄"，"逆冲上"，"躁狂越"，"胕肿，疼酸惊骇"等证候的不同，这是病机相同而症不同。辨识病机之法，可从兼症有无入手。"盛者责之，虚者责之"，提示邪正虚实态势是辨识病机的重要内容。尤其是要"必先五胜"辨识病机的理念，要求医生在分析病机时，必须先行把握天之六气、人之五脏间五行更胜的变化规律，凡此种种辨识病机的方法，既是《内经》作者的临证心得，也是后世乃至今日分析病机的垂范。

6．"必先岁气，无伐天和"的治疗观 "运气七篇"告示我们临床治疗原则的确定，必须根据当年"岁气"的特点，不要破坏人与自然的和谐，强调"法时而治"。《素问·五常政大论》说："圣人治病，必知天地阴阳，四时经纪"。既然疾病的发生与运气的盛衰有关，那么治疗也不能忽视岁气的变迁。"不知年之所加，气之盛衰，虚实之所弃，不可以为工矣"。（《素问·六节藏象论》）所以一个合格的医生必须"上知天文，下知地理，中知人事"，医道方可以长久。

"运气七篇"要求治疗时"必伏其所主，先其所因"，也即治病求本之意。还应当"从内之外者调其内，从外之内者治其外；从内之外而盛于外者，先调其内而后治其外"（《素问·至真要大论》）。对运气太过的治疗原则是"必折其郁气，先资其化源，抑其运气，扶其不胜"。对运气郁发所致病证的治则是"木郁达之，火郁发之，土郁夺之，金郁泄之，水郁折之"（《素问·六元正纪大论》）。对运气胜复的治则是"风淫于内，治以辛凉，佐以苦，以甘缓之，以辛散之"（《素问·至真要大论》）。用药时必须根据时令气候不同注意宜忌，"用寒远寒，用凉远凉，用温远温，用热远热，食宜同法”（《素问·六元正纪大论》）。另外“运气七篇”还提出了许多重要治则，如“谨察阴阳所在而调之，以平为期”“正者正治，反者反治”“大毒治病，十去其六……谷肉果菜，食养尽之，无使过之，伤其正也”（《素问·五常政大论》），等等。这些法则对今天的医疗实践具有现实价值和深远的意义。

7. “司岁备物”及制方遣药的法度 “运气七篇”提出“司岁备物”的采药原则，认为药物乃得天地日月之精华而生，为了保证药物的质量，应根据各个不同年份的气候特点，采集相应的药物，如果年份的气候特点与所生药物不相类，这种药物质量就不好。这也许是最早提倡关于“道地药材”的记载。

“运气七篇”首次提出了“主病之谓君，佐君之谓臣，应臣之谓使”的。君臣佐使的组方原则将方剂分为大、小、缓、急、奇、偶、复七类，根据病位的远近，病情的缓急选择相应的方剂进行治疗的观点（《素问·至真要大论》）。

“运气七篇”还提出了“五味入胃，各归所喜”的药（食）物归经理论。认为药（食）物治病必须适可而止，“久而增气，物化之常也；气增而久，夭之由也”（《素问·至真要大论》）。用药时必须注意体质差异及对药物的反应性，“能毒者以厚药，不胜毒者以薄药”。服药时必须注意服药方法，减轻或避免服药反应，“治热以寒，温而行之；治寒以热，凉而行之；治温以清，冷而行之；治清以温，热而行之”。对于慢性病的治疗主张“治养结合”，“其久病者，有气从不康，病去而瘠……必养必和，待其来复”（《素问·五常政大论》）。

（四）运气学说现代运用概况

近现代以来，对运气理论的研究，大致可概括为以下几个方面：运气的推算方法与近现代气候的对照研究，运气理论与流行病的关系研究，运气理论与多学科的研究等等。

1. 运气七篇的推算与近现代气候的对照研究 据报道，有人以运气理论为指导，根据中运的太过或不及，对连云港（新浦）台1954～1983年气象资料分析，发现平气之年的推算方法无显著差异，而非平气之年的符合率较高，最高可达100%，认为运气理论对于连云港只有在测定异常气候方面有实际意义。

对于SARS的发生，有学者认为癸未年客气属太阴湿土司天，上半年的气候变化特点为湿气盛行，温疠疫情的变化趋势呈发展趋势。3月21日至5月21日前后为六气中二气当值，客气少阴君火加临主气少阴君火，疫情最为严重，呈流行趋势，5月21日至7月23日间为六气中三气当值，客气为太阴湿土，加临主气少阳相火，此阶段湿热交争的情况会有所减轻，疫情会呈下降趋势。7月23日后，在泉太阳寒水主要影响着此时的气候变化，湿热大减，疫情会被逐渐控制。亦有学者分析了自2001年始三年以来的运气气候特点，认为2001年的暖冬，可能是导致2003年SARS病毒突发的条件,《素问》云:"假令庚辰,刚柔失守,上位失守,下位无合,乙庚金运,故非相招。布天未退,中运胜来,上下相错,谓之失守……如此则天运化易,三年变大疫。详其天数,差有微甚,微即微,三年至;甚即甚,三年至……三年变疠,名曰金疠"(《素问·刺法论》)。即假如庚辰年运气之间的阴阳刚柔关系失调,三年后就会变化产生名叫"金疠"的传染病。"金疠"即指肺的传染病。指出疫病的发生不但与当时的气候有关,而且与近3年的运气都有关系。惜其为回顾性而非前瞻性研究。

除了针对SARS临床发病的运气理论研究外,亦有学者从季节方面分析了疾病发生的相关性,如有人从运气理论角度分析了冬季气象与疾病发生的相关性,若当年冬季主运属水运太过,则"寒气流行"、"雨冰雪霜不时降"的气象变化显著,并容易发生相关疾病;而其他岁运太过之年相应的"风、热、湿、燥"流行太过的气象变化相对不够显著,同时疾病的发生相对较少或轻浅。若主运属水运不及,则"寒冷不甚,湿气盛"的气象变化显著,并容易导致相关疾病;而其他岁运不及之年的气象变化相对不够显著,同时疾病的发生相对较少或轻浅。

2. 运气与流行病的关系研究　有学者以运气理论为基础,对300例肝火上炎型眩晕患者出生时相的特征进行了研究,结果发现肝火上炎型眩晕患者出生时相年干以丁、壬为多。年支以寅、申、巳、亥为多。运气理论认为寅申化少阳相火,巳亥化厥阴风木,其司天、在泉分别以风木、相火为多。主气以风木、相火、燥金为多,客气以风木、相火、君火为多。该研究结果初步证明了患者出生时相的运气特征与疾病主型的相关性,是中医天人相应整体观的最根本体现。临床医生认识、掌握了这一相关规律,可为辨证诊断增加一个参考系,特别是对一些疑难重病的诊疗更为准确得当,从而取得满意疗效。

中医学重视人与自然的整体联系。《内经》根据"天人合一"的思想,把人与自然环境看做密切相关的统一体,并认为疾病的发生与自然变化的周期性密切相关。自2003年"非典"发作以来,各地学者相继运用运气理论对SARS的病因病机,发展趋势进行分析,以验证其学术价值,学者认为SARS的病因病机,乃是因庚辰年刚柔失守产生"燥""热"伏气,伏邪直中三阴,癸未年升降失常,疫毒时气引动伏气,燥、热伏郁于内,寒、湿浸淫于外,交互作用,导致了SARS发病表现为内燥外湿、内热外寒的病机证候特征。也有人认为是火运不及,太阴湿土被厥阴风木所扰动发病,"湿热蕴毒(火)并易夹瘀"贯穿于整个疾病动态演变过程之中。

有人就《内经》中有关瘟疫的论述,从中医运气学角度谈了瘟疫的发生规律及防治方法。其认为不同年份温病发生情况是有规律可循的,气化运行异常,会导致气候异常而致瘟疫发生，不论何年支以及气化运行正常与否，三之气（约5～7月）、四之气（约7～9月）都不会发生大的温病（疫）。

3. 运气七篇与多学科研究 运气七篇同古代哲学思想关系密切，如“中庸”作为古代哲学之一，首见于《论语》“过犹不及”，“允执厥中”，而这种思想在“运气七篇”中亦有所体现，如“谨察阴阳所在而调之，以平为期”（《素问·至真要大论》）。说明用药剂量要把握适中，中病即止，避免太过。又如“高者抑之，下者举之，有余折之，不足补之”（《素问·至真要大论》）及“甘其食，美其服”的治病思路则深受老子思想的影响，另外“运气七篇”亦渗透着墨家、法家、名家等诸子思想的影响。

《内经》中包含着丰富的气象、物候学思想，有学者结合《内经》运气理论中气象医学理论探讨了其与现代气象医学的关系，并概述了近十年气象与发病关系的研究进展情况，认为季节、气象因素、异常的气候变化与人体发病均有着密切关系，且很多研究证实不同产地的同种植物里面的成分随海拔和物候期变化明显。有人分别从五运三气及六气司天在泉的物候与病候两方面，归纳总结了“运气七篇”中的医学物候学思想，平气之纪则气候平和，少有疾病流行；太过不及之年，则物候表现不能与季节相应，致相应脏器受损，引起人体病理变化，而郁发之气说明了自然界气候变化的一种自调现象，五运之气克制所胜之气，所胜之气被郁到极度就会发作，出现相应的气候物候及病候表现。人体脏腑病候表现与物候表现同步，物候与病候均受五运六气周期气候变化节律的影响，是随气候变化而变化的。

另外，很多学者对运气理论的推算及渊源进行了详细的阐述。亦有学者从物候，地理等学科方面对运气七篇作了探讨。

（五）对运气学说的评价

自唐王冰将“运气七篇”补入《素问》之后，历代对其所持态度不一，大致有以下三种。

1. 肯定说 唐·王冰不仅将“运气七篇”补入《素问》，而且还专门写了《玄珠秘语》、《昭明隐旨》、《天元玉册》等专著，为后世理解运气理论起到了积极作用。从北宋起，运气理论开始兴盛。元符年间刘温舒把《素问》的“运气七篇”，分作31个专题进行阐述，对于六十年运气与气候、物候的周期变化，六气五类生化盛衰，六气淫盛的气候与物候及六气司化的气候与物候作了详细阐述。金·刘完素在医疗实践上应用五运六气，结合自己的体会，把《素问·至真要大论》的病机19条，纳入了五运六气的理论之中。很多医家在其医案中以气运分析病情，如明·王肯堂在以其医案为主的《医学穷源集》一书中，每则医案后均详细记载了其以五运六气分析病情、指导处方用药的资料，为后世研究运气的临床应用提供了宝贵的资料。清代张志聪说："仲祖采方治病，亦本神农经义，夫人与天地相参，与日月相应，故撰用《阴阳大论》，谓人之阳气……故学者当于大论中之五运六气求之，伤寒大义，思过半矣。"特别是他对标本中气的发挥，所谓"天之六气为本而在上，人身之三阴三阳为标而上奉之，所谓天有此六气，人亦有此六气"之说，在伤寒学的研究中颇有影响。近代的恽铁樵认为："《内经》最重要者为五行甲子"。《内经》强调四时，认为人类生老病死皆受四时寒暑支配，四时有风寒暑湿等不同气候变化，因而立六气之说；四时有生长收藏的变化，故而立五行之说。这些学者，或从理论研究、或从临床运用、或从伤寒角度阐释运气七篇，在一定程度上对"运气七篇"的发展起到了积极的作用。

然而，亦有不问病情，以病日为司天，从生日求病原，计日传经，以定治法，以决死生，比如元时程德斋托名张南阳之《伤寒钤法》以及明·熊宗立《素问运气图括定局立成》等，这无疑将运气理论推向了一种机械运算歧途，是不足取的。

2. 否定说 明清以来，时有学者对运气理论持反对意见。缪希雍的《神农本草经疏》，专列"五运六气之谬"一篇，认为"五运六气者，虚位也，岁有是气至则算，无是气则不算，既无其气，焉得有其药乎"？气候变化是有一定规律可循的，而缪氏此处之言则忽略气候的规律性，而否定运气理论，其对运气理论所持的态度是不足取的。张飞畴在《伤寒兼证析义·运气不足凭说》中说："稍涉医理者，动以司运为务，何知《天元纪》等篇，本非《素问》原文，王氏取《阴阳大论》补入经中，后世以为古圣格言，孰敢非之，其实无关于医道也。何况论中明言'时有常位，而气无必'，然犹谆谆详论者，不过穷究其理而已。纵使胜复有常，而政分南北，四方有高下之殊，四序有非时之化，百步之内，晴雨不同，千里之外，寒暄各异，岂可以一定之法，而测非常之变耶。"后世也有人认为运气理论是研究气候变化的，然而由于四时气候变化的规律难以掌握，不能以一定之法测非常之变，因此而否定运气。然而"运气七篇"并非完全按照干支推演来分析病情的，如对于邪气反胜的治疗则是有是证用是药等。陆渊雷认为"六气根本无理由，五运之根据，仍极薄弱，去六气一间耳。夫考其书，则出于汉魏以后，好古者无取焉。寻其理则涉于渺茫之谈，核实者亦无取焉。如是而五运六气之不足信，当废除，如事之当然，绝非好做翻新之论矣"。

尽管运气七篇有其一定的局限性，但是其中亦不乏颇有价值的论断，因此，全面肯定或者全盘加以否定，都是不合适的。

3. 既不可弃，也不可泥 除上述认识以外，也有不少医家对运气理论的看法较为公允。如北宋著名科学家沈括认为人体生理病理变化尽管受气运盛衰的影响，但是同时亦要结合实际情况，客观地加以分析(《梦溪笔谈·象数一》)。

汪机在《运气易览·序》中说："运气一书……岂可胶泥其法而不求其法外之遗耶？……务须随机达变，因时识宜，庶得古人未发之旨，而能尽其不言之妙也。"明确指出研究运气不应局限于一时一地，而应考虑地域不同，气候亦殊，人体的病变各异。但同时还与人的禀赋、对外邪的冲冒(与邪气相遇)、畏避(避外邪)有关系。其重视运气与人体疾病，辨证运用，其书中有四处记载了运气理论指导临证的实例，如"人旅寓北方，夏秋久雨，天行咳嗽、头痛，用益元散、姜葱汤调服应手效，日发数十斤。此盖甲己土运，湿令痰壅肺气上窍，但泄膀胱下窍而已，不在咳嗽例也"。这可说是记载遵循运气治病的较早病案。另外，张子和认为："病若不是当年气，看与何年气运同，便向某年求治法，方知都在至真中。"明确道出在临床上诊疗疾病的过程中，要灵活运用五运六气理论。

尤为值得一提的是明代医家张介宾，对运气理论的研究较为深入，精研天文历法，而且重视气候、物候、病候三者之间的关系，认为物候受气候影响，人体的生理病理表现亦随气候变化。因此张氏十分客观地指出，"谈运气者，当知天道有是理，不当曰理必如是也……夫人殊禀赋，令易寒暄，利害不侔，气交使然……故善察运气者，必当顺天以察运，因变以求气"(《类经·运气类》)。他主张对运气要灵活对待，结合实际加以分析，并不囿于其中。近代医家任应秋、方药中亦对运气七篇持较为公允的态度，认为对运气七篇要认真研究，不可轻言放弃。对其中的具体运用，不能机械地对号入座，应该随机达变，因时识宜。

我们赞同第三种观点。对运气理论既不可弃，也不可泥。对待古代流传下来的理论、学说、观点，首先要深入地学习、研究它，然后联系临床以及当今医学发展的趋势，探讨其中的学术价值，去粗取精，去伪存真。认真研究，探讨气象变化与人体生理病理之间的关系和规律。

(六)运气学说研究展望

1. 运用循证医学方法进行大样本调研　"运气七篇"认为天地万物之间是彼此密切相关的，是互相依存、互相制约的。其将人置身于大自然的背景之下来考察人体的生理病理变化特点。"运气七篇"对于风、火、热、湿、燥、寒六气与人体生理病理变化及万物生化过程之间相互联系的详实论述，已于上文予以系统地梳理，此处参以具体病例以证之。如头痛可责之于火邪郁上、寒逐热气上行、湿邪伤肾、阳明复气犯人等因素；癃闭可因湿邪袭人、风邪束肺、燥热袭人所致；泄泻可因土助脾盛、风戕脾虚、火热迫肠、寒气偏盛、寒外热中、肺燥等因素而致，等等。对于上述诸种病证的治疗，按照五郁发病泻其畏以治之、天地之气淫胜则按五味所主而治、邪气反胜有是证用是药等原则加以治疗。对于湿土太过所致泄泻以苦温为主，如白术、半夏、草蔻等品；寒外热中的泄泻以辛热咸寒之品表里双解，如葛根芩连汤；肺燥引起的泄泻则予苦温甘热之品，如清金润燥汤，等等。

随着医学的发展，以往的经验医学已经不能满足临床的需要。20 世纪 90 年代诞生的以证据为基础的“循证医学”，要求以科学的证据来决策医生的医疗行为。循证医学提倡将以往根据个人经验作出决策和选择患者治疗方法的经验医学，转变为依据科学研究结果进行医疗决策；要求在重视个人临床经验的同时，依据和采用现有的最好的研究结果制定治疗措施，并须结合患者的实际需求，考虑患者的利益，采取利大于弊的治疗方法来处理病人。而运气理论目前尚处于经验医学阶段，采用循证医学的原则与方法对今天气候与发病及治疗的关系，进行大样本、多中心、随机对照等的调研，取得大量的第一手资料，在此基础上，进一步对其进行系统评价，并分析结果，探讨气候与疾病治疗的关系，为运气理论研究提供有力的证据。

2. 探索气候变化与疾病流行的规律，逐步建立疾病流行预测系统 实践证明气候变化具有一定的规律性，疾病流行具有一定的周期性，气候变化与疾病之间有着密切的联系。其中，又分为直接联系和间接联系两种：直接联系是指气候因素直接对人类的生物学、生理学特性产生影响，主要有热浪、寒潮、干旱、洪水、暴风等极端天气事件对人体的影响。如冬季出现气温急剧变化时，容易引起流感、腮腺炎等呼吸道传染病的流行，脑卒中发病、关节炎等发病率也有所上升。前文谈到，寒气偏盛，人体易发生寒热表证、皮肤浮肿、筋脉关节拘急疼痛等症状表现；热（火）气偏盛之时可出现皮肤生疮、心烦，甚至出血性病证；湿气偏盛之时可有头痛、骨节疼痛、浮肿、痹证等。间接联系指气候因素诱导的其他的生物学或生物化学系统的变化而对人体的影响，主要有人类生存的生态环境发生改变，而引起媒介传染病和非媒介传染病发生的强度和范围的变化；还有平流层臭氧减少、紫外线强度增加和海平面上升等引起的各种健康问题。

通过运气变化对人体影响的研究，分析了不同气候环境下人体易发病证特点，认为气候变化同人体发病之间是有规律可循的，应进一步从人与自然、社会环境的协调关系中研究生命、健康和疾病，着重研究探索气象、气候变化与疾病流行的规律，建立疾病流行的预测系统，为疾病的防治和疫情的预防奠定理论基础。

3. 建立具有中医特色的生态医学理论 21 世纪的医学，不是继续以疾病为主要研究对象，而是以人类的健康作为医学研究的主要方向。即医学发展从疾病医学上升为健康医学，由对抗医学方法发展为生态医学方法。从生态医学角度来看，健康是人的身体及精神心理状态与其生存环境的和谐适应和良性互动。

中医学是以自然和社会生态状况及个体自身的心理变化影响人体健康和疾病的规律为研究对象，并从中指导临床诊断、治疗及预防的科学。运气七篇亦是处处体现着生态医学的思想，认为自然界中的一切变化都直接影响人体，人处在气交之中，“气交之分，人气从之，万物由之”（《素问·六微旨大论》）；气运变化的规律是“有胜则复，无胜则否”（《素问·至真要大论》），以及“亢则害，承乃制，制则生化，外列盛衰，害则败乱，生化大病”（《素问·六微旨大论》）。强调气候的动态平衡变化是维持人体健康的基础，气候失常则“疾病丛生”；在临证诊断治疗之时，要“谨察阴阳所在而调之，以平为期”（《素问·至真要大论》），重视人体生理平衡的协调而非对抗治疗；《内经》认为“人以天地之气生，四时之法成”（《素问·宝命全形论》），提出人体应适应环境四时气候变化、饮食有节、起居有常，医者临证用药，须根据地理环境的不同辨别病证，“高者气寒，下者气热”，人体“适寒凉者胀满，温热者疮”，治疗时“下之则胀已”，“汗之则疮已”（《素问·至真要大论》）。有学者认为，《内经》处处体现着生态医学的思想，如“人与天地相参”的整体医学观；“平人者不病”的心身健康观；生克制化、追求平衡的生理病理观；“反常则灾害至”的动态疾病观等。

季节气候变化和作用上的特点，表现为春温春生、夏热夏长、秋凉秋收、冬寒冬藏。因人与天地相应，则气候及其作用上的特点都直接和人体生理病理变化有着密切关联。《素问》运气七篇中有大量不同气候条件下人体发病情况及治疗原则的描述，今后的研究可从运气七篇所涉及的各种病证入手，系统总结和研究气候同病证之间的规律，并确立相应的治疗法则，建立具有中医特色的医学生态学理论。

参考文献

[1] 唐汉良，林淑英．干支纪法详解．西安：陕西科学技术出版社，1994：34-42.

[2] 中国天文学史文集编辑组．中国天文学史文集．北京：科学出版社，1978：47.

[3] 洪世年等．中国气象史．北京：农业出版社，1983：6.

[4] 郑文光．中国天文学源流．北京：科学出版社，1979：121.

[5] 郑慧生著．甲骨卜辞研究·甲骨卜辞所见商代天文、历法与气象知识．郑州：河南大学出版社，1998：95-118.

[6] 中国科学院自然科学史所地理史组主编．中国古代地理学史．北京：科学出版社，1984：82.

[7] 刘君燦．中国天文学史新探．台北:明文书局,1988:54-57.

[8] 邹学熹,戴斯玉等．象数与中医学．福州:福建科技出版社,1995:39.

[9] 鞠继武．中国地理学发展史．扬州:江苏教育出版社,1987:83.

[10] 顾植山．“三年化疫”说非典．中国中医基础医学杂志,2003,(12):882.

[11] 王洪图．黄帝内经研究大成．北京:北京出版社．1997:2037-2060.

[12] 雷顺群．内经多学科研究．江苏:江苏科学技术出版社,1990.

[13] 方药中,许家松著．黄帝内经素问运气七篇讲解．北京:人民卫生出版社,1984:36.

[14] 张年顺等．运气学研究．重庆:重庆出版社,1993.

[15] 任应秋．任应秋论医集．北京:人民卫生出版社,1980:109.

32检